麻醉的秘密

Duke's Anesthesia Secrets

（第5版）

原著主编　James C. Duke
　　　　　Brian M. Keech

主　译　米卫东　冯　艺

副主译　杨　静　田　雪

北京大学医学出版社

MAZUI DE MIMI (DI 5 BAN)
图书在版编目 (CIP) 数据

麻醉的秘密：第 5 版/（美）詹姆斯·杜克
（James C. Duke）原著；米卫东，冯艺主译. —北京：北京
大学医学出版社，2017.6（2017.10 重印）
书名原文：Duke's anesthesia secrets
ISBN 978-7-5659-1605-2

Ⅰ. ①麻⋯　Ⅱ. ①詹⋯　②米⋯　Ⅲ. ①麻醉学　Ⅳ.
①R614

中国版本图书馆 CIP 数据核字（2017）第 081120 号

北京市版权局著作权合同登记号：图字：01-2017-1636

ELSEVIER

Elsevier (Singapore) Pte Ltd.
3 Killiney Road，♯08-01 Winsland House I，Singapore 239519
Tel；(65) 6349-0200；Fax；(65) 6733-1817

麻醉的秘密（第 5 版）

主　　译：米卫东　冯　艺
出版发行：北京大学医学出版社
地　　址：(100191) 北京市海淀区学院路 38 号　北京大学医学部院内
电　　话：发行部 010-82802230；图书邮购 010-82802495
网　　址：http://www.pumpress.com.cn
E - mail：booksale@bjmu.edu.cn
印　　刷：中煤（北京）印务有限公司
经　　销：新华书店
责任编辑：王智敏　　责任校对：金彤文　　责任印制：李　啸
开　　本：889mm×1194mm　1/32　　印张：17.125　字数：605 千字
版　　次：2017 年 6 月第 1 版　2017 年 10 月第 2 次印刷
书　　号：ISBN 978-7-5659-1605-2
定　　价：89.00 元
版权所有，违者必究
（凡属质量问题请与本社发行部联系退换）

译者名单

主　译　米卫东（中国人民解放军总医院）

　　　　　冯　艺（北京大学人民医院）

副主译　杨　静（中国人民解放军总医院）

　　　　　田　雪（北京大学人民医院）

译　者

　　　　　中国人民解放军总医院

　　　　　郭　英　时文珠　刘艳红　徐志鹏

　　　　　李　皓　王　晨　娄景盛　陈　岗

　　　　　北京大学人民医院

　　　　　田　雪　孙　亮　魏　晋　伍　源

　　　　　马晓冉　闫　琦　韩侨宇　刘诗瑶

　　　　　汤峙瑜　谢乙宁　赵　红　李奕楠

　　　　　北京大学国际医院

　　　　　张希峣　牛东革　谷　洁　高志峰

原著名单

Rita Agarwal, MD
Professor of Anesthesiology, Director of Pediatric Education, Department of Anesthesiology, University of Colorado, Aurora, CO
Pediatric Anesthesiology Program Director, Anesthesiology, Children's Hospital Colorado, Aurora, CO

Benjamin Atwood, MD
Anesthesia Resident, Department of Anesthesia, Critical Care and Pain Medicine, Massachusetts General Hospital, Boston, MA
Clinical Fellow in Anesthesia, Harvard Medical School, Boston, MA

Daniel R. Beck, MD, MS
Assistant Professor, Cardiothoracic Anesthesiologist, Department of Anesthesiology, University of Colorado, Veterans Affairs Medical Center, Denver, CO

Bethany Benish, MD
Assistant Professor of Anesthesiology, Department of Anesthesiology, University of Colorado, Aurora, CO
Attending Anesthesiologist, Department of Anesthesiology, Denver Health Medical Center, Denver, CO

Mark Chandler, MD
Assistant Professor, University of Colorado Health Sciences Center, Aurora, CO
Anesthesiologist, Department of Anesthesiology, Denver Health Medical Center, Denver, CO

Christopher Ciarallo, MD, FAAP
Assistant Professor, Department of Anesthesiology, University of Colorado School of Medicine, Aurora, CO
Director of Pediatric Anesthesiology, Department of Anesthesiology, Denver Health Medical Center, Denver, CO
Pediatric Anesthesiologist, Anesthesiology, Children's Hospital Colorado, Aurora, CO

Rachel D. Clopton, MD
Fellowship, Pediatric Anesthesia, Children's Hospital Colorado, University of Colorado Hospital, Aurora, CO

Mary DiMiceli, MD
OB Anesthesiology Fellow, Obstetric Anesthesia, Vanderbilt University Hospital, Nashville, TN

James C. Duke, MD, MBA (Deceased)
Associate Director, Retired, Anesthesiology, Denver Health Medical Center, Denver, CO

Matthew J. Fiegel, BA, MD
Associate Professor, Anesthesiology, University of Colorado Hospital, Aurora, CO

Jacob Friedman, MD
Assistant Professor, Department of Anesthesiology, University of Colorado Health Sciences Center, Aurora, CO
Staff Anesthesiologist, Department of Anesthesiology, Denver Veteran's Affairs Hospital, Denver, CO

Robert Friesen, MD
Professor, Anesthesiology, Children's Hospital Colorado, Aurora, CO
Professor, Department of Anesthesiology, University of Colorado School of Medicine, Denver, CO

Andrea J. Fuller, MD
Assistant Professor of Anesthesiology, University of Colorado Health Sciences Center, Aurora, CO

James B. Haenel, RRT
Surgical Critical Care Specialist, Surgery, Denver Health Medical Center, Denver, CO

Michelle Dianne Herren, MD
Pediatric Anesthesiologist, Department of Anesthesiology, University of Colorado Hospital, Aurora, CO
Pediatric Anesthesiologist, Denver Health Medical Center, Denver, CO
Pediatric Anesthesiologist, Children's Hospital Colorado, Aurora, CO

Daniel J. Janik, MD
Associate Professor, Department of
Anesthesiology, University of Colorado
School of Medicine, Aurora, CO
Co-director Intraoperative Neuromonitoring,
Anesthesiology, University of Colorado
Hospital, Aurora, CO

Gillian E. Johnson, MD
Anesthesiologist, Pikes Peak Anesthesia,
Colorado Springs, CO

Jeffrey L. Johnson, MD
Assistant Professor of Surgery, University
of Colorado Health Sciences Center,
Aurora, CO
Director, Surgical Intensive Care, Denver
Health Medical Center, Denver, CO

Alma N. Juels, MD
Assistant Professor, Department of
Anesthesiology, University of Colorado,
Aurora, CO
Attending Physician, Department of
Anesthesiology, Denver Health Medical
Center, Denver, CO

Rachel M. Kacmar, MD
Assistant Professor, Department of
Anesthesiology, University of Colorado,
Aurora, CO

Brian M. Keech, MD, FAAP
Staff Anesthesiologist, Denver Health
Medical Center, Denver, CO
Assistant Professor of Anesthesiology,
University of Colorado School of Medicine,
Denver, CO

Michael Kim, BA, DO
Anesthesia Resident, Anesthesiology,
University of Colorado Health Sciences
Center, Aurora, CO

Renee Kolte-Edwards, MD
Anesthesiologist, Anesthesiology, Altru
Health System, Grand Forks, ND

Jason P. Krutsch, MD
Associate Professor, Pain Medicine Fellowship
Site Director, Department of
Anesthesiology, University of Colorado,
Denver, CO

Sunil Kumar, MD, FFARCS
Assistant Professor, Department of
Anesthesiology, University of Colorado
Health Sciences Center, Aurora, CO
Anesthesiologist, Department of
Anesthesiology, Denver Health Medical
Center, Denver, CO

Philip R. Levin, MD
Clinical Professor, Department of
Anesthesiology, David Geffen School of
Medicine at UCLA, Los Angeles, CA

Ana M. Lobo, MD, MPH
Assistant Professor of Anesthesiology,
Department of Anesthesiology, Yale New
Haven Hospital, New Haven, CT

Christopher M. Lowry, MD
Assistant Professor of Medicine, Department
of Cardiology, University of Colorado,
Aurora, CO
Director of Cardiac Electrophysiology,
Department of Cardiology, Denver Health
Medical Center, Denver, CO
Staff Electrophysiologist, Department of
Cardiology, University of Colorado
Hospital, Aurora, CO

Howard Miller, MD
Associate Director, Anesthesiology, Denver
Health Medical Center, Denver, CO
Associate Professor, Department of
Anesthesiology, University of Colorado
School of Medicine, Aurora, CO

Aaron Murray, MD
Assistant Professor, Department of
Anesthesiology, University of Colorado
Health Sciences Center, Aurora, CO
Anesthesiologist, Department of
Anesthesiology, Denver Health Medical
Center, Denver, CO

Malcolm Packer, MD
Associate Professor of Anesthesiology,
Department of Anesthesiology, University
of Colorado Denver, CO
Attending Anesthesiologist, Department of
Anesthesiology, Denver Health and
Hospitals Authority; Children's Hospital
Colorado, Aurora, CO

Gurdev S. Rai, MD
Chief, Anesthesia, Eastern Colorado Health
Care System/Denver Veterans Affairs
Medical Center, Denver, CO
Assistant Professor, Department of Anesthesia,
University of Colorado, Aurora, CO

Prairie N. Robinson, MD
Anesthesiology Resident, University of
Colorado Health Sciences Center,
Aurora, CO

Olivia Romano, MD
Assistant Professor, Department of
Anesthesiology, University of Colorado
Anschutz Medical Campus, Aurora, CO

Michael M. Sawyer, MD
Assistant Professor of Anesthesiology,
Department of Anesthesiology, University
of Colorado Health Hospital Association,
Denver, CO

Lawrence I. Schwartz, MD
Associate Professor, Department of
Anesthesiology, Children's Hospital
Colorado, University of Colorado,
Aurora, CO

Tamas Seres, MD
Associate Professor, Department of
Anesthesiology, University of Colorado,
Aurora, CO

Robert Slover, MD
Director of Pediatrics, The Barbara Davis
Center for Diabetes, University of
Colorado, Aurora, CO

Robin Slover, MD
Associate Professor, Department of
Anesthesiology, University of Colorado,
Aurora, CO
Medical Director, Pain Consultation Services,
Anesthesiology, Children's Hospital
Colorado, Aurora, CO

Laurie M. Steward, MD
Pediatric Anesthesiologist and Senior
Instructor, Department of Anesthesiology,
Children's Hospital Colorado, Aurora, CO

Mark Twite, MA, MB, BChir, FRCP
Director of Pediatric Cardiac Anesthesia,
Department of Anesthesiology, Children's
Hospital and University of Colorado,
Aurora, CO

Ronald Valdivieso, MD
Associate Professor, Department of
Anesthesiology, University of Colorado,
Aurora, CO

Nathaen Weitzel, MD
Associate Professor, Department of
Anesthesiology, University of Colorado,
Aurora, CO

Barbara Wilkey, MD
Assistant Professor, Department of
Anesthesiology, University of Colorado,
Aurora, CO

Jennifer Zieg, MD
Senior Instructor, Anesthesiology, Children's
Hospital Colorado, University of Colorado
Hospital, Aurora, CO

译者前言

　　所有的医学专业都需要这样一本书，每当疑问从头脑中随时随地闪现的时候，可以拔步冲到书桌前，用最快的速度从目录中搜寻到最直接相关的内容，阅览、温习、思考，然后满心释然地在脑中消化一遍所涉及的核心内容，将之融会贯通。逐渐地，这些看似分散的知识点融合成了你脑中一个坚固的认知系统和良性思维方式，当你处理棘手病患、应对突发紧急情况、需要在数秒内做出关键决策的时候，以润物细无声的方式帮助你取得成功。《麻醉的秘密》就是这样一本书。它以系统合理的编排、简洁清晰的叙述、精炼全面的问题涵盖了麻醉学经典的学科要点和处置手段，非常有利于各级麻醉专科医生以及希望了解麻醉学的非专科人士利用碎片时间熟悉这门学科的重要知识点，洞悉和掌握麻醉学这项医学艺术的"秘密"所在。一书在手，解困排忧。

米卫东

原著前言

第 5 版 *Duke's Anesthesia Secrets* 的编写目的依然是为所有心系麻醉学的同仁就大量重要论题进行简要的介绍。我的目的从来都不仅仅是用精炼的文字来匹配麻醉学需要熟悉的内容，而是想在某种适宜的深度上帮助读者把对麻醉学领域的关注与思考整合进他们广博的医学知识体系当中。这也是我对医学生们的期望，无论他们只是在麻醉科进行轮转，还是读过 *Duke's Anesthesia Secrets* 后决定选择这份值得尊敬的职业。

对于本书自 1996 年第 1 版出版以来获得的好评，我倍感荣幸。能将麻醉学众多重要概念浓缩于这样小的一本手册中，是对所有编者和我本人对这个领域知之甚深的一种肯定。感谢本版和所有前版的编者。这么多年来，本书的许多作者因各自事业而奔赴到不同的城市，但他们留下的思想印记始终存在。尽管他们可能已不在作者之列，但我依然深深地感谢他们。

对于您，我们的读者，感谢您将 *Duke's Anesthesia Secrets* 纳入自己的教育规划之列！

James C. Duke，MD，MBA

我非常荣幸能与 Jim Duke 博士共事并参与最新更名为 *Duke's Anesthesia Secrets* 第 5 版的编纂。我从医学生起到住院医师、专科医师和目前的麻醉主治医师，一路走来始终在使用 Secrets 系列丛书，我能够证明这套书品质的卓越。无论是作为麻醉学热门话题的快速参考用书，还是作为深入专业学习的起点，本书的质量都无与伦比。

感谢您选择 *Duke's Anesthesia Secrets* 第 5 版作为您学习的辅助用书。我们希望您能享受使用它的快乐，正如我们在为您编写此书时乐在其中一样。

Brain M. Keech，MD，FAAP

原著献辞

献给詹姆斯·杜克博士

谨以此文纪念詹姆斯·杜克博士（Dr. James Duke）。杜克博士是《麻醉的秘密》第5版的共同主编，同时也是本书前四版的主编。不幸的是，杜克博士在与脑癌斗争了两年后于近期辞世。

杜克博士是位极具天赋的麻醉医生，在丹佛医院大家都叫他吉姆，他在丹佛医院度过了他将近30年麻醉生涯的后20年，尤其擅长复杂疑难手术和重症创伤患者的围术期管理。此外，杜克博士还因注重提高医疗品质、改善工作流程和确保患者安全在丹佛医院享有盛名。加入丹佛医院后不久，杜克博士便被任命为麻醉科的副主任，并在该职位上工作至2013年退休，成绩卓越。

他凭借出众的领导才能进入了丹佛医院医疗执行委员会并担任秘书长一职，最终被任命为主席（president）直至其退休。

杜克博士是位卓越的教育家，受到其带教过的数百位学生和实习医生们的敬爱。杜克博士对《麻醉的秘密》一书的勤奋付出便是他积极投身医学教育事业的实际体现。

杜克博士是真正多才多艺之人。他和蔼友善，在服装、饮食、驾驶摩托车和园艺方面品位不俗。柔和的南方口音极好地契合了他的整体形象。

我们将深深怀念吉姆。他对丹佛医院及其麻醉科、对年轻一代医务人员和人类的付出与贡献有目共睹。他遗留的医学财富将随着《麻醉的秘密》一书代代传承，也让他一直留在我们心中。

Philip S. Mehler，MD，FACP，FAED
Glassman Professor of Medicine
University of Colorado
Denver Health Medical Center and
The University of Colorado
Denver，CO

目　录

第七部分　特殊患者的麻醉管理

第八部分　区域麻醉

第九部分　择期手术的麻醉管理

第十部分　疼痛治疗

麻醉的核心秘密

以下是麻醉学的 89 个核心秘密，囊括了麻醉学的概念、原则以及最重要的细节。

1. 一位经验丰富、可靠的麻醉医生，能够通过术前访视使患者对麻醉有相应的心理准备，并使其恐惧及焦虑情绪有所缓解。术前用药的选择取决于患者的身心状态、是门诊患者还是住院患者、是择期手术还是急诊手术，以及患者是否有术后恶心呕吐的病史等。

2. "出现哮鸣音并不一定意味着发生哮喘"，麻醉医生还应考虑机械性气道阻塞、充血性心力衰竭、过敏反应、肺栓塞、气胸、误吸和气管插管进入支气管等情况。

3. 在大多数情况下，静脉补液可有效纠正围诱导期低血压。麻醉医生应依据尽可能多的临床指标来评估患者的容量状态，尽量去寻找支持性的信息，而避免受某个单一指标误导。可使用等张液来补充围术期容量缺失。

4. 全面的气道检查并识别潜在的困难气道至关重要，应尽可能避免"插管困难""通气困难"的情况发生。

5. 对于择期手术的患者，术前禁食指南如下：

清流质（水、澄清果汁）	2 小时
非清流质（果冻、母乳）	4 小时
简餐或零食（饼干、烤面包、液体）	6 小时
全餐（含脂肪食物、肉类）	8 小时

6. 加快挥发性麻醉药起效时间的措施有：提高吸入麻醉药浓度、增加新鲜气流量、增高肺泡通气量和使用非脂溶性麻醉药。

7. 肥胖患者往往有通气及气管插管困难的风险。在气道操作开始前，需准备好气道处理备用方案，并保证随时可用。

8. 临床最常用的麻醉机环路系统为半紧闭回路，由进气管路、呼气管路、单向阀门、二氧化碳吸收装置、储气囊及呼气回路内的压力安全阀组成。

9. 密闭环路的优点为：保持环路内的温度及湿度，可应用低流量新鲜气体，以及减少废气排放。缺点为：环路内较多的连接口易发生脱漏，且环路膨胀比偏高。

10. 局部麻醉药可分为酰胺类和酯类，两者的过敏机制及药物代谢方式不同。

11. 静脉麻醉药物的药效是通过再分布而非生物转化或降解而消除的。苯二氮䓬类药物、阿片类药物可与静脉麻醉诱导药物产生协同作用，伍用时需调整剂量。

12. 慢性疼痛应采用多模式镇痛方案治疗，包括物理治疗、心理支持、药物治疗，以及合理的有创治疗如神经阻滞、植入技术等。阿片类药物对伤害感受性疼痛有效，而对神经性疼痛效果不佳。

13. 硬膜外镇痛最常见的并发症为：低血压、镇痛不全需处理或改变镇痛方式、瘙痒、恶心呕吐及寒战。不常发生但危害较大的并发症有穿刺后头痛、高位硬膜外麻醉/全脊麻、硬膜外导管误入蛛网膜下腔或血管内、全身毒性反应及神经损伤。

14. 终止妊娠是先兆子痫最有效的治疗手段，此过程管理的关键分别是：应用 β 受体阻滞剂或血管扩张药控制血压，应用硫酸镁预防子痫发作。

15. 麻醉医生需评估患者是否伴有产后出血或宫缩乏力的高危因素，并做好相应的准备——交叉配血并备血。

16. 绝大多数成人患者行择期开胸手术可应用左侧双腔支气管导管来实现单肺通气。右侧双腔支气管导管及支气管封堵管定位较困难，而且术中较易发生移位，需借助纤维支气管镜来重新调整位置。开始单肺通气时，仅靠一侧肺通气，可产生 50% 的右向左分流，若肺灌注不变，可导致低氧血症。单肺通气时改善氧合的方法有：提高吸入氧浓度、通气肺应用呼气末正压（PEEP）、非通气侧肺应用持续气道正压、调整潮气量和降低非通气侧肺血供。

17. 脊柱手术行体感诱发电位（SSEPs）监测时，吸入麻醉药浓度应控制在 1 个 MAC 以下，以免影响信号的采集。

18. 在长时间俯卧位脊柱手术中，联合使用晶体液和胶体液补充血容量，有助于防止缺血性视神经病变。

19. 平时使用 β 受体阻滞剂的患者需用药至手术当天，并在围术期继续使用。由于患者体内受体上调，突然停药可诱发高血压、心动过速及心肌缺血。很少有患者在手术当日开始启用 β 受体阻滞剂。可乐定也需继续应用。

20. 即使轻度低体温也会对患者的预后产生不良影响，增加伤口感染率、延迟愈合、增加出血、并使心血管事件的发生率增加 3 倍。

21. O（RH 阴性）型血人群是万能供血者；AB（RH 阳性）血型人群是血浆的万能供血者。

22. 并非所有的老年患者都需要进行全面详尽的术前检查，可根据其并存的疾病及手术创伤程度选择性进行检查。对患有阿尔兹海默病的患者进行术前镇静，可加重其认知障碍。

23. 大多数脏器的基本功能不会随着年龄的增长而改变，但储备功能及对生理应激的代偿能力却逐渐下降。总体而言，老年患者麻醉药需要量减少，术后各类并发症发生的潜在风险增加，其中术后认知功能障碍（POCD）最为多见。

24. 妊娠患者气道水肿、乳房增大使喉镜置入困难，胃排空延迟使误吸风险增加，功能残气量降低使氧储备减少，易出现气道管理问题。

25. 大量输注生理盐水可导致高氯性代谢性酸中毒，与之相关的碱缺失易使麻醉医师误认为患者仍处于低血容量状态。

26. 临床上尚无仅以血红蛋白 / 血细胞比容为标准的输血指征，是否输血需根据临床及患者状况个体化选择。若需紧急输血，可选用 O 型（最好是 RH 阴性）红细胞悬液和（或）血型匹配的血液。

27. 围术期出血最常见的原因是稀释性血小板减少，通常见于 RH 阴性大出血后静脉输注大量晶体液及不含血小板的血液制品之后。

28. 血栓弹力图（TEG）可动态检测凝血功能，帮助鉴别是手术源性还是非手术源性出血。TEG 可特异性识别机体缺乏的凝血因子、纤维蛋白原或血小板，并可发现纤溶系统异常所致的血块溶解。

29. 弥散性血管内凝血（DIC）的首要治疗方案为原发病治疗。

30. 用力肺活量（FVC）、第一秒用力呼气容积（FEV_1）、一秒率（FEV_1/FEV），及 25% ～ 75% 用力肺活量的流量 [平均最大流量（MMF）$_{25-75}$]是肺功能检查中最有临床参考价值的参数，但是尚无某个单项肺功能检测结果即可作为手术绝对禁忌证的判定指标。

31. 常见阿片类药物的不良反应包括：恶心、瘙痒、心动过缓、尿潴留及呼吸抑制。

32. 静脉麻醉药剂量的选择应综合考虑患者的血管内容量状态、并存疾病、年龄及长期用药史。

33. 对于创伤性低血容量的患者，若不考虑颅内压增高的风险，氯胺酮可作为最佳的麻醉诱导药物，该药对气道高反应患者亦有益。

34. 在所有的麻醉诱导药物中，丙泊酚最不易诱发恶心呕吐。静脉麻醉药效的消除是通过再分布而非生物转化或降解。

35. 要消除肌肉松弛药（肌松剂）的作用，依靠肌松剂的自身代谢较应用药理拮抗剂更为可靠。4个成串刺激主观性较高，已多次被证实低估了神经肌肉阻滞的残余作用。推荐对应用非去极化肌松剂的患者都进行常规拮抗。对临床情况差的患者可保留气管导管以支持呼吸，直到患者完全恢复肌力后拔管。

36. 局部麻醉药的临床效能分别取决于其脂溶性、pK_a和蛋白结合率。

37. 加压素对维持脓毒血症休克、心源性休克及其他类型休克患者的血压有一定作用。

38. 小剂量多巴胺对于预防及治疗急性肾衰竭、保护胃肠道功能并无明显的效果。多巴胺对脓毒血症休克效果不佳。受到围术期多种因素的影响，多数肾功能检测指标预测围术期肾功能障碍的敏感性和特异性均不佳。围术期维持肾功能的最佳方案是保证充足的血管内容量、维持心排血量、避免应用已知的减少肾灌注的药物。

39. 一般状况较好的患者择期手术过程中发生明显的误吸性肺炎的概率很低。多数患者无需或仅需少量术前用药，也不必常规应用改善胃容量和胃液 pH 值的药物。

40. 美国心脏病学会 / 美国心脏协会（ACC/AHA）提出的心脏检测指南是目前术前心功能评估的金标准。但麻醉前评估最重要的是系统而准确的病史回顾并关注体格检查。

41. 以下四种活跃性心脏病应暂缓手术，并进行进一步心脏评估及治疗：不稳定性冠状动脉综合征、失代偿性心力衰竭、明显的心律失常和严重的瓣膜疾病。

42. 术后失明的发生率有增长趋势，但尚不明确哪些为高危患者。对于长时间俯卧位下行脊柱手术的患者，维持有效的血管内容量、血细胞比容和灌注压虽不能完全避免术后失明的发生，但有一定的预防作用。

43. 术后最常见的神经损伤是尺神经损伤，多发生于 50 岁以上的男性患者，临床症状常滞后，即使局部摆放隔垫也不能杜绝其发生，其发生原因可能是多方面的。

44. 通气和氧合是两个不同的过程，脉搏氧饱和度并不能准确地评估通气功能。临床上需对因治疗，而不是仅仅关注症状！

45. 中心静脉压的动态变化趋势比单一的数值更有临床价值，临床中需结合患者的实际情况综合判断。

46. 桡动脉处的收缩压可能比中央主动脉处的收缩压高 20 ~ 50mmHg。

47. 知晓常发生于浅麻醉的情况下，如心肺转流术（体外循环）、血流动力学不稳定、创伤及分娩等。

48. 知晓的临床表现缺少特异性，神经肌肉阻滞剂增加术中知晓发生的风险。

49. 即使轻度的低体温也可对患者的预后产生不良影响，可增加伤口感染率、增加氮流失、延缓伤口愈合、延长住院时间并增加心脏并发症发生率。术后低体温可引起患者不满。治疗低体温的最佳手段是使用暖风毯；加温所有液体和血制品；尽可能覆盖所有裸露的体表，包括头部，以进一步减少热量丢失。

50. 可疑睡眠呼吸暂停患者应按照确诊的患者进行管理。辅助供氧、实时检查和氧饱和度监测是处理此类患者的最佳标准。

51. 有较好活动耐量的患者，即使患有缺血性心脏病，也可耐受非心脏手术的应激。通常情况下，爬 2 ~ 3 层楼后无明显症状（心绞痛、呼吸困难）表示心功能储备良好。

52. β 受体阻滞剂可显著降低心血管高危风险的非心脏手术患者术后死亡率，因此可用于任何有适应证的情况，包括手术前。

53. 舒张功能障碍可在射血分数尚未下降时即导致早期心功能衰竭；也可继发于收缩功能异常所致的心功能衰竭，后者则同时伴有射血分数降低和左心房压力升高。不同类型的舒张期功能障碍须给予不同类型的液体和血流动力学治疗方案。

54. 围术期死亡最常见的原因是心脏疾病。术后肾衰竭也是影响预后的重要因素。

55. 正常情况下，脑血流随脑代谢率变化而变化。吸入性麻醉药可使两者之间的关系"解耦"（uncouple），表现为降低脑代谢率的同时扩张脑血管并增加脑血流。

56. 蛛网膜下腔出血（SAH）治疗的关键在于早期诊断和 72 小时内手术治疗。血管痉挛应给予高血压（hypertensive）、高血容量（hypervolemic）、血液稀释（hemodilution）的"3H"治疗。尚无证据表明任何一种颈动脉内膜剥脱术（CEA）中监测脑血流的方法可改善患者的预后，也没有任何一种监测方法被广泛接受。

57. 拟行肺切除术的患者必须行肺功能检查，以保证肺组织的切除量不超过机体的耐受程度。肺切除过多或将造成患者呼吸机依赖。

58. 急性呼吸窘迫综合征（ARDS）或急性肺损伤（ALI）患者机械通气时

应按照理想体重 6 ~ 8ml/kg 设置潮气量，并限制平台压 <30 cm H_2O。调整 PEEP 以避免呼气末肺塌陷。

59. 低氧、高碳酸血症和酸中毒可加重肺动脉高压。加压素可增加全身血管阻力（SVR）但不增加肺动脉压。去甲肾上腺素增加 SVR 的作用明显强于增加肺动脉阻力（PVR）的作用，因此可用于肺动脉高压。

60. 肝疾病患者分布容积增加，因此须增加初始给药剂量。但是，由于其药物代谢率可能降低，追加药物的间隔期应该延长，追加剂量应减少。

61. 门静脉血流占肝血流总量的 75%，但这部分血流只提供 45% ~ 55% 的氧供。由于肝具有强大的储备功能，在肝衰竭出现明显的临床症状和体征前，必定表现出显著的生理功能受损征象。

62. 心脏和主动脉手术的患者发生术后肾功能不全的风险极高。

63. 术前肾高危因素（肌酐增高和肾功能不全病史）、左心功能不全、高龄、黄疸及糖尿病都可能导致术后肾功能障碍。

64. 恶性高热（MH）是一种遗传性疾病，通常在围术期暴露于吸入性麻醉剂或琥珀胆碱后而诱发。诊断恶性高热的必要条件是患者出现无法解释的呼气末二氧化碳升高及无法解释的心动过速，体温的升高较晚出现。有恶性高热既往史的患者或易感患者在麻醉过程中不能使用可诱发恶性高热的药物。麻醉医师须保持高度警惕，备好特殊处理的麻醉机，并将 MH 车备在手术间内。丹曲林是其特效治疗药物。应立即停用吸入性麻醉药并寻求帮助！

65. 慢性酒精依赖患者可能存在心肌病和心律失常，有误吸倾向，还可能存在肺功能减低。这些患者肝合成功能可能受损（主要筛查试验是白蛋白和凝血酶时间）。酒精戒断也可导致癫痫发作。

66. 可卡因可增强心血管系统对内源性儿茶酚胺的敏感性。氯胺酮和泮库溴铵可增强可卡因的心血管毒性，应避免合用。

67. 糖尿病患者合并不典型或无症状性冠心病的概率较高。应注意维持灌注压、控制心率并进行连续心电图监测，在顽固性低血压期间更应保持高度警觉。术中胰岛素治疗的目标是维持血糖 120 ~ 200mg/dl。

68. 围术期轻中度的甲状腺功能减退即使对于择期手术也无太大影响。重度和有症状的甲状腺功能减退患者应在术前予以治疗。甲状腺功能减退和甲状腺功能亢进的患者挥发性麻醉药的 MAC 值均未改变。甲状腺危象的表现与恶性高热相似。

69. 不应突然中断长期的外源性糖皮质激素治疗，否则可能导致急性肾上腺皮质功能不全。

70. 病理性肥胖患者可能合并多种系统性疾病和生理功能障碍，如限制性肺疾病、阻塞性睡眠呼吸暂停、冠状动脉疾病、糖尿病、高血压、心脏扩大、肺高压及胃排空延迟。麻醉准备过程中应考虑所有这些情况的诊断、监测及危机处理方案以确保患者的麻醉安全。

71. 肥胖患者常伴有阻塞性睡眠呼吸暂停，应进行合理的诊断和治疗，尤其是术后。

72. 手术室内过敏反应的主要诱因是肌松剂和乳胶过敏。合理的手术间环境准备对于防治乳胶过敏至关重要。高危患者应安排在手术当日第一台进行手术。乳胶制品和非乳胶制品应明确标记，并禁止使用乳胶制品。避免使用有粉末的手套。医务工作者对乳胶过敏的风险较高。尽可能避免使用有粉末的手套并对可能预示乳胶过敏的症状保持警惕。

73. 对创伤患者的初始治疗应注意 ABCs：气道（airway）、呼吸（breathing）和循环（circulation）。复苏过程中应首先保证有多条大管径静脉输液通路。

74. 突然发生的循环衰竭可能由不明来源的出血、心脏压塞、张力性气胸或空气栓塞引起。大出血患者给予 2L 平衡晶体液后循环仍不稳定时，应给予输注 O 型 RH 阴性血、同型血或交叉配型的血液。

75. 目前的大量输血方案要求输注红细胞的同时，积极补充血浆和血小板，一般三者的比例为 1：1：1。低体温、酸中毒和凝血功能障碍是致命的三联征；一旦发生，应考虑采取损伤控制性手术策略，并尽量避免长时间的手术。

76. 烧伤患者复苏的首要目标是纠正低血容量。烧伤引起血管通透性增加，导致液体大量丢失，蛋白进入组织间隙。如果怀疑烧伤患者发生了吸入性损伤，应当积极进行气管插管。

77. 由于喉头位置靠前，舌体相对偏大及会厌松软，婴儿可能发生气管插管困难。婴儿喉部最狭窄的部分位于声门下环状软骨水平。儿童与成人相比，具有代谢率较高、无效腔较大，无效的胸壁运动以及新生儿肺泡不成熟等特点，因此氧饱和度下降速度较成人快。

78. 妊娠期患者的生理变化包括心排血量、心率、血浆容量、分钟通气量及氧耗量增加，全身血管阻力（SVR）降低，稀释性贫血，功能残气量（FRC）降低，以及血液高凝状态。

79. 宫缩乏力是产后出血最常见的原因，常导致大量失血。

80. 肥胖和糖尿病可增加产妇先兆子痫、早产、分娩疼痛、巨大胎儿和需手术分娩的风险，尽早施以效果满意的硬膜外镇痛或麻醉对于此类患者可增加安全分娩的成功率，并可避免潜在的全身麻醉风险。

81. 接受磁共振成像患者的麻醉具有特殊性。任何磁铁物体都可能像炮弹、子弹一样飞向机器，所有的设备包括气体瓶都必须不含铁。

82. 心脏起搏器的编码系统中，第一个字母代表起搏心腔，第二个字母代表感知心腔，第三个字母代表对心腔感知的响应方式，第四个字母代表频率响应。

83. 椎管内麻醉后感觉传入和运动功能丧失，感觉传入的缺失可导致患者对镇静药物更加敏感。同理，椎管内麻醉可引起挥发性麻醉剂的 MAC 降低。

84. 合理应用外周神经阻滞（PNB）可减少围术期的并发症，如疼痛、恶心、呕吐等，并可通过减少阿片类药物用量而减轻此类药物相关的副作用。

85. 单肺通气可通过双腔气管插管、支气管封堵器和普通单腔气管插管来实现。气管插管或封堵器位置不当可造成通气压力显著增加和低氧血症。单肺通气期间，应采取保护性肺通气策略，包括小潮气量（6 ml/kg），PEEP 5 cmH$_2$O，限制气道峰压以及允许性高碳酸血症。单肺通气过程中改善氧合的方法包括提高吸入氧浓度、检查双腔气管插管和支气管封堵器的位置、通气侧肺施以 PEEP、非通气侧肺给予持续正压通气（CPAP）、请外科医师减少非通气侧肺的血流，以及恢复双肺通气。

86. 如患者颅内压高并表现出明显的精神意识异常或影像学有脑水肿证据，应避免使用挥发性麻醉药，以全静脉麻醉代替。

87. 紧急降低颅内压的措施包括抬高床头，过度通气（PaCO$_2$ 25～30 mmHg），利尿［甘露醇和（或）呋塞米］，以及限制输液量；颅内压升高时应避免使用氯胺酮和氧化亚氮；术中低血压可加重原有的脑血管痉挛。

88. 尚无证据表明肺动脉导管可改善哪一类患者的预后。

89. 从烧伤后 24 小时起至烧伤痊愈期间，由于神经肌肉接头部位的受体大量增生，因此琥珀胆碱可引起高钾血症。高钾血症是使用琥珀胆碱的禁忌证。

（刘艳红　时文珠　译　米卫东　校）

第一部分 患者管理基础知识

自主神经系统

James C.Duke，MD，MBA

田雪 闫琦 译 冯艺 校

第1章

1. 描述自主神经系统。

自主神经系统（autonomic nervous system，ANS）是神经和神经节构成的网络，其作用是控制非随意性生理活动、维持内环境稳定和应激反应。ANS的神经结构分布于心血管、肺、内分泌腺、外分泌腺、胃肠道、生殖泌尿系统以及中枢神经系统（central nervous systems，CNS）内，并影响代谢和体温调节。ANS分为两部分：交感神经系统（sympathetic nervous systems，SNS）和副交感神经系统（parasympathetic nervous systems，PNS）。SNS兴奋常作用于全身。相反，PNS调节倾向于引发局部的、分散的效应。通常，在无外界刺激的静息状态下，SNS与PNS对靶器官的作用相反，如何表现取决于SNS或是PNS哪个张力更占优势（表1-1）。总体上讲，PNS的功能是维持平衡，而SNS兴奋则使机体为应激性事件做准备［通常被称为战或逃反应（fight-or-flight response）］。

要点：自主神经系统

1. 使用β受体阻滞剂的患者应该持续用药至手术当日，并在围术期继续使用。因为受体上调，撤药可能导致高血压、心动过速、心肌缺血。β受体阻滞剂极少在手术当日开始使用。
2. 为了避免反跳性高血压，可乐定也应当持续至围术期。
3. 间接拟交感药物（如麻黄碱）依靠释放去甲肾上腺素起效。去甲肾上腺素耗竭状态下，机体对麻黄碱无反应。
4. 在大多数情况下，诱导期低血压对静脉补液和直接作用的拟交感药物如去氧肾上腺素反应最好。
5. 术后常见直立位低血压，这可能是各种麻醉药物的使用以及长时间仰卧位引起的。在术后抬高患者头部，甚至从手术台将患者移动至轮椅时（如仅需要镇静监测的手术），都需要注意这个问题。

---

2. 简述SNS解剖。

交感神经节前神经元发自脊髓胸段中间外侧柱。这些有髓纤维从脊神经前根发出，并与椎旁交感神经节，未配对的椎旁交感神经节，或末梢神经节形成突触。节前神经元在形成突触前可能沿交感神经链上行或下行。节前神经元通过释放乙酰胆碱激活节后神经元上的烟碱性胆碱能受体。肾上腺

表 1-1　效应部位的自主神经支配模式

交感神经系统	副交感神经系统
小动脉	窦房结
静脉	胃肠道
汗腺	子宫
膀胱	
唾液腺	
虹膜	
睫状肌	

素能节后神经元在终靶器官形成突触，并释放去甲肾上腺素（图 1-1）。

3. 交感神经节位置和名称详述。实践而言，了解神经节的名称和位置为什么重要？

颈部区域和沿胸部、腰部、骨盆的交感干可以轻松分辨出椎旁神经节（包括星状神经节）。椎前神经节是根据与主动脉主要分支的关系命名的，包括腹部、上下肠系膜和肾神经节。终端神经节位于相应的器官附近。了解部分神经节位置的临床意义在于，在这些结构区域注射局部麻醉药（简称局麻药）可减轻交感神经介导的疼痛。

4. SNS 节后肾上腺素能受体以及受体激活效应。

SNS 节后肾上腺素能受体包括 alpha-1（α_1）、alpha-2（α_2）、beta-1（β_1）和 beta-2（β_2）肾上腺素能受体。α_1、α_2 和 β_2 受体为突触后受体，由去甲

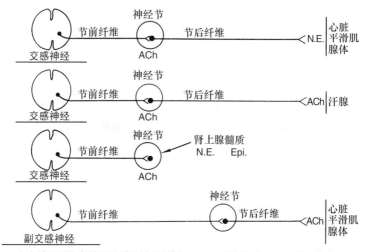

图 1-1 自主神经系统各神经递质的神经解剖。Ach，乙酰胆碱；Epi，肾上腺素；NE，去甲肾上腺素（Moss J, Glick D: The autonomic nervous system. In Miller RD, editor: Miller's anesthesia, ed 7, Philadelphia, 2010, Churchill-Livingstone, p. 347.）

肾上腺素神经递质激活。α_2 受体在突触前，其激活抑制去甲肾上腺素的释放，减少自主神经系统整体反应。分子药理学家进一步细分了这些受体，但这部分内容不在讨论范围内。多巴胺刺激节后多巴胺受体，分为 D1 和 D2 型。不同部位的受体激活后反应见表 1-2。

表 1-2　肾上腺素能受体激活的靶器官效应

受体	器官	反应
β_1	心脏	心率、收缩力以及传导速度增加
脂肪细胞	脂解作用	
β_2	血管	扩张
细支气管	扩张	
子宫	松弛	
肾	肾素分泌	
肝	糖原异生，糖原分解	
胰腺	胰岛素分泌	
α_1	血管	收缩
胰腺	抑制胰岛素释放	
小肠、膀胱	整体舒张但括约肌收缩	
α_2	突触前神经末梢	抑制去甲肾上腺素释放
多巴胺 -1	血管	扩张肾、冠状以及内脏血管
多巴胺 -2	突触前末梢	抑制去甲肾上腺素释放
中枢神经系统	精神波动	

5. 简述 PNS 解剖与功能。

节前副交感神经元发自第 Ⅲ、Ⅶ、Ⅸ、Ⅹ 脑神经，以及骶段第 2 ～ 4 神经根。节前副交感神经元与节后神经元在靶器官附近形成突触，以产生更强的分泌生理作用。节前和节后副交感神经元都释放乙酰胆碱；这些胆碱能受体细分为烟碱型或毒蕈碱型。激活胆碱能受体的反应总结见表 1-3。

表 1-3　胆碱能受体激活的靶器官效应

受体	器官	反应
毒蕈碱	心脏	心率、收缩力、传导速度减慢
细支气管	收缩	
唾液腺	刺激分泌	
小肠	整体收缩，括约肌舒张，刺激分泌	
膀胱	整体收缩，括约肌舒张	
尼古丁	神经肌肉接头	骨骼肌收缩
自主神经节	SNS 激活	

SNS，交感神经系统

6. 什么是儿茶酚胺？哪些儿茶酚胺是自然生成的？哪些是合成的？

儿茶酚胺是羟基苯乙胺，能够激活肾上腺素能神经末梢。去甲肾上腺素、肾上腺素和多巴胺为自然生成的儿茶酚胺，多巴酚丁胺和异丙肾上腺素为合成儿茶酚胺。

7. 简述多巴胺、去甲肾上腺素和肾上腺素的生成。

酪氨酸通过主动运输进入肾上腺素能突触前神经末梢细胞质，并在此处通过两个酶反应被转化为多巴胺：酪氨酸羟化酶将酪氨酸羟基化为多巴胺，并经过芳香族氨基酸脱羧酶脱羧基。多巴胺被运输至存储囊泡并经多巴胺 β 羟化酶脱羟基变为去甲肾上腺素。肾上腺素是在肾上腺髓质内，由去甲肾上腺素经苯乙醇胺 N- 甲基转移酶甲基化生成的（图 1-2）。

8. 去甲肾上腺素是如何代谢的？

去甲肾上腺素在突触被再摄取至突触前神经末梢，并被代谢分解。再摄取是其代谢的最重要的机制，并使神经递质可以重复利用。单胺氧化酶（enzyme monoamine oxidase，MAO）在神经元胞质内代谢去甲肾上腺素，MAO 和儿茶酚胺 -O- 甲基转移酶（catecholamine O-methyltransferase，COMT）均可在神经元外代谢神经递质。代谢产物包括 3- 甲氧基 -4- 对羟苯羟乙酸、甲氧基肾上腺素、甲氧基去甲肾上腺素。

9. 乙酰胆碱的合成和降解。

胆碱能神经递质乙酰胆碱（Ach）在突触前神经元线粒体内经乙酰辅酶 A 酯化及乙酰胆碱转移酶胆碱化合成。Ach 释放前存储于突触小泡中。ACh 释放后主要被突触接合部的一种膜结合酶——乙酰胆碱酯酶代谢。乙酰胆碱酯酶还存在于红细胞等其他非神经元组织内。

10. 什么是拟交感神经药物？

拟交感神经药物是人工合成的具有与儿茶酚胺相似的血管收缩和变时性效应药物。手术室常用此类药物升高血压和心率以逆转麻醉药物的心血管抑制作用；同时可以在补液期间延缓血压下降。这些药物在全身麻醉和区域麻醉过程中同样有效。

11. 围术期常用拟交感药物。

直接作用的拟交感神经药物为靶受体激动剂，而间接作用的拟交感神经药物刺激去甲肾上腺素的释放。拟交感神经药物的作用可能是混合的，同时具有直接和间接作用。实际上，去氧肾上腺素（直接作用）和麻黄碱（主要为间接作用）为围术期常用的拟交感神经药物。同时，围术期还可能应用肾上腺素、多巴胺和去甲肾上腺素，并且由于其对血压、心率和心肌耗氧的作用强烈，常采用静脉输注。

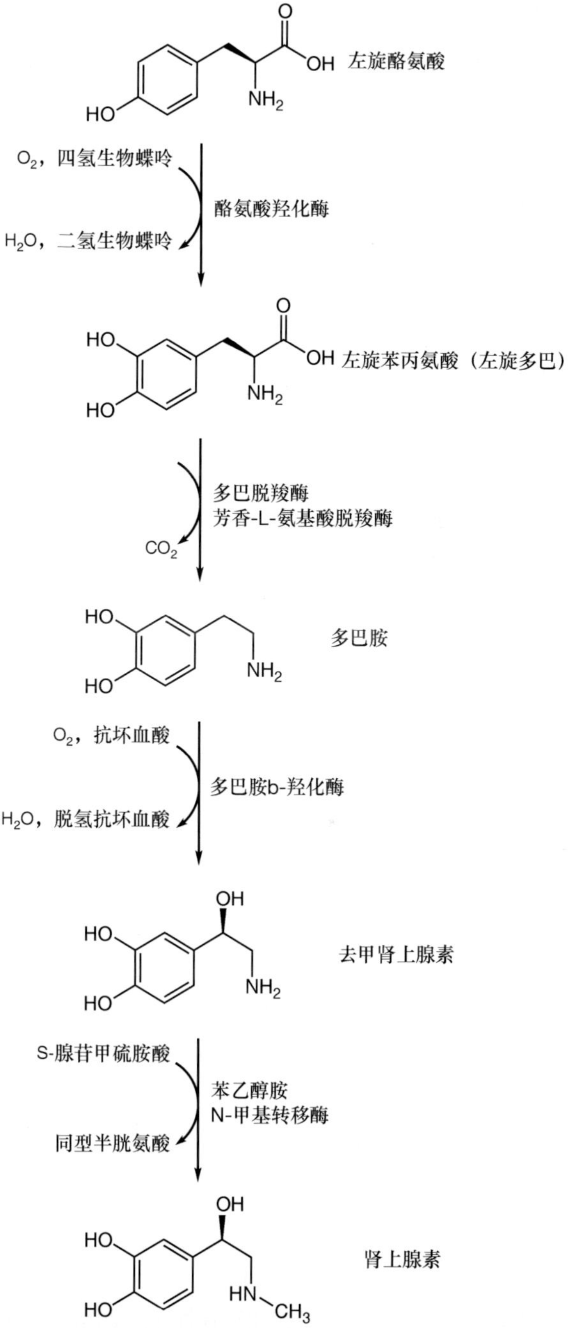

图 1-2　儿茶酚胺交感通路（From http：//www.answers.com/topic/epinephrine.）

12. 去氧肾上腺素的作用以及该药物的常用剂量。

去氧肾上腺素主要激活 α_1 受体，导致体循环阻力和血压增加。大剂量激活 α_2 受体。体循环阻力增加可能导致反射性心动过缓。通常去氧肾上腺素的静脉给药剂量范围是 $50 \sim 200$ μg。去氧肾上腺素也可以以 $10 \sim 20$ μg/min 输注。

13. 麻黄碱的作用以及该药物的常用剂量。举例说明麻黄碱使用的禁忌证及其原因。

麻黄碱可刺激去甲肾上腺素的释放，主要激动 α_1 和 β_1 受体；其作用与肾上腺素类似，但更温和。明显增加收缩压、舒张压、心率、心排血量。通常静脉麻黄碱给药剂量在 $5 \sim 25$ mg 之间。重复给药反应减弱，称为快速耐受性，可能是由于去甲肾上腺素供应的耗竭或受体阻滞。同样，对麻黄碱反应不全可能是由于去甲肾上腺素存储已经耗竭。由于存在严重高血压的风险，麻黄碱不能用于正在服用抑制去甲肾上腺素再摄取药物的患者，如三环类抗抑郁药、MAO 抑制剂、急性可卡因中毒。长期使用可卡因者可能因儿茶酚胺耗竭而对麻黄碱无反应。

14. β 肾上腺素受体阻滞剂的使用指征是什么？

β 肾上腺素受体阻滞剂，通常称为 β 受体阻滞剂，为 β_1 和 β_2 受体的阻滞剂。β 受体阻滞剂主要用于抗高血压、抗心绞痛，以及抗心律失常的治疗。围术期 β 受体阻滞剂对冠状动脉疾病患者非常重要，且阿替洛尔证实可以降低心肌梗死后死亡率。

15. β_1 受体阻滞剂的机制和副作用。

β_1 受体阻滞剂产生负性肌力和变时性作用，降低心排血量和心肌氧需。β_1 受体阻滞剂还抑制肾素分泌和脂肪分解。由于吸入性麻醉药也抑制心肌收缩力，存在术中低血压的风险。β 受体阻滞剂能造成房室传导阻滞。由于受体上调，不建议突然停药；可能发生心肌缺血和高血压。β 受体阻滞剂会掩盖低血糖的征象；因此在胰岛素依赖的糖尿病患者应当小心使用。β 受体阻滞剂可具有心选择性，具有相对 β_1 受体选择性，或无心选择性。部分 β 受体阻滞剂有膜稳定（抗心律失常）作用；部分有拟交感神经作用并适用于左心室衰竭或心动过缓的患者。β 受体阻滞剂干预钾的跨膜转运，因此输注钾应小心。由于 β 受体阻滞剂对缺血性心脏病的益处以及反跳风险，应持续使用至术日。

16. β_2 受体阻滞剂的作用。

β_2 受体阻滞剂产生支气管收缩、外周血管收缩和抑制胰岛素释放及糖原分解的作用。因此为了避免气管和血管收缩，患有慢性或反应性气道疾病，以及外周血管疾病的患者应使用选择性 β_1 受体阻滞剂。

17. 术中如何处理 β 受体阻滞剂并发症？

心动过缓和心脏传导阻滞可能对阿托品有反应；顽固性病例可能需要 $β_2$ 受体激动剂多巴酚丁胺或异丙肾上腺素。有趣的是，氯化钙也可能有效，尽管其机制尚不明确。所有病例均可能需要使用超出常规剂量的药物。

18. 描述 α 肾上腺素能受体阻滞剂。

$α_1$ 受体阻滞剂导致血管舒张；因此，α 受体阻滞剂用于治疗高血压。然而，非选择性 α 受体阻滞剂可能与反射性心动过速有关。因此，选择性 $α_1$ 受体阻滞剂主要用于抗高血压。哌唑嗪是典型的选择性 $α_1$ 受体阻滞剂，而酚妥拉明和酚苄明为非选择性 α 受体阻滞剂。有趣的是，拉贝洛尔，一种非选择性 β 受体阻滞剂也具有选择性 $α_1$ 受体阻滞剂成分，并有抗高血压的潜在作用。

19. $α_2$ 受体激动剂及其在麻醉中的地位。

CNS 内的 $α_2$ 受体激动后减小交感输出。随后心排血量、体循环阻力以及血压均降低。可乐定是一种 $α_2$ 受体激动剂，用于控制高血压。它同时还具有明显的镇静作用。它能减少吸入和静脉麻醉药物的用量。它还曾用于椎管内给药，以期减轻术后疼痛，但椎管内给药后经常引起无法预知的低血压，限制了其使用。由于可乐定停药后可能出现反射性高血压，围术期应当持续使用。

20. 毒蕈碱受体拮抗剂及其特性。

毒蕈碱受体拮抗剂又称**抗胆碱能药物**，拮抗毒蕈碱胆碱能受体，引起瞳孔扩大和支气管扩张，增快心率，并抑制分泌。中枢作用的毒蕈碱受体拮抗剂（均为非离子化叔胺，能够穿透血脑屏障）可能引起谵妄。常用的毒蕈碱受体拮抗剂包括阿托品、东莨菪碱、格隆溴铵，以及异丙托溴铵。当使用乙酰胆碱酯酶抑制剂拮抗肌松药作用时，必须使用毒蕈碱受体拮抗剂以避免严重心动过缓，心脏传导阻滞，以及心搏停止。格隆溴铵是一种季铵复合物，不能透过血脑屏障，并因此无 CNS 活性。吸入异丙托溴铵引起支气管扩张效应。

21. 自主神经功能障碍的表现是什么？如何辨别自主神经功能障碍？

目前常用的名称为**自主神经异常**。患者存在自主神经功能障碍，也称自主神经衰竭，则在术前和术中倾向存在严重低血压。检查直立位血压和心率变化是评估自主神经功能障碍快捷有效的方法。如果 ANS 未受损伤，平卧位改至坐位一般心率增加 15 次 / 分且舒张压下降 $10 \sim 20$ mmHg。一旦心率变化消失，在任何情况下均提示自主神经功能障碍。自主神经功能障碍包括血管舒缩、膀胱、肠道，以及性功能障碍。对药物有反应也可作为自主神经紊乱的证据。其他表现包括视物模糊，出汗减少或过多，口眼干燥或过度潮湿，肢端寒冷或苍白，尿失禁或排尿不尽，腹泻或便秘，以及阳痿。糖尿病和慢性酗酒者也表现为自主神经功能障碍。

22. 嗜铬细胞瘤是什么，它的相关症状是什么？如何诊断嗜铬细胞瘤？

　　嗜铬细胞瘤是一种由嗜铬组织组成的分泌儿茶酚胺的肿瘤，产生去甲肾上腺素或肾上腺素。多数位于肾上腺，但有一些在肾上腺外（常见于膀胱壁内），大约 10% 为恶性。表现和症状包括发作性高血压、晕厥、头痛、心悸、潮红，以及发汗。检查到血浆和尿儿茶酚胺及其代谢产物（包括香草基扁桃酸、甲氧基去甲肾上腺素、以及甲氧基肾上腺素）水平升高可诊断嗜铬细胞瘤。

23. 嗜铬细胞瘤患者麻醉前和术中管理。

　　这些患者有明显的容量不足，并且有高血压危象的风险。术前首先应用 α 受体阻滞剂和容量补充非常重要。通常选择口服 α_1 受体阻滞剂酚苄明。β 受体阻滞剂通常在 α 受体阻滞剂已经使用后应用，由于不可预测的 α_1 血管收缩可导致严重的难治性高血压，β 受体阻滞剂永远不应先行使用。拉贝洛尔具有一定的 α 受体阻滞作用，因此可能是最佳选择。

　　由于术中血压变化剧烈，需要监测有创动脉压力。肿瘤操作可能导致血压波动。术中高血压可通过静脉使用 α 受体阻滞剂酚妥拉明和血管扩张剂硝普钠。一旦肿瘤移除，则存在低血压风险，可能需要液体输注并使用 α 受体激动剂去氧肾上腺素。中心静脉压监测有助于指导液体管理。

推荐阅读

Mustafa HI, Fessel JP, Barwise J, et al: Dysautonomia. Perioperative implications, Anesthesiology 116:205–215, 2012.

Neukirchen M, Kienbaum P: Sympathetic nervous system. Evaluation and importance for clinical general anesthesia, Anesthesiology 109:1113–1131, 2008.

呼吸与肺生理

Barbara Wilkey，MD

孙亮　田雪　译　冯艺　校

第 2 章

1. 描述肺容量与肺容积。

- 潮气量（tidal volume，V_T）：指平静呼吸时，每次所吸入或呼出的气量。
- 残气量（residual volume，RV）：指一次用力呼气后，肺内所残存的气量。
- 补呼气量（expiratory reserve volume，ERV）：指平静呼气末再用力呼气至不能呼出为止所能呼出的气体容量。
- 补吸气量（inspiratory reserve volume，IRV）：指平静吸气末再用力吸入的最大气量。
- 肺总量（total lung capacity，TLC）＝ IRV ＋ V_T ＋ ERV ＋ RV
- 肺活量（vital capacity，VC）＝ IRV ＋ V_T ＋ ERV
- 深吸气量（inspiratory capacity，IC）＝ IRV ＋ V_T
- 功能残气量（functional residual capacity，FRC）＝ ERV ＋ RV

2. 什么是 FRC？哪些因素可以影响 FRC？

FRC 指平静呼气后存留在肺内的气量。FRC 由对抗胸壁扩张的反向作用力与肺弹性回缩决定，正常值为 1.7 ～ 3.5 L。

FRC 增加的因素：

- 体型（FRC 随升高增加而增加）。
- 年龄（FRC 随年龄增长轻微增加）。
- 一些肺部疾患，包括哮喘与慢性阻塞性肺疾病（chronic obstructive pulmonary disease，COPD）。

FRC 降低的因素：

- 性别（和男性相比，女性的 FRC 减少 10%）。
- 膈肌张力（与正常个体相比，膈肌麻痹患者 FRC 降低）。
- 体位（站立位＞坐位＞俯卧位＞侧卧位＞仰卧位）。
- 一些可使肺弹性回缩减弱的肺部疾患（例如间质性肺疾病、胸部烧伤，及脊柱后侧凸）。
- 腹腔压力增高（例如肥胖，腹水）。

3. 什么是闭合容积？哪些因素影响闭合容积？闭合容积与 FRC 有什么联系？

闭合容积是指平静呼气过程中，肺小气道开始闭合时肺内残存的气量。

对于拥有平均体重指数的个体，站立位时，闭合容积约为 FRC 的一半，而仰卧时约等于 FRC 的三分之二。

闭合容积随年龄增长而增加，对于 44 岁左右的个体，俯卧位时与 FRC 相等；而对于 66 岁左右的个体，站立位时与 FRC 相等。与 FRC 有所不同，闭合容积不依赖于体位。闭合容积随患者腹内压与年龄增加、肺血流减少，以及肺实质性疾病（肺顺应性降低）而有所增加。

4. FRC 减少及闭合气量增加的临床后果是什么？

与正常的个体相比，FRC 减少和（或）闭合容积增加的患者，呼吸暂停后发生缺氧的速度更快。

5. 简述影响气流阻力的因素。什么是层流与湍流？

气流阻力可由气道特性与气体特性两者共同决定。慢速气流或层流（非阻塞性通气）时，流速是影响气流的主要特性。很显然，决定阻力的主要因素为气道的半径，可从 Hagen-Poiseuille 方程看出：$R = (8 \times L \times \mu) / (\pi \times r^4)$，其中 R 为阻力，L 为气道长度，$\mu$ 为黏性系数，r 为气道半径。而在快速气流（气道阻塞且用力呼吸）时，呈湍流形式。此时，气流阻力的主要影响因素为气体密度 ρ，及气道半径，其中 r：$R \propto \rho / r^5$。

在机械通气患者，正常的阻力为 $1 \sim 8 \, cm \, H_2O/(L \cdot s)$。

6. 不同气流形式的影响与决定因素。

层流是运输氧气最有效的流体形式。而对于湍流来说，为了获得相同的气流，则需要更大的压力改变。雷诺数（Reynolds number，Re）是一种可用来表征流体是层流抑或湍流的无量纲数。Re 较低时为层流，而较高时为湍流。$Re = 2rv\rho / \eta$，其中 r 为气道，v 为流速、ρ 为气体密度，η 为黏性系数。

7. 如何在临床实践中应用气流阻力？

考虑到气管插管的直径通常比所放置的气道本身小，此类患者必须将空气从小于自身正常气道半径的管道运入体内。由于较小的半径引起气道阻力的增加，因而已行气管插管的患者自主呼吸时通常需要做更多的功。而这种呼吸功（work of breathing）可被有压力支持的呼吸机所替代。压力支持模式允许患者触发自主通气；但呼吸机需要提供足够的正压以便克服气管导管的阻力。

8. 简述可减弱湍流的临床干预措施。

如前所述，气道阻塞可使气体由层流向湍流转变。如果此类阻塞由气道水肿所致，通过气道吸入消旋型肾上腺素可收缩已肿胀的气道黏膜组织，从而增加气道半径与 Re。

另外一种克服由气道阻塞引起的湍流状态时气道阻力的选择是改变气体密度。氦气是一种不可燃性气体；它在人体组织中不能溶解，其密度非常低。当氦气与氧气混合后，可获得一种黏性与空气相似但密度却低得多的气体。此法可降低 Re 并使等式向着层流的方向改变。通常来说，该混合气体由 70% 的氦气与 30% 的氧气组成。

9. 肺动态与静态顺应性。

肺顺应性是描述肺弹性特性的指标，是测量压力所引起肺内气体容量的改变。肺是一个具有弹性滞后效应的弹性体。当肺迅速膨胀并保持在一定的容量时，压力达到峰值，然后呈指数性地降至平台压。单位起始峰压变化引起肺内气体容量的改变为肺动态顺应性，而肺静态顺应性则指单位平台压所引起肺内气体容量的改变。肺动态顺应性包含肺内阻力。

在通气患者，正常的肺顺应性为 57 ~ 85 ml/（$cmH_2O \cdot s$）。

10. 临床上哪些情况下可见肺顺应性及阻力发生改变？

急性呼吸窘迫综合征（acute respiratory disease syndrome，ARDS）及心源性肺水肿会引起肺阻力升高及肺顺应性降低，而 COPD 则会导致肺顺应性及肺阻力的同时升高。

11. 表面张力如何影响小气道及肺泡的压力？

Laplace 定律描述了压力（P）、表面张力（T），以及气泡半径（R）之间的关系，这种关系同样适用于肺泡：$P = 2T/R$。

伴随着半径的减小，压力则增加。在没有表面活性物质的肺，当肺泡变小时，小肺泡的压力更大，导致气体由小气道进入稍大的气道，在此过程中，小气道将会发生塌陷。表面活性物质，一种磷脂类物质，由肺 II 型肺泡上皮细胞生成，可降低小气道的表面张力，从而降低气道尺寸减小时的压力。这种重要的物质，可使小气道在呼气时保持开放。

12. 临床上什么情况可导致表面活性物质绝对或相对不足？

表面活性物质绝对不足的经典案例为未成熟的新生儿，前者的不足可导致呼吸窘迫综合征。同样的，也有很多表面活性物质相对不足的案例，这可见于多种情况下，例如 ARDS，多种形式的阻塞性肺疾病，肺部感染，特发性肺纤维化，以及肺移植。

13. 肺内和血流灌注及通气有关的 West 区域（West zones）。

West 描述了一个将直立位肺分为三个区的血流灌注模型，后来又加了第四个区域。

从肺尖开始，它们依次为：

- 1 区：肺泡压力（alveolar pressure，P_{Alv}）超过肺动脉压力（pulmonary artery pressure，P_{pa}）与肺静脉压力（pulmonary venous pressure，P_{pv}），导致仅有通气而无血流灌注（肺泡无效腔）（$P_{Alv} > P_{pa} > P_{pv}$）。
- 2 区：肺动脉压力超过肺泡压力，但肺泡压力仍然大于肺静脉压力（$P_{pa} > P_{Alv} > P_{pv}$）。2 区血流主要由动脉-静脉压力差所决定。
- 3 区：肺静脉压力超过肺泡压力，且血流主要由动-静脉压力差所决定（$P_{pa} > P_{pv} > P_{Alv}$）。

- 4区：肺间质压力（interstitial pressure，$P_{interstitium}$）大于肺静脉及肺泡压力，因而，血流由动脉–间质压力差所决定（$P_{pa} > P_{interstitium} > P_{pv}$ P_{Alv}）。在健康人，4区应该极小。

从直立位向仰卧位改变可使肺血流增加 25% ～ 30%，从而使得数字更大的 West 区域的范围扩大。

14. **什么是肺泡气体方程？在海平面条件下，吸入室内空气时，正常肺泡压力是多少？**

肺泡气体方程主要用于计算肺泡氧分压。

$$P_AO_2 = F_IO_2 (P_b - P_{H_2O}) - P_aCO_2/Q$$

其中，P_AO_2 为肺泡氧分压，F_IO_2 为吸入氧气分数，P_b 为大气压力，P_{H_2O} 为水分压，P_aCO_2 为二氧化碳分压，Q 为呼吸商（取决于代谢活动及饮食，一般认为其值约为 0.825）。在海平面条件下，P_AO_2 为：

$$P_AO_2 = 0.21 (760 - 47) - 40/0.8 = 99.7.$$

15. **使用上述等式，与盖恩斯维尔（高于海平面 1609.3 m，位于佛罗里达州）相比，在丹佛（接近海平面水平，位于科罗拉多州），吸入室内空气时 P_AO_2 是低还是高？**

虽然盖恩斯维尔的室内空气与丹佛一样，但与后者相比，盖恩斯维尔的 P_AO_2 增加。

16. **低氧血症的原因有哪些？**

- 低吸入氧浓度：为了预防麻醉时输入低氧浓度混合气体，麻醉机上通常设置氧浓度报警以警示麻醉医师做出合适的干预措施以提高患者的吸入氧浓度。

- 通气不足：患者在全身麻醉（全麻）下，由于肌松剂的使用或麻醉药物的通气抑制效应，通常不能维持足够的分钟通气量。低通气是术后常见的问题，可通过脉搏氧饱和度仪监测以维持合适的氧饱和度。低通气可使高碳酸血症不断恶化，且通常被增加吸入氧浓度所掩盖。通常，在允许条件下，尽量使用最低量的氧气，当患者氧饱和度不够时应及时评估。

- 肺内分流：败血症，肝衰竭，动静脉异常，肺栓塞，心脏血流右向左分流均可导致足够大的分流进而引起低氧血症。由于分流的血液不能被肺泡氧合，因而分流导致的低氧血症不能通过增加 FiO_2 而改善。

- 通气与血流比例失调（ventilation-perfusion，V/Q）：理想的肺内通气与血流比例应接近 1∶1，以便在肺泡与血液之间完成充分的氧气交换。当肺泡通气与血流灌注不对称（V/Q 失调）时，就会发生低氧血症。导致 V/Q 的原因包括：肺不张，侧卧位，支气管插管，支气管痉挛，肺炎，黏液堵塞，肺挫伤，以及 ARDS。V/Q 失调导致的低氧血症通常可通过增加 FiO_2 而改善。

● 弥散障碍：充分的氧气交换依赖于运转正常的肺泡-血流界面。晚期肺疾患及肺水肿通常伴随有弥散障碍。

要点：低氧血症的原因
1. 低吸入氧浓度
2. 肺泡通气不足
3. 右向左分流
4. V/Q 失调
5. 弥散异常

17. V/Q 失调。

在正常个体，肺泡通气（V）与血流灌注（Q）在不同肺部不同解剖部位有所不同。在理想位置时，V 与 Q 相等，且 V/Q = 1。当肺内发生分流时，血流灌注大于通气，造成该肺内区域血流过剩而无气体交换。当发生肺内无效腔样通气时，通气远大于血流灌注，导致该处虽有气体输送，但无血流供应，亦无气体交换。

18. 全麻如何加重 V/Q 失调？

全麻时，成年人的 FRC 约减少 400 ml。而处于仰卧位时，FRC 将再减少 800 ml。而 FRC 降低至一定程度时将会导致呼气末容量甚至整个潮气量水平在闭合容量（小气道开始关闭后所含气量）之下。当小气道开始关闭时，将会导致肺不张，V/Q 也会降低。

19. 解剖、肺泡及生理无效腔的定义。

生理无效腔（physiologic dead space，V_D）为解剖及肺泡无效腔的总和。解剖无效腔指肺内那些不进行气体交换的通气量，包括鼻部、咽部、气管及支气管部位的气量。在自主呼吸的个体，解剖无效腔量大约为 2 ml/kg，占生理无效腔的大部分。气管插管将降低总解剖无效腔。肺泡通气良好而相应的血液灌注不良时，气体交换不能充分进行的那部分气量，称肺泡无效腔量。在健康个体，肺泡无效腔可忽略不计。

20. V_D/V_T 如何计算？

V_D/V_T 为生理无效腔与潮气量的比值，通常约为 33%，其决定因素见如下公式：

$$V_D/V_T = [(\text{肺泡 } PCO_2 - \text{呼出气 } PCO_2)] / \text{肺泡 } PCO_2$$

其中肺泡 PCO_2（肺泡 PCO_2）可用肺泡气体公式计算，而呼出气 PCO_2（呼出气 PCO_2）为呼出气体样本中 PCO_2 的平均值。

21. 描述肺循环。

肺循环是一个低阻高流量系统，容纳约 450 ml 的血液。肺的血液主要由肺动脉及支气管动脉提供。肺动脉的血液，处于部分去氧合状态，流经肺门，平均压力为 15 mmHg，然后经支气管部分至更边缘的肺部氧气交换单元。在该区域，血管尺寸迅速变小，横截面积增大，例如毛细血管，后者包绕肺泡并参与气体交换。接着，毛细血管汇合成静脉，穿越小叶间隔再回到肺门部，再引流至肺静脉与左心房，后者平均压力为 5 mmHg。支气管动脉起源于胸主动脉，提供肺 1% ～ 2% 的氧供。它们为支持组织及支气管提供血供，最终回流至肺静脉，因而会产生 1% ～ 2% 的分流。

22. 真性分流的定义。分流分数如何计算？

真性分流指流经动脉系统但未经过肺内通气区域的那部分血液。心排血量中流经分流的比例主要由以下公式决定：

$$Qs/Qt = (CiO_2 - CaO_2) / (CiO_2 - CvO_2)$$

其中，Qs 指每分钟的生理性分流血流，Qt 为每分钟的心排血量，CiO_2 为 V/Q = 1 时的理想血氧浓度，CaO_2 为氧容量，CvO_2 为混合静脉氧容量。据估计，通常有 2% ～ 5% 的心排血量通过肺后分流产生分流，从而产生正常的肺泡 – 动脉氧梯度（alveolar-arterial oxygen gradient，A-a gradient）。肺后分流包括心最小静脉、支气管静脉、纵隔静脉及胸腔静脉。

23. 什么是缺氧性肺血管收缩？

缺氧性肺血管收缩（hypoxic pulmonary vasoconstriction，HPV）为一种肺动脉平滑肌局部反应，可在肺泡内氧气压力较低时减少肺动脉血流量，通过转移通气不足区域的血流维持正常的 V/Q 关系。

24. 计算动脉及静脉血氧容量（CaO_2 和 CvO_2）。

CaO_2（ml O_2/dl）可通过计算血红蛋白（hemoglobin，Hgb）携带的氧及血液中溶解的氧之和而得：

$$Oxygen content = 1.34 \times [Hgb] \times SaO_2 + (PaO_2 \times 0.003)$$

其中，1.34 为每克血红蛋白所能携带的氧量，SaO_2 为血红蛋白饱和度，[Hgb] 为血红蛋白浓度，PaO_2 为氧分压。

如果 [Hgb] = 15 g/dl，动脉氧饱和度 = 96%，PaO_2 = 90 mmHg，混合静脉氧饱和度 = 75%，PvO_2 = 40 mmHg，那么

$$CaO_2 = (1.34\ mlO_2/gHgb \times 15\ gHgb/dl \times 0.96) + (90 \times 0.003) = 19.6\ mlO_2/dl$$
$$CvO_2 = (1.34\ mlO_2/gHgb \times 15\ gHgb/dl \times 0.75) + (40 \times 0.003) = 15.2\ mlO_2/dl$$

25. 哪些因素可以改变氧耗？

增加氧耗的因素包括高温（包括恶性高热）、低温引起的寒战、甲状腺功能亢进、妊娠败血症、烧伤、疼痛及嗜铬细胞瘤。降低氧耗的因素则包含不产生寒战的低温、甲状腺功能减退、神经肌肉阻滞及全身麻醉。

26. 临床工作中麻醉医生需要考虑分流、氧供、氧耗及缺氧性肺血管收缩的情况。

单肺通气即为典型案例。患者将面临何种程度的低氧血症与氧供及氧耗

直接相关。

27. CO_2 如何在血液中运输？

CO_2 在血液中有三种形式：溶解的 CO_2（7%），碳酸氢盐离子（HCO_3^-）（70%）及与血红蛋白结合（23%）。

28. PCO_2 与肺泡通气有何联系？

CO_2 分压与肺泡通气成反比，可用公式表示：$PCO_2 = (VCO_2/V_{肺泡})$，其中 VCO_2 为 CO_2 产出，$V_{肺泡}$ 为肺泡通气（分钟通气量减去无效腔样通气量）。总的来说，分钟通气与 PCO_2 成反比。

要点：与肺有关的公式

1. 肺泡气体氧分压：$P_AO_2 = F_iO_2 (P_b - P_{H_2O}) - P_aCO_2/Q$
2. 血液氧容量：$C_aO_2 = 1.34 \times [Hgb] \times SaO_2 + (PaO_2 \times 0.003)$
3. 层流通过管道的阻力：$R = (8 \times L \times \mu) / (\pi \times r^4)$
4. 湍流通过管道的阻力：$R \propto \rho / r^5$
5. 计算分流分数：$Qs/Qt = (CiO_2 - CaO_2) / (CiO_2 - CvO_2)$

29. 吸入麻醉药物对通气有何效应？

吸入麻醉药物极大地减弱个体对高碳酸血症及低氧血症的通气反应。

30. 呼吸中枢位于何处？

呼吸中枢位于延髓及脑桥的两侧，其中三个重要中枢调控呼吸：背侧的呼吸中枢主要负责吸气，腹侧的呼吸中枢负责呼气与吸气，呼吸调整中枢控制呼吸频率及类型。化学敏感区也存在于脑干区域，该区就在腹侧呼吸中枢，其对脑脊液 pH 变化发生反应，并将反应信号传送至呼吸中枢。麻醉药物可抑制脑干区的呼吸中枢。

31. 二氧化碳及氧气如何兴奋及抑制呼吸？

二氧化碳（间接地）或氢离子（直接地）作用于脑干区的化学敏感区，而氧气作用于颈动脉及主动脉体处的外周化学感受器。高碳酸及低氧状态会刺激脑干并使个体增加分钟通气量，而低碳酸及正常血氧状态时情况恰好相反。到目前为止，在呼吸调节过程中，二氧化碳的作用远远大于氧气。

推荐阅读

Barash PG, Cullen BF, Stoelting RK, editors: Clinical anesthesia, ed 5, Philadelphia, 2006, Lippincott Williams & Wilkins, pp 790–812.

Gentile MA, Davies JD: Bedside monitoring of pulmonary function. In Vincent J, Abraham E, Moore FA, et al, editors: Textbook of critical care, ed 6, Philadelphia, 2011, Saunders, pp 279–287.

Hite RD: Surfactant deficiency in adults, Clin Pulm Med 9:39–45, 2002.

Reuben AD, Harris AR: Heliox for asthma in the emergency department: a review of the literature, Emerg Med J 21:131–135, 2004.

Wilson WC, Benumof JL: Respiratory physiology and respiratory function during anesthesia. In Miller RD, editor: Miller's anesthesia, ed 6, Philadelphia, 2005, Churchill Livingstone, pp 679–722.

第
3
章
血气和酸碱分析
James C.Duke，MD，MBA
孙亮　田雪　译　冯艺　校

1. 健康人在水平面呼吸室内空气时正常的动脉血气（arterial blood gas，ABG）值是多少？

见表 3-1。

表 3-1　海平面动脉血气值	
pH	$7.36 \sim 7.44$
$PaCO_2$	$33 \sim 44$ mmHg
PaO_2	$75 \sim 105$ mmHg
HCO_3	$20 \sim 26$ mmol/L
BD（碱剩余）	$+3 \sim -3$ mmol/L
SaO_2	$95\% \sim 97\%$

2. ABG 可以提供哪些信息？

ABG 可以为下列情况提供评估依据：

- **氧合（PaO_2）**：PaO_2 是指溶解在血液内的氧气量，故可为氧合效率提供初始信息。
- **通气（$PaCO_2$）**：适度通气与 $PaCO_2$ 成反比，故当通气增加时 $PaCO_2$ 下降，通气下降时 $PaCO_2$ 升高。
- **酸碱状态（pH、HCO_3^- 和碱缺失）**：血浆 pH > 7.4 表明存在碱血症，而 pH < 7.35 表明酸血症。即使 pH 在正常范围内，也可能存在潜在的酸中毒或碱中毒。

3. 酸碱平衡调节通常如何描述？

酸碱平衡一般通过 Henderson-Hasselbalch 公式来表述，此公式表明，HCO_3^- 和 $PaCO_2$ 的变化决定了 pH 值：

$$pH = pK + \log \left[HCO_3/0.03 \times PaCO_2 \right]$$

为防止 pH 值的变化，$PaCO_2$ 发生任何增减，HCO_3^- 都必须代偿性地增减。后来，其他一些生理性非碳酸氢盐缓冲系统的重要性也逐步被认识，并被部分地整合到碱缺失和校正阴离子间隙中，而碱缺失和校正阴离子间隙则用于描述复杂性酸碱平衡失调。

要点：阴离子间隙代谢性酸中毒的主要原因

无法测量的阴离子的蓄积是引起高阴离子间隙代谢酸中毒的原因：
- 乳酸
- 酮类
- 毒素（乙醇，甲醇，铁，水杨酸盐类，乙二醇，丙二醇）
- 尿毒症

4. 常见的酸碱紊乱及其代偿有哪些？

见表3-2。

5. 如何计算代偿程度？

见表3-3。

表 3-2 主要酸碱平衡紊乱及代偿机制 *

原发酸碱平衡紊乱	原发变化	主要代偿
呼吸性酸中毒	↑ $PaCO_2$	↑ HCO_3
呼吸性碱中毒	↓ $PaCO_2$	↓ HCO_3
代谢性酸中毒	↓ HCO_3	↓ $PaCO_2$
代谢性碱中毒	↑ HCO_3	↑ $PaCO_2$

* 代谢性酸碱平衡紊乱通过呼吸控制 CO_2 的排出进行快速代偿，而呼吸性酸碱平衡紊乱则通过肾排出或重吸收 H^+ 和 HCO_3^- 进行缓慢代偿。混合性酸碱平衡紊乱最常见

表 3-3 代偿程度的计算 *

原发酸碱平衡紊乱	代偿规则
急性呼吸性酸中毒	HCO_3^- 升高 0.1×（$PaCO_2$ － 40） pH 降低 0.008×（$PaCO_2$ － 40）
慢性呼吸性酸中毒	HCO_3^- 升高 0.4×（$PaCO_2$ － 40）
急性呼吸性碱中毒	HCO_3^- 降低 0.2×（40 － $PaCO_2$） pH 升高 0.008×（40 － $PaCO_2$）
慢性呼吸性碱中毒	HCO_3^- 降低 0.4×（40 － $PaCO_2$）
代谢性酸中毒	$PaCO_2$ 降低 1～1.5×（24 － HCO_3^-）
代谢性碱中毒	$PaCO2$ 升高 0.25～1×（HCO_3^- － 24）

* 酸碱平衡紊乱无法完全代偿；当 ABG 分析显示表面上过度代偿时，应怀疑混合性酸碱平衡紊乱的存在。

Data from Schrier RW: *Renal and electrolyte disorders*, ed 3, Boston, 1986, Little, Brown

6. 呼吸性酸碱平衡紊乱的常见原因有哪些？

- **呼吸性碱中毒**：败血症、低氧、焦虑、疼痛、中枢神经系统损伤。
- **呼吸性酸中毒**：药物（麻醉药残留、肌松药残留、苯二氮䓬类、阿片类）、哮喘、肺气肿、肥胖-低通气综合征，中枢神经系统损伤（感染，卒中）及肌无力。

7. 机体的主要缓冲系统有哪些?

碳酸氢盐、白蛋白、细胞内蛋白质和磷酸盐是主要的缓冲系统。细胞外的碳酸氢盐缓冲系统对 pH 变化反应最快但缓冲能力比细胞内缓冲系统弱,后者占机体缓冲能力的 60% ～ 70%。氢离子与机体所有的缓冲系统处于动态平衡中。CO_2 分子易于通过细胞膜并保持细胞内外缓冲系统处于动态平衡状态,CO_2 的另一个重要优势是可通过呼吸排出体外。

8. 哪些器官在维持酸碱平衡中扮演着重要角色?

- 肺在酸碱平衡调节中扮演重要角色。外周组织产生的二氧化碳被转运至肺,肺内的低二氧化碳张力环境促进碳酸氢盐向二氧化碳转换并排出体外。呼吸系统通过增减通气量对代谢性酸碱失衡进行代偿。
- 肾通过排出固定酸来调节酸碱平衡,肾同时控制着电解质、碳酸氢盐、氨和水的清除。
- 肝通过多种反应产生或代谢酸类物质。
- 胃肠道系统可对酸碱平衡产生重要影响。胃分泌酸性溶液,而水分和其他电解质的吸收部位在小肠与大肠。

9. 何谓 pH?

pH 是氢离子浓度([H^+])的负对数。pH 可以很好地描述氢的作用。通常细胞外液中[H^+]仅为 40 nmol/L,是一个非常小的数值,取负对数后相应的 pH 值为 7.4,从而便于描述[H^+]。溶液的 pH 值由可测量[H^+]的 pH 电极而测得。

10. pH 为何重要?

pH 之所以重要是因为氢离子极易与细胞中的蛋白质反应从而改变其功能。严密地调节氢离子浓度以避免酸血症和碱血症是维持正常细胞功能所必需的。pH 偏离正常值说明正常的生理过程发生了紊乱,需对引发紊乱的原因进行判断与治疗。

11. 列举酸血症的主要后果。

重度酸血症时 pH < 7.20,会导致下列严重后果:
- 心肌收缩能力、心排血量及对儿茶酚胺反应性下降。
- 易发生复发性心律失常且心室颤动阈值下降。
- 小动脉扩张导致低血压。
- 肺血管收缩导致肺血管阻力升高。
- 过度换气(代偿性反应)。
- 精神错乱、迟钝或昏迷。
- 胰岛素抵抗。
- 抑制糖酵解和三磷酸腺苷的合成。
- 钾离子向细胞外转移导致高钾血症。

12. 碱血症的主要后果。

重度碱血症时血液 pH > 7.60，会出现下列主要效应：

- 心肌收缩能力增强，在 pH > 7.7 时此效应达到最大，之后心肌收缩能力下降。
- 难治性室性心律失常。
- 冠状动脉痉挛 / 血管收缩。
- 肺血管扩张，导致肺血管阻力下降。
- 肺通气不足（造成患者呼吸机撤机困难）。
- 脑血管收缩。
- 神经系统表现例如：头痛、嗜睡、谵妄、昏迷、手足抽搐及痉挛。
- 低钾血症、低钙血症、低镁血症和低磷血症。
- 促进无氧糖酵解和乳酸生成。

13. ABG 中 HCO_3^- 的值与 CO_2 的值在生化检查中是一样的吗？

不一样。HCO_3^- 是计算值，而 CO_2 是测量值。由于 CO_2 是测量的，故比 HCO_3^- 更精确。ABG 中的 HCO_3^- 是在测量 pH 和 $PaCO_2$ 的基础上通过 Henderson-Hasselbalch 公式计算而来。相比之下，生化检查报告中的血清二氧化碳含量是 HCO_3^- 和 H_2CO_3 的总和。CO_2 含量与 HCO_3^- 同样准确，因为血液中 HCO_3^- 的浓度约是 H_2CO_3 浓度的 20 倍，因此，H_2CO_3 对 CO_2 总测量值影响甚微。

14. 什么是碱剩余（base deficit，BD）？ 如何确定？

BD（或碱过剩）为 37℃，$PaCO_2$ 为 40 mmHg 时将血液滴定至 pH7.4 时所需的酸（或碱）的量。BD 只代表了酸碱失衡中代谢性因素。ABG 分析仪通过基于 pH、HCO_3^- 和非碳酸氢盐缓冲系统的血红蛋白的特性图来计算 BD 值。因为 BD 值部分取决于非碳酸氢盐缓冲系统的血红蛋白，故有人对其通过特性图计算并假定其他非碳酸氢盐缓冲系统（如白蛋白）处于正常值提出质疑。因此，对于低蛋白血症患者而言，使用 BD 值应持谨慎态度，因其可能掩盖潜在的代谢性酸中毒。

15. 什么是阴离子间隙？

阴离子间隙（anion gap，AG）用于估算无法测量的阴离子。大量的不能通过常规测试检测的无机和有机阴离子被称为未测定的阴离子。AG 作为一种工具，可将代谢性酸中毒进一步分为 AG 性代谢性酸中毒（AG 升高）或非 AG 性代谢性酸中毒（AG 正常）。这种区别可缩小鉴别诊断的范围。AG 为血清中阳离子与可检测阴离子的差：

$$AG = Na^+ - (HCO_3^- + Cl^-)$$

AG 正常值为 12 mEq/L±4 mEq/L。HCO_3^- 用于缓冲未测定的酸性阴离子而导致自身浓度降低。根据上述公式，HCO_3^- 降低导致 AG 增加。需要注意的是低蛋白血症有降低 AG 的碱化效应，从而掩盖未测量阴离子导致的潜在代谢性酸中毒。评估低蛋白血症患者的代谢性酸中毒时，通过矫正 AG 可防止此类情况发生：

校准 AG ＝检测 AG ＋ 2.5×（正常白蛋白浓度－检测白蛋白浓度）

要点：非 AG 性代谢性酸中毒的主要原因

非 AG 性代谢性酸中毒由 Na^+ 和 K^+ 的丢失及 Cl^- 的蓄积造成。
下面这些情况会导致 HCO_3^- 的下降：
- 医源性输注高氯溶液（高氯血代谢性酸中毒）
- 碱性胃肠液丢失
- 肾小管酸中毒
- 回肠代膀胱术
- 内分泌紊乱

16. 代谢性碱中毒的常见原因。

代谢性碱中毒通常由呕吐、体液容量下降（利尿剂、脱水）、输注碱性溶液及内分泌紊乱导致。

17. 列举常见的 AG 升高性及非 AG 升高性代谢性酸中毒。

- 非 AG 升高性代谢性酸中毒由医源性输注高氯溶液（高氯性代谢性酸中毒）、碱性胃肠液丢失、肾小管酸中毒或回肠代膀胱术导致，过量输注生理盐水也会导致高氯性代谢性酸中毒。
- AG 升高性代谢性酸中毒由乳酸或酮体蓄积、毒素中毒（如酒精、甲醇、水杨酸盐、乙二醇、丙二醇）或尿毒症导致。

18. 酸碱状况的逐步分析。

- 根据 pH 值决定酸血症或碱血症。
- 如果患者自主呼吸，则可采用下列规则：
  - 如果 PCO_2 升高而 pH ＜ 7.35，最可能的原发酸碱平衡紊乱为呼吸性酸中毒。
  - 如果 PCO_2 降低而 pH ＞ 7.40，最可能的原发酸碱平衡紊乱为呼吸性碱中毒。
  - 如果主要的酸碱平衡紊乱为呼吸性的，再进一步确定其为急性或慢性。
  - 如果 PCO_2 升高而 pH ＞ 7.40，最可能的原发酸碱平衡紊乱为代谢性碱中毒继发呼吸代偿。
  - 如果 PCO_2 降低而 pH ＜ 7.35，最可能的原发酸碱平衡紊乱为代谢性酸中毒继发呼吸代偿。
- 代谢性酸碱平衡紊乱也可通过分析碱剩余或 BD 进行观察。代谢性酸中毒存在时，通过计算 AG 来判定其为 AG 或非 AG 性酸中毒，并注意低蛋白血症的矫正。

● 如果是机械通气的患者或酸碱平衡紊乱本身似乎并没有意义，可对电解质和白蛋白进行检测并对强离子差（strong ion difference，SID）进行计算。分析酸碱紊乱时也应考虑临床因素（如医源性液体输注、大量的血液复苏、肾衰竭、肝衰竭、腹泻、呕吐、胃液吸引，毒素摄入），这可能需要进一步对尿液电解质、血清、尿渗透压和摄入毒素进行检测来确定。

推荐阅读

Casaletto JJ: Differential diagnosis of metabolic acidosis, Emerg Med Clin North Am 23:771–787, 2005.

Corey HE: Stewart and beyond: new models of acid-base balance, Kidney Int 64:777–787, 2003.

Kraut JA, Madias NE: Serum anion gap: its uses and limitations in clinical medicine, Clin J Am Soc Nephrol 2:162–174, 2007.

Morris CG, Low J: Metabolic acidosis in the critically ill. Part 1. Classification and pathophysiology, Anaesthesia 63:294–301, 2008.

Morris CG, Low J: Metabolic acidosis in the critically ill. Part 2. Cause and treatment, Anaesthesia 63:396–411, 2008.

Rastegar A: Use of the $\Delta AG/\Delta HCO_3^-$ ratio in the diagnosis of mixed acid-base disorders, J Am Soc Nephrol 18:2429–2431, 2007.

第4章

容量调节、容量紊乱及液体替代

James C. Duke, MD, MBA

孙亮 田雪 译 冯艺 校

1. 以 70 kg 患者为例描述体液中功能不同的组成部分。

由于通常以理想体重（ideal body weight，IBW）作为计算基础，精确估计非常困难。而美国社会肥胖普遍存在，使得精确计算愈加困难。图 4-1 估测 IBW 为 70 kg 患者的体液组成。

2. 简述血管内和组织间隙液体分布动力学。

血管内及组织间隙液体是细胞外液的重要组成部分，其处于动态平衡状态，并受静水压和胶渗压影响。正常情况下，毛细血管静水压引起液体外向流动，而毛细血管胶渗压导致液体重吸收。以上两种压力之和导致小动脉液体外向流动，而大约 90% 液体又回到小静脉，而剩余液体经过淋巴系统也回到循环中。

3. 体液及其张力如何调节？

抗利尿激素（antidiuretic hormone，ADH）为主要机制。其游离存在血浆中，半衰期大约 20 分钟，其增加肾集合小管末端环磷酸腺苷生成量。集合小管透水性增加导致水分及钠得以保存并生成浓缩尿，结果进一步刺激 ADH 及以下激素分泌：

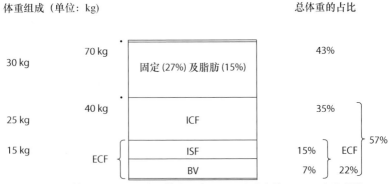

图 4-1　一位理想体重为 70 kg 患者的体液组成。BV，血液容量；ECF，细胞外液；ICF，细胞内液；ISF，组织间液

- 下丘脑感受器渗透阈值为 289 mOsm/kg。当渗透压高于此水平，ADH 受刺激分泌增加。
- 血浆钠浓度每增加 2 mEq/L，血浆渗透压每增加 4 mOsm/L，渴觉中枢神经元失钾，以及血管紧张素 II 均可激活下丘脑渴觉中枢从而增加对水的需求。
- 主动脉压力感受器和左心房压力牵张受体能够对容量不足做出反应并且能够刺激下丘脑神经细胞。

4. 讨论 ADH 如何合成。

ADH 或者血管加压素在下丘脑室上核和室旁核合成，其通过依附载体蛋白沿着垂体柄以分泌颗粒形式运输到脑垂体后叶（神经垂体）。ADH 储存于神经垂体部，当受到来自下丘脑的刺激信号时，其释放到神经垂体部毛细血管内。ADH 生成受渗透压感受器及压力感受器传出神经支配。

5. 列举 ADH 释放的刺激及抑制因素。

见表 4-1。

6. 何为尿崩症（diabetes insipidus，DI）？

DI 是 ADH 合成不足导致，主要因神经垂体 ADH 释放受损（神经性 DI），或者肾对 ADH 抵抗（肾源性 DI）引起。其结果是导致大量稀释尿排出体内，如果未经治疗可引起脱水、高钠血症及血浆渗透压升高。DI 的检测通常采用谨慎液体限制法。不能减少或浓缩尿液提示诊断 DI，后者可在测量血浆中的 ADH 后证实。实施水血管加压素实验能够测试肾小管反应。如果在轻度液体限制后血浆渗透压超过尿液渗透压，那么建议诊断 DI。

表 4-1　ADH 释放的刺激与抑制因素

	抗利尿激素释放刺激因素	抗利尿激素释放抑制因素
正常生理状态	高渗 低血容量 直立位 β 肾上腺素刺激 疼痛及精神紧张 胆碱能刺激	低渗透压 高血容量 仰卧位 α 肾上腺素刺激
异常生理状态	失血性休克 高热 颅内压增高 气道正压通气	水分过度摄入 低体温
药物	吗啡 尼古丁 巴比妥类 三环类抗抑郁药物 氯磺丙脲	乙醇 阿托品 苯妥英 糖皮质激素 氯丙嗪
结果	尿少，尿液浓缩	多尿，尿液稀释

7. 列举 DI 的原因。

见表 4-2。

表 4-2　尿崩症原因

抗利尿激素缺乏（神经源性尿崩症）	抗利尿激素不敏感（肾源性尿崩症）
家族遗传（常染色体支配）	家族遗传（X 染色体隐性遗传）
后天获得性	后天获得性
特发性	肾盂肾炎
颅面、颅底骨折	肾后性阻塞
颅咽管瘤、淋巴瘤、肿瘤转移	镰状细胞病
肉芽肿（结节病、组织细胞增多症）	淀粉样变性
中枢神经系统感染	低钾血症、高钙血症
希恩综合征、脑动脉瘤、心肺转流术	结节病
缺氧性脑损伤、脑死亡	锂

8. 讨论 DI 替代治疗方案。

可获得的 ADH 包括脂溶性加压素，每 24 ～ 48 h 使用一次；水溶性加压素每 4 ～ 6 h 静脉或者肌内注射 5 ～ 10 U；去氨加压素（DDAVP）每 12 ～ 24 h 滴鼻 10 ～ 20 U；或者水溶性抗利尿激素 100 ～ 200 mU/h。非完全性 DI 可能对噻嗪类利尿剂或氯磺丙脲（它能够增强内源性 ADH 释放）有效。

因患者失水，等张溶液的使用可能会引起高钠血症；除此之外，加压素过多会引起水中毒。当输注血管加压素后，必须测量血浆渗透压、尿量及尿液渗透压。

> **要点：液体及容量调节**
>
> 1. 估计容量状态需要收集尽可能多的临床信息，因为任何单变量都可能产生误导。尽可能去寻找支持信息。
> 2. 采用等张溶液补充术中丢失的液体。
> 3. 大量使用生理盐水会引起高氯代谢性酸中毒，相关碱剩余可能使治疗者错误地认为患者仍处于低血容量状态。
> 4. 因为机体通过交感神经兴奋增加血管张力来维持心排血量，在急性低血容量状态时低血压往往较晚时才被发现。

9. 什么是抗利尿激素分泌失调综合征？首选治疗方案是什么？

ADH 非渗透性释放导致低渗透压，这会抑制肾对水分排泄，产生典型的抗利尿激素分泌失调综合征（syndrome of inappropriate antidiuretic hormone，SIADH）。确诊 SIADH，以下三个条件缺一不可：

1. 患者必须处在正常容量或者高容量状态。

2. 尿液必须发生不适当的浓缩（血浆渗透压＜ 280 mOsm/kg，尿液渗透压＞ 100 mOsm/kg）。

3. 肾功能、心功能、肝功能、肾上腺功能及甲状腺功能必须处于正常范围。

SIADH 首选治疗为限制水分摄入。术后 SIADH 通常是暂时现象且能够自行恢复。慢性 SIADH 可能需要地美环素治疗，它能够阻碍 ADH 介导的肾集合管处对水分的重吸收。

10. 哪些机体紊乱与 SIADH 有关？

中枢神经系统事件为常见原因，包括急性颅内压增高、外伤、肿瘤、脑膜炎及蛛网膜下腔出血；肺部原因也较常见，包括肺结核、肺炎、哮喘、支气管扩张、低氧血症、高碳酸血症及正压机械通气；恶性肿瘤可能会产生抗利尿激素样的化合物；肾上腺功能减退及甲状腺功能减退也与 SIADH 相关。

11. 何为醛固酮？其释放与何有关？其作用是什么？

醛固酮为一种盐皮质激素，负责精确控制钠的排泄。当机体或者肾动脉压力降低、低血容量或低钠血症时会引起肾近球细胞释放肾素。而肾素可将产生于肝的血管紧张素原转变为血管紧张素 I。在血液中，血管紧张素 I 转变成血管紧张素 II，然后刺激肾上腺皮质球状带释放醛固酮。此外，血管紧张素 II 还具有血管收缩作用。醛固酮作用于远端肾小管及肾集合管引起钠潴留。除低钠血症及低血容量外，血钾过高、促肾上腺皮质激素水平升高及手术应激也会导致醛固酮释放增加。

12. 手术过程中给予多少液体合适？

使用缺少可量化因素，如不易察觉到的液体丢失、第三间隙液体迁移，都可导致过度液体复苏，而超出机体本身需要。事实上，武断的液体输入可能导致相关并发症，并导致患者恢复延迟及住院时间延长。

就腹内手术液体复苏治疗结果而言，观察发现与不加限制液体复苏治疗［12 ml/（kg·h）］的患者相比，实施限制性液体复苏治疗［4 ml/（kg·h）］患者有更好的结局。所有实施限制性液体复苏治疗的患者结局均有改善，包括肠功能恢复更快、血细胞比容及血清白蛋白升高、更早地出院。同样，出于术后发生肺水肿的考虑，对实施开胸及肺叶切除术患者来说，更多有利证据证实应实施限制性液体复苏治疗。择期神经外科手术及肝叶切除术也需要科学合理的液体管理方式。如果组织过度水肿会造成肌皮瓣及肠道再吻合口的生长受到损害。

最近，通过多普勒可视化技术测量心脏容量（非压力）或主动脉流量越来越普遍，期望这种技术得到更广泛的使用。目标就是使血管内容量达到最佳而非最大。

13. 简述晶体溶液的组成。

因为术中液体丢失包括盐分及水分，手术室内通常使用等张溶液完成液体复苏治疗。因此，相应地只列出等液体。那些需要替代维持性液体的患者通常使用低张液体治疗，因为此类患者丢失的主要是自由水，但这种情况在术中并不常见。虽然生理盐水由于可稀释血细胞比容而作为优选的晶体液，大量应用后导致碳酸氢盐稀释而导致高氯代谢性酸中毒（表 4-3）。

表 4-3　常见术中平衡盐溶液

渗透压 *	Na$^+$	Cl$^-$	K$^+$	Ca^{2+}	Mg^{2+}	乳酸	醋酸盐	葡糖酸盐
NS	308	154	154					
LR	273	120	109	4	3	28		
复方电解质注射液	294	140	98	5	3		27	23

LR，乳酸林格液；NS，生理盐水。
* 渗透压单位为 mOsm/L；其他物质单位为 mEq/L

14. 对患者使用胶体溶液实施液体复苏有哪些明显优势？

使用胶体溶液还是晶体溶液一直存在争论。胶体溶液支持者认为由于其在血管内半衰期为 3～6 小时（远超过晶体溶液），所以液体复苏时更优。但目前相较于晶体溶液而言（在控制的条件下），胶体液并未显示出更好的临床结局。再者，在某些毛细血管渗透性增加的病例中（例如，烧伤、脓毒症、创伤），胶体聚集于细胞外，因为渗透梯度的原因将其他液体拉到细胞外，最终导致细胞外水肿。最后，胶体溶液可能引起过敏反应。

虽然每升晶体溶液只有 1/4～1/3 存留血管内，如果给予足够量（补充量为损失量的 3～4 倍），晶体溶液也是非常好的复苏液体。应该注意的是对于脱水患者来说细胞内外均缺水，而晶体溶液能够很好地补充这两部分。

15. 简述目前可获得的胶体溶液。

有 5% 和 25% 的两种白蛋白可供选择。选用时要首先排除感染的可能性。5% 白蛋白溶液胶体渗透压为 20 mmHg，它比较接近机体正常情况下的胶体渗透压。25% 的白蛋白溶液（也叫低盐白蛋白）胶体渗透压为正常情况的 5 倍左右。如果血管内容积不足而细胞外容积大大增加，过高胶体渗透压就会将组织间隙的液体拉入到血管内。

6% 羟乙基淀粉浓度（溶入生理盐水或者乳酸林格液），是另外一种可供选择的胶体溶液。它由分子量在 20 000～100 000 道尔顿的聚合分子构成。它聚集在网状内皮系统，被淀粉酶代谢，然后经肾排出体外。羟乙基淀粉溶液能使部分凝血激酶时间（partial thromboplastin time，PTT）增加。它能够稀释凝血因子，而且羟乙基淀粉分子能够移入组织纤维蛋白凝块中。因此，凝血功能可能会受损。使用羟乙基淀粉溶液时推荐不要超过 20 ml/kg。溶解到乳酸林格液的羟乙基淀粉对凝血功能影响较小，可能是因为分子量分散相对均匀。并且它对交叉配血没有影响。

右旋糖酐是一种水溶性聚合葡萄糖分子。市售有右旋糖酐 40 和右旋糖酐 70，分子量分别为 40 和 70 千道尔顿。使用时要注意其存在过敏、类过敏反应，及对血小板凝集有抑制作用。使用后，交叉配血较困难（表 4-4）。

表 4-4 常见胶体溶液	
胶体	益处与风险
白蛋白（5% 或 25%）	价格昂贵；过敏反应；使用白蛋白的问题是有毛细血管渗漏
羟乙基淀粉	目前溶于生理盐水或者乳酸林格液；使用时少于 20 ml/kg，避免抗血小板作用；肾排出；升高血清淀粉酶
右旋糖酐（40 或 70）	过敏反应；干扰血小板功能及交叉配血；升高肝转氨酶

LR，乳酸林格液；NS，生理盐水

16. 白蛋白适合用作容量替代吗？

围术期白蛋白用作容量替代或者恢复血清白蛋白几乎没有适应证，更不必提其价格昂贵。事实上，有些研究已经证实使用白蛋白存在一些不良结局，包括颅脑外伤患者及多器官功能衰竭病危患者。尽管如此，无论成人还是儿科患者，使用超过 50% 白蛋白是不恰当的。

17. 血清渗透压正常范围？

不同来源的数据引用了不同的范围，但通常血清渗透压在 285 ～ 305 mOsm/L。钠离子浓度的两倍可以用来粗略估算血清渗透压。使用下面的公式可以更精确地估算血浆渗透压值：

$$2 \times [Na] + \frac{葡萄糖}{18} + \frac{BUN}{2.8}$$

上面公式中方括号里表示该物质的浓度（钠离子浓度单位为 mEq/L，葡萄糖及尿素氮浓度单位为 g/L）。

18. 何种情况下适合使用高渗盐水？

高渗盐水（通常浓度为 3%）已经被成功用于主动脉重建手术及恶性肿瘤广泛切除术；低血容量休克，缓慢改善的症状性慢性低钠血症、颅内压增高；以及用来减少液体复苏治疗后的外周性水肿。其在液体复苏中的成功案例仍在研究之中。

19. 第三间隙丢失是什么意思？这些液体损失对机体有何影响？

在某些特定的临床情况下比如腹内手术、失血性休克、烧伤及脓毒症，患者需要的液体量不能够用外部可测算的损失量来解释。内部损失的液体及血管内临时进入无功能第三间隙的液体，在微循环水平可能并未参与动态液体交换。这些内部损失量与创伤程度成比例，并且其成分与血浆或者组织间隙液体成分类似。第三间隙的生成使得必须输注更多液体来维持血管内容量、充足的心排血量及灌注，而第三间隙会持续存在直到患者原发问题得到解决。

20. 血压是血容量降低的良好标志吗？

直至损失大约 30% 的血容量前，血压通常并不会明显受影响。早期的代偿机制，包括外周血管收缩及心率增快，这些都可能会掩盖明显的容量丢失。

21. 哪些临床发现支持血容量过多的诊断？

血容量过多患者肺部听诊存在啰音，气管导管内分泌物增多，黏膜水肿，多尿以及外周性水肿。目前，与血容量过低一样，诊断血容量过多最好是综合各种因素来判断，而非仅仅依据某单个发现。

推荐阅读

Boldt J: Use of albumin: an update, Br J Anaesth 104:276–284, 2010.

Chappel D, Jacob M, Hofmann-Kiefer K, et al: A rational approach to perioperative fluid management, Anesthesiology 109:723–740, 2008.

Ellision DH, Berl T: The syndrome of inappropriate antidiuresis, N Engl J Med 356:2064–2072, 2007.

Grocott MPW, Mythen MG, Gan TJ: Perioperative fluid management and clinical outcomes in adults, Anesth Analg 100:1093–1106, 2005.

Nisanevich V, Felsenstein I, Almogy G, et al: Effect of intraoperative fluid management on outcome after intraabdominal surgery, Anesthesiology 103:25–32, 2005.

电解质

James C.Duke、MD、MBA

李奕楠　田雪　译　冯艺　校

第 5 章

1. 正常的钠浓度是多少？计划的择期手术中可接受的持续的低钠血症的范围是多少？

正常的钠离子浓度是 135 ～ 145 mEq/L。通常，只要患者没有症状并且手术不会加重低钠血症，130 mEq/L 的钠离子浓度不足以取消计划的手术。应当查明已识别的低钠血症的原因，但查因是否优先于手术取决于手术的紧迫性和对患者整体情况的评估。

2. 低钠血症的分类。

低钠血症可能发生在低张性、等张性或高张性的情况下，因此测量血清渗透压对明确低钠血症的病因是很重要的。评估机体的容量状态在病因诊断中同样重要。容量过负荷比钠离子的缺失在水中毒中更常见。表 5-1 总结了低钠血症的常见病因及治疗方法。

3. 急性低钠血症如何治疗？

低钠血症的发生速度和症状出现的速度决定了治疗的积极程度。如果低钠血症迅速发生，患者可能会恶心、呕吐、视觉缺损、肌肉痉挛、乏力、高血压、心动过缓、谵妄、焦虑、躁动、意识障碍或痉挛发作；通常这样的情况发生在钠含量小于 125 mEq/L 的时候。治疗的积极程度取决于症状的轻重。

最简单的病例中，应当充分限制液体。也可以考虑应用袢利尿剂。严重的神经系统症状需要高渗（3%）盐水的仔细治疗。3% 盐水（513 mEq Na/L）的用量由以下因素决定：

$$剂量（mEq）=体重（kg）×[140-测得的钠浓度（mEq/L）]×0.6$$

纠正需要在持续钠浓度监测下缓慢进行。对于低血清浓度，纠正速度为 1 mEq（L·h）。一旦达到 125 mEq/L 钠浓度，出现持续而严重的神经系统症

表 5-1　低钠血症的原因		
总钠含量	**原因**	**治疗（治疗原发病）**
减少	利尿剂（包括渗透性利尿剂），肾小管性酸中毒，醛固酮减少症，盐消耗性肾病，呕吐，腹泻	用等张盐液恢复液体和钠的缺失
正常	SIADH，甲状腺功能减退，皮质激素不足	限制入液
增加	充血性心力衰竭，肝硬化，肾病综合征	限制入液，袢利尿剂

SIADH，Syndrome of inappropriate antidiuretic hormone，抗利尿激素分泌失调综合征

状的可能性将会减少。应当注意的是过快纠正会导致脑桥中央髓鞘溶解症。

发生痉挛时需要可靠的气道保护、氧合及通气，可能需要应用抗痉挛药物，尽管痉挛通常是自限性的。

4. 是否有部分患者因发生低钠血症而出现神经系统后遗症？

处于生育期的女性，尤其是月经期时，是后遗症的高危人群。大脑在低钠状态下可能存在一种雌激素相关的适应力损伤。

5. 引起手术室内急性低钠血症的原因是什么？

低张液体的应用或者低钠冲洗液的吸收可能导致低钠血症。这种冲洗液是用于经尿道前列腺切除或者宫腔镜下子宫扩张术的。然而由于双极电刀的使用在外科手术中逐渐普及，这种情况下会更多地应用等张液。因此低钠血症的发生频率降低了。一些外科医生可能更喜欢单极电刀，因为切割更迅速。这时低张冲洗液会用来阻止电流传导；在这种情况下就有低钠血症发生的风险。术后低钠血症最常见的原因是抗利尿激素分泌失调综合征和随后的水潴留。

6. 高钠血症及其原因。

高钠血症比低钠血症少见，通常是高张性的。高钠血症患者的总钠含量可以是低的、正常的或高的。通常，高钠血症是由自由水减少造成的，例如老年人或体质弱的患者渴觉中心受损及进水量减少。其他原因包括，抗利尿激素缺乏（尿崩症），过多的钠摄入（肠外的或血管内的，例如应用碳酸氢钠或 3% 氯化钠）。表 5-2 列出了高钠血症的病因及治疗方法。

7. 高钠血症的麻醉管理难点是什么？

通常高钠血症和液体缺失有关，而低血容量会给麻醉医生带来更大的挑战。液体缺失必须慢慢纠正，以免发生细胞水肿。通常血清钠浓度超过 150 mEq/L 时应推迟择期手术。高钠血症会增加最低肺泡有效浓度。

8. 低钾血症及其原因。

血清钾小于 3.5 mEq/L 称为低钾血症。可能由于全身性失钾（经胃肠道或肾），钾转移入细胞内或摄入不足。利尿剂、胃肠道丢失和肾小管酸中毒都会造成低钾。β 肾上腺素能激动剂、胰岛素和碱中毒（呼吸性和代谢性）会将钾转移进细胞内。低钾血症在接受保胎治疗的孕妇或者应用强心剂的

表 5-2　高钠血症的原因		
总钠含量	原因	治疗（治疗原发病）
减少	渗透性利尿，潜在性丢失的增加	首先用等张液体保证血管内容量，然后用低张液体纠正钠缺失
正常	尿崩症（神经源性，肾源性），利尿剂，肾衰竭	用高张液体纠正液体缺失
增加	钠输入过多（碳酸氢钠，3% 氯化钠），醛固酮增多症	5% 葡萄糖水溶液缓慢纠正液体缺失，祥利尿剂

患者中并不少见，因为这些患者会使用 β 受体激动剂。

9. 低钾血症的危险是什么？

低钾血症引起心电图异常（ST 段和 T 波压低，U 波出现）和心律失常（常见室性早搏和房颤）（图 5-1）。低钾也会损伤心肌收缩力。通常血清钾降至 3 mEq/L 时才会出现这些心脏异常。低钾血症对服用洋地黄类药物、有缺血性心脏病和已存在心律失常的患者影响更甚。低钾血症引起肌无力，并增加对肌肉松弛剂的敏感性。然而没有明确的数据表明血清钾水平低至 2.6 mEq/L 的患者实施手术会导致不良后果。

10. 一位使用利尿剂的患者血清钾水平 3 mEq/L，为什么不补钾至正常水平？

全身性缺钾，主要是细胞内阳离子缺乏，血清浓度并不能反映全身性缺钾。血清钾 3 mEq/L 的患者可能全身缺钾 100 ~ 200 mEq。快速纠正低钾血症可能导致心搏骤停。没有前文所述的危险因素的低钾血症患者，若不进行心胸外科或大血管手术，可耐受中等程度的低钾血症（3 mEq/L 甚至低至 2.8 mEq/L）。

11. 如果要补钾，补多少？以什么速度补？

补钾速率不应超过 0.5 ~ 1 mEq/L，安全起见不超过 20 mEq 钾，并稀释在溶液中使用输液泵控制输注。补钾液体任何时候都要在血管内输注，不可外渗！

12. 高钾血症及其症状。

血清钾浓度超过 5.5 mEq/L 称为高钾血症。高钾血症可使患者更加乏力。心脏传导表现为自律性和复极性的增强。T 波高尖，PR 间期和 QRS 延

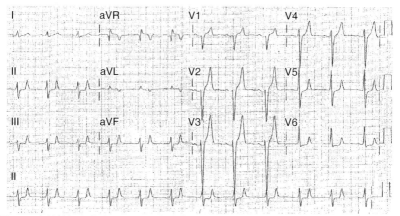

图 5-1　这是低钾血症（3.2 mmol/L）患者的心电图。注意胸导联 V_2 ~ V_6 中 T 波后出现明显 U 波。低钾血症也常出现 TU 融合波，表现为宽大 T 波，QT 间期延长；或者多形性室性心动过速

长，严重室性心律失常发生的风险增高（图 5-2）。

13. 造成高钾血症的原因？

高钾血症从病因上可分为急性和慢性，可继发于摄入过多或排除减少，或者酸碱状态改变导致的细胞内转运。医源性高钾血症（例如，补钾或储钾药物）可能与大量输血、代谢性酸中毒或急慢性肾功能不全有关，也可能由大面积组织损伤或横纹肌溶解造成。可能引起高钾血症的药物包括血管紧张素拮抗剂和受体阻滞剂、保钾利尿药（螺内酯和氨苯蝶啶）和琥珀胆碱。

14. 描述应用琥珀胆碱后高钾血症的表现。

常规应用琥珀胆碱后会引起轻微的血钾升高（约 0.5 mEq/L），但是敏感体质的患者可能出现致命的高钾血症。这类患者包括慢性脊髓或去神经损伤、脑损伤、未治疗的严重烧伤和制动的患者（如重症监护的患者）。编者经历过一位没有其他问题的患者在应用琥珀胆碱后发生高钾血症性心搏骤停，他唯一的高危因素就是住院期间长期卧床。

15. 一位慢性肾衰竭需要动静脉瘘做血透的患者，钾为 7 mEq/L，全麻的风险是什么？

择期手术应当纠正超过 6 mEq/L 的高钾血症。透析是一种治疗方法。通常认为患有肾功能不全的患者，高钾血症会引起心搏骤停。

16. 高钾血症如何治疗？

处理急症高钾血症需要"三管齐下"。静脉给予氯化钙对抗心脏毒性。

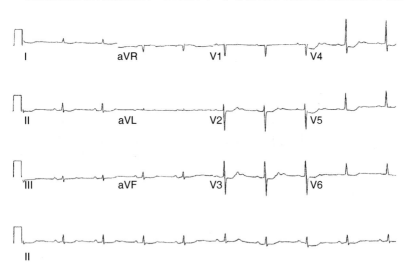

图 5-2 这是高钾血症（9.2 mmol/L）患者的心电图。注意 T 波高尖，QRS 复合波增宽，P 波低平

钾可以通过过度通气、β 肾上腺素能激动剂（如 β 激动剂喷雾）、碳酸氢钠和胰岛素（用胰岛素的同时应该补充葡萄糖）快速转移至细胞内。钾的排出需要一定时间，但利尿药、降钾树脂和透析能加速排钾。

17. 低钙血症的主要原因和症状是什么？

低钙血症的主要原因是甲状旁腺功能减退、高磷血症、维生素 D 缺乏、吸收不良、快速输血（被枸橼酸螯合）、胰腺炎、横纹肌溶解和脂肪栓塞。甲状腺切除术如果不保留甲状旁腺组织，就会引起低钙血症，患者可能出现喉痉挛和喘鸣音。这必须与其他引起术后喘鸣的原因相鉴别，包括伤口血肿和喉返神经损伤。低钙血症也会损伤心肌收缩力导致低血压，这在大量输血时并不罕见。患者也可能出现意识模糊。

> **要点：电解质**
>
> 1. 过快地纠正电解质紊乱与潜在的电解质紊乱同样危险。
> 2. 潜在病因未得到有效治疗时，电解质紊乱往往难以纠正。
> 3. 急性高钾血症可导致室性心动过速（室速）、心室颤动（室颤）并危及生命。应用琥珀胆碱或有慢性肾病患者出现严重循环异常时，应考虑高钾血症。
> 4. 创伤或其他危重症患者出现持续或难治性低血压，在排除其他可能因素后，应考虑低钙血症或低磷血症。

18. 低钙血症如何治疗？

急性低钙血症的治疗是明确的：补充氯化钙，等容时它比葡萄糖酸钙能提供更多的钙。时刻记得处理原发病。

19. 血清镁的正常水平、异常水平及其作用。

镁离子是第四个最常见并且有基本细胞功能的血清离子。正常水平在 $1.3 \sim 2.2$ mEq/L。

20. 低镁血症会给麻醉医生造成麻烦吗？

低镁血症对子痫前期和尖端扭转型室速的管理是有效的，在胃肠道丢失和重症患者中也得到重视，低镁血症和低钾血症及低磷血症相关。在酗酒患者中常见。低钾血症常难以纠正，除非低镁血症同时被纠正。低镁血症会增加肌肉松弛剂的敏感性，也可能在术后造成无力甚至呼吸衰竭。它也可能损伤心肌收缩性，引起节律障碍。创伤患者大量血液复苏后也可能造成低镁血症，如果患者出现节律异常的进展或者难治性低血压，就需要应用氯化镁 $1 \sim 2$ g。95% 的镁离子通过肾重吸收。

21. 关于标准化液体复苏后高氯血症的认识。

高氯血症与使用大量生理盐水进行液体复苏以及碳酸氢钠稀释性代谢性酸中毒有关，也应与代谢性酸中毒进行鉴别。除了创伤，它也发生在大血管和妇产科手术、体外循环和脓毒症的管理中。

推荐阅读

Bagshaw SM, Townsend DR, McDermid RC: Disorders of sodium and water balance in hospitalized patients, Can J Anesth 56:151–167, 2009.

Elliott MJ, Ronksley PE, Clase CM, et al: Management of patients with acute hyperkalemia, CMAJ 182:1631–1635, 2010.

Handy JM, Soni N: Physiological effects of hyperchloraemia and acidosis, Br J Anaesth 101:141–150, 2008.

Herroeder S, Schönherr ME, De Hert SG, et al: Magnesium—essentials for anesthesiologists, Anesthesiology 114:971–993, 2011.

Palmer BF: Approach to fluid and electrolyte disorders and acid-base problems, Prim Care Clin Pract 35:195–213, 2008.

输血治疗

James C. Duke，*MD*，*MBA*

李奕楠　田雪　译　冯艺　校

第 6 章

1. 氧供的知识如何影响输血决策?

当氧供下降到危机水平（DO_{2crit}）或不能满足氧耗（VO_2）的时候就要考虑输血了。DO_2 是心排血量（CO）和动脉氧含量（CaO_2）的函数。动脉氧含量是动脉氧饱和度、血红蛋白携氧能力和血红蛋白浓度的函数。与结合血红蛋白相比，溶解入血的氧提供的氧贡献很小。

通常情况下 DO_2 是 VO_2 的四倍（$800 \sim 1200\ ml/min$ *vs.* $200 \sim 300\ ml/min$）。因此摄取率（O_2 摄取率＝ VO_2/DO_2）是 $20\% \sim 30\%$。只要 DO_2 超过 VO_2，VO_2 就是"独立供应"的。但是低于 DO_{2crit} 时，VO_2 就是"依赖供应"的，使终末器官有缺血风险。这时就有明确的输血指征。

2. 达到什么值是 DO_{2crit}? DO_{2crit} 的替代指标是什么?

只要患者是血容量正常的，直到血红蛋白降至 $3.5\ g/dl$ 时才会到达 DO_{2crit}。肺功能匹配地将氧运输到循环也同样重要。需要提到的是，DO_{2crit} 是根据患者基线以上的氧需求（例如，分解代谢状态，如脓毒症、烧伤、创伤等）和终末器官疾病的表现（如冠状动脉疾病）修正的。

考虑到在正常的手术间情况下，测量 DO_{2crit} 的技术通常不能实现，所以由其他的变量决定患者是否输血。其他变量包括低血压、心动过速、尿量、乳酸酸中毒、心肌缺血的征象（新发的 ST 段压低超过 $0.1\ mV$，新发的 ST 段抬高超过 $0.2\ mV$，超声心动图示局部室壁运动异常）、低混合静脉血氧饱和度（小于 50%，且需要由肺动脉置管和更新的测量技术确定）。

3. 对急性等容性贫血的生理适应是什么?

手术期间急性血液丢失通常由晶体液替代，如果容量充足就会造成急性等容性血液稀释。代偿性改变包括交感激活，引起心动过速和心排血量增加。减少血液黏度可以降低后负荷，增加前负荷并且提高毛细血管的流量。由于毛细血管流量静息状态下未达最大值，毛细血管的补偿也是一种适应机制。另外，也会出现对氧供依赖组织（如心和脑）血液的再分布和氧摄取的增加。值得一提的是，正常循环情况下心肌的氧摄取是很高的，所以储备很少。心脏依赖血流的增加提高氧运输，在冠状动脉疾病中这一点尤其重要。在急性等容性贫血中的需求增加和氧运输障碍的失衡是另一个支持输血治疗的论点。

4. 过去，10 g/dl 的血红蛋白（30% 血细胞比容）是输血指征，现在为什么不再执行了？

对于有心肌缺血表现的冠状动脉疾病患者，这个指征也许是合适的。否则这个指征就显得太宽泛了。另一方面，直到血红蛋白降至 3.5 g/dl，才会到达 DO_{2crit}。

5. 输血风险有哪些？

风险包括获得输血传播的感染性疾病，输血反应和输血相关免疫反应。

6. 输血可以传播什么感染性疾病？这个风险有多重要？

目前，血液输注还是像以前一样安全，在发达国家中，约 1/2 400 000 的概率感染肝炎或人类免疫缺陷病毒（HIV）。捐献的血液会检测乙肝（乙肝核心抗原）、丙肝（丙肝抗体）、梅毒、HIV、人类嗜 T 淋巴细胞病毒、西尼罗河病毒和巨细胞病毒。因为检测技术的提高，献血和血清转化之间的窗口期越来越短了。

但是，存在新的感染性疾病的风险，包括感染朊病毒介导的疾病（变异型克-雅病）、寄生虫病（Chagas 病、疟疾）和禽流感。需要注意的是，严重的急性呼吸系统综合征最终会通过血液传播。疾病风险因地理位置不同而异。例如，疟疾在发展中国家更高发（HIV 也是）；唯一报道的输血相关的变异型克-雅病在英国。

由于血小板的储存温度（20 ～ 22℃）较红细胞（4℃）及其他的血制品高，所以血小板是最容易产生细菌感染的血液成分。但随着血小板中脓毒症的检测水平提高，这些风险终会降低。

7. 回顾主要的输血相关反应。

- **溶血性输血反应：**由核对错误和输注错误的单位造成 ABO 不相容是最常见的溶血性输血反应。错误输血的发生率大约在 1∶14 000 ～ 1∶18 000 之间。大多数反应发生在输血期间或输血后短时间内。临床表现包括发热、寒战、胸腹和背部的疼痛、低血压、恶心、脸红、弥漫性出血、少尿或无尿以及血尿。全麻会掩盖一些临床症状，低血压、血尿和弥漫性出血可能是唯一的征象。严重溶血反应的征象可能因全麻被忽略或被认为是其他原因引起的。

- **过敏反应：**由 IgE 聚集造成。表现为支气管痉挛、水肿、面色潮红和低血压，并且需要用肾上腺素、液体扩容、类固醇激素和抗组胺药的迅速处理，症状严重并进展后需要进一步治疗。

- **发热反应：**可能是早期溶血反应的体征（但应出现其他的症状）或血制品被细菌污染的表现。发热非溶血输血反应通常发生在既往输血史的患者中，头痛、恶心和不适是相伴随的症状。这个反应是由白细胞抗体造成的、这些患者可能有输注去白红细胞的指征。输血前使用退热剂可能减少症状发生；哌替啶可能减少严重的寒战。

- **输血相关急性肺损伤（transfusion-related acute lung injury，TRALI）**：是最常见的输血相关死亡原因的前三名，死亡率为 50%。以非心源性肺水肿表现，也通过免疫介导，通常发生在输血 6 ～ 12 小时后。症状包括低氧、呼吸困难、发热和肺水肿；治疗方法是支持疗法。
- **荨麻疹反应**：继发于杆状细胞脱颗粒反应，不需要停止输血，可以应用抗组胺药。

这些输血反应的对比见表 6-1。

8. 现行的库血储存时长标准是什么？什么是库血病变？

美国联邦规则要求至少 70% 的输注红细胞加入 CPDA-1（柠檬酸磷酸右旋糖腺嘌呤）后储存 24 小时，加入 AS-1（Adsol）或 AS-3（Nutrice）后可储存 42 天。

随着血液存储时间延长，库血病变发生了。包括红细胞变形能力的下降，自由循环脂质，红细胞黏度的改变，储存的三磷酸腺苷耗竭；2,3- 二磷酸甘油酸的减少，后者降低红细胞解离曲线右移的能力，增加外周氧的释放。促炎症细胞因子的聚积，甚至两周后仍能引发严重的炎症反应。

9. 是否有确凿的证据说明输血对免疫功能有害？

大多数关于输血相关的免疫调节和感染的证据是回顾性的，不能控制混杂变量。没有足够的随机对照研究，或者仅研究了重症患者而没有术中输血研究的证据（或许除外体外循环的患者）。因此目前没有权威建议。但有几点值得讨论。

"重症监护室的输血要求"试验有足够的效力去评估输血结果的影响。

表 6-1 输血相关急性肺损伤的不同诊断 *

诊断分类	起病	主要的症状和体征	区别特征
输血相关急性肺损伤（TRALI）	几分钟到几小时	呼吸困难，呼吸窘迫，低氧血症，发绀，肺水肿，发热，心动过速	非心源性肺水肿，频繁发热
过敏反应或过敏样反应	几分钟到几小时	支气管痉挛，呼吸窘迫，低血压，发绀，广泛的红疹和荨麻疹，黏膜水肿	出现皮疹、荨麻疹和水肿；显著的低血压和支气管痉挛
血制品被细菌污染	几分钟	发热，寒战，低血压和循环衰竭	发热、寒战和循环衰竭是主要表现；最常见于输注血小板
溶血反应	几分钟	发热，寒战，低血压，血红蛋白尿，弥散性血管内凝血	通常是红细胞输注；溶血

* 全麻下症状可能被掩盖，不同的诊断应当考虑到术中的具体情况。
Reprinted with permission from Boshkov LK：Transfusion-related acute lung injury and the ICU. Crit Care Clin 21：479-495，2005

实验对象被分成限制输血组（血红蛋白低于 7 g/dl 开始输血，并控制在 7 ～ 9 g/dl）和自由输血组（血红蛋白低于 10 g/dl 就可以输血，并控制在 10 ～ 12 g/dl）。尽管没有统计学的显著性差异，限制组的 30 天死亡率更低。如果按疾病的严重程度再分组，结果显示限制组中更少的重症患者有更低的 30 天死亡率。

其他前瞻性研究缺乏可靠的结果，但有重叠的输血起始点和患者群里的差异。一些观察性研究发现输注的单位数是死亡率和保持时间增加的独立危险因素。总之，输血相关死亡率的影响最终尚未阐明。许多国家出于对输血相关免疫功能的影响的考虑，现在常规使用少白红细胞。

10. 简述 TRALI 的特点。

最近在美国的数据显示，TRALI 被认为是输血相关死亡的首要原因。据估计，1/5000 的输血会发生 TRALI。所有的血液成分都会导致 TRALI，包括封装的红细胞、随机捐献的血小板、单一捐献（机采）的血小板、新鲜冰冻血浆和冷沉淀。然而，细胞成分和 TRALI 密切相关。甚至自体血也会导致 TRALI，这提示可能存在存储损伤问题。

尽管捐献者抗体出现在许多 TRALI 病例中，但抗体的出现并不是 TRALI 必要或充足的原因。目前认为 TRALI 是多因素的，是急性肺损伤的一种双事件亚型。由于相关条件，受试者存在高水平的炎症介质（如细胞因子），预致敏白细胞和肺内皮细胞。输注的血液品造成二次事件，在血制品储存期间通过经典的抗原抗体结合产生脂质产物或其他细胞因子。预致敏白细胞激活后释放诸如超氧化物的物质损伤肺内皮细胞。

11. 什么条件会提前暴露患者于 TRALI？

一些问题与 TRALI 相关，如败血症、组织缺血、大量输血、体外循环、恶性肿瘤、近期手术史、吸入胃内容物、类似溺水的情况、肺炎、长骨骨折、烧伤、肺挫伤和弥散性血管内凝血。但是这些患者已达到输血条件，密切监测和明智的输血是必要的。

12. TRALI 的诊断标准。

- 急性起病：一般是输血后 2 小时，通常 6 小时内发生（**译者注：原文有误，与前文问题 7 描述矛盾**）。
- 肺动脉闭塞压 ≤ 18 mmHg 或缺少左心房过负荷的临床证据（如非心源性肺水肿）。
- 胸片可见双侧浸润影。
- 低氧血症，无呼气末正压的条件下氧合指数（PaO_2/FiO_2）≤ 300 mmHg，或吸空气氧饱和度 ≤ 90%。
- 输血前无急性性肺损伤。

13. TRALI 可行的治疗措施是什么？

如果患者输血期间发生氧合障碍，输血应立即停止并取样送实验室检测。当然也可能发生了其他输血反应而非 TRALI。

治疗可采用支持疗法，同时应继续治疗其他疾病（可能为 TRALI 的启动事件）。利尿剂和激素是禁忌使用的，但需要有创的呼吸支持。如果仍需输血，明智的做法是使用去除炎症介质的血制品，如储存少于 14 天的少白红细胞，洗涤红细胞或机采少于 3 天的血小板。

14. 回顾 ABO 和 Rh 血型及相关的抗体模式。

血型由三种类型的两个等位基因决定：O，A 和 B。A 和 B 代表红细胞表面抗原。一个个体可以有 A 或 B，A 和 B，或者都没有（O 型血）。如果个体没有 A 抗原，A 抗体（也叫凝集素）就会形成。AB 血型的人有两种抗原而没有凝集素。O 型血的人没有抗原但有两种抗体，A 抗体和 B 抗体（表 6-2）。抗体主要是 IgM 或 IgG。急性溶血反应是补体激活释放蛋白水解酶溶解红细胞膜造成的。

O 型血的人细胞表面没有 A 抗原和 B 抗原（凝集原）。这些细胞不会被抗体（凝集素）聚集，所以可以作为捐献血使用。因此 O 型血被认为是万能红细胞捐献者。AB 血型的人有两种抗原（凝集原），而没有 A 或 B 抗体（凝集素）。因为血浆中没有抗体，AB 血型的人是万能血浆捐献者。

Rh 系统有六种常见的抗原：D 抗原是最常见的，代表 Rh 阳性。Rh 血型系统有些不同，因为 Rh 凝集素几乎不自发形成。通常大量的暴露，如既往输血，才会刺激 Rh 凝集素形成。Rh 阴性患者紧急情况下可以接受 Rh 阳性血，一些患者会形成抗体，并可能发生迟发的轻微的溶血反应。但是接受 Rh 阳性血后，Rh 阴性患者变成 Rh 敏感者，再次接受 Rh 阳性血时会发生显著的输血反应。

15. 血型分类、筛查和交叉配型的区别是什么？

患者的血液被分类为 ABO 和 Rh 类，可通过将患者的红细胞与抗 A 和抗 B 试剂放在一起，反推患者的血清抗体。A 筛查是将患者血清和特殊的选择过的红细胞放在一起，检测所有相关的血型抗原。交叉配血是指患者

表 6-2　血型及相应的抗原、抗体

血液基因型	血型	抗原（凝集原）	抗体（凝集素）
OO	O	无 *	抗 -A 和抗 -B
OA 或 AA	A	A	抗 -B
OB 或 BB	B	B	抗 -A
AB	AB	A 和 B	无 †

* 缺乏凝集原使 O 型细胞成为万能细胞捐献者。
† 缺乏凝集素使 AB 型血浆成为万能血浆捐献者

血清与献血者的小量红细胞一起，在体外检测两者的兼容性。交叉配血还可检测更多特殊的抗体（表6-3）。

16. 什么血型可以用于紧急情况？

紧急输血没有时间完成完整的交叉配型。这种情况下最快的选择是O型，Rh阴性，未交叉配型的血。如果超过两个单位的O型血用于A或B型血的患者，应继续使用O型血直到确定患者的血型。特定血型的，未交叉配型的血是第二选择，然后是特定血型的，部分交叉配型的血，最后是完全交叉配型的血。

17. 大量输血的并发症是什么？

大量输血是指在数小时内使用超过自身循环血量的血。并发症包括：

- 继发于稀释性血小板减少、V和Ⅷ因子缺乏及弥散性血管内凝血的凝血障碍。
- 库血引起的代谢紊乱，包括高钾血症、低钙血症（柠檬酸毒性）、代酸和由2,3-二磷酸甘油酸减少造成的氧运输障碍。
- 低体温，已发现轻度低体温（34～36℃）增加16%血液丢失，增加22%输血相关风险。低体温也损伤血小板和凝血瀑布中蛋白质的功能。

18. 怀疑发生严重输血反应作何处理？

- 立即停止输血并撤除输血通路。
- 告知血库，留取献血和受血的血样进行相容性检测。
- 积极处理低血压，扩容，应用血管活性药物。
- 通过血管内水化维持尿量。可用甘露醇和袢利尿剂，但一定小心避免容量不足。
- 大量溶血导致高钾血症。根据血清钾水平和持续的心电图监测，心电图示高钾血症的特征性表现。
- 可能发生弥散性血管内凝血。最好的治疗是诊断并处理原发病。根据凝血酶原、部分凝血活酶、纤维蛋白原和D二聚体水平做相应处理。
- 检测尿液和血浆的血红蛋白水平，并用直接抗球蛋白试验（Coombs）、胆红素和血浆结合珠蛋白水平证实溶血。
- TEG的实用性增加，对评估凝血障碍非常有用。

表6-3 交叉配血和相容性	
交叉配血程度	**输血相容性概率**
仅有ABO-Rh血型	99.8%
ABO-Rh血型阳性抗体筛查	99.94%
ABO-Rh血型阳性抗体筛查交叉配血	99.95%

19. 有什么异体血的替代制品吗?

- 自体血输注（用患者自己的血液进行收集和再输注）。应当注意的是仅有 55% 的献血前单位能回到患者体内。计划进行自体血输注的患者仍然有记录错误和细菌感染的风险。曾有报道，接受自体血输注的患者发生 TRALI。
- 术前使用促红细胞生成素刺激红细胞的产生。促红细胞生成素在 5 ～ 7 天内刺激红细胞生成，可以减少肾功能不全和慢性贫血且需要输血或拒绝输血的患者的异体血输注。
- 术中收集出血并回输。
- 术中等容性血液稀释（通过血液稀释降低血细胞比容或血红蛋白，同时用晶体液进行血管内替代）。
- 使用血红蛋白溶液。

20. 血红蛋白替代溶液的局限性、优点和缺点有哪些?

红细胞替代输注的益处包括无免疫原性，可能无使用限制，无疾病传播风险，可长期储存以及更好的流变学特性。已发现两种携氧溶液:

- 全氟化碳乳剂有强效的氧气溶解能力;
- 基于血红蛋白的氧携带。

这里主要讨论后者。这种混合物由人重组血红蛋白、过期的人血液或牛血制作而成。红细胞基质成分被去除，血红蛋白分子聚合或被脂质封装以避免肾快速排泄和肾毒性。脱细胞的血红蛋白溶液有两个主要的问题。第一，低浓度的 2,3-DPG 使氧解离曲线左移，血红蛋白对氧的亲和力增加，氧气不能在外周组织释放。第二，它们是一氧化氮清道夫并产生过剩的血管收缩成分。存在肺高压和心肌缺血的风险; 事实上，有关心梗致死的报道延迟了这种溶液的广泛使用。这种溶液也导致血小板的激活; 释放促炎症介质; 高铁血红蛋白血症; 而且它的颜色干扰实验室检测。

要点: 输血治疗

1. 没有明确的血红蛋白或血细胞比容作为输血指征。输血需根据患者的健康条件和临床情况进行个体化治疗。
2. 如需紧急输血，可以使用 O 型（最好是 Rh 阴性）和（或）特定血型的血液。
3. 麻醉状态下要格外警惕输血相关反应，因为很多典型的体征和症状会因全麻而掩盖。

网址

American Society of Anesthesiologists: http://www.asahq.org

推荐阅读

American Society of Anesthesiologists Task Force on Perioperative Blood Transfusions: Practice guidelines for perioperative blood transfusion and adjuvant therapies, Anesthesiology 105:198–208, 2006.

Hebert PC, Tinmouth A, Corwin H: Anemia and red cell transfusion in critically ill patients, Crit Care Med 31(Suppl):S672–S677, 2003.

Madjdpour C, Spahn DR: Allogeneic red blood cell transfusions: efficiency, risks, alternatives and indications, Br J Anaesth 98:33–42, 2005.

Rajagopalan S, Mascha E, Na J, et al: The effects of mild perioperative hypothermia on blood loss and transfusion requirement, Anesthesiology 108:71–77, 2008.

Spahn DR, Kocian R: Artificial O_2 carriers: status in 2005, Curr Pharm Des 11:4099–4114, 2005.

Triulzi DJ: Transfusion-related acute lung injury. Current concepts for the clinician, Anesth Analg 108:770–776, 2009.

凝 血

Jason P. Krutsch, MD
李奕楠 田雪 译 冯艺 校

第7章

1. 如何评估患者的出血的风险？

术前评估包括病史、体格检查和适当的实验室检查。有关出血障碍的问题（例如，小创伤引起大血肿的倾向，刷牙时严重出血）既往手术出血史是很重要的。既往手术未输血提示不存在遗传性凝血功能障碍。询问用药史是必要的，可以发现具有抗凝作用的用药情况［例如非甾体抗炎药（NSAIDs），抗血小板药和抗凝药］。凝血检查可以坐实患者是否存在出血障碍的临床推测。没有证据支持无症状患者术前凝血检查的价值。

2. 正常的凝血机制过程是怎样的？

三个相互交织的过程确保血液保持液态，直到血管受损：一期止血，二期止血和纤维蛋白溶解。

3. 一期止血过程。

血管受损后几秒内，血小板活化并通过糖蛋白受体黏附于血管裸露的内皮下胶原层；这一相互作用通过 vW 因子（von Willebrand factor，vWF）稳定。胶原和肾上腺素激活血小板血浆膜的磷脂酶 A 和 C，分别导致血栓素 A_2（TXA_2）的形成和脱颗粒反应。TXA_2 是强效的血管收缩剂，可以促进血小板凝集。血小板颗粒包括二磷酸腺苷（ADP）、TXA_2、vWF、V 因子、纤维蛋白原和纤维蛋白。ADP 改变膜糖蛋白 Ⅱ b/ Ⅲ a，促进纤维蛋白原连接从而活化血小板。至此，一个血小板栓形成并巩固了。

4. 二期止血过程。

二期止血包括纤维蛋白凝块的形成。纤维网络聚集并强化血小板栓。纤维蛋白可以通过两条途径形成（内源性和外源性）并且使循环中的凝血前体细胞活化。无论激活哪条途径，凝血瀑布反应都会导致纤维蛋白原向纤维蛋白的转化。

5. 内源性和外源性的凝血途径是什么？

传统观念认为这两条途径是独立的机制，并在 X 因子活化后合二为一（图 7-1）。这种传统观念由于多因子的交叉作用而失去了正确性。例如，Ⅶa 因子可以激活Ⅸ因子，但是Ⅸa 因子、Ⅹ a 因子、凝血酶和Ⅻa 因子可以激活Ⅶ因子。然而经典的双途径模型在解释体外凝血研究中是很有用的。

内源性途径发生在血管内，并由内皮下胶原和循环Ⅻ因子、高分子量

51

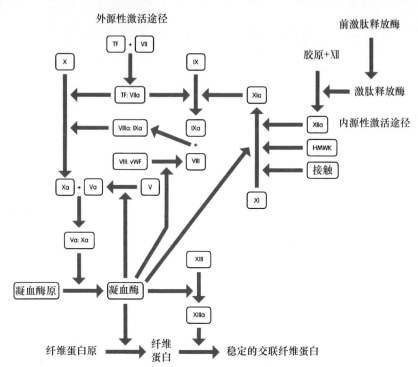

图 7-1　凝血瀑布，包括内源性和外源性途径。罗马数字代表不同的凝血因子。字母"a"代表活化形式。HMWK，高分子质量肝素；TF，组织因子；vWF，von Willebrand 因子（From Griffin J，Arif S，Mufti A：*Crash course：immunology and hematology*，ed 2，St. Louis，2004，Mosby.）

激肽原以及前激肽释放酶的相互作用触发。血小板磷脂（血小板因子 3，PF3）是这条途径重要的催化剂。外源性途径由受损细胞膜上的组织促凝血酶原激酶（Ⅲ因子）开始。

6. 纤维蛋白溶解。

　　纤维蛋白系统在凝血瀑布激活同时被激活，以保持凝血过程中血液的流动性。也作用于组织开始修复时的血块溶解。当血块形成，纤溶酶原聚集并通过组织纤溶酶原激活剂（tPA）和Ⅻ因子碎片向纤溶酶转化。内皮细胞释放 tPA 应答凝血酶。纤溶酶将纤维蛋白和纤维蛋白原降解成小碎片。这些纤维蛋白降解产物具有抗凝血的作用，它们帮助纤维蛋白原对抗凝血酶；正常情况下被单核细胞-巨噬细胞系清除。

7. 正常组织为什么不发生凝血？

　　通过血小板在受损部位的定植和非受损部位血液的正常流动使凝血仅发生在受损组织。单核-巨噬细胞系清除正常血液流动处的活化的凝血因子。正常血管内皮产生前列环素 I_2（prostaglandin I_2）；它是强效血管扩张剂，抑制血小板活化并限制受损部位的一期止血过程。另外，抗凝血酶Ⅲ、蛋白 C 和 S 以及组织因子途径抑制物都是正常血浆成分中的凝血抑制因子。抗凝血酶Ⅲ复合物降解循环凝血因子（除了因子Ⅶa）。蛋白 C 抑制 Va 因子和Ⅷa 因子；蛋白 S 增加蛋白 C 的活性。最后，组织因子途径抑制物拮抗Ⅶa 因子。

8. 可接受的术前血小板计数是多少？

正常血小板计数为 15 万～ 44 万 /mm^3。血小板减少性紫癜定义为血小板计数小于 15 万 /mm^3。4 万～ 7 万 /mm^3 的血小板计数会导致严重的术中出血，小于 2 万 /mm^3 会发生自发性出血。术前最低推荐血小板计数是 7.5 万 /mm^3。但是仅依靠血小板计数是不明智的，因为血小板功能具有不同性质。血小板减少的患者血小板破坏增加但是激活血小板的产生，相对于有正常计数的血小板生成障碍患者出血更少。

评估术前血小板功能是很复杂的，出血时间或其他血小板功能试验与术中出血风险增加缺少关联性。正常出血时间为 4 ～ 9 秒，多于正常时间的 1.5 倍（大于 15 秒）为异常。

9. 举例血小板异常的原因。

血小板减少症
- 大量输液后血液稀释。
- 恶性浸润（如再生障碍性贫血、多发性骨髓瘤）、药物（如化疗药、细胞毒性药物、乙醇、氢氯噻嗪）、放射线暴露或病毒感染引起的骨髓抑制导致血小板产生减少。
- 脾功能亢进、弥散性血管内凝血（DIC）、大面积烧伤引起的大面积组织和血管破坏或者免疫机制（如特发性血小板减少性紫癜、药物如肝素、自身免疫性疾病）导致外周血小板破坏增加。

血小板质量异常
- 遗传性（如 vW 疾病）。
- 继发性（尿毒症，肝硬化，药物性的如阿司匹林、NSAIDs）。

10. 阿司匹林是如何抗凝的？

一期凝血是由相反活性的两种前列腺素的平衡控制的：TXA_2 和前列环素。由于剂量不同，水杨酸类在血小板和血管内皮的前列腺素类合成中产生不同的效应。低剂量倾向于抑制血小板的环氧酶，阻碍 TXA_2 的产生，抑制血小板聚集。效应在摄入 2 小时内产生。由于血小板没有细胞核不能合成蛋白质，这种效应会持续于整个血小板周期（7 ～ 10 天）。NSAIDs 较之阿司匹林有相似但是更加短暂的效应，停用后仅持续 1 ～ 3 天。

11. 简述Ⅷ因子的特性。

Ⅷ因子是由两个非共价连接的因子——vW因子（Ⅷ：vWF因子）和Ⅷ因子抗原——组成的大蛋白。Ⅷ：vWF因子通过调节和释放Ⅷ因子抗原对血小板黏附和止血栓的形成起重要作用。vW病表现为vW因子（Ⅷ：vWF因子）和Ⅷ因子抗原的减少。

要点：凝血

1. 院外有出血风险的患者可以通过病史（包括用药史）和实验室检查发现。术前凝血检查在无症状的患者中没有价值。
2. 在体内，血管外组织和Ⅶ因子一起启动凝血过程。
3. 最常见的术中出血因素是稀释性血小板减少。
4. DIC的初步治疗是处理潜在的病理情况。
5. 血栓弹力图是凝血的动态监测试验，它和其他凝血试验一样有效。

---

12. 维生素K减少是如何影响凝血的?

四种凝血因子（Ⅱ、Ⅶ、Ⅸ和Ⅹ）由肝合成。每个因子都进行维生素K依赖的羧化作用从而固定在磷脂表面。没有维生素K这些凝血因子虽能产生但缺乏功能性。Ⅶ因子是半衰期最短的因子，仅存在外源性途径中，所以维生素K缺乏会首先影响外源性途径。进而随着缺乏程度增加影响内源性途径。

华法林类的药物竞争肝细胞上维生素K的结合位点。皮下注射维生素K可以在6～24小时内对抗功能性缺乏。新鲜冰冻血浆可以用来帮助活动性出血或急诊手术时的紧急止血。

13. 肝素是如何抗凝的?

肝素是一种多阴离子的黏多糖，它能增加凝血酶Ⅲ和活化的Ⅱ、Ⅹ、Ⅺ、Ⅻ和ⅩⅢ因子间的相互作用，有效中和这些因子。正常体温下，肝素抗凝效应的半衰期是90分钟。凝血酶Ⅲ的减少会阻碍肝素的效果。肝素也会通过免疫介导机制影响血小板的功能和数量。

14. 不同凝血试验的概述。

内、外源性途径最本质的区别在于，共同通路之前的凝血因子所结合的磷脂表面结构的不同。无论血小板磷脂（内源性途径）还是组织血栓形成物（外源性途径）都能输入患者体内，并监测血栓形成时间。少于30%的正常因子活性影响测试结果。纤维蛋白原浓度减少（小于100 mg/dl）或纤溶障碍时检测结果也会延长。部分促凝血酶原时间（PTT）、活化部分促凝血酶原时间（aPTT）、活化凝血时间（ACT）评估内源性途径和共同通路。

15. PTT检测是什么?

PTT是检测除ⅩⅢ因子外内源性途径和共同通路中所有因子的凝血能力

的测试。部分促凝血酶原替代了血小板磷脂并且消除了血小板的可变性。正常 PTT 范围是 40 ～ 100 秒，大于 120 秒为异常。

16. 描述 aPTT。

接触因子（Ⅻ和Ⅺ）最大程度的活化可以消除延长的自然接触激活期影响，使结果更可靠且可重复。加入部分促凝血酶原激酶前将激活剂加入试管。正常 aPTT 为 25 ～ 35 秒。

17. 如何测量 ACT。

新鲜全血（提供血小板磷脂）加入已有激活剂的测试管。自动 ACT 广泛用于监测术间的肝素治疗。正常范围是 90 ～ 120 秒。

18. 凝血酶原时间（PT）测量外源性途径和共同通路。

组织凝血致活酶加入患者血浆。测试的敏感度和对口服抗凝药的反应因是否测量 PT 或简易 PT 比（PT 患者 /PT 正常）而变，这里的"正常"指实验室测试系统的平均正常 PT 值。正常 PT 范围为 10 ～ 12 秒。

19. 解释国际标准化比值。

国际标准化比值（INR）的引入是为了提高口服抗凝治疗的监测的稳定性。INR ＝ PT$_{患者}$/PT$_{正常-ISI}$，这里"ISI"指指定测试系统的国际敏感度指数。推荐的标准和大剂量口服抗凝药治疗的 INR 范围分别是 2 ～ 3 和 2.5 ～ 3.5。

20. 什么情况需要用 FFP？

当出现显著的微血管出血，PT 或 PTT 超过 1.5 倍对照值时应应用 FFP。通常剂量是 10 ～ 15 ml/kg。FFP 也用于对抗华法林的抗凝效果（5 ～ 8 ml/kg）。（维生素 K 也可以对抗华法林，但需 6 ～ 12 小时起效。）扩容不是 FFP 的应用指征。

21. 什么是冷沉淀？什么时候用？

冷沉淀是 FFP 解冻时形成的不能溶解的白色沉淀物。它经过离心分离、再冷冻和立刻解冻提炼形成。冷沉淀包含Ⅷ因子、vW 因子、纤维蛋白原和ⅩⅢ因子。它被用来代替纤维蛋白原，纠正Ⅷ因子和ⅩⅢ因子缺乏。冷沉淀也用来治疗 vW 病（对去氨加压素无反应）和血友病。现在有纯度更高的因子浓缩物，更适合这类问题。1 单位 /10 kg 体重的冷沉淀会提高纤维蛋白原 50 mg/dl。由于冷沉淀缺少 V 因子，治疗 DIC 时仍需要 FFP。

22. 什么是 DIC？

DIC 通常被认为是循环磷脂激活凝血途径导致血栓形成，同时，保护不平衡的血栓形成的正常机制被破坏的临床情况。纤溶系统激活，纤溶酶开始清除纤维蛋白原，纤维蛋白降解为纤维蛋白降解产物（FDPs）。DIC 并不是一种疾病，而是其他问题的临床并发症：

- 产科问题（如羊水栓塞，胎盘早剥，保留胎儿综合征，子痫，生理盐水介导的流产）；
- 败血症和病毒血症（如细菌感染，巨细胞病毒，肝炎，水痘，人免疫缺陷病毒）；
- 恶性肿瘤的播散和白血病；
- 输血反应，撞击伤，组织坏死和烧伤；
- 肝病（如阻塞性黄疸，急性肝衰竭）。

23. 诊断 DIC 需要哪些检查？

并没有诊断性的监测，通常 PT 和 PTT 升高，血小板计数减少，伴低纤维蛋白原血症。85% ～ 100% 患者 FDPs 升高。检测 FDP 的一种方法是 D 二聚体。D 二聚体是凝血酶将纤维蛋白原转换成纤维蛋白交联产物的新抗原形式。它对由纤溶酶降解的纤维蛋白交联产物即 FDPs 具有特异性。

24. 简述 DIC 的治疗。

最重要的措施是处理原发疾病。一些特殊的血液成分会耗竭，根据凝血检测进行补充。少数情况下如果传统的治疗方法不能有效抑制出血，可以考虑用 ε - 氨基己酸进行抗纤溶治疗，但这仅限于血管内凝血过程已被控制并且纤溶仍在持续的情况。

25. 什么是重组的Ⅶa 因子（NovoSeven）？

组织因子和Ⅶa 因子复合体激活Ⅸ和Ⅹ因子。Ⅹa 因子随后参与凝血酶原向凝血酶的转化，凝血酶导致纤维蛋白原向纤维蛋白的转化。重组的Ⅶa 因子会对传统方法治疗收效差或无效的出血患者，如血友病、肝移植、严重的创伤、颅内出血、胃肠道出血、心脏手术和华法林导致的出血有益处。

26. 讨论血栓弹力图的基本原理。

血栓弹力图（TEG）测量血液在低切力环境，如静脉血中，被诱导发生血栓时的黏弹性特征，并提供一些血栓强度和稳定性的数据，如血栓形成时间，加速期时间，强化时间，回缩时间及溶解时间。硅藻土激活的全血被放入预先加热的试管内。悬浮塞降入试管来回旋转。形成的血栓将运动信号传输到悬浮栓上。强度弱的血栓发生拉伸，延长悬浮塞的弧形运动，表现为窄 TEG 图。相反，强度大的血栓会随塞子在试管内同步均衡移动，产生一个宽的 TEG 图。

27. 讨论血栓弹力图的测量参数。

TEG 描记了五个参数：R，K，α 角，MA 和 MA60（图 7-2）。

- R：开始测试到开始形成纤维蛋白的时间。
- k：开始形成血栓到 TEG 振幅达 20 mm 的时间，代表血栓形成的动力学。

血栓弹力图特征性描记

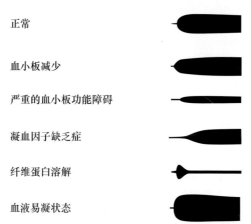

正常

血小板减少

严重的血小板功能障碍

凝血因子缺乏症

纤维蛋白溶解

血液易凝状态

图 7-2　典型的血栓弹力图模型和不同参数的正常值及一些异常描记的例子（From DeCastro M：Evaluation of the coagulation system. In Faust RJ，editor：*Anesthesiology reviews*，ed 3，New York，2002，Churchill Livingstone，p 352.）

- α 角：TEG 描记的中线与描记线切线之间的夹角，代表纤维蛋白交联的动力学。
- MA（最大振幅）：反映血栓强度，取决于血小板数量、功能和与纤维蛋白的相互作用。
- MA60：测量 MA 后 60 分钟振幅的下降率，代表血栓的稳定性（图 7-2）。

网址

International Scientific Publications: http://www.ispub.com

推荐阅读

Drummond JC, Petrovitch CT: Hemostasis and hemotherapy. In Barash PG, Cullen BF, Stoelting RK, editors: Clinical anesthesia, ed 5, Philadelphia, 2006, Lippincott, Williams & Wilkins, pp 221–240.
Wenker O, Wojciechowski Z, Sheinbaum R, et al: Thromboelastography, Internet J Anesthesiol 1(3): 1997.

气道管理

James C.Duke, MD, MBA

田雪 闫琦 译 冯艺 校

1. 列举气管内插管指征。

- 全身麻醉，但除气管内插管外还有其他方法。
- 正压通气。
- 保护气道避免误吸胃内容物。
- 麻醉医生不方便控制气道的手术（例如俯卧位，坐位，以及侧卧位手术）。
- 存在神经肌肉松弛的情况。
- 胸内、腹内、颅内手术。
- 必须治疗颅内高压时。
- 保证健肺功能不受病肺干扰（如咯血、脓胸、肺脓肿）。
- 严重肺及多系统损伤致呼吸功能衰竭（如严重败血症，呼吸道梗阻，低氧血症，多种病因导致的高碳酸血症）。

2. 简述需要进行气管内插管的客观指标。

这些客观指标通常适用于重症监护患者，不一定为围术期。但它们通常可协助判断患者术后是否应当拔管。

- 呼吸频率 > 35 次 / 分。
- 成人潮气量 < 5 ml/kg，儿童 < 10 ml/kg。
- 不能生成 20 mmHg 的吸气负压。
- 吸 40% 氧气时动脉血氧分压（arterial partial pressure of oxygen，PaO_2）< 70 mmHg。
- 吸 100% O_2 时肺泡-动脉（alveolar-arterial，A-a）血氧梯度 > 350 mmHg。
- 动脉二氧化碳分压（arterial partial pressure of carbon dioxide，$PaCO_2$）> 55 mmHg（慢性 CO_2 蓄积者除外）。
- 无效腔（V_D/V_T）> 0.6。

3. 哪些既往史有助于评估患者气道？

应当询问患者先前与气道管理相关的不良事件。比如，患者是否被麻醉医生告知过存在气道管理问题（如，"通气困难，插管困难"）？患者是否有气管切开史，或其他头颈部手术或放疗史？患者在这些区域是否有严重烧伤？患者是否有阻塞性睡眠呼吸暂停，或颞下颌关节（temporomandibular joint，TMJ）功能障碍？肢端肥大症患者存在插管困难。回顾先前的麻醉记录总会有帮助。唐氏综合征儿童可能寰枢椎不稳定，而存在气管内插管的相关风险。计划插管前推荐行屈伸位 X 线片。

4. 描述口腔内体格检查。

检查口和口腔，注意张口度和对称性（理想情况为三指宽度），牙齿状况（应当记录松动，缺失，或隐裂），以及口腔矫治器的使用。严重龋牙可能影响喉镜使用。应注意舌体大小（舌体大很少导致气道管理失败，但会更加困难），还应注意上腭弓（高腭弓与会厌暴露困难相关）。

5. 简述 Mallampati 分级。

后咽部形态能预测喉镜检查和喉暴露的难度。相关研究的 meta 分析发现，单独使用 Mallampati 检查预测困难气道的准确性有限。因此，全面的气道检查而不是仅 Mallampati 分级对辨别困难插管患者显然是必要的。这个分级也并未考虑面罩通气困难的情况，但 Mallampati Ⅲ 或Ⅳ级的气道在气道管理过程中发生气道损伤的情况增加。

Mallampati 以视诊下结构将患者分为 Ⅰ ～ Ⅳ级（图 8-1）。视诊可见解剖结构少（尤其Ⅲ 和Ⅳ级）与喉镜暴露困难相关。当患者**坐直**，完全张口，舌伸出时，以所见以下结构分级：

- Ⅰ级：可见咽腭弓，整个上腭，悬雍垂。
- Ⅱ级：可见咽腭弓及软腭，悬雍垂被舌体阻挡。
- Ⅲ级：可见软腭，但咽腭弓和悬雍垂不可见。
- Ⅳ级：仅见硬腭；软腭，腭弓，悬雍垂不可见。

与分娩女性相比，产后女性 Mallampati 分级更差。当女性分娩由自然分娩变为剖宫产时应注意。

6. 口腔检查后该做什么？

完成口腔检查后，应转而关注下颌大小和 TMJ 功能。从颏到甲状软骨（颏甲距）测量出的短下颌（短于三指宽度）提示喉暴露困难。存在 TMJ

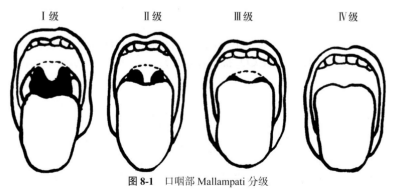

| Ⅰ级 | Ⅱ级 | Ⅲ级 | Ⅳ级 |

图 8-1　口咽部 Mallampati 分级

功能障碍的患者可能张口不对称或受限，并伴随爆音或滴答音。在准备喉镜检查时的操作可能会使术后症状加重。值得注意的是，TMJ 功能障碍的患者在麻醉诱导和肌肉松弛后比清醒配合时张口更加困难。

7. 颈部检查。

关注之前手术的痕迹（尤其是气管切开术）或严重烧伤。患者是否有异常肿块（如血肿，脓肿，蜂窝织炎或水肿，淋巴结病变，甲状腺肿，肿瘤，软组织肿大）或气管偏移？短或粗的脖子可能带来问题。有报道标明颈围超过 18 英寸（45.72 cm）与困难气道有关。胸部过大（如产妇）可能使喉镜使用变得困难，并因此发展出短柄喉镜。

了解患者头颈的活动范围度也很重要。喉镜检查需要延展颈部来优化视野。老年和颈椎融合的患者可能活动受限。另外，患有颈椎疾病（椎间盘病或颈椎不稳定，如类风湿关节炎）的患者可能因颈部活动引起神经症状。颈椎屈伸位 X 线片能够显示这些不稳定。

笔者的经验是对有既往颈椎手术史的患者，其术前评估的活动度和麻醉肌松后并不相符，提示此类患者需要谨慎，并应考虑高级气道管理工具。

尤其对于存在头颈部病变（如喉癌）的患者，耳鼻喉科医生实施的鼻咽喉镜检查报告可提供帮助。（此条适用于所有耳、鼻、喉部手术——永远不要凭空假定任何情况。永远和外科医生一起仔细先行决定如何管理气道）。最后，如果病史提示动态气道梗阻（如胸腔内外肿瘤），肺功能检查，包括流量-容量环，能警示医生一旦使用肌松药物后气道管理失败的可能性。

8. 讨论喉的解剖。

成年人喉的位置在第四到第六颈椎之间，起保护呼吸道起始部和发声的作用。它由三个单独的软骨（甲状软骨、环状软骨、会厌）和三对软骨（勺状软骨、小角软骨、楔状骨）构成。甲状软骨是最大且最突出的，构成喉的前壁和侧壁。环状软骨形状像一个印章戒指，面向后方，是整个喉气管束唯一完整的环。环甲膜在前方连接这两个结构。会厌向前方表浅延伸进入下咽部，在吞咽时遮盖喉部。小角软骨和楔状骨相对较小，喉镜检查下形态不明显，功能也不突出。勺状软骨在喉后部形成关节，并为声韧带（或称声带）的后附件。喉镜下辨认勺状软骨有一定意义。对气道在**前方**的患者，勺状软骨可能是唯一可见的结构。最后，声带前方附着于甲状软骨。

9. 讨论喉的神经支配和血供。

喉由喉上神经和喉返神经支配，它们均发自迷走神经。喉上神经分出内支和外支。内支支配声带以上喉的感觉，外支支配环甲肌（一个声带张肌）的运动。喉返神经支配声门以下喉的感觉和后环甲肌（声带唯一外展肌）的运动。舌咽神经（或称第九脑神经）支配会厌谷（会厌前方空间）和舌根部的感觉。

供应喉的动脉包括喉上动脉（甲状腺上动脉分支）和喉下动脉（甲状

腺下动脉分支）。静脉回流与动脉走行一致；此区域也有充分的淋巴引流。

10. 概述各种有助氧合的设备。

镇静或麻醉后患者的氧供永远是第一位的。这类设备包括从鼻导管，面罩吸入器，简单面罩到储氧面罩，以及可行正压通气的面罩等。它们的局限在于可提供的有效氧浓度。

11. 口咽及鼻咽通气道的好处是什么？

口咽通气道通常由硬质塑料制造；此种通气道有各种型号并顺舌的曲线塑形，将舌顶离喉后部。这个工具简单却非常重要，因为舌是造成气道梗阻的最主要的原因，尤其是患者麻醉后。鼻咽通气道（喇叭）能轻柔地经鼻腔置入鼻咽，对于清醒或浅麻醉患者比口咽通气道更容易耐受。但存在鼻出血的风险。

12. 如何使用喉镜？

喉镜通常为左手工具，用于协助暴露喉。肥胖或胸部厚，乳房大的患者适用短柄喉镜。喉镜片有多种样式和尺寸。最常用的包括 Macintosh 弯喉镜片和 Miller 直喉镜片。弯喉镜片插入紧邻会厌前方的会厌谷，挑起会厌离开视轴，暴露喉开口。Miller 喉镜片则越过会厌，直接抬起会厌暴露喉部。

13. 为了暴露喉，需要调整哪些结构的位置？

为了直接看到喉，需要将口、咽及喉轴置于一条直线。此时需要枕薄枕抬高头部并后仰喉部，拉伸环枕轴（图 8-2）。

14. GlideScope 是什么？

上文已讨论了不同的喉镜片，显然这里已经存在各种不同的喉镜柄和喉镜片。GlideScope 可视喉镜（Verathon，Inc.，Bothell，WA）是一体硬塑料柄弯喉镜；喉镜片顶端不仅有光源，还有摄像头。图像传输到床旁的显示屏。使用 GlideScope 不需要将上个问题中的三个轴置于同一轴线。因此，可在患者颈部保持自然位置时插管。另外，对于传统喉镜检查下声门位于视轴前方的患者，GlideScope 能帮助暴露喉并行气管内插管。GlideScope 被证实是优秀的气道管理辅助工具。

要点：气道管理

1. 全面检查气道并辨别潜在的困难气道患者是最重要的。
2. 必须尽可能地避免**困难通气，困难插管**。
3. 美国麻醉医师协会（American Society of Anesthesiologists，ASA）推荐的有计划的操作能够给有气道管理困难的患者提供高质量的治疗。

---

15. 现有的气管内插管有哪些？

气管内插管有多种型号和形状。通常由聚氯乙烯制成，包含：从头到

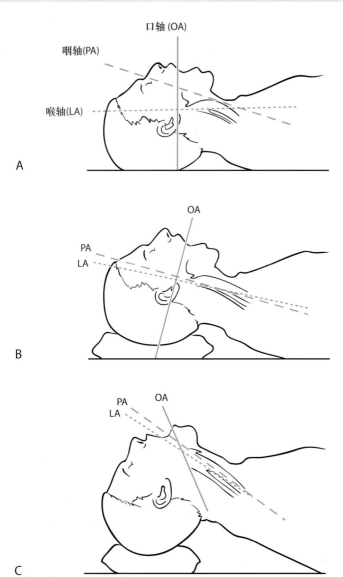

图 8-2 气管插管时头的位置图解。A. 直接喉镜成功暴露声门开口需要口、咽，以及喉轴在一条直线。B. 枕下垫薄垫抬高头部大约 10 cm 并保持肩膀不离开手术床，可使喉和咽在一条直线。C. 随后后仰头部伸展环枕关节使门齿到声门开口距离最短并基本成一直线（From Gal TJ：Airway management. In Miller RD, editor：*Miller's anesthesia*, ed 6, Philadelphia, 2005, Churchill Livingstone, p 1622.）

尾带有不透射线的线条；标准型号的麻醉环路或气囊接头；高容量，低压套囊以及测压球囊；远端斜面有孔（墨菲眼）。内径从 2 到 10 mm，跨度半毫米。气管内插管可以金属丝加强，适用于激光，或设计为异形以避开术野（径口或经鼻 RAE 插管）。

气管内插管能造成气道损伤，包括咳嗽、咽痛、声嘶，以及痰中带血。也有报道出现咽部水肿、咽部溃疡，声门下狭窄。

16. 什么是喉罩？

麻醉过程中不需要或不希望使用气管内插管时（如哮喘患者，地方戏剧公司的职业歌唱家），可使用喉罩（Laryngeal mask airways，LMAs）。LMA 已越来越多地代替气管插管。它们是困难气道管理的重要部分，患者也可通过放置到位的 LMA 行气管插管。

17. 其他气道管理工具有哪些？

光棒有助于盲插管。称为盲插是因为没有直接看到喉的开口。当光透照颈部时（南瓜灯效果），气管内插管的尖端位于喉的入口，此时可把插管盲法旋离光棒进入气管。橡胶弹性探条是可弯的探条，一定程度上可塑，弯曲尖端以在气管开口位于视轴前方时协助插管。纤支镜常用于协助困难插管，并让操作者能够在直视下插管。最后，可以采用逆行法行气管插管。简单地说，用一根长 Seldinger 型导丝通过穿刺如环甲膜的套管，导丝指向浅表，经口或经鼻传出，将气管内插管套上导丝并向下送入气管。

18. 描述清醒插管的指征。

如果体格检查提示一旦麻醉并肌松后可能无法通气及插管，应当考虑清醒插管。有困难插管史，急性病程影响气道（如头颈部软组织感染，血肿，下颌骨折，或其他面部畸形），病态肥胖，或喉肿瘤的患者有理由考虑清醒插管。

19. 如何准备清醒插管？

需要与患者坦诚讨论，患者安全第一。应清晰地向患者传达困难气道的可能，以及不先行建立可靠气道给麻醉带来的风险。不管我们如何尽最大努力进行表面麻醉和镇静，此操作仍有时很不舒服，这点也应当向患者交代。

20. 如何进行清醒插管？

在操作前 30 分钟使用格隆溴铵 0.2 ～ 0.4 mg 有助于减少分泌。许多医生也使用雾化利多卡因对整个气道进行表面麻醉，气道麻醉还有许多其他方法。一旦患者进入手术室，应进行标准监测并吸氧。用适当的药物镇静患者（如阿片类药物、咪达唑仑、丙泊酚）。采用滴定法进行镇静，以防患者反应迟钝、窒息或无法保护气道（表 8-1）。

根据手术需要和患者情况可行经口或经鼻插管。如果计划经鼻插管，必须麻醉鼻腔和鼻咽黏膜；使用血管收缩药物来预防鼻出血。通常用涂有

表 8-1 清醒气管插管常用药物

药物	目的	剂量	给药途径
格隆溴铵	止涎	0.2 ～ 0.4 mg	IV 或 IM
咪达唑仑	镇静 / 遗忘	1 ～ 4 mg	IV
芬太尼	镇痛	50 ～ 250 μg	IV
可卡因	表面麻醉及收缩血管	40 ～ 160 mg	鼻内
1% 去氧肾上腺素	收缩血管	喷雾	鼻内
2% 黏性利多卡因	表面麻醉	5 ～ 20 ml	口内
丁卡因喷雾	表面麻醉	2 ～ 4 喷	口内
利多卡因 1% ～ 4%	气道麻醉	2 ～ 3 ml	气管内或神经阻滞
右美托咪定	镇静		0.5 ～ 1.0 μg/kg IV

IM，肌内注射；IV，静脉注射

利多卡因软膏的鼻漏斗轻柔放入鼻腔来扩张通道。常用针穿刺环甲膜气管内注射利多卡因。也可用神经阻滞来进行表面麻醉（见问题 21）。

一旦完成充分的镇静和表面麻醉，将气管插管套上纤支镜。轻柔将纤支镜插入所选择的通道，越过会厌，穿过喉，进入气管，看到气管环和隆嵴。将气管插管放入气管，拿出纤支镜。确认呼吸音和呼末二氧化碳，开始全身麻醉。

21. 拟行清醒气管插管时哪些神经阻滞有用？

舌咽神经支配舌根和会厌谷的感觉，可通过扁桃体柱黏膜下注射局麻药阻滞。喉上神经支配声门以上喉的感觉，可通过紧邻舌骨大角下方注射局麻药阻滞。由于颈动脉位于这个区域，需要注意误将局麻药注入血液。许多临床医生不愿对饱胃患者行喉上神经阻滞，由于这会使所有气道保护反射消失。这些患者不能保护自己不误吸胃内容物和反流。

22. 什么是困难面罩通气？

ASA（2003）描述困难面罩通气（difficult mask ventilation，DMV）为"麻醉医生在无他人帮助的情况下，吸入 100% 氧气行正压通气时，不能维持氧饱和度＞ 90%，或不能逆转通气不足的表现"。

23. 困难面罩通气的预测因子有哪些？为什么这很重要？

许多关注点都在插管和困难插管预测因子上。应当注意面罩通气和插管同等重要或更重要。例如，如果在插管当时发现患者无法通过传统喉镜插管，如果能够通过面罩通气维持氧饱和度，在寻求帮助和辅助气道管理工具时情况就仍然可控。然而，如果患者同时为困难插管及困难面罩通气，情况就变得不可控，患者有缺氧性损伤的风险。

1% 到 2% 的患者会通气困难。提示面罩通气困难的因素包括下颌伸出受限；颏甲距小于 6 cm；年龄大（一个研究显示为大于 57 岁）；颈部解剖异常；睡眠呼吸暂停，鼾症；体重指数大于等于 30 kg/m² ；蓄须。胡须可能使面罩通气困难，还可能掩盖小颏甲距。一些男性可能由于不喜欢自己的小下巴留胡须，这更提示他们颏甲距短。

24. 患者已经麻醉并肌肉松弛，但存在困难气道。有没有系统的管理方法？

同时存在困难通气和困难插管的患者，由于存在缺氧性脑损伤和心跳停搏的可能，是麻醉医生面临的最严重的问题。研究已证实持续插管失败与患者死亡相关。尽管全面的体格检查一般能辨别绝大多数存在困难气道的患者，仍会偶尔出现未预料的情况。只有通过预先计划和演练流程才能更好地处理这种情况。ASA 准备的气道管理流程（图 8-3）来帮助临床医生。比较了不同管理选择（手术与非手术气道，清醒与诱导后插管，自主呼吸与辅助通气）的各自优势。一旦做出决定，便列出首要和备选策略以辅助每一步的管理。这个流程值得麻醉医生在遇到此类问题前反复详细地研究。如果插管和通气遇到困难，没有时间逞英雄，立即呼叫帮助。

区域麻醉可以避免已知或怀疑存在的困难气道，考虑其优势是明智的。然而，对存在困难气道的患者，即使使用区域麻醉，麻醉医生也应当针对困难气道做出计划。

死亡和中枢神经系统损伤仍是围术期主要的负性事件。然而，通过已结案的医疗诉讼案件分析，这些损伤在这些流程和高级气道管理技术实施以后已减少。

25. 经气管通气及其局限性。

经气管通气是面罩通气不足时的临时手段。经环甲膜置入套管（12- 或 14 G），之后连接可以在压力下供氧的喷射通气装置（Sanders）。气体由手持驱动器尖端提供。通气时最好通过观察胸部起伏评估；推荐吸呼比 1：4。通常氧饱和度能够快速改善；然而，患者经常由于气道梗阻不能完全呼气，以致胸腔内压升高，使其置于气压伤或心排血量降低的风险中。该技术的应用受二氧化碳潴留的限制。

26. 拔管指征是什么？

患者应当清醒，有反应，生命体征平稳。神经肌肉阻断必须充分拮抗并能以持续抬头证明。当不好判断时，吸气负压应超过 20 mmHg（见问题 2）。

27. 什么是快速序贯诱导？哪些患者最适合应用这种方式？

了解了非快速序贯诱导后，就非常容易辨别快速序贯诱导（rapid-sequence induction，RSI）。通常患者禁食水 6 ～ 8 小时后并没有胃内容物误吸入肺的风险。患者预先吸氧，之后使用一种麻醉诱导药。一旦证实患者面罩通气满意，则给予肌肉松弛药。之后对患者进行面罩通气直到神经刺激证明肌松完全。此时应用喉镜和气管插管，继续进行。

1. 评估基本管理问题的可能性和临床影响
   A. 困难通气　　　　　　　　　　　　　　B. 困难插管
   C. 获得患者配合及知情同意困难　　　　　D. 气管切开困难
2. 在困难气道管理过程中寻求氧供机会的行动
3. 考虑基本管理方法的相对优势和可及性

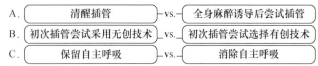

  A.　　　清醒插管　　　-vs.-　　全身麻醉诱导后尝试插管
  B.　初次插管尝试采用无创技术　-vs.-　初次插管尝试选择有创技术
  C.　　　保留自主呼吸　　　-vs.-　　　　消除自主呼吸

4. 制定首选及备选策略

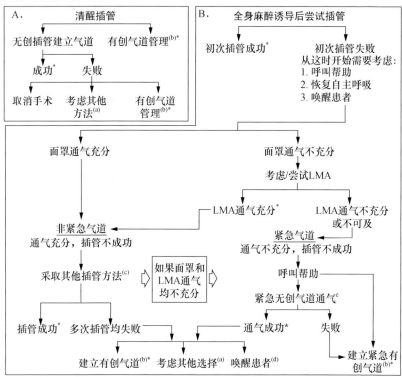

A.　　　　　清醒插管

无创插管建立气道　　有创气道管理[(b)*]

成功*　　　　失败

取消手术　　考虑其他　　有创气道
　　　　　　方法[(a)]　　管理[(b)*]

B.　　全身麻醉诱导后尝试插管

初次插管成功*　　　　初次插管失败
　　　　　　　　　　　从这时开始需要考虑：
　　　　　　　　　　　1. 呼叫帮助
　　　　　　　　　　　2. 恢复自主呼吸
　　　　　　　　　　　3. 唤醒患者

面罩通气充分　　　　　　面罩通气不充分

　　　　　　　　　　　　考虑/尝试LMA

　　　　　　　　LMA通气充分*　　　LMA通气不充分
　　　　　　　　　　　　　　　　　或不可及

非紧急气道　　　　　　　　　紧急气道
通气充分，插管不成功　　　通气不充分，插管不成功

采取其他插管方法[(c)]　　　　　　呼叫帮助

　　　　　　如果面罩和
　　　　　　LMA通气　　　紧急无创气道通气[c]
　　　　　　均不充分

插管成功*　多次插管均失败　　　　通气成功*　　失败

　　　　建立有创气道[(b)*]　考虑其他选择[(a)]　唤醒患者[(d)]

　　　　　　　　　　　　　　　　　　　建立紧急有
　　　　　　　　　　　　　　　　　　　创气道[(b)*]

* 通过呼气CO_2确认通气、气管内插管，或LMA置入成功。

a. 其他选择包括（但不限于）：在面罩通气、LMA麻醉、局部浸润或区域神经阻滞下完成手术。选择这些方式意味着面罩通气不成为问题。因此，在急诊手术的情况下该路径内的此步骤应用价值有限。

b. 有创气道方式包括经皮气管切开或环甲膜切开。

c. 其他无创的困难气道插管方法包括（但不限于）：使用其他种类的喉镜片，LMA引导下气管内插管（使用或不使用纤维支气管镜），纤维支气管镜引导下插管，导芯或换管器，光棒，拟行插管，经口或经鼻盲探插管。

d. 考虑重新准备进行清醒插管或取消手术。

e. 紧急无创气道通气的选择包括（但不限于）：硬支镜、食管-气管联合插管通气，或气管内喷射通气。

图 8-3 困难气道管理。LMA，喉罩通气道（From the American Society of Anesthesiologists. ）

相反，当认为患者存在误吸胃内容物入肺的风险时采用 RSI。饱胃患者有此风险；其他危险因素包括妊娠，糖尿病，疼痛，阿片类药物镇痛，近期创伤，中毒，以及胃肠道疾病如小肠梗阻。饱胃患者术前应用药物减少胃内容物的酸度和容量，如组胺 -2 受体阻断剂（雷尼替丁、西咪替丁），非特异性抗酸药（Bicitra 或 Alka-Seltzer），或胃动力药（甲氧氯普胺）。

28. 如何实施 RSI？

RSI 的目标是快速地控制和保护气道。患者预充氧。给予一种诱导药物，随后快速使用速效肌松药琥珀胆碱或大剂量罗库溴铵。同时助手压迫环状软骨（呼吸道唯一完整的环形软骨），以关闭食管并预防胃内容物反流入气管和肺。称为 Sellick 手法，直至气道由气管内插管保护前一直施予这样的压力。

29. 麻醉诱导前预充氧的目的是什么？

预充氧是全身麻醉中的重要部分。室内空气大约含有 21% 的 O_2，其余大部分为氮气（N_2）。当通气停止后，许多人只能维持几分钟便开始氧合不足。如果患者呼吸 100% 氧气几分钟后，由于肺内的功能残气量（functional residual capacity，FRC）中 N_2 完全被 O_2 洗出，他们能够坚持 3 到 5 分钟不出现氧合不足。

30. 麻醉医生常规在拔管前令患者吸 100% 氧气几分钟，意义何在？为什么 $FiO_2 80\%$ 可能更好？

全身麻醉苏醒后的患者可能发生气道梗阻或呼吸不规则。吸入 100% 氧气 5 分钟足够将患者 FRC 充满 100% 氧气，建立氧储备以防拔管时并发呼吸道梗阻或呼吸困难。然而，100% 氧气造成肺不张，减少气体交换面积并造成肺内分流。虽然 0.8 的 FiO_2 显示出可以预防肺不张，吸入 100% 氧气造成的少量肺不张是否具有临床意义并不明确。在此疑问被证实前，拔管前吸入 100% 氧气是最佳策略。

网址

American Society of Anesthesiologists: http://www.asahq.org

推荐阅读

American Society of Anesthesiologists: Practice guidelines for management of the difficult airway: an updated report by the ASA Task Force on Management of the Difficult Airway, Anesthesiology 98:1269–1277, 2003.

Benjamin B, Holinger LD: Laryngeal complications of endotracheal intubation, Ann Otol Rhinol Laryngol 117:1–20, 2008.

Hodali BS, Chandrasekhar S, Bulich LN: Airway changes during labor and delivery, Anesthesiology 108:357–362, 2008.

Kheterpal S, Han R, Tremper K, et al: Incidence and predictors of difficult and impossible mask ventilation, Anesthesiology 105:885–891, 2006.

Kheterpal S, Martin L, Shanks AM, et al: Prediction and outcomes of impossible mask ventilation, Anesthesiology 110:891–897, 2009.

Liu J, Zhang X, Gong W, et al: Correlations between controlled endotracheal tube cuff pressure and postprocedural complications: a multicenter study, Anesth Analg 111:1133–1137, 2010.

Peterson GM, Domino KB, Caplan RA, et al: Management of the difficult airway: a closed claims analysis, Anesthesiology 103:33–39, 2005.

第9章　肺功能测定

James C. Duke, MD, MBA

魏晋　田雪　译　冯艺　校

1. 何谓肺功能测定?

　　肺功能测定(pulmonary function test,PFT)指的是标准化测量患者的气体流量、肺容量,及一氧化碳弥散量(inspired carbon monoxide,DLCO)。根据患者的年龄和身高计算出一个预期标准值,再报告测量值占预期标准值的百分比。综合患者既往史、体格检查、血气分析、肺功能、胸片,结合肺功能测定结果,可将呼吸系统疾病分为阻塞性,限制性,或混合性。

2. 肺功能检测的优点是什么?

　　术前肺功能检查(又称呼吸量测量法)主要目的是评估术后呼吸系统并发症的高危程度及潜在风险。围术期对肺功能异常患者进行积极治疗可减少术后肺部并发症,使得患者从中受益。但是目前没有单一的或联合监测可以明确预测出哪些患者会出现术后肺部并发症。

3. 发生术后肺部并发症的高危因素有哪些?

- 年龄 > 70 岁
- 肥胖
- 上腹部或胸部手术
- 既往肺部疾病史
- 吸烟史超过 20 包 / 年
- 前纵隔肿物切除术

4. 描述基本的肺容量指标。

　　潮气量(V_T)是指平静呼吸时,每次吸入或呼出的气量。补吸气量(IRV)指的是平静吸气后所能吸入的最大气量。补呼气量(ERV)指的是平静呼气后能继续呼出的最大气量。残气量(RV)指的是补呼气后肺内不能呼出的残留气量(图 9-1)。

5. 什么是肺容量?

　　肺容量由两个或更多肺容积组成:

- 肺总量(TLC)是补吸气量、潮气量、补呼气量和残气量的总和。
- 肺活量(VC)是补吸气量、潮气量和补呼气量的总和。

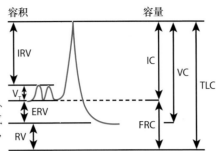

图 9-1 肺容积和容量的划分。ERV，补呼气量；FRC，功能残气量；IC，深吸气量；IRV，补吸气量；RV，残气量；TLC，肺总量；V_T，潮气量；VC，肺活量

- 深吸气量（IC）是补吸气量和潮气量的总和。
- 功能残气量（FRC）是指平静呼气后肺内含有的气量，即残气量和补呼气量的总和（见图 9-1）。

6. 简述肺功能检测指标及意义？

这些指标需要患者的积极配合（见图 9-2）：

- 1 秒钟用力呼气容积（FEV_1）。
- 用力肺活量（FVC）。
- FEV_1 与 FVC 的比值。呼吸肌无力及动态气道梗阻可导致用力肺活量正常或降低。
- 最大呼吸流速的 25% ～ 75% 的用力肺活量（FEF_{25-75}）。FEF_{25-75} 提示小气道塌陷，是早期气道阻塞的敏感指标。

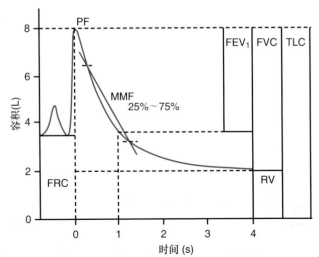

图 9-2 肺功能描记图。FEV_1，1 秒钟用力呼气容积；FRC，功能残气量；FVC，用力肺活量；MMF，平均最大流量；RV，残气量；TLC，肺总量

7. 阻塞性气道疾病及相关肺功能指标的异常。

阻塞性气道疾病包括：哮喘、慢性支气管炎、肺气肿、囊性纤维化和毛细支气管炎。这些疾病涉及隆嵴至终末气道，使呼气气流减弱。

- FEV_1、FEV_1/FVC 比值、FEF_{25-75} 是重要的肺功能检测指标，低于预测值提示可能存在阻塞性气道疾病。
- 呼吸肌无力或动态气道塌陷导致空气残留可使 FVC 值正常或下降。见表 9-1 和表 9-2。

8. 什么是一氧化碳（CO）弥散量？哪些因素导致 CO 弥散量异常？

CO 弥散有赖于细胞膜和肺血管的通透能力。因此，它衡量的是肺泡毛细血管的功能。阻塞性、间质性或肺血管疾病的患者可导致 CO 弥散量下降。

9. 描述与年龄相关的肺功能改变。

随年龄增加，静态回弹减弱，胸壁逐渐僵硬，总肺泡表面积减少。并且出现呼吸作功的增加，以及肺储备能力的下降。

10. 与年龄相关的肺功能改变对手术及麻醉的影响有哪些？

液体复苏，特别是过量的液体输入，可能会导致肺功能衰竭。过量的阿片类药物和残留的神经肌肉阻滞可导致肺功能衰竭。对于肺储备减少的患者应用区域麻醉技术可使患者受益。

11. 简述限制性肺疾病及其相关肺功能指标的异常。

导致肺容积下降的原因包括异常的胸廓结构、呼吸肌无力、肺泡空间

表 9-1　阻塞性肺疾病患者肺功能改变的研究

指标	哮喘	支气管炎	肺气肿
TLC	上升	正常或上升	上升
VC	正常或下降	正常或下降	正常或下降
RV	上升	上升	上升
FRC	上升	上升	上升
DLCO	未改变或上升	未改变或下降	下降
FEV_1	下降	下降	下降

DLCO，一氧化碳弥散量；FEV_1，第一秒钟用力呼气量；FRC，功能残气量；RV，残气容积；TLC，肺总容积；VC，肺活量 .
Adapted from Taylor AE etal：Clinical respiratory physiology，Philadelphia，1989，Saunders

表 9-2　阻塞性气道疾病的 FEV1/FVC 和 TLC 测定

肺功能评价指标	正常	轻度	中度	重度
FEV_1/FVC	> 73%	61% ～ 73%	51% ～ 60%	< 50%
TLC	> 81%	66% ～ 80%	51% ～ 65%	< 50%

FEV_1，第一秒钟用力呼气量；FVC，用力肺活量；TLC，肺总容积

的丧失（如肺纤维化、肺炎），胸膜疾病侵犯胸膜腔空间（如积液、肿瘤）。
这些典型的限制性改变导致肺容积特别是肺总量、肺活量的减少。气体流
速可正常或者降低。

12. 什么是流量-容积环，它提供了哪些信息？

利用常规肺功能测定值，流量-容积环可帮助鉴别气道阻塞的解剖位
置。50% 肺活量时的用力呼气和吸气流量（FEF_{50} 和 FIF_{50}）如图 9-3 所示。
注意呼气流量指的是 x 轴上方，而吸气流量则是 x 轴以下。在正常流量的
回路，FEF_{50}/FIF_{50} 比值为 1。

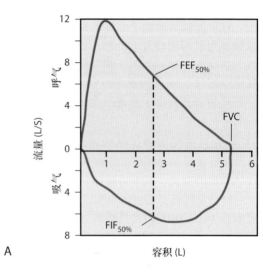

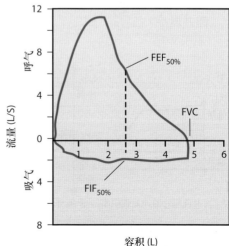

图 9-3 理想流量-容积环。FEF_{50}，呼气 50% 流速；FIF_{50}，吸气 50% 流速；FVC，用力肺活量（*From Harrison RA：Respiratory function and anesthesia. In Barash PG, Cullen BF, Stoelting RK, editors*：Clinical anesthesia, *Philadelphia, 1989, Lippincott, pp 877-994, with permission.*）

13. 固定气道阻塞、可变的胸腔外梗阻和胸腔内梗阻的流量-容积环特征模式是什么？

上气道病变（例如气管狭窄）是固定的梗阻，当处于吸气和呼气平台期时，FEF_{50}/FIF_{50} 比值是不变的。胸腔外梗阻（如肿瘤）的病变位于胸骨切迹以上时，吸气过程是一个扁平状的流量-容积环。由于肿物导致气道塌陷，流量-容积环所反映的气体流量不会进一步增加。此时 FEF_{50}/FIF_{50} 比值 > 1。胸腔内梗阻的特点是呼气过程呈现扁平的流量-容积环。此时 FEF_{50}/FIF_{50} 比值 < 1。此时病变引起呼气时气道塌陷（图9-4）。

14. 测量有前纵隔肿物患者的流量-容积环的意义何在？

对于前纵隔肿物（如淋巴瘤、胸腺瘤、甲状腺肿块）的患者当麻醉诱导不当时可能会发生肿物压迫气管树、下腔静脉、肺血管、心脏，导致无法通气、循环系统衰竭。从自发的负压通气变化到人工辅助正压通气是引起这一现象的重要因素。术前对患者进行坐位和仰卧位的流量-容积环的评估有助于发现潜在的气道梗阻，并确定诱导过程替代管理的方案。

15. 手术及麻醉对患者肺功能的影响是什么？

所有接受全身麻醉和外科手术（特别是在胸部和上腹部）的患者会出现肺功能的变化，及术后肺部并发症。例如，对开腹胆囊切除术的患者，术后肺活量降低到术前的 40%，并持续至少 10 ～ 14 天。上腹部手术的患者术后 10 ～ 16 小时功能残气量开始下降，术后 7 ～ 10 天逐渐恢复到正常水平。术后正常呼吸模式也随之改变，深呼吸减少，分泌物的清除率降低。

16. 对于胸腹部手术的患者，肺功能检测的哪些指标可预测围术期肺部并发症？

见表 9-3。

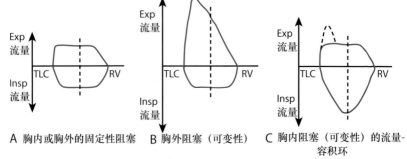

图 9-4 胸内、胸外的固定性阻塞、胸外阻塞（可变性）、胸内阻塞（可变性）的流量-容积环。标记处为肺活量的 50%。Exp，呼气；Insp，吸气；RV，残气量；TLC，肺总量

表 9-3 胸、腹部手术患者，术前肺功能检测指标提示围术期风险

肺功能指标	腹部手术	胸部手术
FVC	＜ 70% 预期值	＜ 70% 预期值或＜ 1.7 L
FEV_1	＜ 70% 预期值	＜ 2 L，*＜ 1 L,[†] ＜ 0.6 L[‡]
FEV_1/FVC	＜ 65%	＜ 35%
MVV	＜ 50% 预期值	＜ 50% 预期值或＜ 28 L/min
RV	＜ 47% 预期值	
DLCO	＜ 50%	
VO_2	＜ 15 ml/（kg · min）	

DLCO，CO 弥散量；FEV_1，第一秒用力呼气量；FVC，用力肺活量；MVV，最大通气量；RV，残气量；VO_2，耗氧量。

* 全肺切除术。

[†] 肺叶切除术。

[‡] 肺段切除术

要点：肺功能检查

1. 术前肺功能检查可以告诉我们哪些患者可以通过术前积极的肺功能治疗获益以及哪些患者不适合手术。特别是对于进行肺部手术的患者。

2. FVC、FEV_1/FVC 的比值，MMF_{25-75} 是肺功能检查中最有临床意义的检测指标。

3. 任何的单一的肺功能监测结果都不是绝对的手术禁忌证。需要综合多种因素，如体格检查、动脉血气和既往史等，确定是否适合手术。

推荐阅读

Gal TJ: Pulmonary function testing. In Miller RD, editor: Miller's anesthesia, ed 6, Philadelphia, 2005, Churchill Livingstone, pp 999–1016.

Sprung J, Gajic O, Warner DO: Review article: age related alterations in respiratory function—anesthetic considerations, Can J Anaesth 53:1244–1257, 2006.

Wanger J, Clausen JL, Coates A, et al: Standardization of the measurement of lung volumes, Eur Respir J 26:511–522, 2005.

第二部分　药理学

第10章　吸入性麻醉药

Michelle D. Herren、MD

魏晋　田雪　译　冯艺　校

1. 理想的麻醉气体应具备哪些特性?

　　一种理想的麻醉气体的起效应该是可预测的;应提供肌肉松弛、循环稳定、支气管扩张作用;不会触发恶性高热或其他明显不良反应(如恶心和呕吐);不可燃;在体内存在形式没有转化;可估计在作用部位的浓度。

2. 常见的麻醉气体的化学结构是什么? 为什么不继续沿用旧式麻醉气体?

　　异氟烷、地氟烷和七氟烷是最常用的吸入性麻醉药。从分子结构示意图可知,除了氟烷为卤代烷外,其余均为卤代醚。旧式麻醉气体因有不适合作为麻醉气体的性质及副作用而被弃用。例如可燃性(环丙烷和氟乙烯醚)、慢诱导(甲氧氟烷)、肝损伤(氯仿和氟乙烯醚)、肾损伤(甲氧氟烷)及引起癫痫发作(恩氟烷)的风险(图10-1)。

3. 如何比较麻醉气体的效能?

　　麻醉气体的效能是通过最低肺泡有效浓度(minimal alveolar concentration, MAC)来评价的, MAC是指能使50%的患者对标准化刺激(如切皮)无体动反应的最低吸入麻醉药肺泡浓度。1.3 MAC能使99%患者对刺激无体动反应。MAC的其他定义包括MAC-BAR,指的是能抑制自主神经反应的最低肺泡有效浓度(1.7~2 MAC);以及MAC-awake:阻断自主运动和敏锐意识的浓度(0.3~0.5 MAC)。不同物种间的MAC是一致的。测量MAC时假定肺泡浓度可直接反映其在作用部位的麻醉气体分压,并且在各

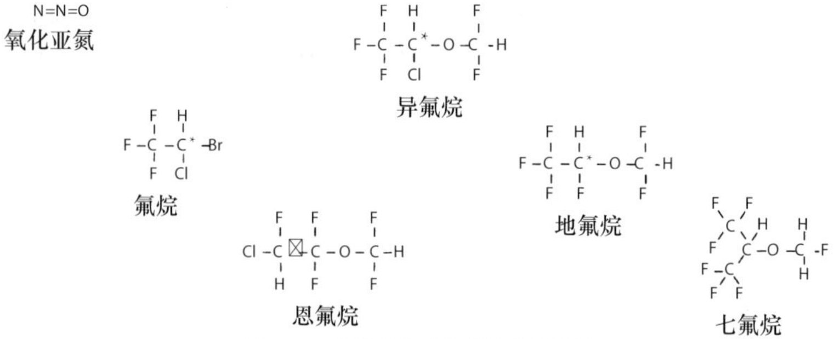

图 10-1　当代气体麻醉药的分子结构

个部位达到平衡。

4. 影响 MAC 的因素有哪些？

6 个月到 12 个月的婴儿 MAC 值最高；MAC 值随着年龄增加而降低。体温每下降 1 摄氏度，MAC 值下降约 2%～5%。低钠血症、阿片类药物、巴比妥类药物、α_2 受体阻滞剂、钙通道阻滞剂、急性酒精中毒、妊娠均会引起 MAC 值下降。热疗、慢性酒精中毒、中枢神经系统兴奋剂（可卡因）可引起 MAC 值上升增加。低碳酸血症、高碳酸血症、性别、甲状腺功能、高钾血症均对 MAC 值无影响。MAC 可以累加。例如，氧化亚氮可增强吸入麻醉药的作用。

5. 分配系数的定义及哪个分配系数更重要？

分配系数描述了在相同温度、压力和体积平衡时，麻醉药在不同介质中的达到平衡时相对溶解度。因此，分配系数描述了在相同的分压下的血和气体中的麻醉药物的相对溶解度的比。一个较高的分配系数提示了麻醉剂在溶解血液中浓度更高（即一个更高的溶解度）。因此，更大量的麻醉剂被带入血液，血液则成为了麻醉剂的容器，从而减少了其在肺泡中的浓度，使得诱导时间延长。对于不溶性吸入性麻醉药物，其相对快速地在肺泡和大脑的分压达到平衡状态。肺泡浓度是最终起决定作用的主要因素。

其他重要的分配系数包括脑 / 血、肌肉 / 血、脂肪 / 血分配系数。除了脂肪 / 血分配系数，其他系数都接近 1（平均分布）。不同吸入药物的脂肪 / 血分配系数为 30～60（即麻醉药在他组织平衡后继续被脂肪吸收相当长的一段时间）（表 10-1）。

6. 吸入性麻醉药物机制假说的演变。

- 在世纪之交，Meyer 和 Overton 分别观察到麻醉药物的效能与其油气分配系数有关。被改进前，Meyer-Overton 脂溶性学说统治了近半

表 10-1　当代麻醉气体的物理性质

	异氟烷	地氟烷	氟烷	氧化亚氮	七氟烷
分子量	184.5	168	197.5	44	200
沸点（℃）	48.5	23.5	50.2	－88	58.5
蒸汽压（mmHg）	238	664	241	39 000	160
37° 的分配系数					
血 / 气	1.4	0.42	2.3	0.47	0.69
脑 / 血	2.6	1.2	2.9	1.7	1.7
脂肪 / 血	45	27	60	2.3	48
油 / 气	90.8	18.7	224	1.4	47.2
MAC（1 atm 下的浓度 %）	1.15	6	0.77	104	1.7

atm，大气压；MAC，最低肺泡有效浓度

个世纪之久。

- Franks 和 Lieb 发现兼嗜性（亲水亲油性）溶剂（辛醇）的麻醉效能比脂质更好，认为麻醉药物作用部位必须含有极性和非极性的两部分。
- 改进的 Meyer-Overton 细胞膜膨胀原理包括"过量容积理论"，即具有极性的细胞膜成分和兼嗜性麻醉药物协同作用造成细胞体积增大，增大的体积超过细胞膜成分和麻醉药物本身体积之和。
- 临界容积假说认为，麻醉药物进入作用部位后，细胞容积增大超过某一临界值后产生麻醉效应。该理论依赖于细胞膜膨胀、离子通道改变。
- 现在看来，19 世纪早期的麻醉药物作用理论过于简单，目前已基本废弃，原因如下：挥发性麻醉药物仅仅引起脂质层轻微的扰动，温度的改变也可以引起脂质层的扰动而不引起行为学的变化；另外，麻醉药物脂质双分子层大小、硬度、位置的变化与无麻醉作用的化合物相似，提示有特定受体参与麻醉过程。
- 目前被接受的理论认为细胞表面有特定的分子靶点和作用部位，不仅仅是细胞体积改变或细胞壁上的非特异性的反应。挥发性麻醉药物可以增强抑制性离子通道受体，如 γ 氨基丁酸（γ-aminobutyric acid，GABA）A 型受体和甘氨酸受体。另外，挥发性麻醉药物也可能通过兴奋 N- 甲基 -D- 天冬氨酸受体（N-methyl-D-aspartate，NMDA）阻断兴奋性离子通道受体。
- 有证据表明药物可通过作用于兴奋性离子通道（如神经元烟碱受体和谷氨酸受体）造成抑制性效应。
- 通常，无体动和失忆是麻醉药物在不同神经中枢作用的结果。在脊髓水平，麻醉药物能减少骨骼肌的运动、抑制伤害性的运动反应；在大脑水平，麻醉药物抑制丘脑和中脑网状结构可引起失忆和催眠。但麻醉不能完全保证无体动、失忆、无知觉，尤其使用肌松药后。

7. 影响诱导速度的因素有哪些？

吸入诱导过程中，增加麻醉药在肺泡内浓度的因素：
- 增加麻醉药物的浓度。
- 呼吸回路中高麻醉气体流量。
- 分钟通气量增加。

吸入诱导过程中，降低麻醉药在肺泡内浓度的因素：
- 心排血量增加。
- 分钟通气量降低。
- 麻醉药物脂溶性高。
- 呼吸回路中低麻醉气体流量。

8. 什么是第二气体效应？解释弥散性缺氧。

　　在理论上，这种现象可加快麻醉诱导的发生。由于 N_2O 不溶于血，肺泡迅速吸收，导致其随附的吸入性麻醉药在肺泡内的浓度也急剧上升。然而，即使在高浓度（70%）的 N_2O，这种效应只引起小幅度的吸入性麻醉剂浓度的增加。最近的研究又取得了矛盾的结果否认这种现象的真实性。当 N_2O 突然停止时，它迅速从血液扩散到肺泡，从而减小了肺内的氧张力，导致一个短暂的氧浓度降低，被称为**弥散性缺氧**。给予 100% 纯氧可以避免其发生。

9. 氧化亚氮是否可应用于气胸患者？哪些患者应避免使用氧化亚氮麻醉？

　　虽然氧化亚氮的血 / 气体分配系数低，其可溶性是氮气（79% 的大气组成部分）的 20 倍以上。因此，氧化亚氮扩散进入封闭空间的速度比移除快 20 倍，因此容易造成膨胀气胸，肠胀气，空气栓塞或使得含气腔（如颅脑或中耳）中压力增大（图 10-2）。

> **要点：吸入性麻醉药**
>
> 1. 增大吸入麻醉药物的浓度，增加新鲜气流量，增加肺泡通气量，并利用非脂溶性麻醉药可加快其起效速度。
> 2. 吸入性麻醉药导致潮气量减少，呼吸频率增加，导致呼吸急促，呼吸浅。
> 3. 老年或早产儿、低钠血症、低体温、阿片类、巴比妥类药物、α_2 受体阻滞剂、钙通道阻滞剂、急性酒精中毒、妊娠均使 MAC 值下降。
> 4. 体温升高、慢性酒精中毒、中枢神经系统兴奋剂（如可卡因）均使 MAC 值上升。
> 5. 吸入性麻醉药剂量依赖性地减小机体对缺氧和高碳酸血症的生理反应。
> 6. 由于氧化亚氮不溶于血液并快速疏散到含气的空间，因此氧化亚氮不能用于气胸、肠梗阻、颅内积气或中耳等手术。
> 7. 地氟烷和七氟烷经过干燥的吸附剂可产生 CO 并导致中毒。
> 8. 氧化亚氮中毒很罕见，但对药物滥用者、维生素 B_{12} 不足的患者、可能还包括未出生的胎儿有极大威胁，因其导致蛋氨酸合成障碍并造成神经系统后遗症。

10. 描述吸入性麻醉药对通气的影响。

　　应用麻醉气体剂量依赖性地抑制通气功能，该过程受延髓中枢的直接调节以及肋间肌功能影响的间接调节。潮气量减少继发分钟通气量的下降，即使呼吸频率一般呈剂量依赖性增加。低氧的通气驱动作用在 1 MAC 下即可轻易消除，并且在更低浓度下被减弱。增加麻醉药物的浓度也可减弱对高碳酸血症的通气反应。

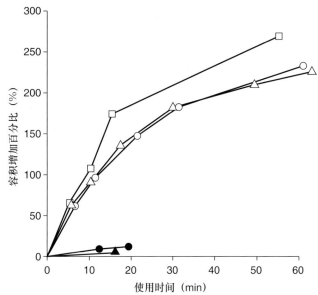

图 10-2 使用氧化亚氮（空心方形、圆形和三角形）与使用氧气和氟烷（实心三角和实心圆形）时增加胸腔内气体容积（*Redrawn from Eger EI II，Saidman LJ：Hazards of nitrous oxide anesthesia in bowel obstruction and pneumothorax*，Anesthesiology 26：61-68，1965.）

11. 吸入性麻醉药对缺氧性肺血管收缩、气道直径、纤毛功能和颅内压的影响。

缺氧性肺血管收缩（hypoxic pulmonary vasoconstriction，HPV）是一种局部介导的肺血管反应，用来降低肺泡氧张力，并匹配通气和灌注。吸入药物减弱此反应。

所有的吸入性麻醉药都对支气管的平滑肌起直接松弛作用，并减轻低碳酸血症对支气管收缩的影响，因此表现为气道阻力降低。应用吸入麻醉药时，组胺释放引起的支气管收缩的影响也随之降低。

吸入性麻醉药主要是通过干扰纤毛摆动频率而使黏液纤毛清除功能下降。吸入干燥的气体、正压通气和高吸入氧浓度会导致纤毛受损。

吸入性麻醉药已被认为是恶性高热的刺激剂。

吸入性麻醉药会增加颅内血流，并使颅内压（intracranial pressure，ICP）升高。当颅内压升高可能降低颅内有效血流量时，应用静脉麻醉药优于应用吸入麻醉药。

12. 吸入性麻醉药对循环有什么影响？

见表 10-2。

13. 哪种麻醉药物与心律失常相关性最大？

氟烷已被证明能增加心肌对肾上腺素的敏感性，导致室性早搏和心律

表 10-2　当代麻醉气体的循环效应

	异氟烷 / 地氟烷	七氟烷	氟烷	氧化亚氮
心排血量	0	0	— *	+
心率	++ /0	0	0	+
血压	—*	—*	— *	0
每搏量	— *	— *	— *	0
收缩力	—*	—*	—*	— *
全身血管阻力	—		0	0
肺血管阻力	0	0	0	+
冠状动脉血量	+	+	0	0
脑血流量	+	+	++	0
肌血流量	+	+	0	0
儿茶酚胺水平	0	0	0	0

*，剂量依赖；＋，增加；＋＋，大幅增加；0，无改变；—，下降；—，大幅下降

失常。其机制可能是通过延长浦肯野纤维系统的传导，导致折返现象增加及心脏内 β_1-肾上腺素能受体致敏。与成年人相比，儿童接受氟烷麻醉似乎能够相对抵抗这种致敏作用，尽管氟烷对小儿有胆碱能神经、迷走神经引起的心动过缓作用。

14. 描述吸入性麻醉药的生物转化作用及其代谢产物的毒性。

在大多数情况下，药物在肝中的氧化代谢以通过细胞色素 P-450 系统为主，一小部分通过肾、肺及胃肠道代谢。地氟烷、异氟烷肝内代谢不到1%，而氟烷肝内代谢多高于 20%。在缺氧条件下，氟烷可被还原代谢，产生的代谢产物可引起肝坏死。氟烷性肝炎继发于自身免疫性过敏反应。

氟是另一种有害的麻醉代谢产物。氟导致的肾功能障碍使得甲氧氟烷的使用大大减少以至于最终甲氧氟烷退出市场。并未发现七氟烷产生的氟会导致肾功能不全，可能是由于七氟烷脂溶性差，暴露时间（氟化物负荷）短。

钠石灰可降解七氟烷。其中一种代谢副产物是一种称为复合物 A 的乙烯基醚。复合物 A 被证实会导致大鼠的肾病，但在人类并未发现该副作用。复合物 A 可能在长时间、低流量麻醉、高浓度七氟烷、使用二氧化碳吸收剂中聚积。麻醉机持续使用数周，吸附剂中可能会形成一氧化碳。

15. CO_2 吸附剂对挥发性麻醉药副产物的作用。

相对于其他挥发性麻醉药，地氟烷与一氧化碳（carbon monoxide，CO）的产生有更多关联。这个过程需要很多关键条件。挥发性化合物必须包含一个二氟甲氧基（地氟烷、恩氟烷和异氟烷），其与强碱性、干燥的二氧化碳吸收剂相互作用。形成碱性催化的去质子形成负碳离子，负碳离子一方面可与水反应再生为原先的麻醉气体，另一方面当吸附剂干燥时可形成一

氧化碳。当天第一次使用麻醉机时，如果机器已有一段时间未被使用，或者新鲜气流长时间未关闭，由于吸附剂很可能变得完全干燥，CO 暴露的风险最高。如果机器周末未使用，那么一周的第一天最可能出现以上情况。吸收剂应定期更换，即使没有明显的颜色变化，并应监测水分含量。

含氢氧化钾（potassium hydroxide，KOH）的吸附剂碱性较强并产生更多的 CO。CO 产物从最多到最少的顺序为，含 KOH 的碱石灰（4.6%）＞经典的碱石灰（2.6%）＞新碱石灰（0%）＞新石灰氢氧化钙（Amsorb）（0%）。不同的挥发性麻醉药 CO 产量也不同，等效 MAC 下，地氟烷＞恩氟烷＞异氟烷。七氟烷一度被认为不会产生 CO，而最近研究表明当其暴露于干的吸附剂（特别是含 KOH 的吸附剂）时亦会产生 CO。这导致了 CO 的产生及吸附剂温度的迅速增加，甲酸的形成导致出现呼吸道刺激，并且呼吸回路中七氟烷的有效浓度低于蒸发器刻度浓度。

16. 哪种麻醉药物显示对动物有致畸性？氧化亚氮对人类有毒性作用吗？

应用浓度超过 50%、持续超过 24 小时的氧化亚氮于怀孕大鼠，会增加骨骼异常的概率。其主要机制可能是抑制蛋氨酸合成酶的形成，也可能是氧化亚氮减小子宫血流的生理影响继发的改变。由于伦理原因，不可能进行人体研究，出于慎重考虑，孕期妇女应限制使用氧化亚氮。

几项调查研究试图量化分析手术室人员暴露于麻醉气体的相对风险。结果显示孕妇自然流产的风险增加了 30%，先天性畸形的风险增加了 20%。然而，报告偏倚及未能控制其他危险因素可能影响了部分研究结果。

氧化亚氮可以抑制钴胺（维生素 B_{12}）作为蛋氨酸合成酶辅酶的作用，从而对人体产生毒性。毒性作用（如脑白质变性、脊髓变性、精神状态改变、感觉异常、共济失调、虚弱、痉挛）一般是在氧化亚氮滥用很长一段时间后产生的。其他患者可能在常规氧化亚氮麻醉中发生毒性反应，包括恶性贫血与维生素 B_{12} 缺乏症的患者。在使用 70% 氧化亚氮麻醉超过 2 小时的手术患者已被证明有更多的术后并发症，包括肺不张、发热、肺炎和伤口感染。因此谨慎来讲，长于此时间的手术应当避免使用氧化亚氮。

推荐阅读

Campagna JA, Miller KE, Forman SA: Mechanisms of actions of inhaled anesthetics, N Engl J Med 348:2110–2124, 2003.

Coppens MJ, Versichelen LFM, Rolly G, et al: The mechanism of carbon monoxide production by inhalational agents, Anaesthesia 61:462–468, 2006.

Eger EI II, Saidman LJ: Hazards of nitrous oxide anesthesia in bowel obstruction and pneumothorax, Anesthesiology 26:61–68, 1965.

McKay RE: Inhaled anesthetics. In Miller RD, Pardo MC, editors: Basics of anesthesia, ed 6, Philadelphia, 2011, Elsevier Saunders, pp 78–98.

Myles PS, Leslie K, Chan MTV, et al: Avoidance of nitrous oxide for patients undergoing major surgery, Anesthesiology 107:221–231, 2007.

Sanders RD, Weimann J, Maze M: Biologic effects of nitrous oxide, Anesthesiology 109:707–722, 2008.

阿片类药物

Christopher L. Ciarallo, MD

魏晋 田雪 译 冯艺 校

第 11 章

1. 什么是鸦片剂（opiate）？是阿片类药物（opioid）？还是麻醉药（narcotic）？

鸦片剂是指含有阿片或者罂粟类植物中提取的阿片成分的镇静镇痛药。鸦片剂包括阿片、吗啡和可待因。阿片类物质是指任何具有吗啡样生物效应、通过激动或拮抗阿片类受体起效的物质。阿片类药物包括内源性的（例如内啡肽）和外源性的，可以是天然的、半合成衍生的或完全人工合成的。麻醉药并不是特指阿片类药物，而是指任何具有镇痛、镇静作用，并有潜在成瘾性的药物。

2. 什么是内源性阿片肽？

内源性阿片样肽类包括内啡肽、脑啡肽和强啡肽，其由激素原提取，通过激活阿片类受体起效。虽然他们的生理作用还没有被完全了解，但已明确他们可以调节伤害感受。内啡肽并不局限于中枢神经系统（central nervous system，CNS），甚至可以由激活的白细胞表达。目前已有关于第四种内源性阿片肽——痛敏肽（nociceptin）的研究。

3. 区分阿片类药物的耐受性、依赖性及滥用。

阿片类药物的耐受性（tolerance）是指是反复应用阿片类药物使得其产生的生理作用减弱。依赖性（dependence）指需要反复使用一种药物来避免戒断症状，可以为精神性的或生理性的。耐受性可能是建立依赖性诊断的必要依据。滥用（abuse）指的无节制反复使用某种药物，对用药者的健康和人际关系造成了不利影响。

4. 列举围术期常见阿片类药物、商品名称、吗啡等效剂量、半衰期和化学特性。

见表 11-1。

5. 描述各种阿片受体及其作用。

见表 11-2。

6. 什么是阿片受体激动剂-拮抗剂？

药物如喷他佐辛、布托啡诺、丁丙诺啡、纳布啡最初被认为是 μ-受体拮抗剂和 κ-受体激动剂。然而现在他们属于 μ- 和 κ-受体部分激动

表 11-1 常见阿片类药物的对比

通用名	商品名	等效剂量 静脉 / 肌注 （mg）	等效剂量 口服 （mg）	血浆半衰期 （小时）	化学分类
吗啡	Roxanol	10	30	2	菲
吗啡控释片	美施康定	—	30	15	菲
二乙酰吗啡	海洛因	5	45 ～ 60	0.5	菲
阿芬太尼	阿芬太尼注射剂	1	—	1.5	苯基哌啶
芬太尼	枸橼酸芬太尼制剂	0.1	—	3 ～ 4	苯基哌啶
舒芬太尼	枸橼酸舒芬太尼制剂	0.01 ～ 0.02	—	2.5 ～ 4	苯基哌啶
瑞芬太尼	Ultiva	0.04	—	9 分钟	苯基哌啶
二氢吗啡酮	盐酸二氢吗啡酮	1.3 ～ 2	7.5	2 ～ 3	菲
羟吗啡酮	Opana	1	10	7 ～ 9	菲
哌替啶	杜冷丁	75	300	3 ～ 4	苯基哌啶
美沙酮（急 / 慢）	多罗芬	10 2 ～ 4	20 2 ～ 4	15 ～ 40	二苯基庚烷
可待因	泰诺 #3*	130 肌注	200	2 ～ 4	菲
二氢可待因	维柯丁，洛他布 *	—	30	4	菲
羟考酮	扑热息痛 *	—	20	4 ～ 5	菲
羟考酮缓释	奥斯康定	—	20	5 ～ 6.5	菲
曲马朵	盐酸曲马朵	100	120 ～ 150	5 ～ 7	环己醇

* 阿片药物复合对乙酰氨基酚

剂。这类药物有镇痛效果，与完全受体激动剂相比，减少了欣快感同时降低了产生依赖性的风险。一般而言，激动-拮抗剂引起的呼吸抑制比激动剂小，并且可以逆转完全激动剂引起的呼吸抑制和瘙痒。

7. 阿片受体拮抗剂纳洛酮的作用机制、持续时间和副作用。

纳洛酮是 μ、κ 和 δ 受体竞争性拮抗剂，能逆转激动剂药物的影响。其峰值效应发生在静脉给药后的 1 ～ 2 分钟。作用持续时间 30 ～ 60 分钟，并且可能缩短对抗阿片受体激动剂持续效应的时间。应首先应用 0.5 ～ 1 μg/kg 的递增剂量，可逆转呼吸抑制并且尽量避免副作用，如急性戒断、严重高血压、室性心律失常或肺水肿。

8. 阿片类药物的给药途径。

典型的给药途径包括口服、静脉注射、肌内注射、硬膜外、蛛网膜下腔和直肠给药。滴鼻、雾化吸入、皮下注射也可以。亲脂性阿片类药物（如芬太尼）也可通过皮肤、黏膜和舌下给药。

9. 阿片类药物的典型副作用有哪些？

阿片类药物的副作用包括呼吸抑制、恶心呕吐、瘙痒、咳嗽抑制、尿

表 11-2　阿片受体亚型

阿片受体亚型	激动剂	激动剂反应
Mu-1（μ-1）	脑啡肽 β-内啡肽 菲类 苯基哌啶 美沙酮	脊髓镇痛 欣快 缩瞳 尿潴留
Mu-2（μ-2）	脑啡肽 β-内啡肽 菲类 苯基哌啶 美沙酮	脊髓镇痛 呼吸抑制 心动过缓 便秘 依赖
Kappa（κ）	强啡肽 布托啡诺 左啡诺 纳布啡 羟考酮	脊髓水平镇痛（κ-1） 脊髓上水平镇痛（κ-2） 烦躁不安 镇静
Delta（δ）	脑啡肽 新皮啡肽 舒芬太尼	脊髓镇痛（Delta-1） 脊髓镇痛（delta-2） 呼吸抑制 尿潴留 依赖
Nociceptin/orphanin FQ（N/OFQ）	痛敏肽	脊髓镇痛 脊髓的痛觉过敏

Modified from Stoelting RK, Miller RD：Basics of anesthesia, ed 4, New York, 2000, Churchill Livingstone, p 71；Al-Hashimi M, Scott WM, Thompson JP, et al：Opioids and immune modulation：more questions than answers. Br J Anaesth 111：80-88, 2013.

潴留和胆道痉挛。一些阿片类药物可引起组胺释放，引起荨麻疹、支气管痉挛和低血压。静脉注射阿片类药物可引起胸腹壁僵硬。大多数阿片类药物（哌替啶除外）可导致剂量依赖性的心动过缓。

10. 哪些阿片类药物与组胺释放有关？

注射哌替啶、吗啡和可待因可引起组胺释放，产生皮肤反应和低血压。其发生率与严重程度，与阿片类药物（至少吗啡）呈剂量相关性。

11. 阿片类药物引起恶心的机制。

阿片类药物直接与位于延髓的催吐化学感受区（chemotactic trigger zone，CTZ）的阿片受体结合，刺激呕吐中枢；其次通过增加前庭敏感性而引起恶心呕吐。恶心和呕吐的发生率与阿片类药物的种类及给药途径无关。

12. 列举可缓解阿片类药物诱发的恶心和呕吐的非阿片受体。

药物如糖皮质激素、苯二氮䓬类药物、丙泊酚均可止吐，但他们的作用和功能的受体机制尚不明确（见表 11-3）。

表 11-3　止吐药及其化学受体

化学受体	缩写	药物拮抗剂
多巴胺	D_2	氟哌啶醇 氟哌利多 丙氯拉嗪 奥氮平 甲氧氯普胺 *
组胺	H_1	异丙嗪 苯海拉明
5 羟色胺	$5-HT_3$	昂丹司琼 多拉司琼 帕洛诺司琼 格拉司琼
乙酰胆碱	ACh	东莨菪碱
速激肽	NK-1	阿瑞吡坦
大麻素	CB_1	大麻酚

* 10 mg 对于预防术后恶心呕吐无效

13. 全身性阿片类药物应用于哺乳期女性需考虑哪些问题？

所有阿片类药物都可不同程度地进入母乳。然而，鲜有报道阿片类药物对母乳喂养的婴儿产生毒性反应。临床毒理学建议如下：

- 避免使用引起产妇镇静效果的阿片类药物及相应剂量，因为产妇中枢神经系统抑制与婴儿中枢神经系统抑制高度相关。
- 据报道小于 2 个月的婴儿及最初几周的新生儿是阿片类药物诱发的毒性反应的高风险人群。
- 可待因并发症的发生率增加，应避免长期使用。
- 羟考酮通过母乳高度转运，且有 20% 的概率与婴儿中枢神经系统抑制发生相关。
- 美沙酮很少通过母乳转运，对于哺乳期母亲相对安全的。
- 当母亲处于中枢神经系统抑制或者婴儿健康情况较差（早产儿或患有某种疾病）的情况下，母乳应被丢弃。

14. 什么是甲基纳曲酮，在阿片类药物治疗中有何作用？

甲基纳曲酮是由纳曲酮分离出来的外周阿片受体拮抗剂。它是带电的极性分子，无法穿过血脑屏障。甲基纳曲酮是美国批准的针对阿片类药物引起的便秘进行姑息治疗的药物。另一个相关药物阿维莫泮新被用于口服治疗肠切除术后肠梗阻。

15. 阿片类药物对心血管系统的影响。

总的来说阿片类药物对心血管系统的影响较小。除哌替啶外，阿片类药物通过刺激迷走神经核可引起剂量依赖性的心动过缓。除了哌替啶抑制心肌活性外，阿片类药物对心肌收缩力影响不大。阿片类药物可通过刺激组胺释放而降低全身血管阻力（systemic vascular resistance，SVR），但即使在麻醉剂量下，最多也只轻度降低全身血管阻力。

16. 应用阿片类药物时典型的呼吸模式及通气反应。

阿片类药物剂量依赖性地降低肺泡通气量。它减慢呼吸频率，并可能引起周期性呼吸或呼吸暂停。从图形上看，阿片类药物的应用使得二氧化碳曲线向下和向右移动。因此对于一个给定的动脉内二氧化碳水平，阿片类药物使得肺泡通气量减少。此外，动脉二氧化碳分压增加并不能刺激通气增加。阿片类药物降低低氧时的通气驱动（图 11-1）。

17. 描述静脉注射芬太尼、吗啡和氢吗啡酮起效时间、峰值效应和持续时间。

见表 11-4。

18. 为何芬太尼镇痛作用时间短，但比吗啡消除半衰期长？

药代动力学中，消除半衰期对应单室模型。亲脂性阿片类药物，如芬太尼，是多室模型的代表，其作用时间持续长短取决于再分布，而不是消除时间。

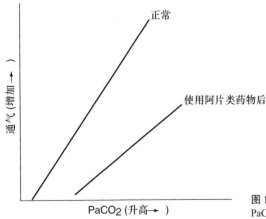

图 11-1　应用阿片类药物时机体对 $PaCO_2$ 的呼吸反应

表 11-4　常用静脉注射阿片类药物			
阿片类药物	起效（分钟）	峰值效应（分钟）	持续时间（小时）
芬太尼	1～3	3～5	0.5～1
吗啡	5～15	20～30	2～4
氢吗啡酮	5～10	15～30	1～3

19. 时-量相关半衰期及其与阿片类药物的关系。

时-量相关半衰期指维持某恒定血药浓度一定时间停止输注后，血药浓度下降 50% 所需的时间。该时间由消除和再分布共同决定，并作为常用阿片类药物输注时间的衡量标准（图 11-2）。

20. 为何吗啡延长了肾衰竭患者呼吸抑制的时间。

吗啡剂量的 5% ～ 10% 在尿中以原型排泄。其余部分主要在肝内结合成为吗啡 -3- 葡糖苷酸（50% ～ 75%）和吗啡 -6- 葡糖苷酸（10%），其 90% 通过肾代谢。吗啡 -3- 葡糖苷酸是没有活性的，而吗啡 -6- 葡糖苷酸作为 μ - 受体激动剂的活性强于吗啡 100 倍。

21. 哪些阿片类药物可诱发肾衰竭患者的癫痫发作？

吗啡和哌替啶。其代谢产物二氢吗啡酮 -3- 葡糖苷酸和去甲哌替啶在肾功能衰竭患者体内蓄积可引发肌阵挛和癫痫发作。

22. 瑞芬太尼是什么？和其他阿片类药物的区别是什么？

瑞芬太尼是一种超短效阿片药，作用持续时间 5 ～ 10 分钟，时量相关半衰期为 3 分钟。其含有酯质部分，由非特异性的血浆酯酶代谢。虽然瑞芬太尼最常用的给药途径为连续输注，它亦被用于插管前静推给药。其可能会引起心动过缓、胸壁强直，不自主的声门关闭。瑞芬太尼已被证实可诱发痛觉过敏和急性阿片耐受，并被质疑可否用于慢性疼痛综合征患者的治疗。

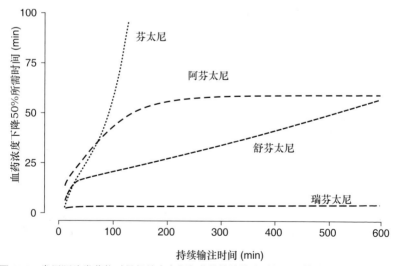

图 11-2 常用阿片类药物时量相关半衰期与药物持续输注时间的函数关系（Adapted from Egan TD, Lemmens HJM, Fiset P, et al: The pharmacokinetics of the new short-acting opioid remifentanil（GI87084B）in healthy adult male volunteers. Anesthesiology 79：881, 1993.）

23. 可待因的代谢机制。

可待因通过细胞色素 P450 2D6（CYP2D6）代谢为去甲可待因和吗啡。按 CYP2D6 的基因多态性将患者分为弱代谢型、强代谢型、超强代谢型。弱代谢型患者可获得可待因最低限度的镇痛效果，而超强代谢型患者血浆吗啡浓度和吗啡 -6- 葡糖苷酸浓度高出强代谢型患者 50%。超强代谢型患者在使用围术期常规用量的可待因时，出现阿片类药物中毒和呼吸暂停的风险更高。

24. 对美沙酮使用剂量的注意事项。

由于美沙酮的半衰期特别长且可变，重复给药可能会导致其血浆浓度过高，特别是开始治疗后 2～4 天。美沙酮既为 μ- 阿片受体激动剂，也是 N- 甲基 -D- 天冬氨酸（N-methyl-D-aspartate，NMDA）受体拮抗剂。NMDA受体拮抗剂可增强 μ- 阿片受体的效应及防止出现阿片耐受。最后，美沙酮可引起患者心电图 QT 间期延长，增加尖端扭转型室性心动过速的风险。专家建议连续使用美沙酮前应进行心电图检查，使用后 30 天以及之后每年都应行心电图检查。

25. 曲马朵是什么？

曲马朵是可待因的衍生物，其为 μ-、δ-、κ- 受体激动剂，去甲肾上腺素及 5 羟色胺再摄取抑制剂。曲马朵是种有效的镇痛药，与其他 μ- 受体激动剂相比其产生的呼吸抑制、便秘、药物依赖程度较轻。罕见情况下，曲马朵可能诱发癫痫。对于既往有癫痫病史的患者，禁忌使用曲马朵。

26. 哌替啶的特点。

不同于其他阿片类药物，哌替啶局麻效应较弱，特别是用于椎管内镇痛时。哌替啶不会引起心动过缓，但可能诱发心动过速，可能与其有阿托品样结构有关。作为 κ- 受体激动剂，哌替啶可抑制术后寒战。值得注意的是，哌替啶禁与单胺氧化酶抑制剂同时使用，否则可能导致血清素毒性反应、高热、甚至死亡。

27. 描述椎管内阿片类药物的作用位点和作用机制。

硬膜外阿片类药物与脊髓背角胶质层的突触前和突触后受体结合。μ-受体激活表现为减轻通过 GABA 介导的下行疼痛传导通路减轻内脏和躯体疼痛。κ 受体激活可抑制 P 物质从而降低内脏痛。δ 受体的影响目前尚未明确，一些动物模型中仅表现出很小的影响。

28. 只有中枢神经系统中有阿片受体么？

不是。初级传入神经元上存在外周阿片受体，但在正常情况下是不被激活的。组织炎症可引起阿片受体的上调和信号转导增效。

29. 脂溶性对椎管内阿片类药物作用的影响。

脂溶性阿片类药物（如芬太尼）比亲水性阿片类药物更容易通过脑脊膜扩散。因此，脂溶性阿片类药物起效更快。然而，脂溶性阿片类药物同时也容易透过血管壁，导致血药浓度增加和作用持续时间减短。应用于硬膜外腔和蛛网膜下腔时，亲水性阿片类药物（如吗啡和氢吗啡酮）更易向头尾侧扩散。与亲脂性阿片类药物相比，亲水性阿片类药物镇痛作用更加广泛；但其也容易向脑干扩散造成延迟性呼吸抑制。

30. 椎管内应用吗啡后呼吸抑制的发生率及其发展。

蛛网膜下腔注射吗啡后，呼吸抑制发生的概率为 $0.01\% \sim 7\%$；硬膜外腔注射吗啡后，呼吸抑制发生的概率为 $0.08\% \sim 3\%$。椎管内阿片类药物给药后出现的呼吸抑制表现为双相。早期抑制出现在给药后在 30 分钟到 90 分钟，迟发性呼吸抑制出现在给药后 6 ～ 18 小时。迟发性呼吸抑制是由于药物随脑脊液向头侧扩散直接渗透脑干（具体来说抑制延髓前 Bötzinger 复合体内神经激肽 -1 受体）。因此，美国麻醉医师协会建议单次椎管内应用吗啡后需监测患者呼吸频率、呼吸深度、氧合和意识状态，开始 12 小时每 1 小时一次，之后每 2 小时一次。

31. 椎管内应用局部麻醉药结合阿片类药物进行镇痛的优点。

硬膜外使用局麻药物的镇痛效果明确，但常伴发如运动阻滞和全身性低血压等副作用。硬膜外应用阿片类药物易导致瘙痒和恶心等副作用。联合应用两种药物可提供有效的镇痛并减少副作用。

32. 什么是 DepoDur®？它与其他应用于椎管内的阿片类药物有何不同？

DepoDur® 是阿片受体激动剂，其由多囊脂质微粒构成，吗啡位于脂质微粒中的非同心水囊内。它仅含有硬膜外单次剂量的吗啡，镇痛效应可维持 48 小时。由于有加速吗啡释放的风险，除硬膜外试验剂量外，DepoDur® 不能与其他局部麻醉药合用。使用 DepoDur® 后的 48 小时内不能加用其他药物。

33. 阿片类药物是否会促进肿瘤复发或转移尚存争论。

阿片类药物可特异性地抑制细胞免疫和体液免疫。例如吗啡抑制巨噬细胞上的 Toll 样受体（toll-like receptor，TLR），芬太尼抑制自然杀伤（natural killer，NK）细胞的活性。而可待因、美沙酮、吗啡、芬太尼、瑞芬太尼，比氢吗啡酮、羟考酮、氢可酮、丁丙诺啡、曲马朵有更强的免疫调节作用。细胞系和动物实验的研究显示，μ- 阿片受体介导的免疫刺激促进肿瘤细胞生长和代谢。阿片类药物还可诱导血管生成和调节血管内皮生长因子（vascular endothelial growth factor，VEGF）受体。然而，其体外研究结果仍存在争议。目前，已有人类前瞻性研究比较阿片类药物和区域麻醉在乳腺癌、前列腺癌、肺癌和大肠癌治疗中的影响。

要点：阿片类药物

1. 常见的阿片类药物的副作用包括恶心、皮肤瘙痒、心动过缓、尿潴留和呼吸抑制。

2. 吗啡和哌替啶慎用于肾衰竭的患者，其有引起呼吸抑制和癫痫发作的风险。

3. 同时椎管内应用阿片类药物及局部麻醉药物，其协同作用可减少阿片类药物的副作用。

4. 纳洛酮应用于解除阿片类药物呼吸抑制时，应滴定增加药物剂量；应用于逆转长效阿片类药物的作用时，可能需要重复给药。

5. 哺乳期的母亲应慎用阿片类药物，特别是产妇应用的低剂量镇静或其婴儿小于 2 个月时。

6. 阿片类药物的等效转换是估计值，且不考虑阿片类药物的不完全交叉耐药。

7. 阿片类药物可抑制细胞免疫和体液免疫，可能与肿瘤复发或转移有关。

推荐阅读

American Society of Anesthesiologists Task Force on Neuraxial Opioids: Practice guidelines for the prevention, detection and management of respiratory depression associated with neuraxial opioid administration, Anesthesiology 110:218–230, 2009.

Coda BA: Opioids. In Barash PG, Cullen BF, Stoelting RK, editors: Clinical anesthesia, ed 5, Philadelphia, 2006, Lippincott Williams & Wilkins.

Crawford MW, Hickey C, Zaarour C, et al: Development of acute opioid tolerance during infusion of remifentanil for pediatric scoliosis surgery, Anesth Analg 102:1662–1667, 2006.

Fukuda K: Intravenous opioid anesthetics. In Miller RD, editor: Anesthesia, ed 6, Philadelphia, 2005, Elsevier.

Gillman PK: Monoamine oxidase inhibitors, opioid analgesics and serotonin toxicity, Br J Anaesth 95:434–441, 2005.

Heaney A, Buggy DJ: Can anaesthetic and analgesic techniques affect cancer recurrence or metastasis? Br J Anaesth 109:i17–i28, 2012.

Hendrickson RG, McKeown NJ: Is maternal opioid use hazardous to breast-fed infants? Clin Toxicol 50:1–14, 2012.

Kirchheiner J, Schmidt H, Tzvetkov M, et al: Pharmacokinetics of codeine and its metabolite morphine in ultra-rapid metabolizers due to CYP2D6 duplication, Pharmacogenomics J 7:257–265, 2007.

Krantz MJ, Martin J, Stimmel B, et al: QTc interval screening in methadone treatment: the CSAT consensus guideline, Ann Intern Med 2008. [Epub ahead of print].

Moss J, Rosow CE: Development of peripheral opioid antagonists: new insights into opioid effects, Mayo Clin Proc 83:1116–1130, 2008.

Reisine T, Pasternak G: Opioid analgesics and antagonists. In Hardman JG, Limbird LE, editors: Goodman and Gilman's The pharmacological basis of therapeutics, ed 9, New York, 1996, McGraw-Hill.

Sachs HC, Committee on Drugs: The transfer of drugs and therapeutics into human breast milk: an update on selected topics, Pediatrics 132:e796–e809, 2013.

Smith HS: Peripherally-acting opioids, Pain Physician 11:S121–S132, 2008.

Viscusi ER, Martin G, Hartrick CT, et al: Forty-eight hours of postoperative pain relief after total hip arthroplasty with a novel, extended-release epidural morphine formulation, Anesthesiology 103:1014–1022, 2005.

第12章 静脉麻醉药和苯二氮䓬类药物

Olivia B. Romano，MD

谢乙宁　田雪　译　冯艺　校

1. 理想的静脉诱导药应有的特性是什么？

理想的诱导药物应为亲脂的，能快速、平稳起效并恢复，产生遗忘、镇痛、镇静作用，且对血流动力学或呼吸影响最小。它也可是水溶性的，对静脉和组织无刺激、无毒且很少有持久的副作用，与其他药物相互作用少，极少发生过敏反应。

2. 常用的麻醉诱导药物及其特性。比较其心血管效应。

- 依托咪酯是一种咪唑衍生物，选择性 γ- 氨基丁酸 A（GABA）$_A$ 受体调节剂，具有血流动力学稳定性。心排血量（cardiac output，CO）和心肌收缩力不受太大影响，仅有平均动脉压（mean arterial pressure，MAP）的轻度下降。副作用包括注射痛、恶心呕吐、肌阵挛、癫痫发作及肾上腺抑制。

- 丙泊酚是一种 GABA$_A$ 受体激动剂，与硫喷妥钠相比造成的 MAP 下降更为显著。这是由于动脉和静脉血管都扩张，压力感受器抑制（无反射性心动过速），并伴有心肌收缩力的轻微下降。它的用法是负荷剂量或静脉输注。

- 氯胺酮可抑制 N- 甲基 -D- 天冬氨酸（*N*-methyl-d-aspartate，NMDA）受体，产生分离麻醉及深度镇痛。它的本意是直接的心肌抑制，但其拟交感作用通常导致 CO、MAP 和心率（heart rate，HR）增加。

- 咪达唑仑是围术期应用的主要苯二氮䓬类药物。苯二氮䓬类药物通过激活和增强 GABA$_A$ 受体，具有抗焦虑，镇静、遗忘和高剂量意识丧失作用，咪达唑仑具有最小的心肌抑制作用。不会影响 MAP 或 CO，HR 可能会略有增加。

- 阿片类药物是吗啡样药物，用于镇痛和辅助诱导。大部分阿片类药物高剂量使用时有迷走神经阻滞作用，产生心动过缓。唯一的例外是哌替啶，具有拟交感神经作用，产生心动过速。MAP 降低可以继发于心动过缓，血管舒张，交感反应阻断和组胺的释放（尤其是吗啡和哌替啶）。总的来说，哌替啶在麻醉环境中已经失去了它的地位。除了一个例外——哌替啶 25 mg 经常用于治疗术后非低体温引起的寒战。

大剂量多种类的诱导剂和镇静药物可能会造成血流动力学的不良影响。因此，更好的技术为使用较小剂量的多种药物。这被称为**平衡麻醉**，即利用这些药物协同作用的优点，同时最大限度地减少潜在的不利影响。肌松药通常也是平衡麻醉的一部分。静脉麻醉药的作用通过再分配而不是代谢来终止（表 12-1 和表 12-2）。

表 12-1　麻醉诱导和镇静的剂量指南 *

药物	分类	诱导剂量	镇静剂量
硫喷妥钠	巴比妥类	3 ~ 6 mg/kg IV	0.5 ~ 1.5 mg/kg IV
氯胺酮	苯环己哌啶衍生物	1 ~ 2 mg/kg IV 2 ~ 4 mg/kg IM	0.2 ~ 0.5 mg/kg IV
依托咪酯	咪唑衍生物	0.2 ~ 0.5 mg/kg IV	不恰当使用
丙泊酚	取代苯酚类	1 ~ 2.5 mg/kg IV 推注 50 ~ 200 μg/（kg·min）输注	25 ~ 100 μg/（kg·min）IV
咪达唑仑	苯二氮䓬类	0.1 ~ 0.4 mg/kg IV	0.01 ~ 0.1 mg/kg IV

IM，肌内注射；IV，静脉注射。
* 药物的剂量应根据血管内容量状况、合并症及其他药物使用情况进行调整

表 12-2　诱导药物的心血管作用

药物	MAP	HR	SVR	CO	收缩力	静脉舒张
氯胺酮	++	++	+	+	+或－ *	0
咪达唑仑	0 ~ －	0 ~ +	0 ~ －	0 ~ －	0 ~ －	+
丙泊酚	－	+	－	0	－	+
依托咪酯	0	0	0	0	0	0

CO，心排血量；HR，心率；MAP，平均动脉压；SVR，全身血管阻力；++，显著增加；+，增加；0，无影响；－，减少。
* 氯胺酮的作用取决于患者的儿茶酚胺水平

3. 描述丙泊酚的特性。

二异丙基，或丙泊酚，是得到广泛使用的静脉麻醉药。它可单次给予负荷剂量或静脉持续给药。其对血流动力学的影响前文已描述。在丙泊酚乳剂中使用了豆油、卵磷脂和甘油等脂溶性物质。这些药物很容易发生细菌感染，需要无菌操作并在几个小时内给予，以避免发生感染。

4. 诱导剂如何影响呼吸驱动力？

所有的静脉诱导剂，除氯胺酮，都会产生剂量依赖性的呼吸抑制，表现为潮气量减少、分钟通气量下降、降低对缺氧的反应，以及二氧化碳反应曲线右移，最终导致通气不足或窒息。

5. 描述氯胺酮的特性。

氯胺酮是一种 NMDA 受体拮抗剂，化学结构与苯环己哌啶相似，引起

剂量依赖性的游离态和意识丧失。它是一种强效镇痛药，但其遗忘作用弱。对苯二氮䓬类药物并行管理可减少感官不良反应的发生。

氯胺酮可引起中枢介导的交感输出增加，导致心动过速，增加 CO，增加 MAP。然而，氯胺酮具有直接的心肌抑制作用，往往不表现出压倒性的交感神经兴奋反应。因此，在儿茶酚胺耗竭状态，心肌抑制作用会显现。氯胺酮是患者处于如休克、显著的低血容量和心脏压塞时理想的诱导药物。

作用特性包括支气管扩张和保持充分自主呼吸；副作用有脑血流量和脑代谢率增加、口腔分泌物增加和异常精神反应。

6. 依托咪酯在危重患者中的使用。

依托咪酯剂量依赖性地在皮质醇合成途径中抑制 11-β-酪氨酸羟化酶，从而导致肾上腺抑制。临床上在危重患者和那些与感染性休克的麻醉中，甚至仅在接受单次依托咪酯给药后，也显示了显著的肾上腺抑制，增加了发病率和死亡率。然而，它的血流动力学稳定性使它成为休克患者理想的诱导剂。氢化可的松能减轻依托咪酯在这些患者的交感抑制作用，但研究结果是矛盾的。

要点：静脉麻醉药和苯二氮䓬类药物

1. 静脉麻醉药的适宜剂量需要综合考虑血管内容量状况、合并症、年龄和长期药物使用。
2. 苯二氮䓬类药物和阿片类药物与静脉诱导剂有协同作用，使用时需要调整剂量。
3. 不存在增高颅内压的风险时，氯胺酮对低血容量性创伤患者是最好的诱导剂。也适用于支气管痉挛活动期的患者。
4. 丙泊酚是所有诱导剂中最不易导致恶心呕吐的。
5. 静脉麻醉药作用的终止是通过再分布，而不是转化和分解。

---

7. 描述丙泊酚输注综合征（propofol infusion syndrome，PRIS）。

PRIS 首次在 1990 年被描述，危重病患者长时间接受大剂量丙泊酚输注[高于 4 mg/（kg·h）超过 48 小时]。成人重症监护发病率为 1.1%，发生时间中位数为 3 天。危险因素包括严重的头部损伤、脓毒症、高水平外源性或内源性儿茶酚胺和糖皮质激素、低碳水化合物到高脂饮食，以及天生的脂肪酸氧化障碍。危重患儿风险最高。常见的临床表现包括新发的代谢性酸中毒和心功能不全。其他表现包括横纹肌溶解，肾衰竭，高三酰甘油血症，有死亡的可能。PRIS 被认为是继发于线粒体氧化磷酸化和游离脂肪酸的利用障碍，导致乳酸性酸中毒和心肌坏死。目前丙泊酚在儿科 ICU 中未被批准用于镇静，在成人无常规肌酸激酶、乳酸和甘油三酯监测时也不应该使用。

8. 丙泊酚的禁用证是什么？

丙泊酚不溶于水，因此它的溶剂由大豆油和鸡蛋卵磷脂组成，因而对鸡蛋和豆类产品过敏的患者不宜接受这种药物。丙泊酚能穿过胎盘，可能与新生儿抑郁有关。它具有心脏抑制作用；因此在心肌疾病患者及低血容量患者身上可能不理想。最后在脂质代谢疾病如原发性高脂血症、糖尿病高脂血症和胰腺炎的患者中使用需要仔细考虑。

9. 对于一位 47 岁顶叶肿瘤的健康男性患者，即将行开颅肿瘤切除术，理想的麻醉诱导药是什么？

　　丙泊酚可维持脑灌注压但不增加脑血流。氯胺酮因可增加脑血流量、脑代谢率（$CRMO_2$）和颅内压，应该避免用于该类患者。

10. 苯二氮䓬类药物的作用机制。

　　GABA 是中枢神经系统主要的抑制性神经递质，其受体在突触后神经末梢。GABA 受体由两个 α 亚基和两个 β 亚基构成。它的 α 亚基为苯二氮䓬类药物的结合位点，β 亚基为 GABA 的结合位点，一个氯离子通道位于中心。

　　苯二氮䓬类药物通过增强 GABA 与其受体的结合产生影响。GABA 激活氯离子通道，超极化神经元，从而抑制它。

　　苯二氮䓬类药物在肝中的代谢为微粒体氧化和葡萄糖醛酸化，在中老年人中使用应谨慎。它的效力、起效和作用时间取决于其脂溶性。它是通过快速分布到血管丰富的大脑而起作用的。当药物重新分配到身体的其他部分时作用终止。

11. 苯二氮䓬类药物如何经静脉给药？

- **咪达唑仑**是脂溶性的，因此具有最快的起效速度和最短的作用时间。与其他的苯二氮䓬类药物不同，咪达唑仑兼具脂溶性和水溶性，因此可制成不含可引起疼痛的溶剂丙二醇的制剂。它有单一的代谢物，具有最小的活性。这是迄今为止用于围术期最常见的药物。
- **地西泮**起效稍慢一些。它有一个较长的消除半衰期和两种活性代谢物，可以延长镇静。
- **劳拉西泮**脂溶性最差，因此起效最慢，作用持续时间长。它也有一个长的消除半衰期。

12. 如何处理苯二氮䓬类药物引起的过度镇静？

　　第一处理原则是持续提供支持性治疗。开放气道，如果需要则进行面罩通气；同时评估循环状况。其次，合理使用苯二氮䓬受体拮抗剂氟马西尼。氟马西尼以剂量依赖性方式竞争性抑制、逆转镇静和呼吸抑制。起效时间在 1 ～ 3 分钟内迅速达到峰值。应当以 0.2 mg 每次静脉滴定注射，3 mg 为最大剂量。在有癫痫或苯二氮䓬类药物使用史的患者身上应该谨慎使用。

13. 你需要告诉监测患者的护士氟马西尼有什么可能的副作用？

咪达唑仑的消除半衰期为 2 ～ 3 小时，而氟马西尼的消除半衰期为 1 小时，所以有再镇静风险。氟马西尼可重复或持续输注，剂量为 0.5 ～ 1 mg/h。

推荐阅读

Annane D: ICU physicians should abandon the use of etomidate! Intensive Care Med 31:325–326, 2005.
Bloomfield R, Noble DW: Etomidate and fatal outcome—even a single bolus dose may be detrimental for some patients, Br J Anaesth 97:116–117, 2006.
Wong JM: Propofol infusion syndrome, Am J Ther 17:487–491, 2010.

肌肉松弛药和肌松监测

James C. Duke，MD，MBA

田雪 译 赵红 校

1. 简述神经肌肉接头的解剖。

运动神经元分支在末端脱髓鞘后，与肌肉表面交界处近距离接触。在运动神经元的最远端，可以发现含有神经递质乙酰胆碱（acetylcholine，Ach）的囊泡。神经元末梢和肌肉表面由松散的蛋白质纤维相连接，此空间被称为突触间隙。突触间隙中充满了细胞外液和乙酰胆碱酯酶，这种酶负责代谢乙酰胆碱。突触后肌膜是高度特异性和内陷的，在这些折叠的细胞膜中富含乙酰胆碱受体（图 13-1）。

2. 乙酰胆碱受体的结构是什么?

乙酰胆碱受体存在于运动细胞膜内，由五个糖蛋白亚单位构成：两个 α、一个 β、δ 和 ε 亚单位。这些亚单位排成圆筒状，圆筒的中心是一个离子通道。乙酰胆碱结合于 α 亚基。

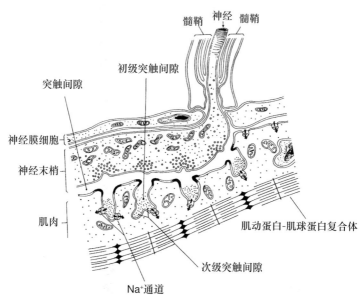

图 13-1 神经肌肉接头（From Kandel ER，Schwartz JH，Jessel TM，editors：*Principles of neural science*，ed 3，New York，1991，Elsevier，p 136.）

3. 列出神经肌肉传导中乙酰胆碱受体的所有位点。

乙酰胆碱受体分布于以下几个位点：

- 每个神经肌肉接头（neuromuscular junction，NMJ）上约有500万乙酰胆碱受体位于突触后膜。
- 存在于突触前受体，并影响乙酰胆碱的释放。突触前和突触后受体对乙酰胆碱的亲和力不同。
- 接头外受体分布在骨骼肌中，由于其合成被正常神经活动抑制，因此数量相对较少。在骨骼肌受损或神经损伤的情况下，这些受体的表达增加。

4. 何时、何处有不安全的琥珀胆碱（succinylcholine，SCH）受体？SCH对接头外受体的作用是什么？

去神经化状态会上调NMJ。去神经化的病理状态包括，上、下运动神经元病、卒中、长期使用肌肉松弛药（肌松药）或制动、烧伤和严重感染。这些情况下，接头外受体对琥珀酰胆碱很敏感，会出现严重的不可控制的高钾血症和严重的心律失常，甚至需要心肺复苏。

5. 回顾正常神经肌肉传导的步骤。

神经动作电位被传递时，神经末梢出现去极化。

乙酰胆碱由神经末梢的储存囊泡释放，释放出足够的乙酰胆碱，与50万个受体相结合。

乙酰胆碱分子在突触后膜与乙酰胆碱受体 α 亚单位结合，产生构象变化并开放受体通道。除非两个 α 受体均被乙酰胆碱结合，否则受体不开放（非去极化肌松药竞争性拮抗的基础）。

钠和钙通过开放的受体通道产生终板电位。

当 5%～20% 的受体通道开放，达到阈值电位时，即产生肌肉动作电位（muscle action potential，MAP）。

MAP沿肌膜的传播导致肌肉收缩。

突触间隙内乙酰胆碱酯酶（真性胆碱酯酶）迅速将乙酰胆碱水解，使NMJ恢复至非去极化、静息状态，乙酰胆碱受体通道关闭。

6. 使用肌松药的益处和风险是什么？

这些药物干扰正常的神经肌肉传递，麻痹肌肉，可用于气管插管、辅助机械通气，并优化手术条件。偶尔也用来减少呼吸的代谢需求，治疗颅内压升高。由于肌松药会麻痹所有的呼吸肌，在非插管患者身上使用肌松药非常危险，因此看护者需要接受气道管理培训。

7. 肌松药的分类。

- 去极化肌松药：SCH是两个乙酰胆碱分子结合在一起，在NMJ竞争性激动受体，是唯一临床上可用的去极化肌松药。SCH与乙酰胆

碱受体 α 亚单位结合，结合后，SCH 可以打开离子通道，使终板去极化。虽然 SCH 与乙酰胆碱类似，只是短暂与受体结合，但它在突触间隙中不被胆碱酯酶水解。事实上，SCH 分子可能会与受体分子反复进行分离和再结合。SCH 必须扩散到血浆中，被血浆中的血浆或假性胆碱酯酶分解消除，从体内清除的时间即是精确的作用时间。

- 非去极化肌松药：这些药物在突触后膜与乙酰胆碱竞争性拮抗。它们只需要结合两个 α 亚基其中的一个，即可防止离子通道开放。临床上有许多非竞争性拮抗剂。

8. 使用 SCH 的适应证是什么？

SCH 是目前可用的所有神经肌肉阻滞剂中起效和终止最快的。其起效时间为 60 ～ 90 秒，效果持续时间仅为 5 ～ 10 分钟。当患者为饱胃，有胃内容物吸入风险时，需要优先考虑迅速麻痹肌肉和气道控制，通常选择 SCH。（给予大剂量罗库溴铵时，起效时间可以媲美 SCH，但罗库溴铵效果持续时间长，因此禁用于可能发生通气困难或插管困难的患者）。有饱胃风险的患者包括合并糖尿病、食管裂孔疝、肥胖、妊娠、严重疼痛、肠梗阻和创伤。

9. 如果 SCH 起效如此迅速并可预测，为什么不全部使用 SCH 呢？

因为 SCH 有许多副作用：

- SCH 刺激烟碱和毒蕈碱胆能受体。刺激窦房结毒蕈碱受体的结果是导致许多缓慢性心律失常，包括窦性心动过缓、房室交界心律、室性逸搏和心搏骤停。
- SCH 可触发恶性高热。
- 受体长期暴露于 SCH 的结果是，持续的受体通道开放和离子流，称为**Ⅱ相或脱敏阻滞**。SCH 代谢完之前不可能进行正常的去极化 / 复极化。
- 手术后患者很快活动，而 SCH 发挥肌松作用时导致的肌肉收缩（肌束震颤）会出现使患者出现肌痛。在 SCH 之前给予亚剂量的非去极化肌松药是否能够有效减少疼痛，仍是一个有争议的问题。
- SCH 增加颅内压（intracranial pressure，ICP）。病因尚不完全清楚，但是在 SCH 前给予亚剂量非去极化肌松药可降低 ICP 的升高；因此，肌束震颤也许是 ICP 增高的原因。
- 由于有未成熟接头外受体的存在，使用 SCH 可以导致严重的高钾血症和恶性室性心律失常。接头外受体通常被肌肉活性抑制，而任何降低运动神经活性的情况，都会导致这些受体表达增加。例如，脊髓和神经损伤、上、下运动神经元病、闭合性颅脑损伤、烧伤、神经肌肉疾病，甚至长期制动。

- SCH 增加眼压（intraocular pressure，IOP）。具有开放性眼外伤患者使用 SCH 理论上有风险（如挤出眼内容物）。然而，眼压的增加幅度很小，从临床角度来看，并没有观察到眼内容物被挤出的情况。当然，如果使用非去极化药物而非 SCH，并在患者达到最佳气管插管条件前插管，气管导管导致的咳嗽（称为呛咳）可明显增加眼压，患者亦有眼内容物被挤出的风险。

10. 终末期肾病（end-stage renal disease，ESRD）患者能否安全使用 SCH？高钾血症的定义。

高钾血症是定义为 K > 5.5 mEq/L。一般来说，SCH 使血清钾增加 0.5 ～ 1.0 mEq/L。SCH 介导的高钾血症与 ESRD 无关。此外，ESRD 患者习惯于血清钾的涨落，尤其是当他们定期进行血液透析治疗时。ESRD 患者中，与急性血清钾上升相关的心律失常并不常见，因此在 ESRD 患者使用 SCH 是安全的。

11. 成熟和未成熟的乙酰胆碱受体有何不同？

成熟的乙酰胆碱受体也被称为神经支配或 ε 受体（因为在乙酰胆碱受体中有 ε 亚基）。他们聚集在 NMJ，负责正常的神经肌肉活动。不成熟的受体，被称为胎儿、接头外或 γ 受体。与成熟受体的区别是，他们在胎儿发育过程中表达，且被神经肌肉的正常活动抑制，分散在肌膜上而不是局限在 NMJ，受体内有 γ 亚基，而不是 ε 亚基。成熟受体的半衰期约为 2 周，而未成熟受体的半衰期小于 24 小时。在乙酰胆碱或 SCH 存在时，未成熟受体更容易去极化，更容易释放钾。另外，一旦去极化，未成熟的受体倾向于保持更长的开放时间。在去神经损伤、烧伤和类似情况时，会出现不成熟受体的上调，从而增加 SCH 出现高钾血症的风险。

12. 区分定性和定量假性胆碱酯酶缺乏。

假性胆碱酯酶在肝中产生并在血浆中循环。定量胆碱酯酶缺乏出现在肝病、妊娠、恶性肿瘤、营养不良、胶原血管病和甲状腺功能减退症；会稍微延长 SCH 阻滞的持续时间。实际上，SCH 持续时间增加在临床上可能没那么重要。

也可能存在假性胆碱酯酶定性缺乏（如酶的活性受损）。这些都是遗传性疾病，可以杂合子或纯合子形式存在。最常见的是抗地布卡因胆碱酯酶缺乏，具有特征性的实验室检查特点。添加地布卡因到血清中，将抑制 80% 的血浆胆碱酯酶，而非典型血浆胆碱酯酶仅被抑制 20%。因此，一个假性胆碱酯酶正常的患者对应地布卡因值为 80。如果一个患者地布卡因值为 40 ～ 60，该患者为非典型胆碱酯酶杂合子，表现为 SCH 阻滞时间轻度延长，不影响临床应用。如果患者地布卡因值为 20，则该患者是非典型血浆胆碱酯酶纯合子，SCH 阻滞会显著延长。

13. 回顾非去极化肌松药的特性。

　　非去极化肌松药是作用于 NMJ 的竞争性拮抗剂，按其作用时间分类（短、中、长效）。它们的剂量、起效和持续时间见表 13-1。

14. 简述非去极化神经肌肉阻滞剂的代谢。

- 氨基类固醇肌松药（如泮库溴铵、维库溴铵、哌库溴铵、罗库溴铵）在肝中双乙酰化，在肝功能障碍的情况下作用时间延长。维库溴铵和罗库溴铵也显著通过胆汁排泄，肝外胆道梗阻时其作用时间延长。
- 具有显著肾排泄途径的肌松药包括筒箭毒碱、甲筒箭毒、多沙氯铵、泮库溴铵和哌库溴铵。
- 阿曲库铵很特殊，可在生理温度和 pH 下（霍夫曼消除）自发降解，亦可被酯水解，因此它是肝或肾功能受损患者的理想药物。
- 美维库铵，像 SCH 一样是被假性胆碱酯酶代谢的。

15. 描述常见非去极化神经肌肉阻滞剂的副作用。

　　组胺释放在筒箭毒碱中最显著，美维库铵、阿曲库铵和多沙氯铵也可出现。组胺释放量通常是剂量相关。顺阿曲库铵似乎并没有引起明显的组胺释放。心动过速通常是泮库溴铵的副作用，这是由于神经节刺激及迷走神经撕脱。

16. 增强肌松药作用的药物。

- 挥发性麻醉药对中枢神经系统产生抑制，增加流向肌肉的血液（和肌松药分子向肌肉运输），使接头后膜脱敏。

表 13-1　非去极化肌松药的性能				
肌松药	ED_{95}* （mg/kg）	插管剂量（mg/kg）	插管剂量起效时间（分钟）	作用时间 †（分钟）
短效				
美维库铵	0.08	0.2	1 ～ 1.5	15 ～ 20
罗库溴铵	0.3	0.6	2 ～ 3	30
中效				
罗库溴铵 ‡	0.3	1.2	1	60
维库溴铵	0.05	0.15 ～ 0.2	1.5	60
阿曲库铵	0.23	0.75	1 ～ 1.5	45 ～ 60
顺式阿曲库铵 ‡	0.05	0.2	2	60 ～ 90
长效				
泮库溴铵	0.07	0.08 ～ 0.12	4 ～ 5	90
哌库溴铵	0.05	0.07 ～ 0.85	3 ～ 5	80 ～ 90
多沙氯铵	0.025	0.05 ～ 0.08	3 ～ 5	90 ～ 120

* 减少 95% 单次颤搐幅度的预期剂量。

† 作用时间按恢复对照 25% 颤搐来衡量。

‡ 罗库溴铵剂量为 1.2 mg/kg 时，起效时间类似琥珀胆碱，但持续时间明显延长

- 局部麻醉药影响接头前、接头后和运动细胞膜，抑制这些部位的正常功能。
- 钙通道和 β-肾上腺素能受体阻滞剂影响离子转运，但在 NMJ 没有重要临床意义。
- 抗生素，最明显的是氨基糖苷类，似乎有负面接头前和接头后作用。青霉素和头孢菌素类不影响肌松药活性。
- 镁抑制乙酰胆碱的释放和去极化作用，减少肌纤维兴奋性。锂也可加强神经肌肉阻滞。
- 长期使用类固醇可导致肌病，也对 NMJ 产生一些影响，特别是当肌松药已经使用了很长一段时间。
- 丹曲林直接抑制骨骼肌，破坏兴奋收缩耦联。

17. 哪些疾病状态可以增强神经肌肉阻滞剂的作用？

呼吸性酸中毒、代谢性碱中毒、低体温、低钾血症、高钙血症和高镁血症可能增强阻滞。肝或肾功能不全患者中，肌肉松弛药的作用时间亦延长。

18. 讨论神经刺激仪的重要特征。

神经刺激仪应能以 0.1 Hz（每 10 秒刺激 1 次）的频率发放单次刺激，2 Hz（每秒 2 次）的频率发放 4 个成串刺激（train of four，TOF），50 Hz 的频率发放强直刺激（每秒 50 次）。该刺激器的黑色电极带负电，红色电极带正电。黑色电极使细胞膜去极化，红色电极使细胞膜超极化。虽然不论刺激电极放置何处都能产生刺激，但最大颤搐发生于负电极放置在最临近神经的部位。

19. 罗列不同的刺激模式。

- 单颤搐刺激
- TOF 刺激
- 强直刺激
- 强直后易化和强直后计数
- 双重爆发刺激

20. 最简单的刺激模式是什么？

单颤搐刺激是最简单的刺激模式，它由间隔至少 10 秒的单颤搐脉冲组成，临床上应用较少。

21. 哪种模式最常用来评估阻滞程度？如何评估？

TOF 刺激是用来评估阻滞程度最常见的方式。4 个成串刺激是一串有 4 个频率为 2 Hz（每秒 2 次）的刺激（译者注：串间距为 10～12 秒，4 个成串刺激会引起 4 个肌颤搐，分别为 T1、T2、T3 和 T4，神经肌肉兴奋传递功能正常时，4 个肌颤搐的幅度应相等，即 T4/T1 接近 1）。当神经肌肉传递阻滞时，肌颤搐出现衰减，衰减顺序为 T4 到 T1。第四到第一个颤搐的比值（T4∶T1）常用来表示阻滞的程度。75%～80% 的受体被结合时 TOF 的 T4 消失，85% 受体被结合时 T3 消失，85%～90% 受体被结合时 T2 消失，90%～95% 受体被结合时 T1 消失。然而，有越来越多的证据表明，通过视觉或触觉评价 TOF 的反应，不能充分评估神经肌肉功能，因为已被多次证实，即使是有经验的从业者，主观 TOF 估计与真正的 TOF 衰减之间相关性很差。最近，有呼吁采取观察运动功能恢复的客观指标，如加速度肌动描计仪、应变仪监控和肌电图。

> **要点：肌肉松弛药**
> 1. 药物代谢比使用药物逆转（肌松拮抗剂）终止肌松作用更重要。
> 2. TOF 评估是非常主观的，已被多次证明低估了残余的肌松作用。
> 3. 对所有使用非去极化肌松药患者运用逆转药物可能是最佳方法。
> 4. 让虚弱的患者保留气管插管和呼吸支持直到患者恢复肌力。

22. 强直刺激是什么？

强直刺激由 50 Hz 或更高频率的重复、高频电刺激构成，肌颤搐会融合为强直收缩。而在强直刺激后，如果没有肌肉收缩，称为强直后衰减，是残余肌松作用的敏感指标。实际上，强直刺激使突触前膜释放乙酰胆碱，降低对进一步神经刺激的反应性，这种不反应的时间可长达 30 分钟，会导致过长估计神经肌肉阻滞的时间。强直刺激是非常疼痛的刺激。

23. 解释强直后易化和强直后计数。

在神经肌肉阻滞程度较深时（当对 TOF 刺激无反应时）应用，可以扩展我们的监控范围。这种刺激可以提示，肌肉何时可以恢复对单次刺激的肌颤搐，以及何时进行阻滞的逆转。首先是单次持续 5 秒的 50 Hz 强直刺激，之后 3 秒钟内重复 1 Hz 的单次颤搐，观察单次刺激时出现的肌颤搐次数。强直后肌颤搐的次数，与神经阻滞程度成反比。

24. 什么是双重爆发刺激？

对于小程度残留神经肌肉阻滞的探测，双重爆发刺激似乎比 TOF 更为敏感。双重爆发刺激是两串间距 750 ms、3 个波宽为 0.2 ms 的 50 Hz 强直刺激。双重爆发刺激的反应幅度是 TOF 颤搐的三倍，因此更容易检测到阻滞程度的衰减。

25. 加速度肌动描记仪是什么？

有人担心，传统的依赖视觉和触觉的定性评价，如 TOF 刺激和抬头 5 秒法是不够有效的，不能对所有的神经肌肉阻滞残留进行定量评估。操作理念是，力与加速度成正比，因此在 TOF 刺激时测得的加速度应该与肌力成正比。通常认为，与 TOF 刺激相比较，加速度肌动描记仪能提供相对较多的定量信息，同时越来越多的证据表明，应常规使用加速度肌动描记仪，可以减少残留肌无力和术后不良事件的风险。

26. 可以选择哪些神经进行刺激？

任何表浅且容易探及的神经都能使用，但最常见的是刺激尺神经，可观察拇指的拇收肌收缩。面神经的眼支也能刺激，监测眼轮匝肌的收缩。刺激腓骨头处腓总神经可看到踝关节背屈。刺激踝关节胫后神经的反应是大脚趾的跖屈。

27. 非去极化阻滞时，对不同刺激模式的反应特点是什么？

- 重复刺激（TOF 或强直）会引起与肌肉反应的衰减。
- 强直刺激后，后续的刺激反应增加（强直后易化）。这可能是由于增加了突触前 Ach 的释放或增加终板的敏感性（图 13-2）。

28. 去极化肌松药（SCH）阻滞时，对各种刺激形式的反应特点。

单颤搐刺激、TOF、强直刺激的振幅在任何程度阻滞时均下降。缺乏 TOF 和强直刺激后的衰减，并且缺乏强直后易化。脱敏或 Ⅱ 相阻滞可能与长期 SCH 暴露有关。Ⅱ 相阻滞与非去极化阻滞具有相同的颤搐特性（图 13-3）。

29. 为了满足外科手术条件，根据神经刺激，什么是充分的肌肉松弛？

充分的肌松是，TOF 刺激时有一至两个抽搐存在，与单颤搐 80% 抑制相对应。然而，挥发性麻醉药、其他药物和患者的身体状态都会影响肌松强度。在这些条件下，轻度的阻滞就可达到满意的肌松效果。对于非麻醉专业人士，很难发现肌松程度的差异。

30. 如何拮抗肌松？

拮抗的机制可能是竞争性激动神经肌肉接头，即使用乙酰胆碱酯酶抑制剂减少乙酰胆碱在神经肌肉接头处的代谢，增加乙酰胆碱的浓度。另外，肌松药可能向远离其作用部位的方向迁移，这表明有一个浓度梯

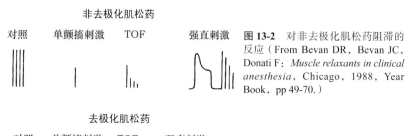

非去极化肌松药

对照　　单颤搐刺激　　TOF　　　　强直刺激

图 13-2 对非去极化肌松药阻滞的反应（From Bevan DR，Bevan JC，Donati F：*Muscle relaxants in clinical anesthesia*，Chicago，1988，Year Book, pp 49-70.）

去极化肌松药

对照　　单颤搐刺激　　TOF　　　　强直刺激

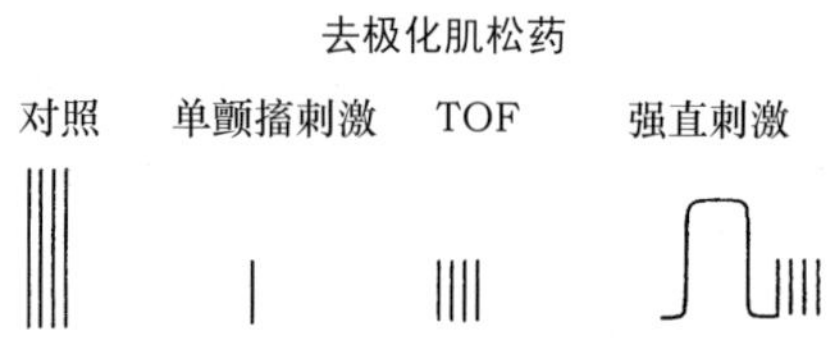

图 13-3 对去极化肌松药阻滞的反应（From Bevan DR，Bevan JC，Donati F：*Muscle relaxants in clinical anesthesia*，Chicago，1988，Year Book, pp 49-70.）

度。这种浓度梯度是通过肌松药代谢产生的。临床实践中出现了与肌松药分子选择性结合的药物，第一个能够广泛应用的这类药物是舒更葡糖（sugammadex）。

31. 简述舒更葡糖的性质。

舒更葡糖是改良环糊精，可以与甾体类肌松药结合成异常紧密的水溶性复合物（罗库溴铵＞维库溴铵＞＞泮库溴铵）。环糊精分子为面包圈状；粗略地说，肌松药被绑定在圈内，解离率很低。肌松药分子与舒更葡糖结合后，将与 NMJ 形成一个肌松药的浓度梯度。其作用效能与肾脏对环糊精复合物的排泄无关，舒更葡糖似乎没有副作用，对乙酰胆碱酯酶或任何其他胆碱能受体均无作用。

32. 舒更葡糖将如何改变麻醉实践？

SCH 快速建立气道的作用仍有争议，因为 SCH 有很多副作用。肌松药的研发和创新并没有产生一种理想的去极化肌松药，即起效迅速、持续时间短，且无令人担忧的副作用。而舒更葡糖则提供了另一种选择。如果允许麻醉医生给予快速起效剂量（1.2 mg/kg）的罗库溴铵，舒更葡糖可通过与循环中的肌松药紧密结合，产生快速的拮抗作用，从而提供有效的药物拮抗途径。事实上，在罗库溴铵后使用舒更葡糖，其起效-失效过程比琥珀酰胆碱（1 mg/kg）更短，而且不需要使用抗胆碱酯酶药物。最后，值得一提的是，术后消除残余肌松的作用有明确的临床益处。舒更葡糖没有毒蕈碱作用。它对氨基甾体肌肉松弛剂有效而对苄基异喹啉无效。

33. 探讨根据神经刺激拮抗神经肌肉阻滞的恰当时机

终止肌松效果最好的方法是控制使用的肌松剂量，并允许其能被完全代谢。谨记，肌松分子只需占据一个突触后受体 α 亚基，即可抑制其功能，而需要两个乙酰胆碱分子才能激活受体；因此，尽管非去极化肌松药是竞争性拮抗剂，受体动力学更青睐肌松药。这说明，TOF 刺激至少有一个抽搐时，才能逆转神经肌肉阻滞。然而此时阻滞程度仍然很深，临床医生应该密切监测患者肌力恢复不完全的指征。逆转时 TOF 越强就越好。需要记住强直刺激会导致高估 TOF。

34. 简述常用于拮抗非去极化阻滞的乙酰胆碱酯酶抑制剂。

乙酰胆碱酯酶抑制剂阻止乙酰胆碱酯酶的降解，增加在神经肌肉接头处乙酰胆碱的数量。围术期常使用新斯的明 25 ～ 70 mcg/kg，依酚溴铵 0.5 ～ 1 mg/kg 来进行拮抗。依酚溴铵刺激突触前膜使乙酰胆碱的释放增加。这些药物中含有带正电荷的季铵基团，为水溶性，经肾脏排泄。

35. 乙酰胆碱酯酶的主要副作用。

增加在 NMJ（一种烟碱受体）处可用的乙酰胆碱也会刺激毒蕈碱胆

碱能受体。需要注意的是对心脏传导的影响。无对抗的毒蕈碱作用破坏窦房结传导，导致窦性心动过缓、交界性节律，在极端情况下，造成心搏停止。为了防止毒蕈碱作用，抗胆碱药物常与乙酰胆碱酯酶合用。格隆溴铵 $7 \sim 15 \mu g/kg$ 常与新斯的明合用，而阿托品 $7 \sim 10 \mu g/kg$ 常与依酚溴铵合用，可使抗胆碱能活性与乙酰胆碱酯酶抑制作用起效时间一致。

36. 所有使用非去极化肌松药的患者都需进行拮抗吗？

越来越多的证据表明，即使患者只接受了一次剂量的中效非去极化肌松药，残余肌松作用和虚弱仍频繁发生。应用单次剂量 2 小时后仍能注意到这些残余影响。正如前面所讨论的，问题的部分原因似乎是对 TOF 全部恢复的主观误读。现在看来，对所有患者进行常规拮抗可能是一个谨慎的做法。舒更葡糖如何改变麻醉实践尚有待讨论。

37. 肌力充分恢复的临床表现。

见表 13-2。

38. 神经肌肉阻滞药物拮抗后再次出现无力时，应该考虑哪些因素？

- 是否已经达到逆转峰效应的时间？
- 是否阻滞太彻底而不可能逆转？
- 你的颤搐监测仪器工作正常吗？导联放置是否正确？
- 体温、酸碱状态和电解质状态正常吗？
- 低温可增强神经肌肉阻滞，其他因素还有酸中毒、低钾血症、低血钙和高镁血症。患者是否使用了增强神经肌肉阻滞的药物？
- 患者的肾功能和肝功能如何？
- 更重要的是，如果患者肌力弱，不要拔管。时间通常能解决这些问题。

表 13-2　神经肌肉功能恢复试验		
试验	**结果**	**结合受体百分比**
潮气量	> 5 ml/kg	80
单次颤搐	回到基线	$75 \sim 80$
4 个成串刺激	无衰减	$70 \sim 75$
持续强直（50 Hz，5 秒）	无衰减	70
肺活量	> 20 ml/kg	70
双重爆发刺激	无衰减	$60 \sim 70$
持续强直（100 Hz，5 秒）	无衰减	50
吸气力量	> -40 cm H_2O	50
抬头	持续 5 秒	50
握力	回到基线	50
咬力	持续紧咬压舌板	50

推荐阅读

Fagerlund MJ, Eriksson LI: Current concepts in neuromuscular transmission, Br J Anesth 103:108–114, 2009.

Hemmerling TM, Le N: Brief review: Neuromuscular monitoring: an update for clinician, Can J Anaesth 54:58–72, 2007.

Hirsch NP: Neuromuscular junction in health and disease, Br J Anaesth 99:132–138, 2007.

Martyn JAJ, Richtsfeld M: Succinylcholine-induced hyperkalemia in acquired pathologic states, Anesthesiology 104:158–169, 2006.

Murphy GS, Szokol JW, Marymont JH, et al: Intraoperative acceleromyographic monitoring reduces the risk of residual neuromuscular blockade and adverse respiratory events in the postanesthesia care unit, Anesthesiology 109:363–364, 2008.

Naguib M: Sugammadex: Another milestone in clinical neuromuscular pharmacology, Anesth Analg 104:575–581, 2007.

Schow AJ, Lubarsky DA, Olson RP, et al: Can succinylcholine be used safely in hyperkalemic states? Anesth Analg 95:119–122, 2002.

第14章　局部麻醉药

Sunil Kumar、MD、and James C. Duke、MD、MBA

田雪　译　赵红　校

1. 局部麻醉药在麻醉学实践中作用如何？

　　因局部麻醉药（局麻药）可逆地阻断神经传导，在外科手术时常用来进行区域麻醉，并在疼痛剧烈的手术后进行术后镇痛。静脉注射局麻药可抑制气管插管引起的升压反应、减少插管和拔管期间咳嗽，并具有抗心律失常作用。

2. 局麻药如何分类？

- 酯类：酯类局麻药，其中间链形成芳香基和胺基团之间的酯键。常用的酯类局麻药包括普鲁卡因、氯普鲁卡因、可卡因和丁卡因（图14-1）。
- 酰胺类：酰胺局麻药中芳香基和胺基之间的中间链是酰胺键。常用的酰胺类麻醉药包括利多卡因、丙胺卡因、甲哌卡因、布比卡因、左布比卡因、罗哌卡因和依替卡因。

3. 局麻药如何代谢？

　　酯类主要由血浆中的拟胆碱酯酶水解。酰胺类主要在肝进行生物转化。肺也可以从循环中吸收利多卡因、丙胺卡因和布比卡因。氯普鲁卡因在血液中会迅速水解，因此是最不可能在血中浓度持续升高的。酯类在非典型胆碱酯酶、严重肝疾病患者，以及新生儿有毒性风险。肝病、充血性心力衰竭或全麻致肝血流量减少的患者，酰胺类局麻药的代谢可能减慢。

4. 神经细胞是如何传导冲动的？

　　冲动的传递依赖于通过神经膜的电压梯度，而这又取决于钠和钾离子的运动。一个足够强度的刺激会导致膜电位变化（从－90 mV到－60 mV），随后神经去极化并传递冲动。去极化是钠离子从细胞外流入到细胞内引起的。复极由细胞内钾离子外流到细胞外引起。神经细胞膜动作电位完成后

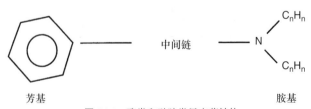

芳基　　中间链　　N　　胺基

图14-1　酯类和酰胺类局麻药结构

钠钾泵恢复平衡。

5. 局部麻醉药的作用机制是什么？

药物作用的级联事件（图 14-2）如下：

- 以非电离形式（碱基）在神经鞘和膜之间扩散。
- 在轴浆基位置达到碱基和阳离子之间的再平衡。
- 阳离子在钠通道内与受体部位结合，导致通道被阻断，从而抑制钠传导。

6. 患者说他在一次拔牙中被告知对奴佛卡因（普鲁卡因）过敏。你是否应该对其避免使用局部麻醉药？

可能不需要避免使用局麻药。尽管经常使用局部麻醉剂，但对局部麻醉药过敏是罕见的。小于 1% 的不良反应是真正的局部麻醉药过敏反应。大多数被称为过敏的反应可能是下列之一：血管迷走反应、全身毒性或肾上腺素的全身影响。真正提示过敏的是皮疹、支气管痉挛、喉头水肿、低血压、血清胰蛋白酶升高和皮内试验阳性。

酯类局麻药产生氨基苯甲酸酯相关的代谢物，比酰胺类局部麻醉药更容易产生过敏反应。使用局部麻醉药后的过敏反应，可以是由局部麻醉药制剂中的羟基苯甲酸甲酯及其他防腐剂引起的。局部麻醉药种类间无交叉敏感性。因此，已知对酯类局麻药过敏的患者可以接受酰胺类局麻药。需要注意的是，如果患者对防腐剂过敏，则可能对这两类药物都过敏。

7. 局麻药效力的决定因素？

溶解度越大，效力越大（表 14-1）。这种关系在孤立的神经更清楚，而

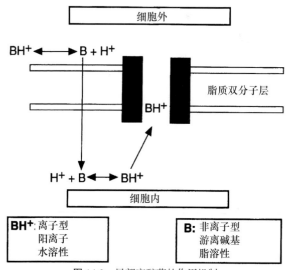

图 14-2 局部麻醉药的作用机制

表 14-1　局麻药效能

药名	脂溶性	相对效价	蛋白结合力（%）	作用时间	pKa	起效时间
普鲁卡因	＜1	1	5	短	8.9	慢
氯普鲁卡因	＞1	3	—	短	8.7	很快
甲哌卡因	1	1.5	75	中	7.7	快
利多卡因	3	2	65	中	7.9	快
布比卡因	28	8	95	长	8.1	中度
丁卡因	80	8	85	长	8.5	慢
罗哌卡因	14	8	94	长	8.1	中度

临床条件下则不那么明显，这是由于各种因素，如对各种局部麻醉药的反应、血管扩张和组织分布等影响局麻药作用时间。例如，脂溶性高的依替卡因在分离的神经上可造成深度阻滞。然而，在临床硬膜外使用时，相同剂量的依替卡因被隔离在硬膜外脂肪中，使可供神经阻滞的药量减少。

8. 影响局部麻醉药持续时间的因素是什么？

蛋白质结合力越大，作用时间越长。作用持续时间也受局部麻醉药的外周血管效应影响。例如，利多卡因、丙胺卡因和甲哌卡因，在孤立的神经上作用持续时间相仿。然而，利多卡因是一种更强效的血管扩张剂，增加药物的吸收和代谢，从而导致临床阻滞时间比丙胺卡因或甲哌卡因短。

9. 什么决定了局部麻醉药的起效时间？

电离度：局麻药物的 pKa 与组织的 pH 值越接近，起效时间会更快速。pKa 的定义是电离状态和非电离状态浓度相同时的 pH 值。因为所有的局麻药都是弱碱性，pKa 接近生理 pH（7.4）的局麻药，将会有更多非电离的脂溶性分子。在生理 pH 值下，小于 50% 的药物以非电离形式存在。如前所述，非电离形式必须跨越轴突膜启动神经阻滞。通过使用更高浓度的局部麻醉药和碳酸化麻醉药，调整局部 pH 值，可以缩短局部麻醉的潜伏期。

10. 外周神经阻滞中麻醉是如何起效的？

传导阻滞从最外层（外套膜）进展到最内层（核心）神经束。总的来说，外套膜纤维支配近端结构，核心纤维支配远端结构。这使得近端区域先被阻滞，如果运动纤维更靠近外周，则肌力减弱先于感觉阻滞。

11. 各种局麻药的最大安全剂量是多少？

见表 14-2。

12. 哪些区域阻滞局麻药的全身血管吸收最多？

肋间神经阻滞＞骶管＞硬膜外＞臂丛神经＞坐骨-股神经＞皮下。因为肋间神经周围有丰富的血管供应，局部麻醉药注入这个部位会更快速地被吸收，从而增加达到毒性水平的可能性。

表 14-2　局部麻醉剂的最大安全剂量 *			
药物	最大安全剂量（mg/kg）	药物	最大安全剂量（mg/kg）
普鲁卡因	7	甲哌卡因	5
氯普鲁卡因	8 ～ 9	布比卡因	2.5
丁卡因	1.5（表面麻醉）		
利多卡因	5 or 7（加用肾上腺素）		

* 这些剂量是基于皮下给药，仅适用于单次注射。连续输注局部麻醉药，如分娩镇痛硬膜外麻醉需输注几个小时，这种情况下允许使用更大的总剂量，才会达到中毒血药浓度。最大安全剂量也受组织床血管以及局麻药中是否加入肾上腺素的影响

13. 为什么在局麻药中加入肾上腺素和去氧肾上腺素？关于使用这些药物有什么建议？

这些药物会引起局部组织的血管收缩，限制局部麻醉剂吸收进入血管，从而延长其作用并降低其毒性（见问题 14）。通常使用 1：200 000 浓度的肾上腺素可帮助判断局麻药误入血管。肾上腺素的使用禁忌是指神经阻滞或侧支循环较差部位的神经阻滞。肾上腺素全身吸收也可能导致高血压和心律失常，患有缺血性心脏病、高血压、子痫前期和其他不希望出现此类反应的患者，建议谨慎应用。

14. 患者如何发生局麻药中毒？局麻药中毒的临床表现是什么？

全身毒性是由于血浆局麻药水平升高，最常见的是局麻药误入血管，其次是局部麻醉注射部位全身吸收的结果。毒性反应包括心血管和中枢神经系统。因为中枢神经系统（central nervous system，CNS）一般对局部麻醉药的毒性作用更为敏感，通常是最先受影响的。表现按时间顺序如下：

- 中枢神经系统毒性：头晕目眩、耳鸣、口周麻木、意识混乱。
- 肌肉抽搐、幻听和幻视。
- 强直阵挛发作、昏迷、呼吸停止。
- 心脏毒性：少见但可致命。
- 高血压、心动过速。
- 降低收缩力和心排血量，低血压。
- 窦性心动过缓、室性心律失常、循环骤停。

15. 不同局部麻醉药的心脏毒性风险相同吗？

有多个布比卡因给药后心搏骤停和电停搏的病例报道，通常很难复苏。强效药物如布比卡因和罗哌卡因的心脏毒性与利多卡因的不同点如下：

- 产生不可逆循环虚脱和产生中枢神经系统毒性的剂量比例，布比卡因比利多卡因低得多。
- 妊娠、酸中毒、缺氧增加布比卡因心脏毒性的风险。
- 布比卡因引起的心血管虚脱进行心脏复苏术是比较困难的。它可能

与布比卡因的脂溶性有关，从而导致这种药物从心脏钠通道解离缓慢（快进慢出）。相比之下，从脂溶性较差的利多卡因恢复更快（快进快出）。

为了减少意外血管内注射和心脏毒性风险，应避免使用浓度大于 0.5% 的布比卡因，特别是在产科硬膜外麻醉时。用于术后镇痛，布比卡因浓度一般在 0.25% 时即有良好效果。

> **要点：局部麻醉药**
>
> 1. 局部麻醉药为酯类或酰胺类。这两类药物过敏的可能性和生物转化的方法不同。
> 2. 局部麻醉药的脂溶性、pKa 和蛋白结合力分别决定其效力、起效和作用时间。
> 3. 局部麻醉药相关的中枢神经系统毒性表现为兴奋性，其次是癫痫发作，然后是意识丧失，而低血压、传导阻滞和心搏骤停是局部麻醉药心血管毒性的表现。
> 4. 布比卡因产生严重心律失常和不可逆转的虚脱的风险最高。应该避免用浓度大于 0.5% 的布比卡因，特别是在产科硬膜外麻醉。

16. 如何预防和治疗全身毒性？

- 大部分反应可以通过仔细选择剂量和浓度来预防，使用含肾上腺素的试验剂量、频繁回吸无血再注射、监测血管内注射的迹象，以及合理使用苯二氮䓬类药物来提高发作阈值。
- 强直阵挛性发作可迅速导致缺氧和酸中毒，而酸中毒会加重毒性作用。应该确保气道通畅，并采用 100% 纯氧充分通气。
- 如果发生抽搐，小剂量静脉注射地西泮（0.1 mg/kg）或硫喷妥钠（1～2 mg/kg）可终止发作。如果肌肉活动持续或有必要插管可考虑使用短效肌松药。
- 局部麻醉药，特别是使用布比卡因或罗哌卡因时，导致的循环虚脱和顽固性室颤或心搏骤停非常难以复苏。心动过缓可能先于上述心律失常。治疗包括持续心肺复苏、反复电复律、高剂量的肾上腺素，并使用溴苄铵治疗室性心律失常。在传统复苏措施不成功的病例中，静脉脂肪乳剂可成功复苏。建议的剂量是初始剂量 20% 脂肪乳溶液 1.5～2.0 ml/kg，每 3～5 分钟可重复使用，最高剂量 8 ml/kg。

17. 局部麻醉药神经毒性的风险是什么？

由神经毒性引起永久性神经损伤的总体风险非常小。然而，在最近几年中，蛛网膜下腔麻醉和硬膜外麻醉后可出现下列两种并发症：

- 在下背部、臀部及后大腿上，表现为中至重度疼痛的短暂神经系统症状。这些症状在腰麻后 24 小时内出现，一般在 7 天内缓解。发病延迟可能反映了这些症状的炎症性病因。最常见的是用利多卡因进行蛛网膜下腔麻醉时，较少见于布比卡因。在截石位手术患者蛛网膜下腔麻醉或硬膜外麻醉后出现神经系统症状的风险增加。

- 马尾综合征：使用 5% 利多卡因经微导管进行连续蛛网膜下腔麻醉的患者，有几例出现了腰骶丛的弥漫性损伤。神经损伤的机制被认为是，蛛网膜下腔麻醉注射局麻药后的非均匀分布可能使骶神经根暴露于高浓度局麻药，从而引起毒性反应。无导管情况下的几例罕见病例也曾被报道。避免在蛛网膜下腔注射大量的局部麻醉药，特别是初始剂量后出现未预期的反应时。

18. 哪种局部麻醉药与高铁血红蛋白症风险有关？

丙胺卡因、苯佐卡因是导致大多数高铁血红蛋白症的两种局部麻醉药，虽然在罕见的情况下其他药物也可出现。丙胺卡因在肝中代谢成邻甲苯胺，可氧化血红蛋白形成高铁血红蛋白。丙胺卡因剂量高于 600 mg 即可产生临床高铁血红蛋白症，使患者出现发绀。苯佐卡因用作口腔和咽喉表面麻醉喷剂，如果过量使用、多次喷用或者长时间喷射同一处也会导致高铁血红蛋白血症。高铁血红蛋白可通过高铁血红蛋白还原酶还原，静脉注射亚甲蓝（$1 \sim 2$ mg/kg）可加速该还原过程。

19. 描述输注脂肪乳在局部麻醉毒性治疗中的作用。

局麻药全身毒性是罕见的，但可能致命，这是由于局麻药诱导的心搏骤停对标准复苏措施具有相对抵抗性。布比卡因心脏毒性几乎总是致命的，通常需要在体外循环下等药物缓慢从心肌组织清除。动物研究已经证明，输注脂肪乳增加对局部麻醉药毒性的抵抗，提高局部麻醉药过量复苏的成功率。在过去的几年中，有几个成功使用脂肪乳对人类局麻药毒性反应进行治疗的案例报告。脂肪乳有益的机制被认为是，减少与组织结合的局部麻醉药以及有益于能量代谢。脂肪乳使用流程如下：

- 首次剂量：20% 脂肪乳 $1.5 \sim 2$ ml/kg，给药时间大于 1 分钟。
- 随后立即输注 10 ml/min。
- 继续胸外按压（脂肪乳必须进入循环）。
- 每 $3 \sim 5$ 分钟重复注射负荷量，上限剂量 3 ml/kg 直到循环恢复。
- 持续输注直至恢复血流动力学稳定。
- 如果血压下降，增加至 0.5 ml/（kg·min）。
- 推荐最大剂量为 8 ml/kg。

20. 新型局部麻醉药及其临床优势有哪些？

罗哌卡因是一种酰胺类局部麻醉药，结构和表现类似于布比卡因。像布比卡因一样，具有高蛋白结合性，并具有很长的作用时间。相比于布比卡因，其心脏毒性较小，产生更少的运动阻滞，因此阻滞时伴有较少的运动功能受损（分离阻滞）。然而，这些优点可能与罗哌卡因效价较低有关，等效剂量比较时可能不存在这样的优点。左布比卡因是消旋布比卡因的 S（—）同分异构体，和布比卡因相比具有更少的心脏和中枢神经系统毒性。局部麻醉效果与布比卡因相似。因为毒副作用优势，罗哌卡因和左布比卡因适合在要求相对大剂量局麻药的情况下应用。

网址

LipidRescue™ Resuscitation for Drug Toxicity: www.lipidrescue.org

推荐阅读

Heavner JE: Local anesthetics, Curr Opin Anaesthesiol 20:336–342, 2007.

Litz RJ, Popp M, Stehr SN, et al: Successful resuscitation of a patient with ropivacaine-induced asystole after axillary plexus block using lipid infusion, Anaesthesia 61:800–801, 2006.

Mulroy ME: Systemic toxicity and cardiotoxicity from local anesthetics: incidence and preventive measures, Reg Anesth Pain Med 27:556–561, 2002.

Reinberg GL: Lipid emulsion infusion: resuscitation for local anesthetic and other drug overdose, Anesthesiology 117:180–187, 2012.

Rosenblatt MA, Abel M: Successful use of a 20% lipid emulsion to resuscitate a patient after a presumed bupivacaine-related cardiac arrest, Anesthesiology 105:217–218, 2006.

Strichartz GR, Berde CB: Local anesthetics. In Miller RD, editor: Anesthesia, ed 6, Philadelphia, 2005, Churchill Livingstone, pp 573–603.

正性肌力药和血管扩张药

Michael Kim、DO、and Nathaen Weitzel、MD

汤峙瑜　田雪　译　冯艺　校

第 15 章

1. 正性肌力药的优点是什么?

所有器官的灌注,包括前负荷(心脏舒张末期)、后负荷、心肌收缩力、心率、心肌氧供和心肌耗氧,都可以通过药理学作用调节。依据 Frank-Starling 定律,增加心肌纤维的长度(或前负荷),可以增加心肌收缩力至最佳状态。进一步拉伸心肌纤维长度,心肌收缩力降低。此外,平均动脉压是由心排血量全身血管阻力共同产生的,因此可以通过改变后面两者来调节前者(图 15-1)。

2. 血管活性药物的局限性有哪些?

前负荷可以通过调节血容量改变,也可以通过药物来调节血管紧张度,尤其是静脉容量血管改变。此外,舒张动脉可以降低后负荷,降低心室射血阻力,使心脏收缩期做功更有效。然而与应用正性肌力药不同,使用血管舒张药或单纯的血管收缩药(如去氧肾上腺素)不能增强心脏固有收缩期。由于动脉舒张药同时可引起静脉血容量降低,降低前负荷和心排血量,因此使用动脉舒张药的效应经常受到限制。血管紧张度调节药物可以通过增加后负荷以及收缩血管来改变心脏固有收缩期的效能。通过增加心室射血阻力进而增加心室收缩负荷。尽管这样可以改善全身血管阻力,但实际会造成心室射血阻力增加,室壁张力增加。

3. 正性肌力药的作用是什么? 理想的正性肌力药有哪些特征?

正性肌力药通过增强心肌收缩力增加心脏射血,进而使终末器官灌注达

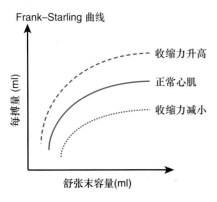

Frank-Starling 曲线

每搏量(ml)

收缩力升高

正常心肌

收缩力减小

舒张末容量(ml)

图 15-1　Frank-Starling 曲线描述了不同心肌收缩力状态下继发于舒张末容积的每搏量评估变化[Adapted from Hamilton M: Advanced cardiovascular monitoring. *Surgery* (*Oxford*) 31 (2): 90-97, 2013.]

到最佳状态。此外，理想状态是心脏扩大，心室容量减小、室壁张力降低、心肌耗氧减少。部分正性肌力药还可以降低肺血管阻力，增加右心射血和前向血流。理想正性肌力药应当是增强心肌收缩力而不改变心脏前负荷或后负荷，同时改善肺血管阻力及心肌耗氧，并且不会引发心律失常。然而，现在还不存在这种药。

4. 磷酸二酯酶（phosphodiesterase，PDE）抑制剂氨力农和米力农的血流动力学影响。

氨力农和米力农基本等效地作用在多巴胺和多巴酚丁胺受体，通过增加心肌收缩力、改善心脏舒张功能（心肌舒张），增加心脏射血。除了直接的心肌作用外，还能扩张血管从而增强心脏射血。这种双重的对血流动力学的影响称为正性肌力扩血管作用。这种药可以降低肺血管阻力，增强前向血流，使右心室功能增强（效能相当于给心脏手术患者应用 20 ppm 一氧化氮）。这类药可以舒张冠状动脉，包括行旁路移植的动脉（乳内动脉、胃网膜动脉、桡动脉）。另外，在应用这些药的同时应用 α 肾上腺受体激动剂，收缩血管的作用降低。

5. 应用 PDE 抑制剂可导致哪些不良反应？如何降低这些不良反应？

由于这些药有扩张血管作用，因此经常需同时应用收缩血管的药（如肾上腺素、去甲肾上腺素、去氧肾上腺素），特别是体外循环后。长时间持续输注氨力农可能会造成严重的血小板减少，这是通过非免疫介导的血小板破坏引起的，米力农则不会出现这种情况。

6. PDE 抑制剂有哪些其他优点？

除了正性肌力作用、改善舒张功能、扩张血管以及相对不会引起心动过速，PDE 抑制剂还可以通过减少环腺苷酸（cyclic adenosine monophosphate，cAMP）破坏，增加钙离子浓度，短暂性地增强 β 肾上腺素功能，并增强 β 肾上腺素受体激动剂的效能。这类药扩张冠状动脉，改善侧支循环，抑制血栓素活性，并可以在一定情况下减少心肌耗氧。

7. PDE Ⅲ 抑制剂和拟交感类药通过哪些细胞内介导发挥作用？

这两类药都能增加细胞内 cAMP 的浓度，通过不同但类似的机制激活心肌细胞钙离子通道。拟交感神经 β-肾上腺素受体激动剂激活细胞膜上腺苷酸环化酶，增加三磷酸腺苷转化为 cAMP。PDE Ⅲ 抑制剂则通过减少 cAMP 的破坏起到相同作用。

8. 细胞内 cAMP 的升高如何作用于心肌细胞？对心肌功能有哪些影响？

细胞内 cAMP 水平增加，激活蛋白激酶，使肌纤维膜、肌浆网（sarcoplasmic reticulum，SR）、原肌球蛋白复合物上的蛋白磷酸化。增加钙离子（Ca^{2+}）通过 Ca^{2+} 通道的数量，由 Ca^{2+} 介导的细胞收缩力增强。除此之外，增加 SR 和原肌球蛋白复合物上的蛋白磷酸化，可以激活 SR 上

Ca^{2+} 再摄取，从而改善心脏舒张功能。最终，肌丝恢复到原始状态。因此，收缩和舒张功能都能得到改善。

9. 肾上腺素受体激动剂与 PDE Ⅲ 抑制剂联合应用结果如何？

PDE Ⅲ 抑制剂可以对肾上腺素受体产生作用，产生增强或协同效果。

10. 肾上腺素、去甲肾上腺素、多巴胺的血流动力学作用。

小剂量使用肾上腺素 [< 0.04 μg/（kg·min）] 时，其主要作用于心脏和外周血管的 $β_1$ 和 $α_2$ 肾上腺素受体，心肌传导频率、传导速率、收缩力增加，自律性增加，血管扩张。中等剂量使用时 [0.04 ～ 0.12 μg/（kg·min）]，更强地刺激 α 肾上腺素受体，并收缩血管。大剂量使用时，大多数 β 肾上腺素受体作用被阻断，主要表现为血管收缩。

肾上腺素与血流动力学的剂量–反应关系
- < 0.04 μg/（kg·min）　　　主要激活 β 受体
- 0.04 ～ 0.12 μg/（kg·min）同时激活 α 和 β 受体
- > 0.12 μg/（kg·min）　　　主要激活 α 受体

去甲肾上腺素对 β 肾上腺素受体的作用效果与肾上腺素相似，但很小剂量的去甲肾上腺素就可以产生显著的 α 肾上腺素受体作用。标准使用剂量是 0.02 ～ 0.25 μg/（kg·min）。

多巴胺激活肾、肠系膜、冠状动脉上接头后多巴胺受体。低剂量的多巴胺 [0.5 ～ 1.0 μg/（kg·min）] 就能产生这种作用，最大剂量达到 2 ～ 3 μg/（kg·min）。中等剂量的多巴胺 [2 ～ 6 μg/（kg·min）]，$β_1$ 肾上腺素受体作用明显。当剂量达到约 10 μg/（kg·min），α 肾上腺素受体作用明显，多巴胺受体作用被消除，引起血管收缩。

11. 异丙肾上腺素和多巴酚丁胺的血流动力学作用。

异丙肾上腺素是一种极强的 $β_1$ 和 $β_2$ 肾上腺素受体激动剂，而没有 α 受体作用。因此，异丙肾上腺素可以增加心率、自律性、心肌收缩力，并同时扩张静脉容量血管和动脉。对去神经支配的心脏移植患者是一个很好的维持心率的选择。多巴酚丁胺主要作用于 β 肾上腺素受体，相对选择性地作用于 $β_1$ 肾上腺素受体。此外，多巴酚丁胺还有轻微的 $β_1$ 肾上腺素受体的间接作用，即防止去甲肾上腺素再摄取，但这种作用一部分被 $β_2$ 肾上腺素受体激活抵消了。通常情况，在临床剂量下，小剂量使用时心率增加、心肌收缩力增加、心排血量增加，小剂量和中等剂量时降低全身和肺血管阻力。由于多巴酚丁胺具有间接 $β_1$- 肾上腺素受体激活作用，联合应用 β 受体阻滞剂时可以明显增加外周血管阻力而不增加心排血量。此外，部分患者会出现剂量相关的心率增快。

12. β - 肾上腺素受体激动剂的哪些特征影响了它们的效能？

- 正性心率作用和引发心律失常作用（肾上腺素、异丙肾上腺素、多巴酚丁胺的剂量相关作用）可能会增加心肌耗氧。

- α_1肾上腺素受体激活引起的血管收缩（去甲肾上腺素、大剂量肾上腺素以及大剂量多巴胺）导致心脏后负荷增加，继而室壁张力增加。血管 β_2- 肾上腺素受体激活引起血管扩张（指异丙肾上腺素，多巴酚丁胺相对较少）。

13. 如何减少 β 肾上腺素受体激动剂的副作用？

通过调节合适的剂量并联合应用其他药可以减少副作用。目前，PDE Ⅲ 抑制剂可以起到这种作用。然而，小剂量的血管加压素和尼卡地平都已证实也可以很有效地运用在这方面。

14. 洋地黄可否在术中作为正性肌力药使用？

由于它的治疗安全剂量范围很窄，水电解质紊乱时副作用大，洋地黄很少在术中当作正性肌力药使用。

15. 硝基血管扩张剂的机制和作用位点是什么？

硝酸盐，例如硝酸甘油和硝普钠作用在血管内皮，产生一氧化氮（nitric oxide，NO）。硝酸甘油需要作用在完整的血管内皮细胞酶上，而在细小血管或损失血管上则不能发挥作用，而硝普钠在没有酶的介导下分解为 NO 和氰化物（对线粒体呼吸链有毒性很强的化合物），NO 促进环磷酸鸟苷（cyclic guanosine monophosphate，cGMP）的生成，降低细胞钙离子水平，使血管平滑肌松弛。

硝普钠主要作用于动脉，而硝酸甘油则主要作用于静脉容量血管（大剂量时则不是这样的）。NO 可以通过呼吸进入肺循环，透过肺泡毛细血管细胞膜进入肺血管平滑肌。直接作用在肺循环可以减少潜在的低血压，并引起肺血管扩张。

16. 硝酸酯类药物的抗心绞痛作用。

硝酸甘油及其他硝酸酯类药物通过改善冠状动脉血流，降低心肌耗氧量（myocardial oxygen consumption，MVO_2）以及抗血小板作用，起到治疗心绞痛效果。改善冠状动脉痉挛，扩张心外膜冠状动脉、冠状动脉侧支循环、粥样硬化狭窄的冠状动脉。扩张静脉减少静脉回流，降低心室充盈压、室壁张力、心肌耗氧量，改善心内膜下和侧支血流灌注。释放 NO、cGMP 生成增加，进而抑制血小板聚集。

17. 硝基血管扩张剂快速耐药的原因？

使用硝酸甘油治疗时会有快速耐药的困惑，特别是长时间使用时。这是由于介导其转化为 NO 时细胞酶的反应性改变。快速耐药还与血管自身适应这种改变有关，硝酸甘油使得内源性 O_2 产生增加，导致硝酸甘油生成的 NO 失活。系统对前负荷不敏感或顽固的肺动脉高压也会削弱硝酸酯类药的效果。应用硝普钠快速耐药时有封顶剂量，紧接着可能就会出现氰化物中毒，这与长时间输注、剂量超过 2 μg/（kg·min）或与之结合的硫化物以及高铁血红蛋白耗竭有关。

18. 临床常用选择性血管扩张剂的类型和作用机制。

肼屈嗪舒张血管平滑肌，扩张动脉的作用比静脉强，降低心脏舒张期张力作用强于降低收缩期作用。起效慢，用药后约 15 ~ 20 分钟起效，一定程度上不可预测，常导致持续低血压。

尼卡地平是一种短效的钙通道阻滞剂（calcium channel blocker，CCB），作用于小动脉，可采用滴定法，降低血管张力。心脏手术患者高血压时，可以选择尼卡地平扩张动脉，它对扩张冠状动脉的选择性强于扩张静脉。最终降低后负荷，增加心搏血量，增加冠状动脉血流量，有利于改善心肌氧供需平衡。给药后 5 ~ 15 分钟起效，持续 4 ~ 6 小时。

氯维地平是一种新的三代钙通道阻滞剂，药效极短，扩张小动脉。通过血浆酯酶代谢，半衰期约 2 分钟，无论是否持续输注，半衰期仍为 2 ~ 5 分钟。药效与尼卡地平相似，选择性地扩张小动脉，降低后负荷而不影响心脏充盈压。它是一种类似于丙泊酚的乳剂，现在已应用于美国。

非诺多泮是唯一一种肠道外血管扩张药，作用于外周多巴胺 -1 受体（dopamine-1 receptors，DA-1），选择性地扩张肾和内脏血管。并可以产生轻度的利尿作用。5 分钟起效，半衰期约 5 分钟，持续输注后药效可持续 30 ~ 60 分钟。非诺多泮被认为在发生急性肾损伤时可以提供一定程度的肾保护作用，但对 ICU 患者及手术患者使用后并没有发现明显的益处。非诺多泮可以显著降低血压，如果把它用于肾保护，需要密切监测血压来保证足够的肾灌注压。

19. 血管加压素的作用机制。

精氨酸血管加压素（arginine vasopressin，AVP）是一种在两个半胱氨酸之间有一个二硫键的多肽。血管加压素作用在 3 种类型受体上（V1、V2、V3）。V1 受体刺激血管平滑肌收缩，主要是 AVP 的作用结果。V2 作用在肾集合管上，主要是通过调节渗透压和血容量，起到水的重吸收功能（抗利尿激素）。V3 作用在中枢神经系统，调剂促肾上腺皮质激素分泌。血管加压素系统、交感神经系统、肾素-血管紧张素系统组成人体内三大血管升压系统。AVP 的血浆半衰期是 4 ~ 20 分钟，因此必须通过静脉持续输注起到持续作用。

20. 血管加压素如何应用于心源性或感染性休克的治疗？

血管加压素正逐步成为与肾上腺素一起合用的用于治疗休克的重要药物。当出现全身炎症反应时，感染中毒性休克患者血管加压素分泌减少，血浆血管加压素浓度降低。垂体后叶素分泌减少或血管压力感受器受损，血管加压素分泌减少。已经证实，使用血管加压素可以改善血流动力学并减少肾上腺素的使用。使用剂量仍存在争议，许多研究表明 0.01～0.04 U/min 这个剂量输注时患者可以获益。已有数据显示支持体外循环患者应用血管加压素，使用剂量增加至 0.1 U/min。心脏停搏时可每次给予 20～40 U，这已被列入高级心血管生命支持（advanced cardiovascular life support，ACLS）指南。更大剂量的血管加压素会引起血管强烈收缩，导致内脏灌注不足。然而现在还没有研究明确何种剂量下会出现这种风险。

21. β-钠尿肽如何用于终末期充血性心力衰竭的治疗？

尽管还没有关于奈西立肽（β-钠尿肽）的大样本的前瞻性随机试验，但一些原始数据显示给患有肺动脉高压和肾衰竭心脏移植前的患者应用奈西立肽是有益的。β-钠尿肽可以改善血流动力学，促进肾脏排钠，抑制肾素-血管紧张素-醛固酮系统，缓解临床症状。

22. 什么是舒张性心力衰竭？如何进行处理？

充血性心力衰竭表现为有一定的左心室舒张功能［射血分数（ejection fraction，EF）> 35%］，没有心肌缺血及异常心脏瓣膜，这种情况被认为是舒张性心力衰竭。已有几项大型临床研究表明，心力衰竭（心衰）慢性期应用血管紧张素转化酶（ACE）抑制剂可以降低醛固酮和血管紧张素水平，改善心肌重塑。心衰急性期主要通过以下几方面改善舒张功能不全：使用 β 受体阻滞剂缓慢降低心率可以改善前负荷敏感的舒张功能不全，小剂量 PDE 抑制剂以及 L 型钙通道阻滞剂（二氢吡啶类）可以舒张心肌细胞，硝酸酯类药可以改善舒张功能不全引起的容量负荷过重的症状。

23. 临床使用多巴胺的适应证是什么？有哪些证据支持？

现在已有证据表明，小剂量使用多巴胺不能对急性肾损伤患者起到肾保护作用，也没有内脏保护作用。还有证据显示，小剂量应用多巴胺不仅不能起到内脏保护作用，还是有害的，因为它可能会导致正常血容量或低血容量患者发生肾衰竭。多巴胺还会抑制垂体前叶激素的分泌和功能，从而增加分解代谢、细胞免疫功能紊乱、造成中枢性甲状腺功能减退。另外，多巴胺削弱通气驱动力，增加患者脱离呼吸机后发生呼吸衰竭的风险。最近的研究显示，败血症患者应用多巴胺后死亡率增加，而同样情况下，使用去甲肾上腺素治疗的患者死亡率更低。然而，需要大剂量使用呋塞米的肾衰竭患者，可以改为小剂量多巴胺联合小剂量呋塞米。基于现有的 meta 分析（缺少好的、前瞻性随机对照研究），多巴胺是心源性、感染中毒性、血管扩张性休克的四线治疗药。

24. 新型正性肌力药左西孟旦的作用机制及临床应用。

左西孟旦是一种二亚硝酸哒嗪酮类药，是一种新型药。这种"钙离子药"增加心肌收缩力但不增加心肌内钙离子浓度。通过稳定肌钙蛋白 C 处于活跃状态，实现与其他药物相似的增加心肌收缩力作用，同时只要较低的细胞内钙离子浓度。它增强心肌收缩力同时扩张冠状动脉保证冠状动脉灌注，并轻度地扩张全身及肺血管。与 β 肾上腺素受体激动剂合用产生协同作用，发生心律失常的风险低。

这种药的许多试验都已取得成功，但还需要更多的随机对照试验。现有的试验中，持续输注时间最长只有 24 小时，缺少长时间使用的试验。与多巴酚丁胺相比，左西孟旦用于治疗充血性心力衰竭患者没有更显著的效果。心脏手术患者，多巴酚丁胺和左西孟旦联合使用与多巴酚丁胺与米力农联合使用，前者体外循环后心搏出量更易维持。基于现有证据，推荐起始剂量为＜ 36 μg/kg 的负荷量，之后予以 0.4 μg/（kg·min）持续输注。

25. 甲状腺激素是通过怎样的机制产生心肌收缩作用的？

甲状腺激素通过与蛋白结合发生慢性改变，例如改变细胞核合成，改变肌球蛋白重链结构来抑制其对 B 型同种异构体的反应性，增加 β 肾上腺素受体的表达。此外，还通过增加线粒体呼吸以及增加三磷酸腺苷（adenosine triphosphate，ATP）生成直接增加心肌收缩力。通过抑制肌浆网上受磷蛋白的活性增强细胞膜上钙 ATP 酶的功能，同时促进钠离子进入细胞内。提高细胞内钠离子浓度可以增加细胞内钙离子浓度和活跃性。甲状腺激素还可以通过松弛血管平滑肌明显降低外周血管阻力。

要点：正性肌力药和血管扩张药

1. 充血性心力衰竭表现为有一定的左心室舒张功能（EF ＞ 35%），没有心肌缺血与异常心脏瓣膜，这种情况被认为是舒张性心力衰竭。

2. 血管加压素可用于维持感染中毒性休克、心源性休克及其他类型休克患者的血压。

3. 硝酸甘油及其他硝酸酯类药用于治疗心绞痛的优点在于降低心肌耗氧量，改善冠状动脉灌注，抑制血小板凝聚。

4. 尼卡地平和氯维地平是一种速效钙通道阻滞药，对患有高血压的心脏病患者都是一种近乎理想的降压药。它降低后负荷、增加冠状动脉血流、改善心肌耗氧供需平衡。

5. 由于洋地黄的治疗窗很窄，同时水电解质紊乱时引起的副作用大，极少在术中使用洋地黄作为强心药。

6. 现有证据表明，小剂量应用多巴胺不能对急性肾损伤患者起到保护和治疗作用，也不能起到内脏保护作用。一般来说，多巴胺不能有效治疗感染中毒性休克。

7. 左西孟旦是一种新药，可以治疗心脏手术后的心功能衰竭和心源性休克。

推荐阅读

Kikura M, Levy J: New cardiac drugs, Int Anesthisiol Clin 33:21–37, 1995.

Leone M, Martin C: Vasopressor use in septic shock: an update, Curr Opin Anaesthesiol 21:141–147, 2008.

McKinlay KH, Schinderle DB, Swaminathan M, et al: Predictors of inotrope use during separation from cardiopulmonary bypass, J Cardiothorac Vasc Anesth 18:404–408, 2004.

Merin RG: Positive inotropic drugs and ventricular function. In Warltier DC, editor: Ventricular function, Baltimore, 1995, Lippincott Williams & Wilkins, pp 181–212.

Ouzounian M, Lee DS, Liu PP: Diastolic heart failure: mechanisms and controversies, Nat Clin Pract Cardiovasc Med 5:375–386, 2008.

Raja SG, Rayen BS: Levosimendan in cardiac surgery: best available evidence, Ann Thorac Surg 81:1536–1546, 2006.

Tobias JD: Nicardipine: applications in anesthesia practice, J Clin Anesth 7:525–533, 1995.

Treschan TA, Peters J: The vasopressin system, Anesthesiology 105:599–612, 2006.

Troncy E, Francoeur M, Blaise G: Inhaled nitric oxide: clinical applications, indications, and toxicology, Can J Anaesth 44:973–988, 1997.

Venkataraman R: Can we prevent acute kidney injury? Crit Care Med 36(4):S166–S171, 2008.

Warltier DC: Beta-adrenergic-blocking drugs, Anesthesiology 88:2–5, 1998.

Whitten CW, Latson TW, Klein KW, et al: Anesthetic management of a hypothyroid cardiac surgical patient, J Cardiothorac Anesth 5:156–159, 1991.

术前用药

James C. Duke、MD、MBA

汤峄瑜　田雪　译　冯艺　校

1. 列举术前用药的主要目的。

术前用药需要根据不同患者的情况个体化应用。主要目的包括：

- 镇静和抗焦虑。
- 镇痛和遗忘。
- 抑制腺体分泌。
- 维持血流动力学稳定，包括减少自主神经反射。
- 预防和减少对呼吸系统影响。
- 减少术后恶心呕吐。
- 预防过敏反应。

2. 常用术前用药及剂量。

见表 16-1。

3. 选择术前用药的注意事项。

- 患者年龄和体重。

表 16-1　常用术前用药给药途径、剂量、用药目的 *

药物	给药途径	剂量（mg）	用药目的
地西泮	口服，静脉	5～10	镇静
咪达唑仑	静脉	1～2	镇静
吗啡	静脉	2～10	镇痛
哌替啶	肌注	25～100	镇痛
雷尼替丁	口服，静脉	口服 150，静脉 50	降低胃 pH 值
甲氧氯普胺	口服，静脉	5～20	促进胃动力
奥美拉唑	口服	20	质子泵抑制剂
泮托拉唑	静脉	40	质子泵抑制剂
格隆溴铵	静脉	0.1～0.3	轻度镇静，止涎剂
东莨菪碱	肌注，静脉	0.3～0.6	镇静，止涎剂
异丙嗪 [†]	肌注	25～50	止吐剂
氯胺酮	肌注，口服	静脉 1～2 mg/kg，口服 6 mg/kg，	镇静

* 应尽量采用滴定法用药。

[†] FDA 黑框警示禁用于 2 岁以下儿童。

FDA，Food and Drug Administration，美国食品药品管理局；IM，intramuscular，经肌肉；
IV，intravenous，经静脉

- 身体状态。
- 焦虑及疼痛程度。
- 既往用药史或药物滥用史。
- 既往有术后恶心、呕吐或晕动病病史。
- 药物过敏史。
- 择期或急诊手术。
- 住院患者或门诊患者。

4. 哪些情况需酌情限制术前镇静药的应用？

- 高龄。
- 头部受伤或精神异常者。
- 心功能不全或呼吸功能不全。
- 低血容量。
- 饱胃。

5. 什么是精神类术前用药？

大多数患者在手术前是非常焦虑的。麻醉医生可以通过一次舒适且有指导意义的访视来替代大剂量的镇静药，并且可以充当精神类术前用药。在访视过程中，麻醉医生应当向患者及家属详细讲述围术期的麻醉计划，并回答患者及家属提出的所有问题。然而，精神类药物的准备并不能战胜所有事情，也不能完全缓解焦虑。

6. 苯二氮䓬类药物的作用。

苯二氮䓬类药是术前用药中最常用的药。它作用在抑制性神经递质 γ-氨基丁酸上，产生抗焦虑、遗忘作用，且在达到镇静剂量时不引起明显的心血管抑制作用。这类药物不具有镇痛作用并与恶心、呕吐无关。苯二氮䓬类药物的副作用包括引起少部分人过度镇静或延长镇静时间，特别是应用劳拉西泮。有时用药后引起躁动这种反常反应而非镇静作用。现在最常用的苯二氮䓬类药是咪达唑仑，术前通过静脉内小剂量应用。肌注或静脉内注射地西泮可引起注射痛并增加静脉炎的风险。

7. 列举术前应用阿片类药的主要副作用。

瘙痒	组胺释放
恶心、呕吐	胃排空延迟
呼吸抑制	胸壁肌肉僵硬综合征
直立位低血压	Oddi 括约肌痉挛

8. 术前应用抗胆碱能药的原因。

这类药的主要适应证包括：

- 抑制气道分泌物。特别适用于口腔或气道手术、气道内应用局部麻醉前、全麻气管插管。

- 预防迷走神经反射引起的心动过缓，特别是小儿麻醉、气管插管及气道内操作时。在预计可能发生迷走反射前，静脉内应用阿托品或格隆溴铵可以起到很好的预防作用。
- 镇静和遗忘作用。作为叔胺，东莨菪碱和阿托品可以透过血脑屏障产生镇静和遗忘作用。需要注意的是，东莨菪碱是阿托品作用的 8 ~ 10 倍。格隆溴铵属于季胺，不能透过血脑屏障，因此不具备镇静作用。

9. 常用抗胆碱能药的药理作用。

见表 16-2。

10. 抗胆碱能药的主要副作用。

- 气道分泌物变干、变黏稠。
- 降低食管下段括约肌张力。
- 瞳孔散大、睫状肌麻痹。
- 中枢神经系统毒性。
- 抑制出汗。
- 高热。

11. 患者在术前准备区给予 0.4 mg 东莨菪碱后出现谵妄。发生谵妄的原因是什么？如何处理？

最有可能的原因是发生了东莨菪碱引起的中枢抗胆碱能综合征。在应用叔胺后可引起中枢神经系统毒性，例如东莨菪碱（也包括阿托品。其发生率较东莨菪碱略低）。术前用药的常规剂量便可产生毒性症状。老年人更容易出现这种不良反应。毒扁豆碱是唯一可以透过血脑屏障的乙酰胆碱酯酶抑制剂，静脉注射 15 ~ 60 μg/kg 可以治疗中枢抗胆碱能综合征，缓慢应用可以预防癫痫。

12. 选择术前用药时，如何避免吸入性肺炎？

有关呼吸系统的问题在第 13 章中进行了更充分的讨论。在实际临床工

表 16-2　常用抗胆碱能药药理作用

药理作用	阿托品	东莨菪碱	格隆溴铵
增加心率	++	+	++
止涎	+	+++	++
镇静、遗忘	+	+++	0
中枢神经系统毒性	+	++	0
松弛食管下段括约肌	++	++	++
散瞳、睫状肌麻痹	+	+++	0

0，无；＋，轻度；＋＋，中度；＋＋＋，显著

作中，健康患者进行择期手术时极少发生有临床意义的吸入性肺炎。过去，麻醉医生术前常规使用 H_2 受体拮抗剂、抑酸药、促进胃动力药来减少胃内容积并降低胃的 pH。考虑到健康患者进行择期手术时导致损伤的吸入性肺炎的发生率很低，我们并不支持不加选择地常规应用抑酸药、胃酸分泌阻断剂、止吐药、抗胆碱能药及促进胃动力药。

> **要点：术前用药**
>
> 1. 通过麻醉医生有指导意义的、令人心安的术前访视可以为患者提供有用的精神上的准备，平复患者麻醉前恐惧、焦虑情绪。
> 2. 无论是住院患者还是门诊患者，无论是择期手术还是急诊手术，无论患者是否曾有过术后恶心、呕吐病史，选择何种术前用药取决于患者的生理和心理状态。
> 3. 健康患者行择期手术发生有临床意义的吸入性肺炎风险很低。没有必要常规用药改变胃内容积或胃内 pH 值。
> 4. 若考虑患者误吸的风险很高，可以在麻醉诱导前 15～30 分钟口服 15～30 ml 非颗粒酸，这样可以将胃内 pH 值提高至 2.5 以上。
> 5. 很多患者不需要或只需要很小剂量的术前用药。
> 6. 患儿在麻醉过程中容易发生心动过缓，对患儿应用抗胆碱能药物是有好处的。

13. 让患者少量饮水来吞咽术前用药是否安全？

是安全的。可以允许患者在麻醉前一小时饮 150 ml 水来服用术前用药，包括患者平日常规需要服用的药物。

14. 儿童和成人在术前用药方面有何差异？

- 在进行手术和麻醉前的精神准备方面有很大不同。
- 由于儿童惧怕打针，因此术前用药更多选择口服。
- 由于儿童在诱导时心动过缓的发生率更高，因此使用迷走反射抑制剂的频率更高。

15. 患儿的年龄对术前用药有何影响？

小于 6 个月大的患儿在离开父母时是不会表现出焦虑的。然而，超过 6 个月的学龄前儿童在离开父母时是非常焦虑的，并且在医院的负面经历可能导致患儿在之后有很长一段时间都存在精神创伤。很难对这一人群进行安慰及解释即将发生的事情。5 岁以上的患儿更容易沟通，沟通可以让患儿安心。父母的行为举止对患者的精神准备也起到很大作用。每个患儿需要的术前用药必须个体化。大多数超过 1 岁的患儿使用镇静剂是有益的。经常使用的是口服咪达唑仑（0.5 mg/kg 溶到果汁里，最大剂量不超过 20 mg）。开放静脉通路后可以静脉给予阿托品，在进行气道操作引起迷走反射前给药。

16. **讨论病态肥胖患者存在可能困难气道时的术前管理，假设患者其他方面是健康的。**

　　由于病态肥胖患者胃排空延迟，他们在麻醉诱导时发生吸入性肺炎的风险增加，且他们存在困难气道的可能性增加。因此，如果可以的话，在手术前一天晚上及手术当日早上给予 H_2 阻断剂、甲氧氯普胺、口服非颗粒抗酸剂。计划进行纤支镜插管时，应用格隆溴铵是很有用的，它可以抑制分泌物来提供插管时清晰的视野，增强局部麻醉作用，降低气道反应。阿片类药物及苯二氮䓬类药需慎重滴定，吸氧并密切观察，确保患者保持清醒，令患者能保留自主呼吸。

推荐阅读

Dotson R, Wiener-Kronish JP, Ajayi T: Preoperative evaluation and medication. In Stoelting RK, Miller RD, editors: Basics of anesthesia, ed 5, New York, 2007, Churchill Livingstone, pp 157–177.

Kararmaz A, Kaya S, Turhanoglu S, et al: Oral ketamine premedication can prevent emergence agitation in children after desflurane anaesthesia, Paediatr Anaesth 14:477–482, 2004.

第三部分　麻醉前准备

第 17 章　术前评估

James C. Duke，MD，MBA，and Mark Chandler，MD

汤峙瑜　田雪　译　冯艺　校

1. 术前评估的目的是什么?

　　术前评估包括获取患者信息并制订麻醉方案。总的目的是使麻醉过程平稳，使围术期发病率和死亡率为零。

2. 术前评估的重点。

　　麻醉医生应了解手术计划、病史及各类检查结果。包括过敏史、用药史、服用草药情况、药物滥用史、生活经历、既往麻醉中遇到的问题（如困难插管、苏醒延迟、恶性高热、神经肌肉阻滞延长、术后恶心呕吐），以及专科会诊意见。

3. 什么是美国麻醉医师学会〔American Society of Anesthesiologist，ASA〕体检分级?

　　ASA 分级建立于 1940 年，目的是为了进行统计和医学记录。这样分级既可以进行患者体检状态结果的比较，也是交流体检分级一种方法。不幸的是，这个分级不够精确，并存在一些不同意见。最终，一个更高级 ASA 分级只能粗略地对麻醉风险进行预估，这六级分为:

- 1 级: 健康患者。
- 2 级: 患者患有轻度系统疾病。
- 3 级: 患者患有严重系统疾病。
- 4 级: 患者患有严重系统疾病并有可能危及生命。
- 5 级: 濒死患者，若不进行手术则将死亡。
- 6 级: 宣布脑死亡的患者，准备进行器官捐赠的供体。

非计划手术或急诊手术患者，加上"E"。

4. 知情同意的重点是什么?

　　麻醉医生必须让患者透彻地逐条理解每条信息。说外语的患者通常需要一个翻译。还要注意文化差异。

5. 合理的小儿禁食禁水时间。

　　见表 17-1。当前小儿禁食禁水时间指南包括:

- 术前 2 小时禁饮清亮液体。
- 术前 4 小时禁饮母乳。

表 17-1 推荐术前禁食禁水建议

摄入食物	最短禁食时间（小时）
清亮液体（如：清水、无渣果汁、碳酸饮料、清茶、黑咖啡、不含酒精液体）	2
母乳	4
配方奶	6
非人类乳	6
清淡饮食（典型的清淡饮食包括面包和清亮液体）	6
脂肪类食物	8

- 术前 6 小时禁食固体食物，包括非人类乳和配方奶。
  患者有胃肠道或呼吸道方面问题时，指南可进行适当调整。

6. 合理的术前实验室检查包括哪些内容？

没有证据支持术前应进行哪些常规实验室检查。但有证据支持针对患者情况选择相应的实验室检查（表 17-2）。胸部 X 线检查很少提到。电解质紊乱时就要进行相应的生化检查。糖尿病患者应检查血糖。若患者贫血或预计有可能失血就要进行血红蛋白和血细胞比容检查。有出血时或出血点时应检查凝血。

7. 择期手术可接受的血红蛋白或血细胞比容（H/H）的最小值是多少？

这要根据临床情况而定。对无明显失血的手术没有影响。然而，老年贫血患者通常一般情况较差、住院时间更长、1 年内死亡率更高。

8. 何时需要进行会诊？

当患者病史、体格检查及其他诊断结果需要请专家进行患者接受麻醉风险评估时，就需要专家会诊。心脏会诊可能是最常见的，因为很多患者存在不明确的心肌缺血症状。

表 17-2 依据患者病史及体格检查适合的术前实验室检查 *

检查项目	适应证
心电图	心血管疾病、呼吸系统疾病、高龄[†]
胸部 X 线	慢性肺部疾病、有充血性心脏病病史
肺功能检查	气道高反应性疾病、慢性肺部疾病、限制性肺疾病
血红蛋白/血细胞比容	高龄[†]、贫血、出血性疾病、其他血液病
凝血功能	出血性疾病、肝功能异常、使用抗凝药
血生化	内分泌疾病、服药患者、肾功能异常
妊娠试验	不明确的妊娠史、怀疑可能正处于妊娠期

* 至少 50% 的相关专家认同选择性地进行这些检查是有益处的。由于缺乏实质性的实验室证据，与之相对应的适应证较为宽泛、粗略，限制了其成为指南的临床应用。
[†] 高龄的概念很粗略，应当根据患者的整体情况进行考虑

9. 围术期心血管事件的主要危险因素是什么？

改良版心脏风险指数（框 17-1）包括 6 方面：

- 高风险外科手术，
- 既往心肌缺血病史，
- 既往充血性心力衰竭病史，
- 既往脑血管病史，
- 术前使用胰岛素治疗，
- 术前血肌酐升高。

患者具有这些危险因素的任意一项，其围术期发生主要心脏事件的可能性就会增加，包括心肌梗死、肺水肿、心室颤动、原发心脏停搏、完全性传导阻滞。

10. 什么是活动性心脏病？

活动性心脏病是指在手术前需直接进行评估和治疗的严重的心脏病。包括四种心脏病：

框 17-1　改良心脏风险指数

下面 6 个危险因素每个 1 分

1. 高危手术
　腹腔手术
　胸腔手术
　腹股沟以上血管手术

2. 缺血性心脏病病史
　心肌梗死病史
　运动负荷试验阳性
　近期有因冠状动脉缺血引发的胸痛病史
　曾使用硝酸酯类药治疗
　心电图有病理性 Q 波

3. 充血性心力衰竭病史
　肺水肿
　夜间阵发性呼吸困难
　双侧啰音或第三心音、奔马律
　胸片显示肺血管重新分布

4. 脑血管病病史
　短暂性脑缺血或卒中病史

5. 术前使用胰岛素治疗

6. 术前血肌酐 > 2 mg/dl

主要心脏事件风险

分数	分级	风险
0	I	0.4%
1	II	0.9%
2	III	6.6%
3 或更高	IV	11%

主要心脏事件包括心肌梗死、肺水肿、心室颤动、原发性心脏停搏、完全性传导阻滞

- 不稳定冠心病，包括不稳定型或严重心绞痛以及近期心肌梗死病史。
- 心力衰竭失代偿。
- 有临床意义的心律失常，例如有症状的室性心律失常、高度房室传导阻滞、有症状的心动过缓。
- 严重瓣膜病，例如有症状的二尖瓣狭窄或严重的主动脉瓣狭窄。

11. 能否预测术后肺部并发症？

术后肺部并发症（postoperative pulmonary complications，PPCs）最主要的危险因素是慢性阻塞性肺疾病和高龄。有研究观察发现 PPC 极少会导致术后死亡，因此，即使患者存在这些危险因素（表 17-3）仍然可以接受手术。

呼吸功能检查的适应证主要在第 9 章中介绍。

要点：术前评估

1. 术前实验室检查应当有选择性、个体化。
2. 现在 ACC/AHA 指南是非心脏手术患者术前心脏危险因素评估的金标准。
3. 麻醉前评估最重要的是要透彻、准确，并注重病史和体格检查。
4. 患者血红蛋白的基础水平可以预测发生大出血时输血的需求情况。
5. 四种活跃性心脏病包括：不稳定冠状动脉疾病、心力衰竭失代偿、有临床意义的心律失常、严重心脏瓣膜病。有这些疾病时有可能会取消手术以治疗心脏病。
6. 在犹豫患者是否要停止抗凝前，有一点必须要考虑的是手术的紧迫性和手术类型，术中发生出血的可能性和后果，以及为什么要抗凝。

---

12. 术前戒烟的益处和风险有什么？患者术前多久开始戒烟才能获益？

随机选取吸烟患者术前须于 6 ～ 8 周接受干预戒烟可以明显降低各种并发症，特别是降低伤口感染发生率。患者术前戒烟的时间越长，患者围术期获益就越大：支气管功能在戒烟后 2 ～ 3 天内增强，2 周内痰液量减少

表 17-3 术后肺部并发症的危险因素

术前危险因素	术中危险因素
COPD	手术部位
年龄	全身麻醉
吸烟	使用泮库溴铵
NYHA 分级 Ⅱ级、肺动脉高压	手术持续时间
OSA	急诊手术
营养不良	

COPD，Chronic obstructive pulmonary disease，慢性阻塞性肺疾病；NYHA，New York Heart Association，纽约心脏学会；OSA，obstructive sleep apnea，阻塞性睡眠呼吸暂停。
From the New York Heart Association

至正常水平。

13. 对接受非心脏手术患者进行围术期心脏风险评估的指南是什么？

行非心脏手术的患者，术前进行围术期心脏风险评估有一个计算指标，该指标综合考虑以下因素：手术紧急程度，是否存在活动性心脏病，手术创伤大小，患者一般情况，有无心肌缺血临床高危因素。总而言之，这个计算指标强调了手术患者存在心脏病史的重要性。

14. 围术期心脏事件的主要临床危险因素有什么？

改良心脏风险指数（见框 17-1）包括 6 部分：手术风险、缺血性心脏病病史、充血性心力衰竭病史、脑血管疾病史、术前使用胰岛素治疗、术前血肌酐升高。患者具有这些危险因素的任意一项，其围术期发生主要心脏事件的概率就会增加，包括心肌梗死、肺水肿、心室颤动、原发心脏停搏、完全性传导阻滞。

15. 凝血功能检查包括哪些实验室检查？

凝血功能检查包括血小板计数、凝血酶原时间（prothrombin time，PT）、部分凝血活酶时间（partial thromboplastin time，PTT）、凝血酶时间。血栓弹力图是一种新的检查方法。血栓弹力图测量血小板和凝血因子的结合能力。防止术中出血血小板最低标准是 50 000/mm^3。PT 和 PTT 在凝血或许丧失 60% ~ 80% 的时候才会出现异常，但患者术前凝血功能存在很小的异常都可能引起术中严重出血。因此病史非常重要。

16. 对使用华法林的患者麻醉医生应考虑哪些问题？

华法林是一种维生素 K 抑制剂，并起到抑制血栓形成和栓塞的作用。使用华法林的患者术中发生出血的风险很高。在对患者停用华法林之前，要先了解抗凝的指征，手术类型和手术时机，以及术中发生出血的后果。对存在血栓栓塞高危风险的患者，可以停用华法林，并转换过渡为低分子肝素，低分子肝素抗凝药效更短。华法林的半衰期较长（约 2.5 天）而肝素的半衰期较短（约 1.5 小时），因此患者（通常是住院患者）可以在手术 4 天前在医生指导下停用华法林，改为注射肝素直到手术前几个小时。手术结束后（根据术后出血情况）就可以恢复使用华法林。

17. 有冠状动脉支架的患者需注意哪些问题？

冠状动脉支架是一个放入冠状动脉使其保持通畅的网状管道，主要分为两大类：裸金属冠状动脉支架和药物洗脱支架。后者缓慢释放药物，防止血管内皮化。患者置入支架后何时开始抗凝是心脏专家一直存在争议的问题。抗凝问题使得手术患者心脏方面的管理更加复杂。近期曾进行冠状动脉支架置入的患者不应马上进行其他手术，因为推迟抗凝可能会造成突发心肌梗死。

18. 为什么要在术前评估患者有无阻塞性睡眠呼吸暂停（obstructive sleep apnea，OSA）？如何识别 OSA？

患有阻塞性睡眠呼吸暂停的患者术后并发症发生率增加。即便已经诊断了阻塞性睡眠呼吸暂停，想识别出来也并非易事。通过一些方法（如 STOP-Bang 问卷、Berlin 问卷、Flemons 问卷）筛查出患有这种疾病的患者，麻醉医生对他们制订合适的术后管理措施仍存在一定难度。

推荐阅读

Practice Advisory for Preanesthesia Evaluation: An Updated Report by the American Society of Anesthesiologists Task Force on Preanesthesia Evaluation, Anesthesiology 116(3):522–538, 2012.

Chung F, Yegneswaran B, Liao P, et al: Validation of the Berlin questionnaire and American Society of Anesthesiologists checklist as screening tools for OSA in surgical patients, Anesthesiology 108:822–830, 2008.

Eagle KA, Berger PB, Calkins H, et al: ACC/AHA Guideline update for perioperative cardiac evaluation for noncardiac surgery, Anesth Analg 94:1052–1064, 2002.

Gall B, Whalen FX, Schroder DR, et al: Identification of patients at risk for postoperative respiratory complications using a preoperative OSA screening tool and post-anesthesia care assessment, Anesthesiology 110:869–877, 2009.

Møller AM, Villebro N, Pedersen T, et al: 2002 Effect of preoperative smoking intervention on postoperative complications: a randomised clinical trial, Lancet 359:114–117, 2002.

Sweitzer BJ: Preoperative evaluation and medication. In Miller RD, Pardo MC, editors: Basics of anesthesia, ed 6, Philadelphia, 2011, Elsevier Saunders, pp 165–188.

Wijeysundera DM, Austin PC, Beattie WS, et al: Less is more. Outcomes and processes of care relate to preoperative consultation, Arch Intern Med 170:1365–1374, 2010.

麻醉机和挥发器，呼吸回路和通气设备

James C. Duke MD，MBA

刘诗瑶　田雪　译　冯艺　校

1. 什么是麻醉机？

　　麻醉机更为现代及准确的名称叫麻醉输送装置。第一台麻醉机的用途为患者提供混合麻醉气体和生命支持气体。现代麻醉机在具备这种功能的基础上为患者提供通气并具备一定的监测功能。其最主要的功能是帮助麻醉医生维持患者生命安全，并确保麻醉深度。麻醉机逐渐变得标准化。在美国现在主要有两大制造商：Drager 和 Datex-Ohmeda。

2. 介绍麻醉机管路系统以熟悉其主要的内部连接。

　　除保险装置和监视器外，麻醉机可以被分为三部分：

- 气体传输装置，在出口处提供由符合麻醉医生要求的混合气体。
- 患者呼吸系统，包括患者呼吸回路、吸收头、风箱和气体压力及流量监测装置。
- 清除装置，收集过量的气体并排放到院外，减少手术室内工作人员暴露于麻醉气体的风险。

3. 哪些气体所有麻醉机均可提供，它们的气源是什么？

　　几乎每一台麻醉机均可提供氧气（O_2）和氧化亚氮（N_2O）。最常见的另一种气体是空气，但也可以是氦气（He），氦氧混合气（一种 He 和 O_2 的混合气），二氧化碳（CO_2），或者氮气（N_2）。如果第三种气体不含有氧气（例如空气和氦氧混合气），则可能导致输送给患者的混合气为低氧气体。

　　通常医院里麻醉机的气源来自集中的墙壁或管道供气。储存在气罐中的紧急备用气源与麻醉机后部相连，称作 E- 气缸。每天都应检查这些气罐以保证管道供气失败时有足够的备用气体供应。

4. 尽管氧化亚氮和氧气的流量是分别调控，麻醉机可否设计成避免过低氧浓度模式？

　　不同的机器制造厂商采用不同的措施防止患者接收到低氧混合气。Drager 采用 ORMC（oxygen ratio monitor and controller）氧气比例监测和控制感应器，感应氧气流速并控制氧化亚氮流速。Datex-Ohmeda's Link-25 系统机械关联氧气和氧化亚氮的流量调节旋钮保证在氧化亚氮流量增高的同时维持氧化亚氮和氧气的恰当比例。

5. 什么是校准器？它是如何调控气体流量的？

　　E 型号气瓶中氧气和空气的最大压力接近 2200 psig，但麻醉机的工作环境要求气体的初始压力为 50 psig，略微低于通过墙壁供给的气体压力值。校准器用于调节气体压力。每种气体均经独立校准。两种气瓶及墙壁供给的气体均经过一压力阀，压力最高的气源可以通过阀门用于麻醉机。在正常情况下，优先使用墙壁供给，墙壁供给遇到问题时启用气瓶。

6. 与氧气瓶供气相比，院内管路供气的特点是什么？

　　对于实际需求，只要中心氧气供应不断，墙壁供气便可保证容量。墙壁供给气体压力维持在 55 psig 左右。气瓶供给经第一阶段校准后压力值通常为 45 psig。麻醉机优先选择高压气体。只要各环节运转正常，优先使用墙壁供给。之所以优先使用墙壁供给是因为墙壁供给可以提供更大量，更便宜气体，并保证气瓶在紧急情况时可用。

7. 院内供气出现问题。氧气瓶上计量器显示压力值为 1000 psi。在氧气耗尽前气瓶还可使用多久？

　　现代的麻醉机有两种气源：墙壁来源和直接连接于机器的气瓶。气瓶带有颜色编码并在通常情况下处于关闭状态，以备不时之需，正常工作的麻醉机和正常的墙壁氧气供应压力会使麻醉机优先使用墙壁氧。

　　一瓶满瓶的绿色 E 型氧气瓶的压力值为 2000 psi，含有约 625 L 氧气。由于氧气是压缩气体，所以瓶内的容量和流量计上的压力数值呈线性相关。因此，1000 psi 的压力值意味着还有 312 L 剩余氧气。

　　除保证单位潮气量外，氧气还是风箱的驱动气体。这一功能需要消耗的氧气总量接近患者的分钟通气量。因此，如果一个患者接受的氧流量是 2 L/min，每分通气量是 8 L/min，则每分钟消耗氧气 10 L。按此消耗速度则气瓶中剩余的 312 L 氧气可以使用 31 min。为减少氧气的消耗，降低氧流量并改为手控通气，同时获取更多气瓶。

8. 安装好一瓶新的氧化亚氮后，压力表显示压力为 750 psig。为什么氧化亚氮的压力值与其他气体压力值不同？

　　空气和氧气都是压缩气体，在室温环境下无法被压缩成液体，因为室温超过了液化温度。但是，在室温环境下，氧化亚氮可以 747 psi 压力值时被压缩成液体。E 型氧化亚氮气瓶在充满时有 1600 L 气体，而 E 型氧气和空气气瓶中的储气量仅为 600 L。氧化亚氮瓶中的压力值在氧化亚氮挥发前保持不变。当气瓶内压力降低时，气瓶内的储气量仅为初始储气量的 1/4，精确地计算需要考虑当时气瓶的重量，空气瓶的重量，以及剩余氧化亚氮的摩尔数。

　　相反的，由于氧气和空气均是压缩气体，气瓶中剩余的氧气和空气量直接与气瓶内的压力值相关。充满的气瓶压力为 2200 psig。当压力值为 1100 psig 时，表明气瓶中还有一半约 300 L 气体。

9. 列出麻醉机氧气的用途。

- 作为新鲜气流。
- 为快速充氧提供气源。
- 为低 O_2 警报供能。
- 控制氧化亚氮流速。
- 为失效安全阀供能。
- 驱动风箱。

10. 描述为避免墙壁或气瓶气源与麻醉机错误连接而采取的安全措施。

- 所有墙壁供气的连接口都有不相同，保证氧气输出端只能与氧气接口相连，氧化亚氮输出端只能与氧化亚氮相连，依此类推。这被称为直径指引安全系统（Diameter Index Safety System，DISS）。
- 气瓶则采用针式指引安全系统（Pin Index Safety System，PISS），只要针没有被磨平，气瓶与麻醉机接口就可实现一一对应连接。
- 这些安全系统之外还有检测混合气氧浓度的监测器。这一监测器是防止混合气体为低氧气体的关键。

11. 除以上措施外还有哪些措施可以通过鉴别不同气体来防止人为失误？

首先，氧气的流量调节钮很光滑，而其他气体的调节钮有凹凸感。

其次，有色彩编码，每一种调节旋钮，流量表，气瓶和墙壁接口都有与相应气体对应的颜色。在美国氧气是绿色，空气是黄色，氧化亚氮是蓝色。各国的标准不同。（**译者注：在中国氧气为天蓝色，空气是黑色，CO_2 为银灰色，氧化亚氮为白色。**）

12. 在麻醉机上每种气体都有两个相对应的流量表。可否在确保安全的前提下简化成一个？

两个流量表是为了更精准地调节流量。麻醉机的流量表是按序排列的，气体依次流过两个管路。在低流量甚至闭环麻醉时（200 ~ 1000 ml/min），两个流量表格外重要。流量表，又被称为 Thorpe 管，同样是与各种气体一一对应的。

13. 为什么空气、氧气和氧化亚氮流量表按特定的顺序排列？

原因包括美国政府官方标准（National Institute for Occupational Safety and Health，NIOSH），制造商的惯例，以及安全考虑。使氧气流量调节旋钮在所有麻醉机上位置相同可以减低麻醉医生误操作的风险。在美国，氧气流量调节必须永远在右侧，最靠近常规气体混合器出口，紧靠麻醉气体挥发罐。使氧气流量计在这个位置，使发生气体泄露时氧气最不易漏出。这一设计使输出低氧混合气的风险降低。再次强调，最好的检测低氧混合气的方法是使用氧气分析仪。

14. 什么是失效安全阀？

失效安全阀用于在氧气流量小于一设定值时，通常设定为 25 psig，切断除氧气外的一切气体供应（图 18-1）。

15. 将麻醉机内的氧气瓶直接打开，以保证在墙壁供氧出现问题时，麻醉机自动切换到气瓶供氧是否更安全？

不是。首先，在所有设备都运转良好时，打开气瓶的弊端在于，当墙壁供氧出现问题时，你的麻醉机会在不告知你的情况下直接开始使用气瓶供氧。你可能直到麻醉机和气瓶中的氧气全部耗竭，低氧流量警报被触发才会发现问题。这时你必须立即获取氧气。第二个原因包括设备故障，这涉及两方面内容：

1. 在没有气流量的情况下，当气瓶与连接口相连，虽然缺氧但管道可能维持一定压力。因此可能造成压力表显示气瓶充满，而实际气瓶已空。气瓶中的压力值应在墙壁供氧断开，整个管路压力值下降后检测，并在检测后关闭气瓶。

2. 如果墙壁氧压力过低，气瓶中气体可能被倒吸。以供应麻醉机而不是保留气瓶中氧气应对紧急情况。在墙壁供氧障碍时有一个安全阀防止气瓶中的氧气进入墙壁供氧系统。如果这一安全阀出现问题，在气瓶耗竭前的短时间内，气瓶中氧气会为墙壁供氧系统充氧，从而为病房患者供氧。

16. 在墙壁供氧发生障碍后气瓶可以维持多长时间的氧气供应？

绝大多数 E 型气瓶在充满氧气时的充气量是 600 L。如果不使用风箱（记住风箱靠氧气驱动），则氧气的消耗量通过流量计显示。当氧流量为 2 L/min 时，瓶中氧气可以使用将近 300 分钟（5 小时）。如果使用风箱，这一额外的气体消耗基本等于分钟通气量，则一整瓶氧气的使用时间较预估的 5 小时显著缩短。在这种情况下手控通气将节省很多氧气。减低氧流量同样可

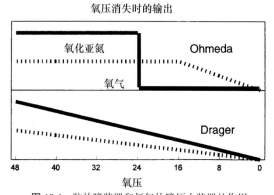

图 18-1　防故障装置和氧气故障压力装置的作用

以延长氧气的供应时间。

17. 气体挥发过程涉及哪些物理原理？

挥发性气体的饱和气化压力随温度变化，并决定由液态麻醉剂上方的气态分子浓度。气化热量是分子从液态变为气态所需的能量。液态变为气态需要吸收额外的热量，或者说分子从液态变为气态会使液态温度降低。为了解决这一问题，挥发罐被设计成具有高度热传导性的金属材质。高导热性确保有热传导，所以气化所需要的热量不断地从环境中被获取，使得挥发性麻醉气体的气化速度独立于挥发罐的温度变化。

18. 为什么说挥发罐有不同的旁路？如果挥发罐通路开放会有什么影响？

挥发罐位于流量计下游。新鲜气流通过流量计进入挥发罐之后分为两股。大部分气体进入了旁室并不暴露于挥发性麻醉气体。剩余的气体进入挥发罐并成为饱和挥发性麻醉气体。浓度调节钮决定两股气流的比例。两股气流在出气口重新混合。离开挥发罐的混合气体所含挥发性麻醉气体浓度与浓度调节旋钮所设浓度相符。

如果一个有不同旁路的挥发罐打开了它的通路，液态麻醉剂将从挥发室进入旁室，将两个室都变成挥发室从而增加挥发性麻醉气体输出浓度。这会使患者接受浓度过高的毒性麻醉气体。但是，绝大多数（并非全部）现代挥发罐都设有防护机制。

19. 什么是温度补偿？

在气化过程中液态麻醉剂会冷却，从金属挥发罐中吸收热量，即从手术室中吸收热量。当液态麻醉气体温度降低，饱和蒸汽压降低，挥发性气体流出减少。温度补偿意味着挥发罐有随气体流出进行温度补偿的机制。

20. 什么是泵效应？

正压会随患者通气传导回挥发罐。正压会导致气体短时间内在挥发罐内部流动，使气体在某时间流回挥发罐。泵效应会使麻醉气体浓度高出浓度调节旋钮指示浓度。现代挥发罐有相关机制减少却无法完全抵消这一效应。

21. 海拔是如何影响现代挥发罐的？

大气压变化对输出体积百分比的影响可以用下列公式计算：$x' = x(p/p')$，x' 是在新的海拔 p' 时的输出体积百分比，x 是海拔 p 时的输出体积百分比。比如下例：如果一个挥发罐在海平面水平（$p = 760$ mmHg）经过矫正，被带到卡罗拉多州的丹佛［5280 ft（～ 1609 m）］（$p' = 630$ mmHg），设定输出浓度为 1% 的异氟烷（x）。实际输出（x'）为 1%（760/630）= 1.2%。记住是麻醉气体的压力，而非输出体积百分比决定了麻醉深度。而海平面水平（760 mmHg）1% 是 7.6 mmHg，丹佛水平（630 mmHg）的 1.2% 是 7.6 mmHg；因此，无需考虑海拔，它并不对临床应用造成影响。

22. 如果将麻醉剂装入了错误的挥发罐会发生什么？

在特定麻醉罐内装入了其他麻醉药物会导致药物输出过量或不足。导致偏差的主要因素是麻醉剂的种类和气化压力。如果气化压力高的麻醉剂被装入用于特用于低气化压麻醉剂的挥发罐，便会输出过量的麻醉气体。如果一种低于挥发罐设定气化压的麻醉剂被装入该挥发罐，则输出的麻醉气体浓度会低于设定值。越来越多的挥发罐和麻醉剂瓶被设计成卡口匹配，以防止此类错误发生。

23. 地氟烷的挥发罐有何不同？

地氟烷的气化压力为 20℃，664 mmHg。也就是说，地氟烷的沸点与室温相近。地氟烷的效能也较其他麻醉剂低［最小肺泡浓度（minimum alveolar concentration，MAC）= 6%］，输出体积比可达 18%。被动的气化这一输出体积比的麻醉剂会导致巨大的需要补偿的温度变化。地氟烷的挥发罐主动将液态地氟烷加温至 39℃。在这一温度时气化压力接近两倍大气压。这一做法被证实是输出这种高气化压麻醉剂的有效方式。

24. 如何防止同时打开两个挥发罐？

现代麻醉机有连锁系统或者各种连锁使一次只能打开一个挥发罐。但是，麻醉机可以同时安装三个挥发罐，中间的位置必须装有挥发罐，否则无法安装联动锁。

25. 在海拔是 7000 英尺的地方，根据发布的 MAC，你要设定比你预期更高的地氟烷浓度。为什么其他麻醉剂无需这样？

传统的挥发罐（氟烷、异氟烷和七氟烷）是带有海拔补偿的。海拔补偿的产生是由于在输出口处安装的转移阀，一个为减少泵效应和压力变化影响的装置。这种挥发罐输出口处是压力恒定，而非体积比例恒定。地氟烷的挥发罐并不是通过分流一定比例的新鲜气流进入挥发室，而是将气态麻醉剂加入新鲜气流而混合出输出体积比一定的麻醉气体。因为最终是麻醉剂的分子量（终末压力）决定了患者麻醉深度，因此传统的挥发罐在任何海拔都提供相同的麻醉效能。而地氟烷的挥发罐设定的体积比例忽略了海拔影响，因此终末输出压力较海平面水平低 24%。因此在 7000 英尺海拔时，需要相对高浓度的地氟烷来实现 MAC。（**译者注：问题 25 和前文问题 21 内容有出入，原文如此。**）

26. 为恶性高热患者进行麻醉时是否需要挪走麻醉机上的挥发罐？

Datex-Ohmeda 的挥发罐可以简单地通过打开闭锁从麻醉机上移走。在 Drager 麻醉机上需要同时解除两个 Allen 旋钮以移除挥发罐。因此，除非有另一个挥发罐可安装到相同位置，否则需要在空槽位置安装一个旁路模块。这个任务可以由任何一个会使用 Allen 旋钮的人完成，但 Drager 建议由专门的售后人员完成这一操作。其实使用新鲜氧气气流可以在几分钟内移除麻醉机中的麻醉气体（除吸收装置和回路中的橡胶部分）。但麻醉医师需要确定没有人意外打开挥发罐。

要点：麻醉机和挥发罐

1. 麻醉机是一个完整的系统，不但输出麻醉气体，同时对自身及患者进行监测。
2. 当压缩时，一些气体（N_2O 和 CO_2）被压缩成液体，另一些（O_2 和 N_2）却不会。这些特性定义了气瓶内容量和压力的关系。
3. 麻醉机必须有备用氧气源，防止墙壁氧气供应障碍。
4. 流量计只能准确测量其经过准确校正的特定种类气体。
5. 传统挥发罐的输出浓度取决于挥发室分流的新鲜气体流量与未流经挥发罐的气体流量比例。
6. 地氟烷挥发罐直接将挥发麻醉气体注入新鲜气流，而传统挥发罐使用被动分流系统。

---

27. 什么是清除器？

除闭环系统外，气体总是进入并离开麻醉呼吸环路。排出的气体是患者的呼出气和超出患者需要的含有麻醉气体的新鲜气流混合气。为减少手术室工作人员暴露在麻醉气体下的危险，合理的做法是从手术室中收集并清除这些带有副作用麻醉气体。用于将这些气体安全的从呼吸回路转移到医院真空系统中的装置叫清除器。由于呼吸的阶段性，气体在鼓气时从呼吸环路中溢出。清除器将呼出气体贮存起来直到以恒定流速工作的废气或真空系统可以吸收这些气体。清除器还需防止过度吸收或阻塞而对患者呼吸回路产生影响。它有正向和负向减压阀。因此，如果真空系统故障或流量过低，正向减压阀处会产生一反向压力。（防止污染手术室，但这一问题的严重程度比将患者的肺像皮球一样吹起小得多。）如果真空系统流量过高，负向压力减压阀允许手术室内空气混合进呼出气中，防止在呼吸环路中产生超过 2.5 mmHg 的吸力。

28. 呼吸回路有哪几种类型？

呼吸回路通常被分为开放、半开放、半紧闭和紧闭回路。它们由各种零件组装而成保证患者通过一种不同于室内空气的混合气体进行呼吸（或被动通气）。

29. 举一个开放回路的例子。

开放回路在 160 年前的第一台麻醉机上被使用。一小块浸满乙醚或者氯仿的布被扣在患者面部。患者吸入麻醉气体并被麻醉。麻醉深度由布上浸润的麻醉液体量决定；因此在技术完善前走了很长一段弯路。

30. 举一个半开放回路的例子。

Mapleson 充分描述了各种各样的半开放回路，称为麦氏 A、B、C、D、

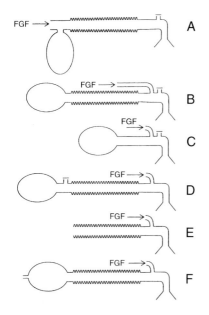

图 18-2　麦氏 **A**，**B**，**C**，**D**，**E** 和 F 回路。FGF，新鲜气流量。（From Willis BA，Pender JW，Mapleson WW：Rebreathing in a T-piece. *Br J Anaesth* 47：1239-1246，1975，with permission）

E 和 F 回路（图 18-2）。这些回路都有一个新鲜气源，螺纹管（更不易打折），溢气阀或者压力控制阀。各种回路的区别包括溢气阀和输入新鲜气体的位置，以及是否有储气囊。麦氏系列的优点在于设计简单，可以迅速改变麻醉深度，便于携带，减少呼出气再吸入（提供充足的新鲜气流）。缺点包括无法保温保湿，缺乏清除废气能力，需要高流量新鲜气流。除患者转运外现在已很少应用半开放回路。

31. 举一个半紧闭回路的例子。

典型的半紧闭回路是环路，应用于绝大多数美国手术室（图 18-3）。每一个半紧闭回路都包括吸气肢，呼气肢，单向阀、CO_2 吸收器、储气囊、和在呼气支处的溢气阀。环路系统的优点包括保温保湿，可以使用低流量新鲜气流（因此保存麻醉气体并保护臭氧层），同时有能力清除废气。缺点在于设计复杂；它有将近 10 个连接口，每一个都有断开的风险。

32. 举一个紧闭回路的例子。

和半闭合回路一样，紧闭回路是一个环路，输入的新鲜气流等于患者消耗的氧气和麻醉气体。CO_2 被吸收器吸收。

33. 根据可控性和通气自主性为麦氏回路排序。

- 可控性：D ＞ B ＞ C ＞ A（口诀：*Dog Bites Can Ache*）
- 通气自主性：A ＞ D ＞ C ＞ B（口诀：*All Dogs Can Bite*）

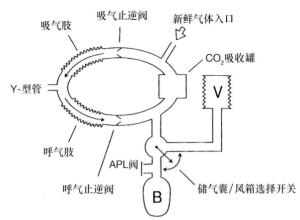

图 18-3　环路系统。APL，Adjustable pressure-limiting，限压（From Andrews JJ: Inhaled anesthetic delivery system. In Miller RD，editor: *Anesthesia*，ed 4，New York，1994，Churchill Livingstone，pp 185-228.）

34. 现在麻醉机最常用的回路是什么？

几乎每一个麻醉机的生产厂商都采用环路系统。和其他回路相比，环路最具优势。

35. 如何在麻醉过程中发现呼吸回路中断？

通过食管或心前区听诊器无法听到呼吸音，同时，如果参数设定合理，气道压力监测和分钟潮气量，潮气量警报报警。CO_2 分析仪无法再探测到 CO_2，随后氧饱和度下降。呼末 CO_2 大概是最好的监测手段；呼末 CO_2 的下降和缺失是断连敏感却不特异的监测指标。

36. CO_2 是如何从环路中被清除的？

呼出气流经装有 CO_2 吸收剂碱石灰或钡石灰的吸收罐。碱石灰包含氢氧化钙［$Ca(OH)_2$］及少量氢氧化钠（$NaOH$）和氢氧化钾（KOH）。钡石灰含有钡和钙。碱石灰和钡石灰都和 CO_2 反应生成热、水和碳酸盐。碱石灰的反应如下：

$$CO_2 + Ca(OH)_2 = CaCO_3 + H_2O + 热$$

37. 多少 CO_2 可以被中和？有哪些影响其效能的因素？

碱石灰是最常见的吸收剂，最多每 100 g 可以吸收 23 L 的 CO_2。但单室吸收罐中每 100 g 吸收剂可以清除 10～15 L 的 CO_2，双室吸收罐可清除 18～20 L 的 CO_2。影响因素包括吸收罐的容积（患者的潮气量应完全充满吸收罐的空余空间），吸收剂的颗粒大小（理想的大小是 2.5 mm 或有 4～8 个网孔），是否有通道（灌装太松散使呼出气体未经过吸收剂直接通过吸收罐）。

38. 如何判断吸收剂已耗尽？ CO_2 吸收剂和挥发性麻醉气体间会产生哪种化学反应？

在吸收剂颗粒中加有 pH 值敏感的染色剂，在中和 CO_2 过程中会产生影响 pH 值的碳酸。在美国应用最广泛的染色剂是乙基紫，在新鲜时呈白色当吸收剂被耗尽时呈紫色。吸收剂和挥发性麻醉气体的副反应见第 10 章。

39. 如何检查环路功能？

你应当关闭溢气阀，阻塞 Y 型口，挤压储气袋直至压力值为 30 cm H_2O。如果没有漏气则压力值不会下降。之后你应该打开溢气阀确保其功能正常。你还应该通过分别使用每一呼吸肢检查单向阀的功能，确保无法通过呼气肢吸入无法使用吸气肢呼出。

40. 麻醉机的呼吸机和重症监护室的呼吸机有什么区别？

重症监护室（Intensive care unit，ICU）的呼吸机通常动力更强（允许更大的吸气峰压和潮气量，对肺顺应性减低的患者很重要），而且有更多的通气模式。但是，近几代的麻醉机不断提供更多的通气模式（见第 20 章）。

41. 是哪种气体在驱动风箱？

O_2 由于便宜易得通常被用来作为驱动气体。现代呼吸机上升的风箱由于自身重 $1 \sim 2$ cm H_2O，通常风箱内压力大于风箱外风室压力。如果风箱漏气，泄露气体会溢出（而非进入）风箱混合气体比例不变。当风箱升到最高，额外的 $1 \sim 2$ cm H_2O 的压力会打开排气阀。

42. 当风箱没有回升到最高位置时清除系统处于怎样的状态？

当呼吸机开始工作，风箱没有升回最高位置，呼吸回路完全闭合。多余的气体只有当风箱升回最高位置驱动特定充气阀时才能排出呼吸回路。

43. 对于患者而言打开排气阀所需的额外压力有怎样的意义？

患者通常接受由呼吸机带来的 $2.5 \sim 3$ cm H_2O 呼气末正压通气。大部分专家认为额外的呼气末正压较没有正压更接近患者的生理性呼吸模式。

44. 麻醉机的呼吸机有哪些可调节的参数？

大部分麻醉机的呼吸机可以调节：

- 潮气量（或分钟潮气量）
- 呼吸频率
- 吸呼（I : E）比
- 有时可调节吸气间歇
- PEEP

一些更新的麻醉机的呼吸机允许其他调节，包括选择不同呼吸模式，包括压力支持和同步间歇指令式通气。

要点：麻醉回路和呼吸机

1. 除了有流量补偿麻醉机外，新鲜气流构成潮气量。
2. 虽然近些年麻醉机的呼吸机性能有很大提升，但还是不如典型的ICU呼吸机功能强大。
3. 每一个通过上升风箱麻醉机呼吸机进行通气的患者由于风箱自重都接受接近 $2.5 \sim 3\ cm\ H_2O$ 的呼气末正压通气。
4. 半紧闭合回路使用的环路是最常使用的麻醉回路。
5. 环路的优点包括保温保湿，可以使用小流量新鲜气流，和能够清除废气。缺点在于多处断连可能和高顺应性。

45. 为什么上升式风箱比下降式风箱好？

　　风箱根据呼气相运动方向被归类（例如，它们在呼吸机没有对患者进行通气时的位置）。悬挂或下降风箱由于两点原因被认为是不安全的。第一，如果出现回路断连，风箱中将充满室内空气，并且，虽然它的运动可能维持正常，呼吸机将为手术室而非患者进行通气。第二，风箱自重会为回路带来一小部分负压，这会导致呼气末负压并且从清除器回吸室内空气，干扰麻醉医生对患者吸入气体浓度的控制。

46. 什么因素会影响风箱在每个呼吸相完全回升？

　　最显而易见的原因是呼吸回路中有漏气，有某处断连，或者患者有脱管。如果新鲜气流量过低，有可能患者的氧气消耗量大于补充量。

47. 新鲜气流量是如何参与构成潮气量的？

　　新鲜气流量在呼吸环的吸气相被加入到潮气量中。我们假设呼吸频率为10次/分，吸呼比为1：2，潮气量为1000 ml。一个呼吸环长6秒：吸气相2秒，呼气相4秒。如果新鲜气流量为6 L/min，在每个吸气相有 $2/60 \times 6000 = 200\ ml$ 新鲜气流量被加入潮气量中。大部分现代麻醉机的呼吸机会自动向潮气量中补充这一新鲜气流量。

48. 潮气量是如何和在哪被测量的？为什么不同的测量方法得到的结果不同？

　　潮气量的测量可以使用多种方法在呼吸回路的不同位置进行。常用的方法包括在呼吸机控制界面设定，风箱位置，吸气肢或呼气肢的气流量。这些测量方法结果的不同因为它们可能包含或不包含吸气相流量，测量压力不同，流量补偿速度不同。因为每种测量方法，在理论上都可以正确测量不同参数，所以进行连续的潮气量测量和记录比讨论哪种测量方式更准确重要。

49. 当使用很低新鲜气流量时，为什么有时新鲜气流中 O_2 浓度与吸入气 O_2 浓度不符？

　　在很低新鲜气流量时，回路中的浓度变化缓慢。但是，这个问题指出了患者会以与回路中补充气体速度不同的速度吸入不同的气体（从回路中吸入它们）。以 O_2 为例，一个成年患者平均消耗（恒速从回路中吸入）接近 200 ～ 300 ml/min O_2。如果提供 O_2 的同时还提供 N_2 或者 N_2O，患者将持续消耗 O_2，与此同时 N_2 和 N_2O 在回路中蓄积。这使得虽然新鲜气流中含有 50% 甚至更高浓度的 O_2，但回路中却渐渐产生了低氧混合气体。

推荐阅读

Brockwell RC, Andrews JJ: Inhaled anesthetic delivery systems. In Miller RD, editor: Miller's anesthesia, ed 6, Philadelphia, 2005, Elsevier Churchill Livingstone, pp 273–316.

Dorsch JA, Dorsch SE: Understanding anesthesia equipment, ed 5, Philadelphia, 2008, Lippincott Williams & Wilkins.

<table>
</table>

第
19
章

患者体位

James C. Duke，MD，MBA

刘诗瑶　田雪　译　冯艺　校

1. 手术中为患者摆体位的目的？

手术摆体位的目的是在保证患者安全的前提下满足手术的操作需要。麻醉后的患者无法自助维持临床医生要求的体位；因此摆放体位对保证患者安全至关重要。合理的体位需要患者安全地躺在手术床上；所有可能承受压力的地方都被垫起；没有肌肉、肌腱，或神经血管束被牵拉；静脉管路和留置针通畅；气管内插管位置合理；通气和循环不受影响；手术过程中患者基本舒适安全。最好询问患者是否存在关节异常；绝对不要尝试使用超常的体位。

在手术过程中，重新摆体位同样重要，按照需要重新调整，并对所有调整进行记录。

2. 手术室中常用体位。

见图 19-1。

3. 调整体位有哪些生理学影响？

最重要的是要考虑到重力对心血管和呼吸系统的影响。从直立位转换成平卧位会增加静脉回流从而增加心排血量，会反射性减少心率和心肌收缩力因而对血压影响较小。在平卧位腹内压增高的情况中——包括腹部肿瘤、腹水、肥胖、妊娠，或者使用二氧化碳充气的气腹——会减少静脉回流及心排血量。

平卧位时由于腹内容物顶住膈肌使总肺活量和残余肺活量减少。麻醉

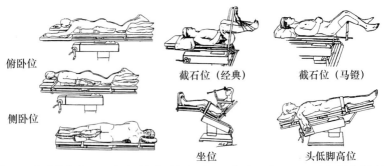

俯卧位

侧卧位

截石位（经典）

截石位（马镫）

坐位

头低脚高位

图 19-1　患者体位（From Martin JT：Positioning in anesthesia and surgery，ed 2，Philadelphia，1987，WB Saunders.）

144

和肌松剂使肺活量进一步减少。头低脚高位和截石位会进一步挤压肺部，使肺顺应性减低。虽然在正压通气会有所改善，但膈肌仍无法回到清醒时的位置上。在平卧位时，主导肺的自主通气增加。主导肺的血流增加，从而通气 / 血流比得到改善。

4. 描述截石位及其常见并发症。

患者的膝关节和髋关节都是屈曲的，患者的脚蹬在踏板上使会阴部完全暴露。屈曲的程度可以为中度（低截石位）或高度（高截石位）。双脚可能悬在像拐杖糖一样垂直的结构上或在靴子里，或者膝盖由支撑架支撑。由于双腿被抬高，双腿处压力减低，血液由双腿向躯干部重新分布。

对末梢神经的压迫是最常见的并发症，在截石位的患者中发生率约为 1% ～ 2%。神经损伤的出现可能为单侧或双侧，在这一体位中具有时间相关性（特别是长于 2 小时的手术）。它们在手术后立即出现，可能表现为感觉异常伴或不伴有运动减弱，尽管可能需要几个月的时间，但通常可完全康复。这一并发症的出现除与截石位相关外，还与应用神经针刺激，使用下肢止血带，或手术创伤（例如，使用牵开器）有关。

为避免髋关节脱位，应在手术结束时同时松开并同时放下双脚。在腿架升高前，确保移开双手以免夹伤。

5. 截石位可能损伤哪些神经？

- 股神经：尽管过度屈曲是否会造成患者的股神经损伤仍有争议，但目前最好的方式是避免髋关节屈曲＞ 90°。同时骨盆牵开器会增加股神经损伤风险。
- 腓总神经：当腓骨小头没有被充分垫起并受到腿架挤压时可能出现。
- 坐骨神经：通过避免髋关节屈曲＞ 90° 避免坐骨神经肌群被牵拉。
- 隐神经：当胫骨内侧髁受挤压时可能出现。
- 闭孔神经：当大腿屈曲时由于其经闭孔走行可能被牵拉。
- 股外侧皮神经：只表现为感觉异常。

6. 患者侧卧位时的注意事项？

所有侧卧位的患者都应该垫腋垫以分散患者胸腔的压力，并防止承重手臂的神经血管受受压。承重侧手臂脉搏的消失提示过度挤压，但存在脉搏并不代表臂丛神经没有受压。手臂通常被支撑并垫起呈与肩膀垂直。承重腿常使髋关节和膝关节屈曲，在双腿中间及腓骨头下垫垫以减少对腓神经的挤压。头部应与脊柱纵轴呈直线以防止非承重侧手臂臂丛神经受压。有头部未与脊柱呈直线而出现霍纳征的病案报道。面部、胸部及生殖器同样应被保护。侧卧位存在肺泡通气 / 血流比例失调风险。承重侧肺部存在低通气及相对过灌注。相反，非承重侧肺部由于顺应性增加而存在过度通气。虽然有一些患者出现病理性改变，但由于存在一定生理性代偿，通气和灌注的改变通常可以被很好地代偿。

7. 头低脚高位（Trendelenburg 位）对生理有哪些影响及危害?

头低，或头低脚高位，增加了血液向躯干的回流。颅内压及眼内压增高，脑静脉回流受阻。健康患者中并未有不良事件的报道，但头低脚高位仍是颅内压增高患者的禁忌体位。长时间地维持这一体位可以造成明显的面部和上呼吸道水肿。应考虑拔管后呼吸道梗阻的可能，虽然并不能完全避免拔管后呼吸道梗阻的出现，但仍应确保患者可以通过抽瘪气囊的气管内插管进行呼吸。

在长时间头低脚高位手术操作后，尤其在经过大量静脉液体管理后，最后使患者在带管情况下呈头高位，为液体的重新分布留出时间。头低脚高位还可能造成肺顺应性、功能残气量及潮气量的减低。机械通气时的气道峰压同样需要关注。为防止患者滑下手术床而放置的肩垫可能造成臂丛神经损伤。

8. 俯卧位应特别关注什么?

俯卧位造成膈肌向头侧移动。胸垫被用来减少腹部受压，在增加膈肌位移的同时减少中动脉和下腔静脉压迫。在这一体位中，所有承压部位包括面部、眼睛、耳朵、手臂、膝盖、髋、踝、胸部及生殖器均应被垫起。虽然 > 90° 的伸展都是可以被接受的，手臂仍应维持自然体位防止臂丛神经被牵拉。应避免患者压在心电图电极上。

9. 什么是沙滩椅位?

这一体位是为了更好地完成肩部手术。当摆好体位后，麻醉医生将无法轻易地接触到头部及气管内插管；因此在手术开始前必须确保这些结构位置合理连接妥当。由于头部水平比心脏水平高需密切监测灌注压。由于手术操作靠近面部，器械可能会使眼部受压因此一定要特别注意保护眼部。在这一过程中常使用塑料眼罩。

10. 何时采用坐位?

坐位常用于颅脑后窝手术及颈椎板切除术。但现在通常经由俯卧位完成，坐位的应用正在减少。

11. 坐位的优点?

- 最有利于术野暴露的体位，显著减少出血，改善术野，有利于病变组织的切除。
- 减少面部肿胀。
- 更容易接触到气管内插管。
- 更少的脑神经损伤。

12. 坐位的缺点?

- 低血压。因为减少静脉回流，心排血量减少约 20%，但可以通过液体管理和升压药得到改善。考虑使用静脉曲张袜改善静脉回流。应进行有创动脉压监测。将传感器放置于外耳道水平检测颅脑灌注压。

- 对脑干的操作可能导致血流动力学的改变。
- 存在颈部过屈的风险，可能导致脊髓缺血和气道梗阻（由于严重水肿的舌头或打折的气管插管导致）。下巴和胸骨间应有两指宽的距离。
- 静脉空气栓塞（venous air embolism，VAE）。

13. 静脉空气栓塞是如何出现的？有哪些后遗症？

由于手术范围在心腔以上，因此存在静脉形成空气栓塞的风险。静脉空气栓塞可能导致肺栓塞，低血压，在存在左向右分流时还可能形成反常的气栓。在不是很大量时，静脉栓塞通常可以通过液体冲击和按压治疗。同时术野必须浸润在水中防止气栓的进一步形成。

14. 静脉栓塞监测设备的敏感性和限制性。

有很多监测静脉气体栓塞的设备。没有哪项技术完全值得信赖；因此使用尽可能多的设备可以帮助我们更好地发现静脉气体栓塞。按敏感度递降的顺序进行排序，为经食管超声心动和多普勒超声＞呼末氮气增高＞呼末二氧化碳减低＞右心房压增高＞食管听诊器。

右心房导管的优点在于可以吸出心腔内空气。因此在所有提及的设备中，这是唯一一个兼具诊断和治疗能力的设备。多孔导管更具优点，应将其放置在右心房的高处。

15. 给孕妇摆体位时应注意什么？

由于子宫增大孕妇的主动脉下腔静脉易受到压迫，导致静脉回心血量减少，胎盘供血减少。可以在孕妇右髋部垫一枕头或楔形垫以使子宫左旋从而减少腹内压。

16. 心脏手术会伴随哪些周围神经病变？

可能造成臂丛神经损伤。臂丛神经包括它的皮支，走行在椎间孔和筋膜，之后走行于狭窄的第一肋与锁骨形成的间隙，这一走行使其很易受伤。胸骨牵开和第一肋骨折可能导致这种损伤。这一损伤与手掌向上手肘抬高手臂与身体呈 90° 角外展时手臂被挤压向身体时所造成的损伤无异，最好的建议是使头维持在自然体位，使胸骨牵开器尽可能远离胸骨柄，小心使用不对称牵开器。

17. 围麻醉期最常见的神经损伤是什么？

虽然发生频率很低，但尺神经损伤还是最常见的周围神经损伤。这一损伤最常出现于年龄大于 50 岁的男性，有时可在几天后才出现症状。有时为双侧神经损伤。值得一提的是，美国麻醉医师协会（American Society of Anesthesiologists，ASA）最近公布分析显示 15% 的尺神经损伤出现在椎管内或硬膜外麻醉及监测下麻醉伴镇静的情况下。可以推测，在患者清醒时当其感觉手臂出现感觉异常或麻木他们会即时调整手臂位置。尺神经损伤通常很温和，呈自限性。虽然也有损伤持续长达 2 年的病例报道，但大多数患者可以在 6 周内恢复正常。很多例尺神经损伤都出现在未使用尺神经保护垫的情况下。围术期的尺神经损伤是受多因素影响的，有些患者可能在术前就有亚临床的尺神经损伤，只是在手术后才被首次察觉。

18. 臂丛神经损伤的发生率。

近期报告显示臂丛神经损伤占麻醉相关神经损伤发生率的 20%。危险因素包括在头低位时使用肩垫，手臂位置不正和持续性颈过伸。尽管与体位无关，上肢神经阻滞同样可能损伤臂丛神经。值得一提的是，通过针刺诱发感觉异常和注射局麻药并不是常见病因。

19. 如何通过摆放体位避免上肢神经损伤？

平卧位患者手臂外展应小于 90°。使用保护垫可以防止但无法完全避免上肢神经损伤，应垫起尺神经沟并避免内旋，尺神经在这一位置最易受损。当手臂被固定在两侧时，尽量维持自然体位。肘部的活动可能增加神经损伤风险。肘部螺旋沟受压可能导致桡神经损伤。活动受限在肘部并不罕见，过伸可能导致正中神经损伤。合理放置血压袖带并不减少上肢神经损伤风险。

要点：患者体位

1. 体位要求便于外科操作，避免肌体受压，同时防止损伤。
2. 术后失明的发生率增加，但高危人群仍不确定。虽然并不能完全避免这一并发症，在长时间俯卧位时仍应维持血管内容积，血细胞比容和灌注压。
3. 最常见的术后神经损伤为尺神经损伤。最常见于 50 岁以上男性，可为迟发，并不能通过使用保护垫完全避免，病因多样。
4. 空气栓塞（VAE）检测方法中按敏感度递降的顺序进行排序，为经食管超声心动和多普勒超声＞呼末氮气增高＞呼末二氧化碳减低＞右心房压增高＞食管听诊器。需要注意的是，在所有这些设备中，只有右心房导管是可以用来治疗空气栓塞的。

---

20. 眼睛可能受到什么损伤？

最常见的是角膜损伤，患者还可能出现结膜炎，化学损伤，直接损伤，视物模糊，缺血性视神经病变（ischemic optic neuropathy，ION）。症状从不适到疼痛到致盲。相对较小的伤害通常由面罩，手术洞巾对眼部的挤压，化学物质接触眼球，未做好眼部保护导致。平卧位以外的体位更易造成眼部损伤。虽然曾经推荐角膜擦伤患者使用眼罩，但经实践证明会延迟愈合；

现在推荐使用非类固醇类抗炎眼药膏。重复使用局部麻醉或类固醇类眼药水不被推荐。

21. 总结会导致术后失明（postoperative visual loss，POVL）的操作。

心脏手术术后失明的发生率约为 4%。失明的原因可能包括栓塞、血栓形成和缺血以及外科的操作。这些患者可能存在视网膜中央动脉缺血或 ION。

其他可能造成术后失明的手术包括颈部切开术（包括颈内静脉结扎），甲状腺切除，大血管手术和开颅手术。越来越多的观点认为俯卧位手术可能导致失明。

22. 俯卧位患者术后失明的危险因素有哪些？

引起俯卧位患者术后失明的危险因素还未完全被揭示。发病率约为 0.2%。ASA 建立了失明登记制度帮助更好地预见这一悲剧并提出更好的防护建议。虽然在手术前无法完全准确判断，但目前认为确实存在一些易感人群。这类患者可能之前患有高血压，糖尿病，吸烟，其他血管病变或病理性肥胖。

长时间的俯卧位手术（超过 6 小时）伴有大量出血（大于 1 ~ 2 L）的患者常出现术后失明。很多患者被放在 Mayfield 头架中，因此眼球内压力改变并不是一个危险因素。控制性降压技术也不是危险因素，虽然有争论认为贫血患者的持续性低血压是需要被纠正的。有趣的是，当输血的指征越来越严（更低的血红蛋白数），长时间的俯卧位手术却不能耐受贫血。可能是因为，俯卧位要求翻身前后都稳定，推荐分阶段操作。虽然术后失明这一并发症是毁灭性的，但发病率很低，而高危人群，危险因素及指南的制定仍在探索中。

23. 有哪些形式的失明？

90% 的患者是 ION，其他的还有视网膜中央动脉闭塞。后部 ION 比前部 ION 更常见，ION 通常是双侧（超过三分之二的病例），提示病因可能不同。复明并不常见。

24. 头部位置的改变是如何影响气管内插管相对于隆嵴的位置的？

移动头部可能改变气管内插管相对于隆嵴的位置；过伸会使它远离隆嵴。基本的原则是气管内插管的尖端与患者鼻子的尖端保持一致。气管内插管位置的改变在儿童会比成人带来更多问题。插管进入主支气管会导致气道压力和氧饱和度的改变。

网址

American Society of Anesthesiologists: http://www.asahq.org

推荐阅读

ASA Task Force on Perioperative Blindness: Practice advisory for perioperative visual loss associated with spine surgery, Anesthesiology 104:1319–1328, 2006.
Lee LA, Roth S, Posner KL, et al: The American Society of Anesthesiologists postoperative visual loss registry: analysis of 93 spine surgery cases with postoperative visual loss, Anesthesiology 105:652–659, 2006.

危重症患者的机械通气

James B. Haenel，RRT，and Jeffrey L. Johnson，MD

刘诗瑶　田雪　译　冯艺　校

1. 患者为何需要机械通气（mechanical ventilation，MV）？

有三种情况需要机械通气：

- 呼吸驱动力不足
- 无法维持适当的肺泡通气
- 低氧血症

决定是否需要机械通气需要通过临床检查及动脉血气分析对气体交换能力进行判断。这一决定必须是个体化的，因为划定单一 PO_2、PCO_2 或者 pH 作为判断呼吸衰竭的标准并不适用于所有患者。需要进行 MV 的生理紊乱包括严重质性疾病如肺炎，肺水肿，或者肺挫伤，或间接影响肺功能的系统性疾病例如脓毒血症或中枢神经系统病变。在呼吸衰竭时使用机械通气的目标是在疾病恢复过程中将通气损伤降至最低的同时维持气体交换。

2. 哪种是最常用的通气模式：容量控制还是压力控制？

从分类观点来看，两种都不是真正的通气模式。准确地讲，传统的机械通气模式是容量控制或者压力控制。通气的模式是由呼吸被输送的方式［例如强制的和（或）呼吸同步的］以及呼吸长度是多长来决定的。容量控制提供的呼吸是容积恒定压力可变的，是一种通过风箱对患者顺应性进行反应而实现的模式。

3. 正压通气最常用哪种模式？

目前有九种模式，以容量或压力作为可控变量：

- VC-CMV，volume control-continuous mandatory ventilation，容量控制-持续指令通气
- VC-A-C，volume control-assist control，容量控制-辅助控制（通气）
- VC-IMV 或 VC-IMV，volume-control intermittent，容量控制-间歇，或 synchronized intermittent mandatory ventilation，同步间歇指令通气
- PC-CMV，pressure control-continuous mandatory ventilation，压力控制-持续指令通气
- PC-A-C，pressure control-assist control，压力控制-辅助控制（通气）
- PC-IMV 或 PC-SIMV，pressure control-intermittent mandatory ventilation，压力控制-间歇，或 pressure control-synchronized intermittent ventilation，

同步间歇强制通气

- PSV，pressure support ventilation，压力支持通气

4. PC-CMV（压力控制–持续指令通气）是否允许患者与呼吸机互动？

使用例如 PC-CMV 这样的缩写会令一些人困惑。控制性 MV 指患者接受肌松剂同时防止患者诱发机械通气。因此，当谈到容量控制或者压力控制时，容量为靶向的或者压力为靶向的描述更为确切。

5. VC-A-C 容量控制–辅助控制通气模式是如何进行的？

VC-A-C 模式设定输送最少次数的强制性通气，同时允许患者触发（或辅助）更多通气。这种通气（强制或辅助）是通过预设的流量输送预设的潮气量（V_T）而实现的。由于患者在每次呼吸即使是呼吸急促时都接受预设潮气量，AC-A-C 更易造成呼吸性碱中毒和自发性呼气末正压通气（auto-positive end-expiratory pressure，auto-PEEP）。

6. VC-A-C 容量控制辅助控制通气和 VC-SIMV 容量控制间歇或同步间歇强制通气是否不同？

两种模式都是通过预设频率给予强制通气，预设潮气量，预设吸入气流量。在 VC-A-C 模式时，患者可以触发通气并接收到预设潮气量的通气辅助。在 VC-SIMV 模式时，呼吸机通过预设指令呼吸频率生成时间窗使指令通气与患者自主呼吸尽量同步。在 VC-SIMV 模式下，指令呼吸间歇，患者可以完全通过自主呼吸接收到呼吸机通过适应患者呼吸肌力量而产生的潮气量。流量根据患者呼吸肌力量随每次自主呼吸产生变化。

7. 机械通气时，如何在 VC-A-C 和 VC-SIMV 间进行选择？

如果机械通气的初衷是进行完全通气支持，提供充足的肺泡通气是首要任务。则 VC-A-C 优于 VC-SIMV，使分钟通气量（设定频率和潮气量）达到预期是它的一个可取之处。但是，一旦患者心肺功能稳定，目标转变为部分通气支持，VC-A-C 还是 VC-SIMV 又将不同。一个患者在设定呼吸频率为 4 次 / 分的 VC-A-C 模式下完成了 18 次 / 分的呼吸，每一次都接收了完全呼吸支持。相反，一个在 VC-SIMV 模式下，考虑需要部分呼吸支持的患者在相同呼吸频率设定下，他 / 她必须有能力进行自主气体交换。

8. 容量控制模式下还有哪些传统的辅助通气模式？

简单的讲，通气被分为压力控制、容量控制或流量控制。目前重症监护室（intensive care unit，ICU）呼吸机有单次呼吸压力流量混合控制模式。此外还有相位差异，可在吸气相和呼气相间调控。这种相位差异控制包括：

- 触发（例如，患者或者呼吸机）
- 限制（例如，压力或者容量）
- 吸气相到呼气相（例如，压力，容量，流量或时间）

9. 什么是压力支持性通气（pressure support ventilation，PSV）？

PSV 将患者自主吸气力量增加至临床设定的气道正压值。吸气在患者自主产生的流量高峰减低至最低水平或最初吸气流量的一定比例，通常为 25% 时完成。因此 PSV 完全是一个患者触发，压力限制，流量循环通气模式。PSV 允许患者自主建立呼吸频率，根据呼吸需求调整峰流量，同时增加潮气量。呼吸频率、峰流量和潮气量共同决定吸呼比（inspiratory to expiratory，I：E）。患者自主控制吸呼比与固定吸呼比相比更贴近生理需求也更为舒适。

10. 压力控制通气与 PSV 的区别？

PCV，与 PSV 不同，是压力限制、时间循环通气模式。潮气量是通过临床设定的吸气时间和选定的气道压力值预先决定的，并受流量阻力和呼吸系统顺应性影响。客观的说，PCV 适用于完全通气支持，而 PSV 是呼吸辅助支持的最佳选择。

11. 什么是触发变量？

所有现代 ICU 的呼吸机都持续监测一种或多种相位变量（例如，压力、容量、流量或时间）（表 20-1）。吸气发生在任何一个变量达到预设值时。临床上称之为触发通气。所有患者在以下条件下均可触发通气：

- 压力触发：需要患者触发吸力至环路中压力低于预设值（例如，呼气末压力低于基线 2 cm H_2O，例如－ 2 cm H_2O）
- 流量或容量触发：需要患者呼吸肌力量减弱，使环路中流量或容量无法维持。
- 时间触发：不需要患者吸力，当呼吸频率低于预设值时触发。

还有两种危险的触发模式：

- 自发触发：发生在呼吸机突然在失去患者自主支持的情况下进行通气。如果触发系统过于敏感（流量或压力触发）在存在呼吸回路或

表 20-1   呼吸机的容量和压力模式

模式	指令通气			辅助通气		
	触发	限制	周期	触发	限制	周期
容量控制-持续强制通气	时间	流量	容量或时间	—	—	—
容量控制-辅助控制（通气）	时间	流量	容量或时间	患者	流量	容量或时间
容量控制-间歇或同步间歇强制通气	时间	流量	容量或时间	—	—	—
压力控制-持续强制通气	时间	压力	时间	—	—	—
压力控制-辅助控制（通气）	时间	压力	时间	患者	压力	时间
压力控制-间歇或同步间歇指令通气	时间	压力	时间	—	—	—

气囊漏气，心脏摆动，回路内水汽过度凝结，可能过早地触发额外的呼吸。当胸膜上存在一联通气管内插管的支气管胸膜瘘管时，胸膜吸力可能成为一个外源性自动触发因素。稍微调高触发所需流量或压力可以消除这种现象。

- 无效触发：发生在呼吸机未识别到患者自主呼吸时。通常出现在自发性呼气末正压通气存在下的压力触发模式下，会阻止患者呼吸回路压力的必要下降。

12. 什么是混合通气模式？

混合呼吸模式得益于微处理器技术的应用，可以为患者提供结合了容量靶向及压力靶向为一体的"杂交模式"，因此解决了容量通气时的高气道峰压和压力通气时不断变换的潮气量的问题。常见的例子是压力调整容量控制（pressure-regulated volume control，PRVC），自动导管补偿（automatic tube compensation，ATC），气道压力释放通气（airway pressure-release ventilation，APRV）。虽然仍缺乏大样本随机对照实验，但很多临床医生发现混合通气模式在替代生理进行气体交换和通气同步等方面有潜在优势。

13. 如何进行急性呼吸衰竭的初步通气设定？

通常在开始时使用 VC-A-C 模式，以保证达到预设潮气量。压力循环模式同样可以被接受但可能只在理论上有益。吸入气中氧浓度分数为 1，可根据耐受程度向下调整。在急性肺损伤时过高的吸入气中氧浓度分数可能会因为吸入性肺不张，加重肺内分流。潮气量根据理想体重（ideal body weight，IBW）和损伤肺病理生理需要设定。潮气量在平台压 < 30 cm H_2O 时可设定为 6～10 ml/（kg·IBW）。但是，发生急性呼吸衰竭综合征（acute respiratory distress syndrome，ARDS）时可通气肺容积减少。由于大压力或容量会加重肺损伤，因此要选择小潮气量 6～8 ml/（kg·IBW）。呼吸频率设置在 10～20 次/分。有高通气需求的患者或需要低流量通气（肺保护策略）则需要 32 次/分的通气频率。频率 > 25 次/分时二氧化碳清除率不会显著提高，频率 > 30 次/分时倾向继发于呼气相时间缩短导致气体滞留。

14. 呼气末正压通气（positive end-expiratory pressure，PEEP）的作用是什么？

PEEP 在过去 40 多年间一直作为呼吸衰竭气道管理的重要手段。特别被应用于机械通气时的呼气相。PEEP 的主要目的包括：

- 增加功能残气量防止肺泡塌陷和使塌陷的肺泡复张；
- 减少肺内分流；
- 改善肺顺应性，减少呼吸作功。

在去氧饱和一段时间后应考虑调整 PEEP 来评估复张潜力（在排除了导致低氧血症的常见病因后，如黏液梗阻和气压伤等）。

15. 如何定义最佳 PEEP ？

虽然有多种肺复张的方式被推荐，我们采用下面这些条件定义最佳 PEEP：

急性去氧饱和的患者采用压力控制呼吸模式，呼吸频率为 10 次 / 分，吸呼比为 1：1，气道峰压 20 cm H_2O。PEEP 在 1 ～ 2 分增加到 25 ～ 40 cm H_2O。持续监测患者副反应。之后将 PEEP 调整至基线。如果患者氧饱和再次下降，重复此操作，并将 PEEP 基线调高 5 cm H_2O。这一过程不断重复直至患者氧合可以维持。应用高水平 PEEP 前，为增加安全性，应强调及时发现血管内容量不足，调整血流动力学至最佳水平。

16. 什么是固有 PEEP（PEEPi）或自发 PEEP ？

PEEPi 是在机械通气呼气末未被识别的肺泡内正压。患者需要高流量通气或有慢性阻塞性肺疾病（chronic obstructive pulmonary disease，COPD）或有哮喘的患者有 PEEPi 的发生风险。无肺部疾病患者机械通气过程中，如果呼吸频率过快或呼气相过短，呼气时间不足，会导致呼吸堆叠产生呼气末气道正压。小管径气管内插管同样可能限制呼气造成 PEEPi。存在气道高阻力及肺顺应性减低的患者同样是 PEEPi 的高危人群。这类患者由于小气道梗阻或塌陷存在呼气困难，在自主呼吸及机械通气时更易出现 PEEPi。PEEPi 有和外源性 PEEP（PEEPe）相同的副作用，但发现它需要更高的警惕性。

未能识别自发性 PEEP 可能导致不恰当的通气调整（图 20-1）。唯一发现及测量 PEEPi 的方法是在监测气道压力的同时于呼气末封堵呼气端口。减低呼吸频率或增加吸气相（增加吸呼比）可为呼气相增加时间。在支气

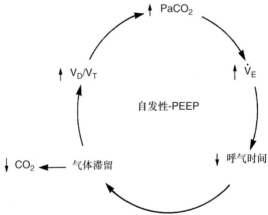

图 20-1　未能发现自发性 PEEP 会进入一个恶性循环，为了应对增加的 $PaCO_2$ 而增加分钟通气量（V_E），使呼气相时间减少，气体滞留增加，通气无效腔增加（V_D/V_T），而 CO_2 清除率却减少。进一步增高的分钟通气量重复这个恶性循环，使胸腔内压力不断增高最终产生 PEEP 的不利影响（例如心排血量减低）

管痉挛时使用支气管扩张剂通常有益。

17. PEEPe 和 PEEPi 的副作用有哪些？

- 肺泡过度通气可能导致气压伤。
- 由于胸腔内压力增高使心排血量减少，增加右心房压减少静脉回流。PEEP 还增加肺动脉压力，减少右心房输出。右心室舒张导致室间隔向左心室移动，从而减少左心室舒张容量，减少心排血量，特别在患者容量不足的情况下。
- 错误的心脏灌注压。从肺泡向肺血管传递的压力可能会使读数增高。
- 过度的 PEEP 导致肺泡的过度扩张使肺血流减少，增加无效腔（V_D/V_T）。
- 由于 PEEPi 时患者需要更大的负压触发通气气流入肺因此呼吸做功增加。
- 增加颅内压（intracranial pressure，ICP）和液体潴留。

18. 什么是呼吸机集束化干预？

呼吸机集束化干预是指一系列用来减少通气致肺炎发生率的通气干预措施。关键的组成要点为：

- 床头抬高，
- 每日进行镇静中断并评估是否可以拔管，
- 预防应激性溃疡，
- 深静脉血栓。

其他作为补充的干预措施包括注意手部卫生，口腔清洁措施，气管内插管的调整（包括使用声门下分泌物引流管和抑制菌膜生成）。

19. 什么是在可容许高碳酸血症条件下进行控制性低通气？

控制性低通气（或可容许高碳酸血症）是限制压力或容量的肺保护策略，允许一定范围的 PCO_2 升高，相较于维持正常血碳酸值更具肺保护意义。潮气量可以低至 4 ～ 6 ml/（kg·IBW）使气道峰压（peak airway pressure，Paw）低于 35 ～ 40 cm H_2O，静态平台压低于 30 cm H_2O。多个关于 ARDS 和哮喘发作状态的研究表明此方法可以减少气压伤，ICU 住院天数和病死率。可以允许 PCO_2 缓慢升高至 80 ～ 100 mmHg。如果 pH 降至 7.20，可以用缓冲液治疗。否则，则应等待正常功能肾重吸收碳酸氢盐中和高碳酸血症。相反的，病肾无法重吸收碳酸氢盐。容许性高碳酸血症通常可以被接受。潜在的副反应是颅内血管扩张、颅内压增高，颅内高压是容许性高碳酸血症的禁忌证。交感神经兴奋，肺血管收缩和心律失常均不常见。心室功能障碍患者可能出现心室收缩力减弱。

20. 什么是顺应性？由哪些因素决定？

顺应性是扩张性的指标，以压力发生指定变化时产生的容积变化描述。顺应性是由压力、容量、气流阻力共同作用的结果。在机械通气时必须监测的两个相关压力值为峰压和静态压。

21. 如何测量峰压？

峰压是在气流流经肺部的吸气相末进行测量的。它受到扩张容积、气道阻力、PEEP 值和肺及胸壁的弹性回缩力影响，反映了呼吸系统的动态顺应性。

22. 如何测量静态压？

静态压或平台压是在吸气相末的窗口期，在无气流情况下进行测量的，反映的是整个呼吸系统包括肺实质、胸壁和腹部的静态顺应性。

23. 如何计算顺应性？

动态及静态顺应性均应被计算。动态顺应性计算公式为 $V_T/$（Paw － 总 PEEP），平台或静态顺应性计算公式为 $V_T/$（平台压－总 PEEP）。正常的动态及静态顺应性均应在 60 ~ 100 ml/cm H_2O。动态顺应性减低而静态顺应性正常提示气道阻力急性增高，可通过峰压和平台压的比值做进一步评估。正常的斜度约为 10 cm H_2O。气管内插管梗阻，黏液阻塞，支气管痉挛时可能导致斜度 > 10 cm H_2O。如果潮气量不变，则动态及静态顺应性的急性改变提示呼吸系统顺应性减低，可能的原因包括重症肺炎、ARDS、肺不张和腹压增高。

顺应性是一个整体测量值，并不能反映 ARDS 患者肺内局部情况，ARDS 肺内病变区域散在。晚期的 ARDS 患者肺顺应性常在 20 ~ 40 cm H_2O。减低的肺顺应性反映的是参与进行气体交换的，而非塌陷的或充满液体的肺泡。

24. 对于氧合困难的患者可以进行俯卧位通气吗？

当然可以！研究显示有接近 2/3 的 ARDS 患者在俯卧位通气时氧合得到改善。机制包括：

- 通过使肺水肿从背侧向腹侧移位，使背侧肺复张。
- 减少过度通气，因而使肺内压力和张力分布均匀。
- 消除心脏对下侧肺野的挤压从而改善局部通气。
- 在改善背侧肺通气的同时维持背侧肺灌注，从而改善 V/Q 比。

25. 俯卧位通气的指征是？

俯卧位通气的时机并无规范。我们对有低氧血症或在复张 /PEEP 后需要高浓度氧通气的患者可以应用俯卧位。最近一项（2013）多中心、前瞻性、随机对照临床试验显示有严重 ARDS 的患者早期（≤ 24 h）俯卧位较平卧位显著减少 28 天病死率（俯卧位为 16%，平卧位为 32.8%；$P < 0.001$）。

26. 如何应对患者的呼吸机抵抗？

首要潜在的原因分为通气设备（呼吸机、回路和气道）的问题及患者相关问题。患者相关原因包括低氧血症，分泌物或黏液梗阻，气胸，支气管痉挛，感染（肺炎或脓毒血症），肺动脉栓塞，心肌缺血，胃肠出血，严重 PEEPi 和焦虑。通气设备相关问题包括系统漏气或断连；不恰当的通气支持或不恰当的氧浓度；气道相关问题包括脱管，气管内插管阻塞，气囊疝，或者破裂；以及触发敏感度或流量不当。在故障排除前，患者应接受氧浓度为 100% 的手控通气。应立即检查呼吸音及潮气量。最好有动脉血气分析及床旁胸片，但当怀疑张力性气胸时，立即减压先于床旁胸片。

> **要点：重症患者的机械通气**
>
> 1. 机械通气的三个指征：呼吸驱动不良，无法维持肺泡通气和组织缺氧。
> 2. 两个无创正压通气指征：呼吸障碍致高碳酸血症和临终患者安慰。
> 3. 自发性 PEEP 的危险因素：高分钟通气量，小气管内插管，COPD 和哮喘。
> 4. 正常气道峰压和静态压的差值约为 10 cm H_2O。
> 5. 低氧血症患者发生通气抵抗时首先应给予 100% 氧浓度状态下手控通气。

27. 为使机械通气更可控是否应该使用肌松剂？

在患者发生 ARDS 时常使用神经肌肉阻滞剂（neuromuscular blocking agent，NMBAs）帮助进行机械通气，然而，虽然被广泛接受，但关于何时应使用肌松剂仍只有少量且缺乏一致性的研究。Papazian 等（2010）在一项多中心、双盲试验中证明，与对照组相比早期重症 ARDS 患者，静脉应用顺苯磺酸阿曲库铵 48 小时可以改善 90 天生存率（$P = 0.04$），气压伤减少，脱机时间增加。值得一提的是，两组间气体交换能力并无不同。虽然为什么肌肉麻痹会改善预后仍有待进一步研究，但在此研究中应用神经肌肉阻断剂可通过减少肺不张、气压伤和容积伤从而减少通气致肺损伤（Ventilator Induced Lung Injury，VILI）。肌肉麻痹在一些特定情况下也可能带来益处，例如颅内高压或非常规模式下通气（例如吸呼比倒转通气或体外技术）。使用此类药物的缺点包括无法进行神经学检查，无法咳嗽，术中知晓风险，多种药物及电解质相互作用，延长麻痹风险，未察觉的通气断连导致的死亡风险。绝不可轻易使用神经肌肉阻滞剂。首先应采取适当镇静；如果认为确实需要使用神经肌肉阻滞剂，则应限制在 24～48 小时内，以减少潜在并发症。

28. 分离肺通气是否实用？

分离肺通气（split-lung ventilation，SLV）指为每个肺单独通气，通常通过使用双腔气管内插管和两个呼吸机。患者有严重单侧肺部病变时可能需要 SLV。SLV 可以改善有单侧肺炎、肺水肿和肺挫伤患者的氧合。隔离双肺可以使患者的健侧肺不在大咯血和肺脓肿时被淹没，从而保护患者生命安全。有支气管胸膜瘘的患者也可从 SLV 获益。两肺可以接受不同的通气模式。两个呼吸机不需要同步，并且，事实上，当两个呼吸机不同步时更容易维持血流动力学稳定。

网址

Institute for Healthcare Improvement: Implement the IHI ventilator bundle, http://www.ihi.org/resources/Pages/Changes/ImplementtheVentilatorBundle.aspx

推荐阅读

Al-Hegelan M, MacIntyre NR: Novel modes of mechanical ventilation, Semin Respir Crit Care Med 34:499–507, 2013.

Futier E, Constantin JM, Paugam-Burtz C, et al: A trial of intraoperative low-tidal-volume ventilation in abdominal surgery, New Engl J Med 369:428–437, 2013.

Guérin CG, Reignier J, Richard JC, et al: Prone positioning in severe acute respiratory distress syndrome, N Engl J Med 368:2159–2168, 2013.

MacIntyre NR: Patient-ventilator interactions: optimizing conventional ventilation modes, Respir Care 56:73–84, 2011.

Neto AS, Cardoso SO, Manetta JA, et al: Association between use of lung-protective ventilation with lower tidal volumes and clinical outcomes among patients without acute respiratory distress syndrome, JAMA 308:1651–1659, 2012.

Papazian L, Forel JM, Gacouin A, et al: Neuromuscular blockers in early acute respiratory distress syndrome, N Engl J Med 363:1107–1116, 2010.

Pierson DJ: A primer on mechanical ventilation, Seattle, 2008, University of Washington. http://courses.washington.edu/med610/mechanicalventilation/mv_primer.html.

脉搏氧饱和度

Renee Koltes-Edwards，MD

韩侨宇 田雪 译 冯艺 校

第 21 章

1. 脉搏氧饱和度概述。

脉搏氧饱和度是一种无创测量近似动脉血氧饱和度的方法。它基于 Beer-Lambert 定律和光谱分析。对于脉搏氧饱和度，Beer-Lambert 定律指出，透射光通过血管床的强度根据吸收血管床物质的浓度和光源与探测器的距离呈指数减少。

2. 脉搏氧饱和度是一项重要的监测吗？

生理监测给麻醉医生提供的信息必须与整体的临床情况相结合。每一个麻醉医生应该知道各种生理监测的局限性，以及每一种监测在手术室使用时，即使在合适的条件下，但可能给出错误的读数。脉搏氧饱和度也不例外，因此当读数可能是虚假的时候，临床医生应该心里有数。

3. 脉搏氧饱和度如何监测？

在有血管搏动如指尖或耳垂的任意一侧放置一个感受器，在感受器一侧的发光二极管（light-emitting diodes，LEDs）发出两种波长的光：红光（波长 600 ～ 750 nm）和红外光（波长 850 ～ 1000 nm）。大多数脉搏氧饱和度仪使用波长 660 nm（红光）和 940 nm（红外线）的光。这两个波长的光通过血管床到达另一边的感受器，光电探测器测量接收到的红光和红外光总量。

4. 脉搏氧饱和度是如何测定的？

一定数量的红光和红外光被位于发射器和感受器之间的组织（包括血液）吸收，因此并不是所有发光二极管发出的光都会到达感受器。还原血红蛋白比氧合血红蛋白吸收更多的红光（660 nm），氧合血红蛋白比还原血红蛋白吸收更多的红外线（940 nm）。探测器测量每个波长未吸收的光总量，进而通过微处理器确定出存在的血红蛋白和氧合血红蛋白的特定数量。

5. 脉搏氧饱和度仪如何确定动脉血红蛋白饱和度水平？

被监测的血管床，血量随每次心搏、脉搏是不断变化的，因此，光束不仅通过相对稳定量的骨头、软组织和静脉血，还通过动脉血，这形成了非搏动的部分和一个变化的、搏动的部分。通过每秒几百次测量透射光，脉搏氧饱和度仪能够从软组织、静脉血、非搏动动脉血稳定的、静态的信号成分（DC）中区分出动脉血变化、搏动的成分（AC）。搏动的成分（AC），通常占总信号的

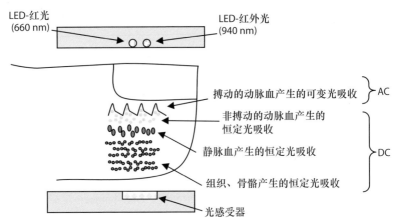

图 21-1 透射光通过搏动的动脉血（AC）和其他组织（DC）。脉搏血氧饱和度仪可通过每秒测量几百次透射光从 DC 的部分中分辨出 AC

1% 到 5%，可以通过抵消每个波长的静态成分（DC）而分离出来。（图 21-1）。

光电探测器将这些信息回应给微处理器，微处理器获知红光及红外线各自的释放量，各自被检测的量，静态信号的量和随脉搏变化的信号量。然后为血液搏动的成分（AC）设置所谓的红/红外（red/infrared，R/IR）比。这一比率中的红光和红外线是 AC 成分分别在每一个波长的吸收光总量。

6. 什么是标准化程序？

标准化即用红光和红外光体积描绘图的 AC 成分除以 DC 成分，按比例缩放得到一个标准的 R/IR 比，这实际上是独立于入射光强度的。

7. R/IR 比与氧饱和度的相关性。

标准化 R/IR 比相当于一个预设的算法，将动脉血液中氧合血红蛋白的比例（血氧饱和度百分比）提供给微处理器并显示出来。这个算法来源于志愿者，通常健康个体去饱和达 75% 到 80% 的水平；记录他们的动脉血气，在标准实验室测量其氧饱和度。厂商对其算法保密，但是通常 R/IR 比为 0.4 时对应 100% 的氧饱和度，R/IR 比为 1.0 时对应 87% 的氧饱和度，R/IR 比为 3.4 时对应 0% 的氧饱和度（图 21-2）。

8. 氧合血红蛋白解离曲线概述。

这个曲线描述了氧含量与氧结合力之间的关系（血红蛋白氧饱和度百分数）（图 21-3）。有效的氧运输依赖于血红蛋白可逆地携氧和去氧能力。S形曲线便于在 PaO_2 低的外周组织去氧。在毛细血管水平，大量的氧气从血红蛋白释放，导致氧含量一个相对小幅下降。这为氧气扩散进入细胞提供了适当的梯度，并且限制了血红蛋白去饱和的程度。曲线可能会受多种变量的影响左移或右移（表 21-1）。

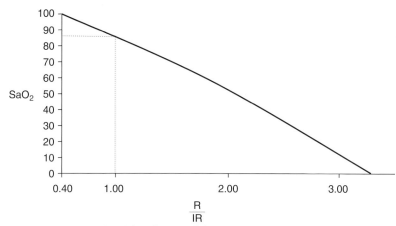

图 21-2 吸收红光与红外光的比值与适当的氧合血红蛋白百分比相关

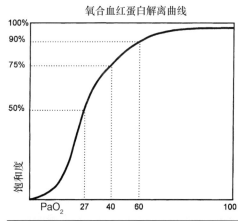

氧合血红蛋白解离曲线

图 21-3 氧合血红蛋白解离曲线描述了 PaO_2 和含氧血红蛋白饱和度（SaO_2）百分比之间的非线性关系。在曲线陡峭的部分（50% 区域），PaO_2 小的变化会导致 SaO_2 很大的改变

表 21-1 氧合血红蛋白解离曲线的左移和右移	
右移	左移
影响：	影响：
降低 Hb 与 O_2 的亲和力（促进在组织中释放 O_2）	增加 Hb 与 O_2 的亲和力（促进在组织中释放 O_2）
原因：	原因：
PCO_2 升高	PCO_2 下降
体温过高	低体温
酸中毒	碱中毒
海拔升高	胎儿血红蛋白
2,3-DPG 升高	2,3-DPG 下降
镰状细胞贫血	碳氧血红蛋白 高铁血红蛋白

Hb，血红蛋白；2,3-DPG，2,3- 二磷酸甘油酸

9. 脉氧为何出现错误读数？第一部分——非 R/IR 相关

- 当脉搏氧饱和度低于 80% 时脉搏氧饱和度仪可以准确地判断出氧饱和度显著下降。
- 任何部位的脉氧饱和度平均延迟 5 ～ 20 秒。当患者去饱和时，监测仪屏幕上的读数将高于实际值。这点十分关键，因为患者由于去氧程度显著增加而进入氧合血红蛋白去饱和曲线陡峭的阶段，可能超过了监测仪足够快速变化以显示真实氧饱和度水平的能力。同样，随着一个人饱和度的增加，显示在屏幕上的读数将低于实际值。
- 皮肤黑色素沉着可能高估氧饱和度。
- 对于变化的氧饱和度的响应时间与探测器的位置有关，探测器在耳朵时响应时间短，在手指时响应时间长。
- 贫血、低血压；测量部位低灌注；指甲油，特别是蓝色和黑色油，也会导致读数错误。

10. 脉氧为何出现错误读数？第二部分——R/IR 相关

R/IR 比决定了氧饱和度的读数，任何条件导致 R/IR 比值趋向 1.0 将会导致饱和度读数接近 87%。绝大多数时候，这些条件使患者氧合较好，却显示出低饱和度的错误读数。

什么会影响 R/IR 比值？

- 运动伪像造成了低信噪比，改变了光电探测器对红光和红外光的吸收检测，使 R/IR 比接近 1.0，导致氧饱和度出现错误读数。
- 荧光灯和手术室的灯，因为产生分阶段的光（对于人眼探测来说过快），会导致错误的 R/IR 读数。
- 非血红蛋白血［碳氧血红蛋白（carboxyhemoglobin，COHb）和高铁血红蛋白（methemoglobin，MetHb）］可能会产生不准确的血氧饱和度测量。在波长 660nm 时，COHb 吸收光与氧合血红蛋白相似，导致高估了实际饱和度。高铁血红蛋白血症对血氧饱和度读数的影响更加复杂。MetHb 在波长 660nm 时与去氧 Hb 相似，但更重要的是，在波长 940 nm 时其吸光度显著大于去氧及氧合 Hb。因此，监测仪认为它吸收了两种光，使 R/IR 比趋向 1.0，饱和度趋向 87%。因此在高 SaO_2 水平，探测器会低估实际值；而在低 SaO_2 时，将高估实际值。

11. 什么是高铁血红蛋白血症？

高铁血红蛋白血症是血中 MetHb 总量异常增多超过 1.5% 的血液疾病，MetHb 是血红蛋白分子中 Fe^{3+} 替换了正常的 Fe^{2+} 的血红蛋白形式。这种异常的血红蛋白种类不能结合 O_2，从而减弱了其他 O_2 结合位点释放 O_2 的能力。这阻碍了全身组织的氧供,导致氧合 Hb 解离曲线向左移动。

12. 高铁血红蛋白血症产生的原因。

高铁血红蛋白血症可为遗传性或获得性,最常见的形式是因暴露于药物或化学物质而获得。这些药物包括局部麻醉剂如苯佐卡因、丙胺卡因、普鲁卡因、利多卡因、血管舒张剂如硝酸甘油和硝普钠、抗生素如磺胺类、苯化合物和苯胺染料。所有这些的一个共同特征是存在氮原子。氮原子可以获得铁的电子,导致 Fe^{2+} 转变为 Fe^{3+}。

13. 高铁血红蛋白血症如何影响脉氧读数?

随着血中高铁血红蛋白水平的升高,脉氧值降低,直至 SpO_2 读数接近 85%。此时尽管 MetHb 总量可能继续增加,实际 HbO_2 饱和度可能会更低,但 SpO_2 读数不会继续下降。在此阶段脉氧读数为 85%,MetHb 总量为 35% 或更多。传统的脉氧通过两种波长的光,将其吸光度比值与经验数据进行比较,不同种类的 Hb 有不同的吸收系数,对于 MetHb,其吸光度比值在 SpO_2 为 85% 时接近 1。

14. 如果怀疑某人有高铁血红蛋白血症,如何确诊?

如果怀疑某人有高铁血红蛋白血症,通过碳氧血氧仪进行血气分析直接测量氧合血红蛋白是必需的。传统的脉搏血氧仪既不能检测 MetHb 也不能准确地确定当 MetHb 存在时的 SpO_2。碳氧血氧仪使用四种不同波长的光对四种血红蛋白进行测量,包括:氧合 Hb,还原 Hb,MetHb 和 COHb。氧合血红蛋白饱和度是由每种血红蛋白 HbO_2 的比例决定的。

15. 高铁血红蛋白血症的治疗。

如果高铁血红蛋白血症严重,治疗为静脉内予亚甲蓝,增加 O_2 至 100%,去除干扰因素,提供血流动力学支持。亚甲蓝作为辅因子加速酶活性,从而将 Fe^{3+} 还原为 Fe^{2+}(高铁血红蛋白还原酶)。

予 1~2 mg/kg 亚甲蓝超过 5 分钟,1 小时内重复给药至最大剂量 7 mg/kg。亚甲蓝不能应用于 G6-PD 缺乏症患者,并且可致溶血性贫血的发生。

16. 注射亚甲蓝后血氧饱和度直线下降,是患者去饱和吗?

答案是否定的,是由于亚甲蓝颜色非常暗以致混淆了实际血氧饱和度。

17. 由于患者在麻醉诱导前预充氧,如果脉搏氧饱和度达到 100%,是否提示其完全脱氮?

氧气替换出全部肺泡氮为面罩通气或插管困难提供了氧储备,在全部肺泡氮被换出之前血红蛋白可能就已完全饱和,因此脉搏氧饱和度读数显示 100% 并非脱氮的准确提示。

18. 脉搏氧饱和度是通气的良好指标吗?

脉搏氧饱和度并非反映通气的指标,仅反映氧合。例如,一个患者通过氧气面罩给 50% 或更多的氧，90 s 内 SpO_2 读数仍为低通气和高碳酸血症。这种情况下，脉搏氧饱和度读数提供了错误的信息。更好的方法可能为予其较少的氧气，当脉搏氧饱和度值低于 90，警示护士要注意患者。将患者从睡眠中叫醒，鼓励他/她进行深呼吸，并将患者头部的床抬高，是比仅仅增加供氧浓度更好的策略。进行病因治疗，而非对症；治疗患者，而非数字。

19. 使用脉搏氧饱和度探测器有相关的并发症吗？

在新生儿和成人当中当探测器留在手指过长时间有出现皮肤压迫性坏死的报道。患者在进行光动力疗法时有被发光二极管致手指烧伤的报道。

20. 脉搏氧饱和度波形如何用于决定液体反应性？

动脉脉搏量在呼吸周期的吸气和呼气阶段不同，特别当前负荷不充分时，脉搏氧饱和度波形振幅随呼吸的变化在特定患者可一定程度上提示需要液体复苏。

要点：脉搏血氧饱和度

1. 脉搏血氧饱和度的使用允许麻醉医生快速发现和治疗急性氧饱和度下降。
2. 正如所有监测仪一样，理解脉搏氧饱和度监测的原理和局限性对提供安全保障很重要，脉搏氧饱和度可能提供错误的过高或过低的数值，要理解出现这些情况的原因。
3. 治疗患者，而非症状！氧合和通气是独立的过程，脉搏氧饱和度不能评估通气情况。

网址

American Society of Anesthesiologists annual meeting abstract website: http://www.asa-abstracts.com

推荐阅读

Barker S: Motion-resistant pulse oximetry: a comparison of new and old models, Anesth Analg 95:967–972, 2002.

Moyle J: Pulse oximetry, ed 2, London, 2002, BMJ Publishing Group.

Pedersen T, Moller AM, Pedersen BD: Pulse oximetry for perioperative monitoring: systematic review of randomized, controlled trials, Anesth Analg 96:426–431, 2003.

二氧化碳图

James C. Duke, MD, MBA

韩侨宇 田雪 译 冯艺 校

第 22 章

1. 二氧化碳监测（capnometry）与二氧化碳图（capnography）的区别是什么？哪个更好？

二氧化碳监测为测量数字和显示 CO_2 水平，它不如二氧化碳图有价值，二氧化碳图可以根据时间和浓度直观地显示呼气中 CO_2 水平。

2. 最常见的气体采样方法和相关问题。

旁流设备吸入气体（通常 50～250 ml/min），通常来自 Y 型回路，气体经过小口径管运输到分析器。也可以通过鼻导管进行采样，但是，因为混入室内空气稀释了 CO_2 浓度，Y 型回路比鼻导管定性和定量地提供了更好的样品。旁流设备的问题包括气体样品显示出结果有一定时间的延迟，并且可能被冷凝水蒸汽或黏液堵塞管路。红外线吸收是最常见的 CO_2 分析方法。

3. 测量 CO_2 的重要性。

呼气末二氧化碳（end-tidal carbon dioxide，$ETCO_2$）监测是降低麻醉相关死亡率和发病率的重要因素。除支气管镜以外，CO_2 监测是最好的验证气管内插管（endotracheal tube，ETT）是否处于正确位置的方法。除了具有安全监护的价值，评价 $ETCO_2$ 还可提供多个关于重要生理因素有价值的信息，包括通气、心排血量和代谢活动，以及呼吸机的功能。$ETCO_2$ 水平也被用来预测复苏的结果。对 150 例院外心脏骤停的患者进行前瞻性研究，发现在进行标准高级心脏生命支持 20 分钟后若其 $ETCO_2$ 水平小于 10 mmHg，则可100% 预测复苏的失败。

4. 描述 CO_2 图波形。

重要的特征包括 CO_2 的基础水平、程度和升高的速度，以及二氧化碳图的轮廓。二氧化碳描记图可以评估每一次呼吸，或者评估趋势，这是患者生理状况的重要线索。二氧化碳图有四个不同的阶段（图 22-1）。第一阶段（A-B）是呼气的初始期，这个阶段的气体为无效腔气，无 CO_2。B 点为肺泡气和无效腔气的混合气，CO_2 水平急剧升高。C-D 阶段为呼气或肺泡高峰期，气体为肺泡气。D 点为最高 CO_2 水平，为肺泡 CO_2 的最佳反映，即 $ETCO_2$。患者吸气时新鲜气体进入（D-E 阶段），曲线回到 CO_2 基线水平，大约为 0。

5. 导致二氧化碳图基线升高的原因是什么？

在高呼气速率时二氧化碳图的基线可能不回到 0，但是如果基线升高至

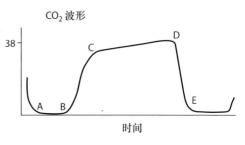

图 22-1　二氧化碳图波形。A-B，呼出无效腔游离 CO_2；B-C，无效腔和肺泡气的结合；C-D 呼出大部分肺泡气；D，呼气末点（肺泡高峰）；D-E，吸入游离 CO_2

2 mmHg 以上，患者吸气时会吸入 CO_2，通常称为重复呼吸（图 22-2）。可能导致重复呼吸的原因包括：

- CO_2 吸收剂耗尽，染料指示剂无法识别。
- 输送 CO_2 吸收器内的气体，染料指示剂无法识别。
- 单向吸气或呼气阀门机能不全，通常在回路系统内。
- 意外吸入 CO_2（可能来自腹腔镜检查所用的 CO_2 罐）。
- 输注碳酸氢钠。
- 释放止血带。
- 新鲜气体流量不足。
- 败血症和其他高代谢事件（发热、恶性高热）。

6. $ETCO_2$ 与 $PaCO_2$ 相关吗？

CO_2 在肺泡内皮细胞膜容易扩散，因此 $ETCO_2$ 应该提供对肺泡 CO_2 分压和动脉 CO_2 分压（carbon dioxide partial pressures，$PaCO_2$）的估计。肺泡 CO_2 分压和 $PaCO_2$ 通常相差约 5 mmHg，这个小差别主要由肺泡无效腔造成（通气的肺的非灌注区）。

随着通气和灌注不匹配程度的增加，$ETCO_2$ 与 $PaCO_2$ 之间的相关性下降，$ETCO_2$ 更低。无效腔的增加造成了二者之间梯度的增加，可能与休克、空气栓塞或血栓栓塞、心脏骤停、慢性肺病、反应性呼吸道疾病或侧卧位相关。相反，增加心排血量和肺血流量可降低梯度。

当增加无效腔通气，$ETCO_2$ 与 $PaCO_2$ 之间的梯度可由动脉血气分析决定。当将梯度因素考虑在内，$ETCO_2$ 曲线依然是动脉血 CO_2 含量有效、直接的测量方法。值得注意的是，分流对动脉肺泡 CO_2 梯度的影响很小。

7. 气管插管误入食管可看到呼气 CO_2 吗？

碳酸饮料或药物（如：Alka-Seltzer）在食管插管后可有 CO_2 返回，然

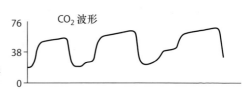

图 22-2　CO_2 重复呼吸表现为波形无法回到 0 基线

而，通常不会出现预期的 CO_2 值和波形，并且 CO_2 可能会迅速排出。如果面罩通气不佳一些 CO_2 也可以到达胃内。

8. 哪些原因可能导致突然失去二氧化碳图波形？

突然失去二氧化碳图波形（图 22-3）可能是由于以下原因所致：

- 食管插管。
- 呼吸机断开或故障。
- 二氧化碳图断开或故障。
- 气管内插管阻塞。
- 灾难性的生理干扰如心脏停搏或大规模肺栓塞。

9. 其他什么可导致 $ETCO_2$ 升高？

- 碱石灰耗尽。
- 未能识别染料指示器和引导 CO_2 通过碱石灰罐。
- 脓毒症或其他高代谢事件（发热、恶性高热）。

要点：二氧化碳图

1. 除支气管镜以外，CO_2 监测是最好的验证气管内插管位置的方法。
2. 在通气-灌注匹配的情况下，$ETCO_2$ 大致接近 $PaCO_2$。
3. 分析二氧化碳图波形为大量临床情况包括心排血量下降；代谢活动的改变，急慢性肺病，通气、循环和气管内插管功能障碍提供了证据支持。

---

10. 可降低 $ETCO_2$ 的过程？

快速降低 CO_2 波形可能与以下原因有关：

- 低血压。
- 血容量减少。
- 心排血量下降。
- 较小程度的肺栓塞。
- 气管内插管从正确位置移位。

此外，$ETCO_2$ 非显著性下降可能由于以下原因：

- 不完全呼气采样。
- 气道泄漏（包括气管内插管泄漏）。
- 部分电路断开连接。
- 部分气道阻塞。

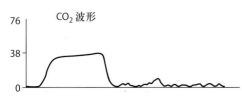

图 22-3　$ETCO_2$ 突然下降至接近 0 可能提示无通气或心排血量显著下降

- 过度换气。
- 低体温。
- 无效腔增加。
- 代谢活动减少（如：神经肌肉阻滞后）（图 22-4）。

11. 什么过程会导致 $ETCO_2$ 增加?

$ETCO_2$ 值可由以下原因导致逐渐升高（图 22-5）：

- 肺换气不足。
- 体温增加。
- 代谢活动增加（如发热、脓毒症、恶性高热）。
- 部分气道阻塞。
- 支气管插管。
- 重复呼吸。
- 外源性 CO_2 吸收（如腹腔镜过程中）和静脉 CO_2 栓塞。
- CO_2 吸收器耗竭。
- 新鲜气体流量不足。
- 呼吸机或麻醉回路阀门故障。
- $ETCO_2$ 短暂增加（可能出现在静脉注射碳酸氢钠、释放肢体止血带、或去除血管支架后）。

12. 什么过程可改变通常的波形结构?

哮喘和慢性阻塞性肺疾病导致波形上坡延迟和肺泡高峰期陡峭（图 22-6）。

当患者在下一次机械通气前进行自主呼吸努力和吸气时，可出现常见的异常二氧化碳图结果。在肺泡高峰期出现特征性裂缝是提示患者开始呼吸的有用的临床征象（图 22-7）。最后，气体泄漏可导致波形出现变异，正常波形结构减少（图 22-8）。波形不规律，不同于临近波形可能由于外科医

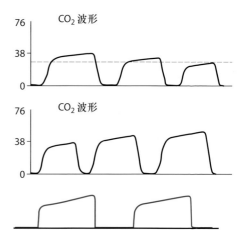

图 22-4　提示产生的 CO_2 减少或肺灌注下降

图 22-5　$ETCO_2$ 升高与低通气、产生的 CO_2 增加、和外源性 CO_2 如腹腔镜的 CO_2 吸收增加与 $ETCO_2$ 逐渐降低关

图 22-6　陡峭的斜坡提示阻塞性肺疾病

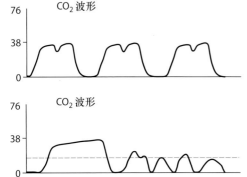

图 22-7　肺泡高峰期的裂缝通常提示患者从神经肌肉阻滞中部分恢复，在膈肌下表面进行手术操作或在胸部加压都可导致相似的其他不规则的波形。如图 22-8 显示

图 22-8　ETCO$_2$ 突然下降至很低但不到 0 可见于采样不完全为患者的呼气、系统泄漏或部分气道梗阻

生进行膈肌操作、对胸壁加压、对气腹的腹壁进行叩诊或在机械通气阶段以外出现自主呼吸。

网址

Capnography: www.capnography.com (Excellent and interactive)

推荐阅读

Moon RE, Camporesi EM: Respiratory monitoring. In Miller RD, editor: Miller's anesthesia, ed 6, Philadelphia, 2005, Churchill Livingstone, pp 1437–1482.

Tautz TJ, Unwyler A, Antogini JF, et al: Case scenario: Increased end-tidal carbon dioxide: a diagnostic dilemma, Anesthesiology 112:440–4016, 2010.

第23章

中心静脉置管和压力监测

Daniel R. Beck，MD，MS，and Jacob Friedman，MD

韩侨宇　田雪　译　冯艺　校

1. 中心静脉置管的定义。

　　中心静脉置管包括将导管置入静脉循环，并推进它至其远端口径毗邻或进入右心房（图23-1）。数个穿刺点可以选择，患者的临床状况、需要的迫切性和解剖可能决定最成功的途径。术者需要熟悉锁骨下静脉、颈内静脉、肘前静脉、颈外静脉、腋静脉和股静脉的穿刺技术。

2. 围术期放置中心静脉导管的适应证。

- 外周静脉通路不足时提供静脉通路。
- 指导补液。
- 评价心功能。
- 为以下情况提供途径：
  - 抽吸神经外科手术中可能出现的空气栓子。
  - 注入药物。
  - 输入血液和液体。
  - 引导肺动脉导管或植入静脉内的起搏器。
  - 抽取血液样本。

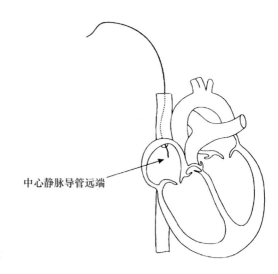

中心静脉导管远端

图 23-1　中心静脉导管的放置

3. 非手术时期放置中心静脉导管的适应证。

- 静脉高营养。
- 临时血液透析。
- 长期化疗。
- 频繁血浆置换疗法。

4. 中心静脉置管的禁忌证。

- 置管区域感染或明显污染。
- 凝血功能障碍并选择不可压迫性静脉区域（锁骨下）。
- 存在或担心出现置管静脉的血栓。
- 患者不能耐受。

5. 导管如何引导进入中心静脉循环？

置管前，取 Trendelenburg 体位可增加身体上部靶血管的静脉压从而避免空气栓塞。进针过程要轻柔，需要持续抽吸。偶尔在进针过程中，血管壁会破裂。缓慢退针，血液可被吸出。全面了解毗邻的重要结构对避免并发症来说十分重要。

尽管导管可以通过大孔径针进入，但最常见的方法是利用导丝引导，通常称为 Seldinger 法。将一个 18 或 20 G 的针引入血管，导丝穿过针进入静脉，将针移除，留置导丝，使导管通过导丝置入血管，最后移除导丝。Seldinger 法明显的优点在于使用小规格穿刺针。

6. 锁骨下静脉穿刺方法。

锁骨下静脉穿刺方法很常用，因为容易到达血管。患者处于 Trendelenburg 体位时可以最好地进行锁骨下静脉置管。锁骨下静脉位于中间三分之一的锁骨之下并与之走行平行。从其外侧、距其下一指宽的肋锁韧带处进行皮肤穿刺。这个结构可以通过胸锁关节外侧三分之二长度的切迹来确定。直接沿锁骨后缘向胸骨切迹方向进针，直至吸出静脉血。在锁骨下直线进针时需要小心，避免刺入胸膜顶。

7. 颈内静脉穿刺方法。

颈内静脉穿刺有多种方法，此处介绍三种。患者取 Trendelenburg 体位。

- **低前入路**：在胸锁乳突肌的胸骨头和锁骨头的交汇处，以 30° 角度进针，进针方向指向同侧乳头，直到吸出静脉血。
- **高前入路**：在环甲膜水平触诊颈动脉，在颈动脉搏动的外侧，向同侧乳头以 30° 角进针，直至吸出静脉血。这种方法经常需要将引导针穿透胸锁乳突肌。
- **后入路**：在胸锁乳突肌后缘与颈外静脉交汇处后方，沿着肌肉的深面向同侧胸骨角切迹进针，直至吸出静脉血。

8. 颈外静脉穿刺方法。

当患者处于 Trendelenburg 体位时，通常可见颈外静脉越过胸锁乳突肌。在下颌骨下缘约两指平行血管进针，进入静脉。从颈外静脉置入导管或导丝进入中心循环时可能出现困难，因为患者的解剖经常使导管进入锁骨下静脉而非无名静脉，并且导丝或导管通过锁骨时经常出现困难。

9. 什么时候用股静脉穿刺方法？

股静脉不是首选的方法，因为其穿刺风险很高。股静脉置管用于当锁骨下或颈内静脉置管失败时，在紧急情况下（CPR 过程中或上肢静脉损伤时），患者出现并发症（凝血功能障碍，不能耐受的气胸）的风险较高，因此需要选取可压迫的区域进行穿刺。或者，在高风险的心胸手术围术期可能需要利用股静脉穿刺置管建立紧急心肺旁路通道。股静脉置管应在有条件时尽早移除。

10. 超声引导如何提高置管成功率？

在美国每年大约放置 500 万个中心导管，使用这个具有里程碑意义的技术成功率为 60%～95%，这也造成了 5%～19% 的机械并发症，典型的包括动脉刺破、血肿或气胸。使用超声引导大幅度地提高了首次成功率并限制了并发症发生率。经验性使用超声技术，包括在长轴和短轴切面将结构进行可视化（图 23-2），将会提高成功率并减少并发症。超声的应用并非万无一失，在无经验的使用者依然会常规发生并发症。

11. 不同型号的中心静脉导管概述。

单腔导管有一个远端口或多端口尖端，三腔导管在导管远端的不同位置有三个管道和通道，提供了同时进行药物输注、抽血和监测中心静脉压（CVP）的通道。有 7.5～9 Fr 型号可用。经皮引导鞘可用于插入肺动脉导管进入中心循环。大孔径管道（9 Fr）和旁口可用于 CVP 监测或输液。一些导管进行了肝素化、使用氯己定或银浸渍以避免血栓形成或感染。

12. 如何验证为静脉穿刺？血液为暗色够吗？

动脉血液可能是暗的，因为患者缺氧，心排血量不足，或患者可能有高铁血红蛋白血症，例如：在严重心衰患者，动脉血流可无搏动。验证穿刺在静脉的最好方法是通过导丝放置一个短小的导管（如 18 或 20 G），移除导丝，并转导小导管内的信号。一小段 IV 管子与导管相连十分有用；静脉置管时血柱高度与 CVP 一致，而动脉置管可因压力过大而使血流溢出导管。另外，超声可见静脉内的导丝（图 23-2），或床旁超声心动图可见右心房内的导丝。

13. CVP 如何测量？

中央静脉导管通常是连接到电子压力传感器，后者将压力通过导管传输转换成一个电信号［单位为毫米汞柱（millimeters of mercury，mmHg）］显示在实时显示屏上（参考点以上 1 mmHg = 1.3 cm H_2O）。当测量 CVP

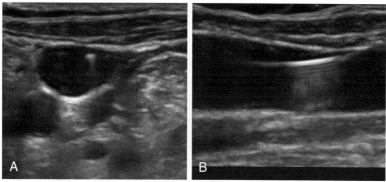

图 23-2　超声下颈内静脉导丝的短轴（**A**）和长轴（**B**）切面

时，每次将压力传感器或压力计的底部置于与心房相同的水平很重要，因为虽然与之只有几厘米的差别，将导致与正常 CVP 范围 0～13 cm H_2O 之间产生很大程度的测量误差。例如，传感器升高 2～6 cm，将会使 CVP 下降 2 mmHg。对于实际 CVP 为 10 的情况，2 mmHg 的误差相当于 2/10 ＝ 20% 的误差。相比之下，在动脉或肺动脉压力测量时，因为压力数量极大，因此传感器位置的变化将导致很小的误差。

14. CVP 应该在身体的哪个位置测量？

理想的测量 CVP 的位置为三尖瓣水平。在健康的心脏，在这一点上，由改变体位产生的静水压基本为零。存在这种现象，主要是因为三尖瓣处压力的改变（例如：如果随着体位改变压力增加），右心室将更加充盈，右室输出量将暂时升高，三尖瓣处压力的变化将回到 0。当三尖瓣处压力降低时情况与之相反。

三尖瓣的体表标志为胸骨后 2 英寸，约腋前线第四肋间水平。无论患者取何种体位或床的高度如何变化，持续调整压力传感器以确保其始终在这个水平很重要（图 23-3）。

15. 导管远端口应置于何处？

当测量压力指导液体管理时，导管的尖端可以放置在心房或靠近腔静

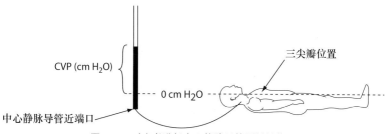

图 23-3　对患者进行中心静脉置管测量的位置

脉-心房连接处的腔静脉内。当为了监测 CVP 轨迹的波形时，导管置于心房内。这个位置可使波形不被阻断，并且能够准确地反映右心房内压力的变化。

在神外手术中抽吸空气栓子时需将导管（最好是多端口导管）尖端置于右心房接近上腔静脉-心房连接处，气体栓子通过此处并在心房的上面积聚。将导管尖端置于上腔静脉-心房连接处便于最佳抽吸。

16. 如何判断导管远端口处于正确位置？

- 在插管前，测量穿刺处到右心房（体表标志——接近右侧第三肋软骨）的距离，给出一个需要插入导管长度的粗略估计。
- 透视下推进导管是最准确的定位导管尖端的方法，但费时且繁琐。
- 专门的中心静脉导管，其尖端可作为心电图（electrocardiogram，ECG）电极，穿刺后，导管内充满了电解质溶液（普通生理盐水或8.4% 的 $NaHCO_3$），V 导联 ECG 与其近端连接。导管进入右心房，在 V 导联心电图中 P 波轴与电压可表明导管尖端的位置。当导管尖端通过窦房结区域，在 ECG 上 P 波与 R 波等高；当导管尖端通过心房中间，P 波降低或呈两相；当导管尖端通过心房下部，P 波倒置或消失。
- 经胸超声或经食管超声也可指导导管位置，但需进行培训以获得适当的视图。

17. 正常的 CVP 波形及其与心动周期的关系。

正常的 CVP 波形有 3 个升支和 2 个降支，对应心动周期的某些事件（图 23-4）。

- a 波代表心房收缩时心房压力增加。
- x′ 降支代表心房开始舒张时心房压力下降。
- 整个舒张过程完成之前，产生 c 波，是右心室收缩的早期三尖瓣移向心房所致。
- x 降支在 c 波之后，是 x′ 降支的延续。x 降支是心室收缩后期心室和三尖瓣向下运动造成压力下降所致。

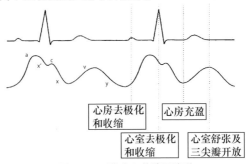

图 23-4 正常中心静脉压波形

- v 波代表三尖瓣关闭时心房充盈所致的心房压增加。
- y 降支代表心室舒张、三尖瓣开放（因为此时心房压力高于心室压力）、血液被动进入心室时的压力下降。

18. 影响 CVP 的因素。

CVP 与回心血量、静脉舒缩弹性和胸内压直接相关，与心功能呈负相关。下述围术期因素可改变这些变量：

- 麻醉诱发的血管舒张和心脏抑制。
- 血容量减少，出血和快速补液。
- 正压通气和呼气末正压通气。
- 腹压增加（气腹）。
- 受体激动药物和手术应激造成的交感神经激活。
- 术中缺血可能导致舒张功能不全或心力衰竭。
- 患者体位如 Trendelenburg 体位、截石位或坐位。

19. CVP 是心排血量的指标吗？

心排血量是静脉回流的主要因素（在无症状明显的心力衰竭时），伴随心率、心肌收缩力和外周血管阻力的改变。由于 CVP 不仅反映血管内容量，它必须结合临床情况综合进行评价。例如，尽管 CVP 升高提示血管内容量增加和静脉回心血量增加，但右心衰竭、心脏压塞、张力性气胸、肺栓塞、肺动脉高压、三尖瓣反流、腹内压增加时 CVP 也会升高。这些情况都与心排血量减少有关。

20. CVP 与右心室前负荷有何关系？

长期以来 CVP 被认为可反映右心室前负荷，更具体地说，是右心室舒张末期容积。舒张末期容积是心脏 Frank-Starling 法则的一个关键参数。最近已被证明无论在正常还是心脏受损的患者，CVP 与心室容量、心脏功能或心脏对输液的反应无必然相关性。原因可能为个体心室舒张顺应性变化大且呈非线性，以及对透壁压力的不完全了解。

无论以前的研究结果如何，人们普遍认为测量 CVP 有助于指导临床医生静脉补液，特别是在高于或低于 CVP 范围，或对其趋势进行监测。因此 CVP 水平低（0 ~ 2 mmHg）或降低可能提示需要补液，而当 CVP 升高或高（> 12 mmHg）可能提示过度补液或患者心功能受损。CVP 对液体的反应对于评价液体状况很有帮助，图 23-5 显示给一个低容量的患者输注 200 ml 的液体，可引起很小的短暂的 CVP 升高，同时对于正常容量的患者将造成 CVP 较大但依然短暂的升高。但是，对于有右心衰的高容量患者，同样的液体将导致 CVP 持续的升高。CVP 用于监测趋势最佳，但用于单纯的测定值有限。

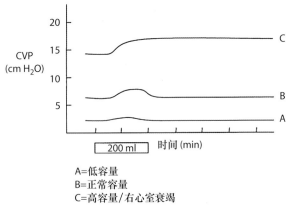

A=低容量
B=正常容量
C=高容量/右心室衰竭

图 23-5　中心静脉压（central venous pressure，CVP）和液体状况

要点：中心静脉置管和压力监测

1. CVP 的趋势比单纯数值更有价值，通常需要结合患者的实际情况进行评估。
2. 在最好的情况下，CVP 提供了对心脏前负荷的评估，有很多变量可以影响其数值和判读。
3. 因为中心静脉置管的并发症很严重，包括气胸、动脉损伤、血胸、胸导管损伤、空气栓子、血栓栓塞和感染，因此当获得的信息支持而非明确时，不应该随意进行置管。超声引导可以帮助降低置管的风险。
4. CVP 可以提供有限的左心功能的信息。

---

21. CVP 与左心室前负荷有关吗？

　　CVP 可能只能反映右心室前负荷。在左右心室功能正常的患者，CVP 通常与左心房压平行，因此可反映左心室前负荷。但在肺动脉高压、肺疾病、右或左心室功能异常或瓣膜反流的患者，肺动脉置管比中心静脉置管能提供更好的左心的信息。超声心动图正逐渐替代压力测量成为手术室中左心室充盈状况和双室功能评价的金标准。

22. 有统一的正常 CVP 读数吗？

　　对于所有患者来说没有统一的正常 CVP，在不同个体静止 CVP 范围从 0～10 mmHg 并随时间变化较小。虽然其与血容量相关性不大，但出现这种情况的原因不明。在手术室，有频繁的干扰会影响 CVP，而 CVP 改变的正确解释通常是模糊的。因此，利用全部可提供的临床体征，包括补液、尿量、血压和对麻醉剂的反应来确定对患者来说合适的 CVP 范围很重要。

23. 有可替代 CVP 的无创方法可以更好地预测容量状况吗？

　　近年来，已明确 CVP 与前负荷的相关性不可靠，可能仅为在极端情况下对血流动力学状态的一个有价值的预测，液体反应性这个更强大的概念在优化液体治疗中出现。已使用多种方法测量液体反应性。例如：当给低容量的患者输注液体，其气道正压通气过程中呼吸的变化可减少，而食管多普勒或经食道超声心动图可以在输液时用来测量增加的降主动脉流速（它可反映心排血量）。

24. 异常的 CVP 波形如何诊断异常心脏事件？

它可被用来协助诊断影响右心功能的病理生理事件。例如：房颤的特点是缺乏正常 a 波，三尖瓣反流导致巨大 V 波替代了正常的 c、x 和 v 波。其他可以改变正常 CVP 波形态的事件包括交界区心律伴有大炮型 A 波，房室分离，室性心率时心房收缩不同步，三尖瓣狭窄，心脏压塞，心室后负荷增加（来自肺动脉高压和肺栓子）和右心室缺血及衰竭。

25. 中心静脉置管可以用来输血吗？

这取决于导管的大小，例如：7-Fr 的三腔导管有狭窄的腔、长度长、流动阻力高，限制了血流速度并增加了可损伤血细胞的剪切力。9-Fr 的三腔导管有更大的管腔和较短的长度，对血液的管理更满意。用于肺动脉置管的引导鞘较短，为 9-Fr 的管腔，非常适合血液管理。经中央通路输温暖的血液可防止低体温和心律失常。

26. 中心静脉置管的相关并发症。

- 考虑到颈动脉邻近颈内静脉，因此颈动脉刺破是颈内静脉置管方法最常见的并发症之一就不足为奇了。
- 可能发生气胸，通常与锁骨下、低前（颈内）或交界（颈内静脉与锁骨下静脉交界处）穿刺相关。
- 血胸与锁骨下静脉的方法相关，主要继发于锁骨下动脉刺破或撕裂。
- 胸导管环绕着左颈内静脉，可以达到胸骨的锁骨端上 3 或 4 cm，当进行左颈内静脉穿刺时易于刺破或造成其裂伤。
- 当导管从针内取出时可发生导管尖端剪切和栓塞，同样，如果试图从引导针取出导丝，导丝也可发生剪切和栓塞。因此，如果一个导管或导丝无法通过引导针，应将二者一起移除。
- 为了避免空气栓塞的风险，患者应该取头低位（如果穿刺点高于心脏）直到置入导管和并堵住导管的中心。
- 晚期并发症包括感染、血管损伤、血肿形成、血栓形成、心律失常和血管外导管移位。

27. 移除中心静脉导管时有何特别的注意事项？

在锁骨下或颈内导管移除前，患者应取头低位以增加移除导管部位的静脉压力，从而防止空气吸入静脉。移除导管后，应该保持取出导管部位的外部压力，直到血栓形成堵住血管。

推荐阅读

Deflandre E, Bonhomme V, Hans P: Delta down compared with delta pulse pressure as an indicator of volaemia during intracranial surgery, Br J Anaesth 100:245–250, 2008.

Domino KB, Bowdle TA, Posner KL, et al: Injuries and liability related to central vascular catheters: a closed claims analysis, Anesthesiology 100:1411–1418, 2004.

Gelman S: Venous function and central venous pressure, Anesthesiology 108:735–748, 2008.

O'Leary R, Ahmed SM, McLure H, et al: Ultrasound guided infraclavicular axillary vein cannulation: a useful alternative to the internal jugular vein, Br J Anaesth 109(5):762–768, 2012.

Taylor RW, Palagiri AV: Central venous catheterization, Crit Care Med 35:1390–1396, 2007.

Troianos CA, Hartman GS, Glas KE, et al: Guidelines for performing ultrasound guided vascular cannulation, J Am Soc Echocardiogr 24:1291–1318, 2011.

导向疗法

Bethany Benish，MD

闫琦 田雪 译 冯艺 校

1. **经食管超声心动图（transesophageal echocardiography，TEE）在心脏手术中的作用。**

自 1976 年 TEE 技术诞生，其应用稳步增长，愈发流行。TEE 技术习惯上用于心脏手术，但在非心脏手术时应用 TEE 也越来越受到关注。

1998 年，美国心脏病学会（ASE）与美国心血管麻醉医师协会（SCA）（the American Society of Echocardiography and the Society of Cardiovascular Anesthesiologists，ASE/SCA）制定了标准的综合性 TEE 检查，共包括 20 个切面，用于全面评估和诊断心脏异常状态。

2013 年，ASE/SCA 再次关注此领域，并制定了非心脏手术的围术期基础 TEE 检查指南，将检查简化为 11 个切面，侧重于术中监测而非诊断（图 24-1）。各个心腔和血管以及 TEE 探头均在心脏图像外显示。

2. **非心脏手术中行 TEE 检查的适应证是什么？**

见框 24-1。当手术性质或患者潜在的已知或疑似的心血管病变可能导致血流动力学不稳定、肺损害或神经损害等情况时，需考虑应用 TEE 检查。TEE 检查也可用于辅助诊断和管理持续的不明原因的威胁生命的血流动力学不稳定，即使此时已经给予了初步的正确治疗。这种应用常被称为"抢救性 TEE 检查"。

3. **如何获得 TEE 图像？**

将 TEE 探头放置于目标组织（心脏或大血管），探头可发射并接收超声波（2 ～ 10 mHz），从而产生 TEE 图像。声波反射所需时间由组织深度决定。超声与彩色血流多普勒相结合，可进一步检查动态结构。高分辨率、多平面超声图像和多普勒技术可提供实时的血流动力学评估，并对心血管病变进行辅助诊断。

4. **TEE 如何有助于围术期缺血监测？**

心肌缺血时，收缩期室壁运动异常常先于心电图 ST 段变化。此外，TEE 可评估心肌缺血的并发症，包括充血性心力衰竭，新发的间隔缺损或心室游离壁破裂，瓣膜病变或新发的心包积液。

5. **TEE 有并发症吗？**

TEE 的并发症发生率很小（0.2%），但也有严重并发症甚至致命并发症

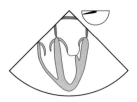

A. 食管中段四腔心切面

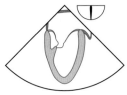

B. 食管中段两腔心切面

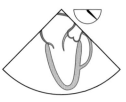

C. 食管中段左室长轴切面

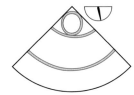

D. 食管中段升主动脉长轴切面

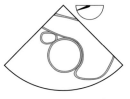

E. 食管中段升主动脉短轴切面

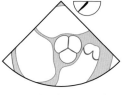

F. 食管中段主动脉瓣短轴切面

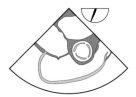

G. 食管中段右室流入-流出道切面

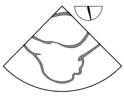

H. 食管中段双腔静脉切面

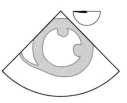

I. 经胃底乳头肌中段短轴切面

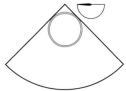

J. 降主动脉短轴切面

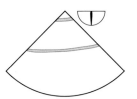

K. 降主动脉长轴切面

图 24-1 基础围术期 TEE 检查的 11 个切面

的相关报道。并发症包括：

- 吞咽痛，
- 牙齿损伤，
- 口 / 咽部创伤，
- 上消化道（upper gastrointestinal，GI）出血，
- 食管裂伤或穿孔，
- 气管内插管移位，
- 高铁血红蛋白血症（与局部应用苯佐卡因有关）。

框 24-1	TEE 适应证
经胸超声质量较差	血栓栓塞或气栓
术中评估:	心包积液／心脏压塞
左心室全部或局部功能	不明原因的低血压或低氧血症
右心室功能	心搏骤停后
血管内容量状态	评估前负荷反应性
基础瓣膜病变	评估心肌缺血程度

6. TEE 的禁忌证是什么?

见表 24-1。

7. 食管多普勒监测是什么?

食管多普勒监测是一个微创的监测装置,通过经食管超声波检查,可在围术期或重症监护时持续监测心排血量,评估前负荷、后负荷以及心室收缩性。

8. 描述食管多普勒监测如何工作。

食管多普勒超声检测仪由一个窄小的可经鼻或口插入食管的软质探头构成。它可通过多普勒超声测量降主动脉中的血流流速。当与主动脉横断面联合应用时,可计算出相关血流动力学参数,例如每搏量和心排血量。

可通过食管探头,测量多普勒频移,从而评估主动脉血流速度。该监测仪可获得并显示主动脉流速波形(图 24-2)。

9. 通过食管多普勒可获得什么信息? 如何解读这些信息?

- 行程间距(stroke distance,SD):收缩期血流束经过的距离(cm)。
- 每搏量(stroke volume,SV):收缩期射出的血流量(由行程间距和主动脉横断面积共同获得)。
- 修正流程时间(flow time corrected,FTc):收缩期血流时间(ms),由心率校正。
- 峰速(peak velocity,PV):收缩期最高血流速度。

食管多普勒超声可用于诊断,亦用于治疗,对其结果的解读,需与临

表 24-1	TEE 禁忌证	
相对禁忌证		**绝对禁忌证**
食管憩室或食管瘘		食管梗阻(狭窄,肿瘤)
未合并活动性出血的食管静脉曲张		活动性上消化道出血
既往食管手术史		近期食管／胃手术
重度凝血异常或血小板减少症		内脏穿孔(已知／疑似)
颈椎病		饱胃且未保护气道
纵隔放疗		
不明原因的吞咽痛		

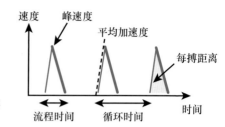

图 24-2　通过食管探头测量多普勒频移评估主动脉血流流速

床相关联。

一般情况下，FTc 与体循环阻力成反比，因此可提示前负荷与后负荷。测量峰速和平均加速度可提示左心室功能的优劣（图 24-3 和表 24-2）。

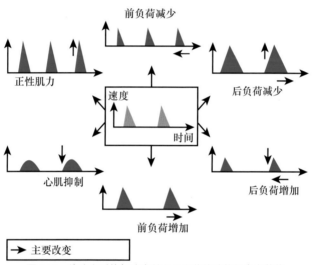

图 24-3　峰速和平均加速度是左心室收缩功能的参考数值

表 24-2　食管多普勒释义

临床情况	波形特征	处理
低血容量	SV 或 SD 减小 FTc 缩短 PV 正常 / 轻度降低	评估液体冲击疗法疗效
后负荷增加	FTc 缩短 PV 降低	考虑使用血管扩张剂
后负荷降低（败血症或其他血管舒张状态）	FTc 增宽 PV 降低	考虑应用血管收缩药
收缩功能下降	PV 降低 平均加速度降低	考虑应用强心药

FTc，Flow time corrected，校正流程时间；PV，peak velocity，峰速；SV，stroke volume，每搏量；SD，stroke distance，每搏距离

10. 食管多普勒如何应用于目标导向的液体疗法？

应用食管多普勒进行液体优化治疗是通过观察液体负荷（每次 200 ml）如何影响每搏量来完成的。如果 SV/SD 增加大于 10%，则说明该患者是"容量反应性的"，重复液体输注应能进一步增加心排血量。若液体输注后，心排血量降低或其增加小于 10%，则表示进一步扩容可能对增加心排血量无效。

图 24-4 说明了给予患者重复快速输液以达到 Frank-Starling 曲线平台期的概念。

11. 何时应考虑应用食管多普勒？

食管多普勒应当用于任何需要术中使用有创心血管监测的大手术或高风险手术患者当中。

12. 术中应用食管多普勒是否会影响预后？

术中食管多普勒可持续监测心排血量，进而优化血管内容量和组织灌注。虽然它是一项相对的新技术，但已连续在多个前瞻性随机对照试验中得到验证。在进行腹部大手术的患者中，与传统的体现液体输注的临床参数相比，术中应用食管多普勒可降低住院天数并改善预后。另外，某些研究提示，在腹部大手术时，术中食管多普勒还能减少入住重症监护治疗病房（intensive care unit，ICU），降低强心药使用，更早地恢复肠功能。

13. 食管多普勒在其他种类的手术中作用如何？

虽然大多数研究选用的是大型肠道手术，但在大型骨科手术、妇产科 / 泌尿科手术、多发创伤甚至心脏手术中也证明，应用食管多普勒与传统麻醉管理相比，不论是否应用了中心静脉导管监测，均可降低住院时间，减少围术期并发症。

14. 描述食管多普勒监测的假定与限制。

应用多普勒频移评估每搏量需假设升主动脉与降主动脉的血流面积保

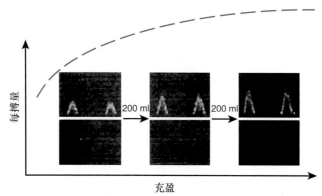

图 24-4 重复的液体冲击疗法，使患者达到 Frank-Starling 曲线的平台期

持恒定，不受血流动力学变化而变化。但事实上该值并非恒定。急性病变、蛛网膜下腔/硬膜外麻醉、主动脉交叉钳夹等会导致心排血量重新分配的因素，均会对它产生影响。测量主动脉直径时，也需假设主动脉断面为圆形，并在整个心动周期中保持恒定。

　　该技术存在的主要限制有：需要整个操作过程中患者保持深度镇静或处于全麻状态，才能使患者耐受探头置入的不适；设备费昂贵；需要一个熟练的操作者来精确解读数据。

15. 是否存在其他能够微创下监测心排血量的新型仪器？

　　有。在过去的十年里，发明了很多评估心排血量的新方法（如多普勒），逐步替代了有创的肺动脉导管监测。

16. 描述这些新式微创的心排血量检测仪的主要工作原理。

- 脉搏轮廓分析
- 锂稀释法
- 气体重呼吸法（实用 Fick 法则）
- 生物电阻抗

脉搏轮廓分析

　　脉搏轮廓分析仪器是基于心排血量与动脉压成正比以及动脉波形轮廓与每搏量和血管张力相关的原理工作的。这些仪器也可提供呼吸导致的每搏量变异的相关信息，从而提示心室前负荷依赖性以及预测容量反应性。该技术需取决于理想的动脉波形信号。心律失常、主动脉瓣反流、重度血流动力学不稳定均可影响这些仪器的准确性。总之，应用这些仪器时，观察心排血量的变化趋势比其绝对值更为有用。

锂稀释法

　　该技术需要动脉通路与静脉通路各一条。通过静脉通路给一次氯化锂溶液后，动脉通路中的选择性锂电极可描画出其药时曲线。由测得的锂的剂量和药-时曲线下面积可计算得出心排血量。该法与经肺动脉导管的热稀释法相关性很好，但创伤更小。对于服用锂剂或神经肌肉阻滞剂的患者，该法的准确性有待商榷。

气体重呼吸法（实用 Fick 法则）

　　该法应用一种主流红外探测器，测量呼吸机上一次性可重复呼吸回路中的 CO_2。利用实用 Fick 法则，正常 CO_2 与再呼吸 CO_2 的比值可计算得出心排血量。该法的一大显著限制为其使用需要机械通气。另外，呼吸模式的改变，辅助自主呼吸，重度胸部外伤，肺内分流，血流动力学不稳定等，均可影响该设备的准确性，限制其临床应用。NiCO™ 即采用该法进行测量。

生物电阻抗

　　该设备采用电流刺激确定胸部或躯干电阻抗的变化，它会随着血流的周期性变化而变。该设备也可用于评估心排血量。该技术是测量心排血量创伤最小的方法之一。遗憾的是，电凝、体动、心律失常等，可能会干扰该设备的准确性。

要点：导向疗法

1. 当手术性质、患者存在的潜在的已知或疑似心血管病变可能导致血流动力学不稳定、肺损害、神经损害等情况时，需考虑应用 TEE 监测。

2. 食管多普勒引导的目标导向的个体化液体疗法可减少大型手术的围术期并发症和住院天数，因此，对大部分高危手术，应考虑应用术中 TEE 监测。精确化液体输入量可能减少不必要的液体扩容，加快患者的出院速度。

3. 除 TEE 和食管多普勒外，目前已有各种各样的新型微创的心排血量监测仪器，在很多情况下，甚至可以替代肺动脉导管。了解这些设备测量心排血量的原理和其临床限制十分重要。

网址

National Board of Echocardiography: http://echoboards.org
Toronto General Hospital Department of Anesthesia: *Virtual transesophageal echocardiography.* http://pie.med.utoronto.ca/TEE

推荐阅读

Reeves S, Finley AC, Skubas NJ, et al: Basic perioperative transesophageal echocardiography examination: a consensus statement of the American Society of Echocardiography and Society of Cardiovascular Anesthesiologists, Anesth Analg 117:543–558, 2013.
Singer M: Oesophageal Doppler, Curr Opin Crit Care 15:244–248, 2009.

第五部分　围术期相关问题

第
25
章

血压异常、动脉穿刺置管 与血压监测

James C. Duke，*MD*，*MBA*

闫琦　田雪　译　冯艺　校

1. 血压达到多少称为高血压?

　　血压（blood pressure，BP）数值并非一成不变。体位、运动、用药、吸烟、摄入咖啡因、情绪等均会影响血压变化。一次血压异常并不能诊断高血压，不同日期进行多次测量血压均升高才能考虑诊断高血压。一般而言，舒张压高于 90 ～ 95 mmHg 或收缩压高于 140 ～ 160 mmHg，称之为高血压疾病。舒张压高于 85 ～ 89 mmHg 或收缩压高于 140 ～ 159 mmHg 时，称之为临界性高血压。舒张压在 110 ～ 115 mmHg 时，称为重度高血压，当血压高于 200/140 mmHg 时，则称为恶性高血压。恶性高血压为临床急症。

2. 导致高血压的病因有哪些?

- 原发性（自发性）高血压：原因不明；> 90% 的患者属于此类。
- 内分泌紊乱：库欣综合征，醛固酮增多症，嗜铬细胞瘤，甲状腺毒症，肢端肥大症，雌激素治疗等。
- 肾性高血压：慢性肾炎，肾血管狭窄，肾小球肾炎，多囊肾等。
- 神经源性高血压：颅内压升高，自主神经反射亢进等。
- 其他：肥胖，高钙血症，子痫前期，急性间歇性卟啉症等。

3. 高血压可致哪些生理性变化?

　　全身血管阻力增加后，常伴有暂时性心排血量增加。高血压可致血管平滑肌肥大，继而增加血管张力。细胞外液体容量和肾素分泌并没有固定表现，但通常细胞内钠和钙浓度会升高。持续高血压导致左心室向心性肥厚并损害心室舒张，即舒张功能不全。舒张功能不全导致舒张末期压力升高。

4. 长期高血压会对机体造成什么后果?

　　未控制的高血压患者会逐渐发展出终末器官疾病，包括左心室肥厚、冠心病、充血性心力衰竭、心肌病、肾衰竭、脑血管意外等。高血压患者也容易出现术中血压不稳定。

5. 为何术前仍需继续服用降压药?

　　血压控制较好的高血压患者，术中发生血压不稳定的情况较少。骤然停药可能导致血压反跳或心肌缺血。需注意，β 受体阻滞剂和 α_2 受体激动剂与血压反跳具有相关性。一般情况下，降压药需持续用至术前，且术后需尽早恢复降压治疗（表 25-1）。

6. 哪些降压药术前应停药？

虽然目前意见尚未统一，仍有很多学者认为术前应停用 ACEI 和 ARB 类药物。在血管内液量减少的情况下，应考虑停用利尿剂。

7. 接受全身麻醉的高血压患者发生围术期心脏并发症的风险是否增加？

大量研究表明，术前收缩压增高是术后发生并发症的一个显著的预测因素，但目前并没有数据确定术前控制高血压能否降低围术期风险。然而，控制欠佳的高血压患者术中发生血压不稳和血流动力学波动的概率增加，这可能与术后并发症的发生具有一定的相关性。此外，一些高血压患者可能合并终末器官疾病。因此对非急症手术患者，应考虑术前控制血压。

8. 术中高血压的鉴别诊断。

见表 25-2。

9. 如何管理围术期高血压？

造成围术期高血压的最主要原因是疼痛。需注意每小时阿片类药物的用量，判断是否达到最大剂量。常规的阿片应用指南并不适用于有慢性阿片服用史的患者。若给予吸入麻醉药或阿片类药物后并不能有效缓解高血

表 25-1　常用降压药		
类	举例	副作用
噻嗪类利尿剂	氢氯噻嗪	低钾血症，低钠血症，高血糖，低镁血症，低钙血症
袢利尿剂	呋塞米	低钾血症，低钙血症，高血糖，低镁血症，代谢性碱中毒
β 受体阻滞剂	普萘洛尔，美托洛尔，阿替洛尔	心动过缓，支气管痉挛，传导阻滞，心肌抑制，乏力
α 受体阻滞剂	特拉唑嗪，哌唑嗪	体位性低血压，心动过速，体液潴留
α_2 受体激动剂	可乐定	体位性低血压，过度镇静，反跳性高血压，MAC 下降
钙通道阻滞剂	维拉帕米，地尔硫䓬，硝苯地平	心脏抑制，传导阻滞，心动过缓
ACE 阻滞剂	卡托普利，依那普利赖诺普利，雷米普利	干咳，血管神经性水肿，体液潴留，反射性心动过速，肾功能不全，高钾血症
血管紧张素受体拮抗剂	洛沙坦，厄贝沙坦，坎地沙坦	低血压，肾功能不全，高钾血症
血管平滑肌舒张剂	肼屈嗪，米诺地尔	反射性心动过速，体液潴留

ACE，Angiotensin-converting enzyme，血管紧张素转换酶；MAC，minimal alveolar concentration，最低肺泡有效浓度

表 25-2　术中高血压鉴别诊断

与原有疾病相关	慢性高血压,颅内压增高,自主神经反射亢进,主动脉夹层,早期急性心肌梗死
与手术相关	止血带时间过长,体外循环后,钳夹大动脉,颈动脉内膜切除术
与麻醉相关	疼痛,麻醉深度不足,儿茶酚胺释放,恶性高热,寒战,低氧血症,高二氧化碳血症,低体温,低血容量,袖带大小不适(过小),零点过低
与药物治疗有关	反跳性高血压(停用可乐定、β 受体阻滞剂或甲基多巴),应用血管收缩剂,静脉应用染色剂(靛胭脂)
其他	膀胱扩张,低血糖

压,可考虑应用基础降压药。术后,应据患者的呼吸次数和疼痛的严重程度滴定阿片类药物的用量。此外,也可考虑外周神经阻滞和非阿片类镇痛药如酮咯酸等。见表 25-3。

10. 围术期低血压的主要原因。

- **低血容量**:脱水、饮水不足、术前液量不足、服用泻药("术前准备")、发热、腹泻、呕吐等。
- **功能性低血容量(休克期):**
  - 败血症:体循环阻力降低、静脉容量增加。
  - 心力衰竭:缺血性心脏病、心肌病、肺栓塞、瓣膜病、心律失常等。
  - 出血:外伤、手术出血、"第三间隙"。
  - 神经源性:脊髓损伤导致的体循环血管阻力降低。
  - 过敏:体循环血管阻力骤然降低。
- **药物**:包括麻醉诱导药物、吸入麻醉药、可致组胺释放的药物、丁酰苯类、导致低血压的药物(如,神经节阻滞剂、血管舒张药、α 和 β 肾上腺素能受体阻滞剂)、局麻药。
- **正压通气。**
- **心脏压塞、张力性气胸。**

表 25-3　围术期常用降压药

药物	剂量	起效时间
拉贝洛尔	5 ~ 20 mg	1 ~ 2 分钟
单次应用艾司洛尔	0.5 mg/kg 超过 1 分钟推注	1 ~ 2 分钟
泵注艾司洛尔	50 ~ 300 mg*/(kg·min)	1 ~ 2 分钟
普萘洛尔	1 ~ 3 mg	1 ~ 2 分钟
肼屈嗪	5 ~ 20 mg	5 ~ 10 分钟
泵注硝普钠	0.5 ~ 10 mg*/(kg·min)	1 分钟
硝酸甘油	0.5 ~ 10 mg*/(kg·min)	1 分钟

*译者注:此处应为 μg,原文剂量有误

- **自主神经病变**：糖尿病、脊髓损伤、吉兰-巴雷综合征、家族性自主神经异常、Shy-Drager 综合征、人体免疫缺陷病毒感染或获得性免疫缺陷综合征。直立性低血压相关内容可见于第 1 章。
- **内科疾病或外科疾病**：呕血、黑便、糖尿病酮症酸中毒、尿崩症、高输出量肾衰竭、肠道疾病、烧伤等。

11. 骨水泥的成分是什么？为何会导致低血压？

关节置换中用到的骨水泥，主要成分为甲基丙烯酸甲酯，通过放热反应将分离的骨面黏合在一起。低血压常发生于置入骨水泥后 30～60 秒，也可发生于 10 分钟之后。致病机制可能为发热反应导致组织损伤，骨水泥被水解变为甲基丙烯酸后释放出血管活性物质，栓塞，吸入挥发性物质导致血管舒张等。

12. 在麻醉诱导期，给予肾素-血管紧张素系统（renin-angiotensin system，RAS）拮抗剂为何导致低血压？如何处理？

交感张力下降和肾素-血管紧张素系统受拮抗，这两个因素相互叠加导致低血压的发生。此时尚有血管加压素系统可维持血压，但与自主神经系统相比，其释放并不是一个快反应。首先应考虑快速输液。麻醉诱导时RAS 系统被拮抗且交感张力丧失，可使术间常备升压药（如去氧肾上腺素或麻黄碱）无明显效果。纠正难治性低血压可尝试使用血管加压素。

13. 区域阻滞如何导致低血压？

蛛网膜下腔麻醉（腰麻）和硬膜外麻醉后，均可因交感阻滞和血管舒张出现低血压，其中腰麻作用更明显。低血容量会加重交感阻滞。当平面位于 T_5 以下时，由于存在上肢血管代偿性收缩，较少发生低血压。平面超过 T_5 时则可能影响心交感神经，进而导致心动过缓、心排血量下降。

14. 如何评估和处理术中低血压？

在血压快速下降的情况下，应在明确原因前迅速给予处理。推荐液体复苏以及应用肾上腺素能激动剂。减少吸入麻醉药或静脉麻醉药。若血压逐步缓慢下降，众多原因中最有可能的一个是低血容量。手术、麻醉和并存疾病对血压的影响是动态变化的，任何一个信息都有可能被忽略。因此，在分析病因时，应将所有能获得的相关信息都考虑进去。另外，心率、血压、尿量、碱剩余、血清乳酸浓度以及对液体治疗的反应，对于判断低血压的原因都是非常有价值的指标。对难治性低血压，则需要进行有创监测，以获得心脏充盈压和心功能的相关信息。

15. 简述肾上腺素能激动剂处理麻醉中低血压的标准用法。讨论应如何处理由心肌缺血导致的低血压？

最常用的 α 肾上腺素能药物是去氧肾上腺素和麻黄碱。可改善心肌缺血的方法有：

- 增加氧供。
- 降低心率。
- 使用硝酸甘油扩张冠脉。
- 降低后负荷（硝普钠是一种有效的动脉扩张药）。
- 应用多巴胺、多巴酚丁胺、氨力农等强心药增加心肌收缩力。

16. 最常用的无创血压监测是什么？有何限制？

多数情况下，采用自动血压测量计（示波法）监测血压。不适当的袖带大小、测量位置、患者存在动脉粥样硬化或有效血容量减少（低血容量、血管加压药）都会造成测量误差。

采用示波法测血压时，袖带充气后会阻断动脉血流。袖带放气时，动脉搏动的强弱不同会造成袖带内压力变化，这种变化可由电脑获取并进行分析。振幅快速增加的顶点的数值为收缩压，振幅最大时为平均动脉压，振幅快速下降时的数值为舒张压。无创血压监测的误差可能来自于袖带大小、患者颤抖，以及使用紧急模式过久。无创血压测量的并发症包括尺神经麻痹、血栓性静脉炎、筋膜室综合征。

17. 有创血压监测的指征是什么？

- 血压快速波动时。
- 预期可能出现心血管不稳定时。
- 轻微血压变动即可造成终末器官损伤时。
- 大出大入、颅脑手术、术前存在的心血管疾病、心脏瓣膜病、糖尿病、肥胖患者（袖带压可能不准）。
- 需频繁测血气以评估患者肺功能、酸碱平衡状态、出血量、单肺通气功能时。
- 可能有大出血时。

18. 无创血压监测的并发症是什么？

相关并发症包括末端缺血、动脉血栓、血肿、置管部位感染、全身感染、皮肤坏死、皮下气肿、潜在出血。动脉置管留置时间越长，发生感染的概率越高。以下情况可使发生动脉栓塞的概率增加：

- 动脉置管留置时间，
- 较粗的置管针，
- 置管类型（聚四氟乙烯材质的导管较聚丙烯导管造成的栓塞更多），
- 近端栓塞，
- 持续休克状态，
- 既往存在外周血管疾病。

尽管如此，有研究表明，动脉置管并发症相对少见。

19. 如何进行动脉穿刺置管？

将腕部背曲并固定，用消毒液消毒皮肤后，通过触诊判断桡动脉走行，对动脉附近皮肤进行局麻（若为清醒患者）。沿动脉走行以 30° ～ 45° 角，用 20 G 套管针进行穿刺。见血后，将套管针放平，缓慢向血管内置入，保证套管尖及针尖均在动脉管腔内。此时，将套管针置入动脉管腔内。另外，可选择穿透法。穿刺见血后，继续刺入，使套管和针尖完全穿透血管。拔出针头，将套管缓慢退后。当套管内出现搏动血流后，将套管置入血管。若血流通畅但套管无法置入时，可用一根无菌导丝经套管置入血管腔中，再经导丝顺入导管。

动脉穿刺置管套装中有一个带导丝的套管针，穿刺见血后可将导丝置入管腔，再经导丝顺入套管。置管后，将测压管路与置管针相连，并用无菌纱布固定。连接前，需确定测压管内无气泡。操作完成后，建议移除使腕部背曲的装置，以免造成正中神经麻痹。

20. 正常手部血供。

手部血供由尺动脉和桡动脉供应。二者由手腕部的四个血管分支相交通（掌浅弓、掌深弓、腕前弓、腕后弓）。由于双重血供，手部存在侧支循环，如果其中一根动脉血流受阻，也能保证血流供应。桡动脉、尺动脉均可作为冠状动脉血管桥，而不会造成手部缺血。

21. 描述 Allen 试验过程及目的。

桡动脉穿刺置管前需行 Allen 试验，以判断桡动脉栓塞时手部尺侧的侧支循环是否正常。嘱患者握拳，以驱除手部血流。人为压迫桡、尺动脉，松开拳头，解除尺动脉压迫。手部颜色恢复正常的时间小于 5 秒说明侧支循环正常，5 ～ 10 秒提示需进一步检查，大于 10 秒则代表侧支循环不足。人群中有 25% 存在腕部的侧支循环不足。

22. Allen 试验是否足够预测缺血并发症？

虽然部分临床医师提倡应用 Allen 试验，但另一部分医师认为 Allen 试验并不能提示桡动脉与远端血流的关系。有很多报道提出，Allen 试验结果正常时也会出现缺血并发症；相反，Allen 试验异常时也可能没有缺血并发症。显然只用 Allen 试验并不能可靠预测动脉穿刺置管的不良后果。

23. 除桡动脉外，还可以选择何处的动脉进行置管？

尺动脉、肱动脉、腋动脉、股动脉、足背动脉、胫后动脉均可进行动脉穿刺置管。当桡动脉能提供充分的侧支循环时，可用尺动脉。肱动脉没有侧支循环，但很多研究表明肱动脉置管相对安全。腋动脉置管也较安全，且多选择左侧肱动脉置管，因其造成颈内动脉栓塞的可能性较低。股动脉是置管的绝佳位置，其动脉较粗，穿刺容易，发生缺血并发症的概率少，但不建议长期使用，以免发生感染。当患者存在外周血管疾病或糖尿病时，置管相对困难。

24. 中央动脉波形为何与外周动脉波形不同？

当动脉压力由中央向外周传递时，其波形会发生改变（图 25-1）。高频成分如动脉切迹消失，收缩压增高而舒张压降低。收缩压和舒张压的变化是由动脉壁顺应性下降以及共振（动脉波向远端动脉树传播时的反射波相叠加）造成的。桡动脉收缩压或比大动脉血压高出 20 ～ 50 mmHg。

25. 从动脉波形图中可获得哪些信息？

- 上升支的斜度可用于评估心肌收缩性。
- 随呼吸变化大提示低血容量。
- 动脉波形可直观观察到不同心律失常造成的血流动力学变化。

要点：血压异常，动脉穿刺置管，血压监测

1. 大量研究表明，术前收缩压增高是术后发生并发症的一个显著危险因素，但目前暂无明确数据表明术前处理高血压可降低其围术期风险。
2. 对非急诊手术，术前处理高血压是合理的。
3. 除肾素-血管紧张素系统拮抗剂以及利尿剂外，其他降压药治疗应持续至术日。
4. 静息状态下持续应用自动血压计测量血压，可能造成尺神经麻痹、血栓或筋膜室综合征等并发症。
5. 人群中约 25% 存在手部侧支循环不健全。
6. 一侧桡动脉穿刺置管多次失败，不应在同侧尺动脉再行穿刺。
7. 外周动脉的血压波形是夸大的波形，表现为收缩压变高，舒张压降低，脉压差大。平均动脉压轻度下降。
8. 桡动脉收缩压较大动脉收缩压高出 20 ～ 50 mmHg。

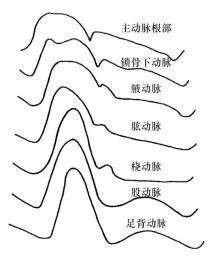

主动脉根部

锁骨下动脉

腋动脉

肱动脉

桡动脉

股动脉

足背动脉

图 25-1　不同位置的动脉波形图汇总（From Blitt CD, Hines RL: *Monitoring in anesthesia and critical care medicine*, ed 3, New York, 1995, Churchill Livingstone, with permission）

26. 解释衰减系数与固有频率。

固有频率，是导管开关换能器的一个特性，是指可使监测设备发生共振从而放大其接收信号的特定频率。固有频率与导管管腔直径大小呈正比，与导管长度、系统顺应性、系统内液体的密度呈反比。大部分监测设备的固有频率位于相近的波段，固有频率可改变动脉波形，从而可能导致夸大或变形。

27. 过阻尼或欠阻尼监测系统的特性是什么？

阻尼系数用于评估设备从高速运转恢复到 0 的时间长短（图 25-2）。欠阻尼系统会持续震荡 3 ～ 4 个周期，因此会高估收缩压，低估舒张压。过阻尼系统恢复基线水平的速度较慢，过程中无震荡，因此会低估收缩压，高估舒张压。不过，在这两种系统中，平均动脉压的数值均真实可信。

28. 如何降低动脉监测系统的误差？

- 测压管路应为硬质材料，内径应在 1.5 ～ 3 mm，长度不超过 120 cm。
- 保证管路无打结，管路内无栓塞及气泡，避免造成系统过阻尼。
- 一条管路上只设置一个开关，以减少空气进入。
- 用生理盐水冲洗管路，维持动脉通路，降低远端栓塞和院内感染的风险。
- 零点位于右心房水平，仰卧时应在腋中线水平。
- 零点会随术间温度变化而变化，因此应定期进行电平衡或调零。

29. 在管路中加入肝素盐水的风险及获益有哪些？

25 年来，均通过管路肝素化以减少动脉置管栓塞的发生率。近期，一

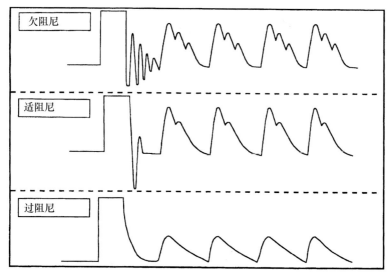

图 25-2　高压冲洗时，欠阻尼、适阻尼、过阻尼系统中动脉压力的变化

项研究比较了肝素化管路及非肝素化管路中发生栓塞的风险，发现二者并无明显差异。非肝素化管路可使机体免于接触肝素，降低肝素诱导性血小板减少症的发生。

30. 冲洗管路时可能有哪些风险？

有时会通过冲洗管路改善动脉波形的质量。逆行的气栓或血栓可能进入脑血管。冲洗速度大于 1 ml/min 时，就会造成逆向血流。不过，动脉穿刺置管导致不良神经系统并发症的概率非常小。

推荐阅读

Banakar SM, Liau DW, Kooner PK, et al: Liability related to peripheral venous and arterial catheterization: a closed claims analysis, Anesthesiology 109:124–129, 2009.

Brzezinski M, Luisetti T, London MJ: Radial artery cannulation: a comprehensive review of recent anatomic and physiologic investigations, Anesth Analg 109:1763–1781, 2009.

Donaldson AJ, Thompson HE, Harper NJ, et al: Bone cement implantation syndrome, Br J Anaesth 102:12–22, 2009.

Murphy GS, Szokol JW, Marymont JH, et al: Retrograde blood flow in the brachial and axillary arteries during routine radial arterial catheter flushing, Anesthesiology 105:492–497, 2006.

Truong AT, Thakar DR: Radial artery pseudoaneurysm. A rare complication with serious risk to life and limb, Anesthesiology 118:188, 2013.

Tuncali BE, Kuvaki B, Tuncali B, et al: A comparison of the efficacy of heparinized and nonheparinized solutions for maintenance of perioperative radial arterial catheter patency and subsequent occlusion, Anesth Analg 100:1117–1121, 2005.

术中知晓

Aaron Murray, MD

闫琦 田雪 译 冯艺 校

第 26 章

1. 记忆与意识的分类。

记忆分为内隐记忆与外显记忆。外显记忆指能够有意识地回忆往事，如回忆术中所发生的事情。全麻时能够回忆术中事件（awareness with recall，AWR）称为术中知晓。前臂孤立试验提示患者在全麻时可能存在意识，但是否能够进行回忆是确定存在术中知晓的关键。2006 年美国麻醉医师协会（ASA）术中知晓临床建议中认为做梦并不属于术中知晓。

2. 术中知晓发生率是多少？

麻醉较浅时，伴 AWR 发生率增加。成人 AWR 发生率约为 0.15%。对高风险人群，如合并肥胖、创伤、心脏手术等，AWR 发生率增加。儿科患者 AWR 的发生率也增高。

3. 哪些操作或临床情况容易导致术中知晓？

警惕 AWR 的危险因素：

- 麻醉深度不足（常见于低血容量、肥胖及创伤患者）。
- 存在术中知晓病史。
- 依靠大剂量阿片类药物产生的麻醉效应，在体外循环下行心脏手术，可将心肌抑制降到最低，但此时麻醉深度并不可靠。
- 应用肌松剂是独立危险因素。
- 麻醉机故障（如挥发罐已空），静脉泵故障，注射器错误等。
- 对慢性毒麻药滥用患者、儿科患者，未增加麻醉药剂量。

4. 麻醉不充分时有哪些临床症状及体征？

体动反应和交感兴奋均提示麻醉深度不足。呼吸动作增强，呼吸辅助肌运动，吞咽动作，表情痛苦，肢体活动等均为麻醉深度不足的表现。应用肌松剂则掩盖了体动所能提示的麻醉深度不足。浅麻醉不能抑制交感反射，因而会出现血压增高、心动过速、瞳孔放大、流泪及出汗等表现。这些表现均无特异性，因此无法据此判断是否存在 AWR。而且，合并应用 β 受体阻滞剂或交感神经阻滞会干扰心率和血压的变化。

5. AWR 会造成哪些不良影响？

AWR 常伴随患者满意度差。患者在术中可能听到手术相关人员之间的谈话，感受虚弱、躯体麻痹、疼痛等，从而出现焦虑、无助的感觉，甚至出现睡眠障碍。经历 AWR 的患者中，约有 33% ～ 70% 会出现创伤后应激综合征。

6. 如何与可能发生了术中知晓的患者进行交流？

患者可能会主动谈及术中情况，或无明显诱因而出现愤怒或悲伤等情绪。在这种情况下，应进行结构化交谈，交谈时一般采用开放式提问。例如"你能记得的最后一件事是什么？"

确定 AWR 后，应详细采集病史。倾听患者，回应患者，并向其说明相关情况（心血管不稳定性、创伤等）。同时应让患者安心，为患者提供心理支持。需通知手术医生、护士及医院法务部。ASA 术中知晓小组认为向所有患者提及 AWR 的风险并无必要，但对高危患者，应在术前访视时说明其发生 AWR 的风险增加。

7. 如何降低 AWR 发生率？

术前应用苯二氮䓬类药物或东莨菪碱，特别是对高危患者或高危手术，可能减少 AWR 的发生。困难气道时，应给予足量诱导药物，插管时间过长时，应追加麻醉药。如非必要，避免应用肌松剂。维持麻醉机正常工作，保证静脉泵功能如常。考虑应用神经生理监测。

8. 可否用监测仪评估麻醉深度？

脑电活动监测可用于评价麻醉深度，其应用主要包括两种方式：经处理的脑电波图（processed electroencephalogram，pEEG）较多通道脑电波图（electroencephalogram，EEG）和诱发电位图（如听觉诱发电位），其临床应用更为简便。没有仪器能准确无误地测量麻醉深度。很多公司已将 pEEG 技术用于术间，成为目前最常用的监测手段。

9. pEEG 的工作原理是什么？其控制目标是多少？

从前额及颞区电极片获得的原始 EEG 数据，经由电脑模块进行计算，获得代表大脑皮质活动的无量纲数值，从而得到镇静程度。数值越小，代表麻醉越深。脑电双频谱指数（bispectral index，BIS）是其中一种常见数据形式。BIS 值 40 ～ 60 代表合适的麻醉深度。ASA 工作小组认为无需常规监测脑电活动，但对特殊患者应考虑监测（如高危患者，浅麻醉状态等）。

10. 呼气末麻醉剂浓度监测可否代替 pEEG ？

保持呼气末麻醉剂浓度（end-tidal anesthetic concentration，ETAC）在 0.7 ～ 1.3 最小肺泡有效浓度（minimal alveolar concentration，MAC），可维持合适的麻醉深度。BAG-Recall 与 MACS 试验均为大样本随机试验，它们比较了 BIS 监测与 ETAC 监测下 AWR 的发生率。结果表明 BIS 并不优于 ETAC。

11. 应常规应用 pEEG 或 ETAC 进行监测吗？

现已有许多大样本试验比较了 ETAC 与 pEEG 监测降低 AWR 的作用。

也有试验表明，对吸入麻醉患者应用 BIS 并无优越性。与此相反，MACS 试验、B-AWARE 和 Zhang 等人的试验二次后验分析结果则表明应用 BIS 的全凭静脉麻醉 TIVA 患者发生 AWR 概率下降。这些研究说明，在 TIVA 时，应用 pEEG 可减少 AWR 的发生，而在吸入麻醉时，应用 ETAC 则更合适。

要点：术中知晓

1. 知晓多发生于需要麻醉深度较浅的手术中，如体外循环、血流动力学不稳定、创伤、产科手术时。
2. 术中知晓的表现并无特异性，应用肌松剂会增加潜在知晓的风险。
3. 如患者发生术中知晓的风险较高，应在术前谈话时提及。
4. 在全凭静脉麻醉时，应用脑电监测（如 BIS 监测）可以降低伴回忆知晓的发生，而在吸入麻醉时，监测呼气末麻醉剂浓度就足够。

网址

American Association of Nurse Anesthetists: Anesthetic awareness fact sheet and patient awareness brochure. www.aana.com/forpatients/pages/anesthetic-awareness.aspx

推荐阅读

ASA Task Force on Intraoperative Awareness: Practice advisory for intraoperative awareness and brain function monitoring, Anesthesiology 104:847–864, 2006.

Avidan MS, Jacobson E, Glick D, et al: Prevention of intraoperative awareness in a high risk surgical population, N Engl J Med 365:591–600, 2011.

Avidan MS, Mashour GA: Prevention of intraoperative awareness with explicit recall: making sense of the evidence, Anesthesiology 118:449–456, 2013.

Mashour GA, Orser BA, Avidan MS: Intraoperative awareness: from neurobiology to clinical practice, Anesthesiology 114:1218–1233, 2011.

Osterman JE, Hopper J, Heran W, et al: Awareness under anesthesia and the development of post-traumatic stress disorder, Gen Hosp Psychiatry 23:198–204, 2001.

Rampersad SE, Mulroy MF: A case of awareness despite an "adequate depth of anesthesia" as indicated by a bispectral index monitor, Anesth Analg 100:1363–1364, 2005.

Zhang C, Xu L, Ma YQ, et al: Bispectral index monitoring prevents awareness during total intravenous anesthesia: a prospective, randomized, double blinded, multicenter controlled trial, Chin Med J 124:3664–3669, 2011.

第27章

体温紊乱

James C. Duke, MD, MBA

马晓冉 田雪 译 冯艺 校

1. 体温调节的过程。

体温调节有三个阶段：感觉传入，体温中枢调节和效应传出。冷觉和温觉感受器遍布全身。有髓鞘的 Aδ 纤维传递冷觉，无髓鞘的 C 纤维传递温觉，大多数上传至大脑的体温信息由脊髓丘脑束传递。脊髓和下丘脑负责整合体温信息。在体温有限的变化范围内（阈值内范围），下丘脑并不引起任何传出效应。超过或低于阈值水平，传出机制激活并相应地降低或升高体温。对温觉的反应包括血管舒张，出汗；对冷觉的反应包括血管收缩，非寒战产热和寒战。

2. 哪些患者存在低体温的风险？

所有接受全身麻醉、轴索阻滞、甚至仅仅镇静的患者都存在低体温的风险。风险较大的患者包括血管自主调节功能降低的老年人以及体表面积和体重比值较大的婴儿。合并烧伤、脊髓损伤包括自主神经功能障碍、内分泌紊乱的患者亦存在风险。

3. 低体温影响患者的转归吗？

轻度低体温（1～3℃）有如下影响：

- 增加手术切口感染（surgical site infections，SSIs）的发生率。尽管这受到很多因素影响，已证实继发于低体温的血管收缩反应会减少伤口的血运以及中性粒细胞的杀菌能力。肠道手术的并发症和低体温相关。
- SSIs 发生率增加和伤口延迟愈合引起的住院时间延长。
- 降低血小板功能，损害凝血级联反应的激活，从而增加出血和输血（一些研究显示这也是 SSIs 增加的原因之一）。
- 使室性心动过速和致死性心脏事件的发生率增加 3 倍。
- 延长肌松剂和麻醉药的作用，进而增加术后肌无力的可能性；延长术后恢复期。
- 低体温的病生理影响见表 27-1。

4. 低体温不同阶段的特点。

低体温是机体无法产生足够的热量维持正常体温的亚正常体温状态。

- **轻度低体温**［32～35℃（90～95℉）］表现为中枢神经系统轻度抑

表 27-1　低体温对器官系统的影响

系统	影响
血管	增加全身血管阻力和外周低灌注；由于低温的利尿反应，血浆容量下降
心脏	心率、心肌收缩力、心排血量降低，心律失常
肺	增加肺血管阻力；缺氧性肺血管收缩反应降低；增加通气-血流比；通气驱力下降；降低气管肌张力，从而增加解剖无效腔；氧离曲线左移
肾	肾血流和肾小球滤过率降低；钠重吸收受损，利尿导致的低血容量
肝	肝血流减少，代谢和分泌功能减退
中枢神经系统	脑血流减少；脑血管阻力增加；每摄氏度体温下降氧耗减少 7%；诱发电位延迟；MAC 降低
血液	降低血小板聚集和凝血因子活性；血液黏度增加，免疫应答受损
代谢	基础代谢率降低；血糖升高，胰岛素分泌不足；氧耗和 CO_2 产生减少
伤口愈合	增加伤口感染风险

MAC，Minimum alveolar concentratio，最低肺泡有效浓度

制（构音障碍，失眠，共济失调，情感淡漠），基础代谢率降低，心动过速，外周血管收缩和寒战。

- **中度低体温**［27～32℃（80～90℉）］表现为意识进一步减退，肢体运动减少，生命体征轻度抑制，心律失常以及冷利尿。
- **重度低体温**［＜27℃（80℉）］的患者可能昏迷，反射消失，生命体征严重抑制。若不治疗，该程度的低体温会导致死亡。

5. 哪些围术期事件可以造成患者低体温？

所有全麻患者最为常见的原因是体热的丢失，因为全麻会引起外周血管扩张，体温调节机制的改变以及寒战导致无法产热。全麻增大了反应阈值间范围，并且由于体温调节应答显著受限，体温被动随外界温度改变。由于交感阻滞，肌肉松弛以及体温调节中枢缺乏感觉传入，轴索麻醉中发生低体温也同样常见。

6. 手术室内那些生理因素造成患者体热的丢失？

- **辐射**：散热以降低周围环境温度，占机体散热的 60%，取决于皮肤血流和暴露的体表面积。
- **蒸发**：皮肤、黏膜、浆膜蒸发液所散失的热量，占机体散热的 20%，受暴露体表面积和相对湿度影响。
- **对流**：占机体散热的 15%，取决于流经暴露体表的气流。
- **传导**：是相邻机体间热量的传递，占总散热的 5% 左右，受温度差和温度传导性的影响。
- **核心体温后降**（在复温过程中核心体温继发性下降）：可能因为外周寒冷血液流向中心。

7. 临床工作中，手术室内哪些因素会增加散热？

低室温、低温输液、消毒液以及患者暴露于环境是促成低体温的主要因素。皮肤散热属于暴露体表面积的一部分，占散热的 90%。一个单位库存血或 1 L 室温晶体液可使体温降低 0.25℃。全麻、区域麻醉和神经阻滞对体温的影响已在前文阐述。不到 10% 的散热经由呼吸道。

8. 手术室所有患者都应该监测体温吗？体温监测可采用的部位有哪些？

美国麻醉医师协会制定的基础麻醉监测标准为："若临床上体温可能、预期或疑似发生重大改变，所有接受麻醉的患者都应当监测体温。"用于监测体温的部位包括皮肤、直肠、食管、外耳道、鼻咽、膀胱以及肺动脉导管。

9. 寒战与非寒战产热。

寒战是骨骼肌自主性非同步随机的收缩，以增加基础代谢率。寒战受下丘脑调节，可以增加年轻、肌肉发达的个体产热至 300%。

寒战会增加氧耗和二氧化碳的产生。该效应不利于合并冠状动脉疾病或肺动脉瓣关闭不全的患者。小于 3 个月的婴儿无法寒战并通过非寒战产热产生热效应，在不增加机械做功的同时又可增加代谢产热。此过程中主要的能量来源是骨骼肌和棕色脂肪组织。

10. 低体温的心电图表现。

轻度低体温可能只表现为窦性心动过缓。中度低体温可能导致 PR 间期延长，QRS 波增宽以及 QT 间期延长。32℃以下的低体温可见 QRS 波与 ST 段连接处升高即低体温峰，也称奥斯本波或 J 波。该波随体温的降低而升高，常见于 II 导联和 V6 导联，可能见于 V3 和 V4 导联。心电图并不常见 J 波。30℃以下常见结性节律，28℃以下可能发生室性期前收缩、房室传导阻滞以及自主性心房或心室纤颤。28℃以下发生的心室纤颤或心室停搏对阿托品、抗休克或起搏治疗反应不良。患者复温前应持续行复苏治疗。

要点：体温紊乱

1. 由于环境和麻醉药物可以增加散热，低体温在手术室内非常多见。此外，麻醉药物还能降低机体对低体温的反应能力（寒战和血管收缩）。
2. 轻度低体温亦不利于患者预后，可增加伤口感染率，加重氮损失，伤口愈合延迟，失血增加，住院时间延长以及心脏并发症增加。
3. 低体温的最佳治疗方法是应用充气温毯。加热所有的液体和血制品。尽可能覆盖包括头部在内的所有体表，进一步防止热量丢失。

11. 手术室内低体温如何影响药物作用与代谢？

肝血流减少进而药物代谢减慢，肾血流减少进而药物清除减慢，都能使药物作用延长。随着体温降低，蛋白结合增加。核心温度每降低 1 摄氏度，吸入麻醉药的 MAC 值（肺泡最低有效浓度）减小 5% ～ 7%。镇静药的作用也被削弱。由于代谢减慢，低体温可延长神经肌肉阻滞药物的作用时间。低体温还能延长麻醉后恢复室停留时间及机械通气时间。

12. 复温方法。

- **被动复温**：若通过覆盖暴露体表可以减少散热，利用机体自身产热。
- **主动复温**在手术室内利于施行，包括增加室温，加温输液和辐射加温。充气加温装置尤其便利，优于水循环毯。体表最大程度地应用主动复温措施可使复温效果显著。核心温度后降（复温过程中发生的核心温度继发性降低）可由外周冷血流返回中心引起。
- 由于气体的热含量很低，吸入气体加温毫无效果，因此已不做此种处理。

13. 体温过高的定义。

体温过高指每小时体温升高 2℃。由于手术室内体温升高并不常见，需明确其根源。常见原因是脓毒症或过度升温，下丘脑疾病和甲亢较为少见。恶性高热需特别注意，可由吸入麻醉药和琥珀胆碱诱发，若不治疗可致命。

14. 体温过高的表现。

体温过高是一种高代谢状态，可致氧耗增加，分钟通气量增加，出汗，心动过速和血管舒张。清醒患者可表现为精神不振，恶心和轻度头晕。随着体温过高时间的延长，患者可发展为热衰竭或中暑。麻醉下，患者的症状和体征包括心动过速，高血压，呼气末二氧化碳增加，药物代谢加快，横纹肌溶解，少尿和低血容量。体温每增高 1 摄氏度，心率增加 10 次 / 分。

15. 哪些情况会引起体温过高？

- 恶性高热，详见第 42 章。
- 高代谢状态，如脓毒症、甲亢和嗜铬细胞瘤。
- 继发于外伤、缺氧或肿瘤的下丘脑疾病。
- 神经阻滞剂恶性综合征。
- 输血反应。
- 药物作用。

16. 哪些药物增加体温过高的风险？

拟交感药物、单胺氧化酶抑制剂、可卡因、安非他命以及三环类抗抑郁药可增加基础代谢率和产热。抗胆碱药和抗组胺药可通过抑制出汗而升高体温。

17. 体温过高对药理学的影响是什么？

基础代谢率和肝代谢的加快会降低麻醉药物的半衰期，从而增加麻醉药的用量。

18. 手术室内如何治疗体温过高的患者？

应当暴露体表，应用冰毯，降温输液。纠正体温过高的可逆因素。可考虑应用退热药物，尽管最好是治疗病因而不是症状。

网址

American Society of Anesthesiologists: Standards for basic anesthetic monitoring 2011. Available at http://www.asahq.org

推荐阅读

Lemmens HJM, Brock-Utna JG: Heat and moisture exchange devices: are they doing what they are supposed to do? Anesth Analg 98:382–385, 2004.

Mauermann WJ, Nenergut EC: The anesthesiologist's role in the prevention of surgical site infections, Anesthesiology 105:413–421, 2006.

Rajagopalan S, Mascha E, Na J, et al: The effects of mild perioperative hypothermia on blood loss and the transfusion requirement, Anesthesiology 108:71–77, 2008.

Sessler DI: Temperature monitoring and perioperative thermoregulation, Anesthesiology 109:318–338, 2008.

麻醉后管理

Michael M. Sawyer, MD

马晓舟　田雪　译　冯艺　校

第 28 章

1. 哪些患者适宜转入麻醉后监护治疗室（postanesthetic care unit，PACU）？

PACU 管理传统上分为两个阶段，一是监护及医护人员 / 患者比和重症监护室相当的阶段，二是从加强监护到外科病房或出院的转换阶段。

由于快速代谢的麻醉及其辅助药物的出现，快速康复成为可能。大多数镇静下监测或肢端区域麻醉的患者适宜快速康复，越过第一阶段。通常状况下，全麻或区域麻醉后的患者还需经第一阶段。每个患者术后恢复的最佳过程最终取决于合并症、外科手术和麻醉药的药物代谢影响。

2. 麻醉后初期的重要关注点。

患者自术间（operating room，OR）转运至 PACU 的路途充满风险。现在 PACU 的设置尽量缩短这段距离，但仍有很多医院 PACU 与 OR 间距离过长。在 PACU 外（如放射学检查等）给予麻醉药也存在潜在风险。在距离较远的地点转回前，患者应当确保氧气供应，患者自主呼吸通畅。建议使用补给氧。血流动力学或呼吸不稳定的患者转运过程中应当使用监护仪。

3. 转入 PACU 的流程。

麻醉医师需与 PACU 护士交接患者既往史、手术类型、术中时间、麻醉药种类以及麻醉过程。肌松药的使用、神经肌肉阻滞的转复、术中镇痛方案和术中输注的液体和血制品种类可以指导 PACU 的治疗方案。PACU 护士对患者的初步评估包括生命体征、基础反应性、是否充分通气及是否充分镇痛。监测患者的护理评分可通过各种评分系统测定，并成为转出指标之一。Aldrete 评分（表 28-1）含 5 项观察指标：活动，呼吸，循环，意识和氧合。每项指标从 0 到 2 分，总分 8 到 10 分提示进入下一阶段的监护。接受区域麻醉的患者其运动阻滞作用的消退也是转出 PACU 的重要因素，特别是计划转出后返家的患者和行下肢神经阻滞的患者。

4. PACU 常规监测哪些指标？

监护的级别取决于患者的病情。所有患者常规监测脉搏氧饱和度和定期血压。有趣的是，无冠心病风险的患者常规监测心电图（electrocardiogram，ECG）并无价值。此外，体温、尿量、伤口引流需要适当监测。

表 28-1　Aldrete 评分系统

活动	四肢均可活动	2
	一半肢体可活动	1
	不可自主或遵嘱活动	0
呼吸	可呼吸和咳嗽	2
	呼吸困难或呼吸受限	1
	窒息	0
循环	血压在麻醉前水平的 ±20% 内	2
	血压为麻醉前水平的 ±21% ~ 49% 内	1
	血压在麻醉前水平的 ±50% 内	0
意识	完全清醒	2
	可唤醒	1
	无反应	0
氧饱和度	吸空气氧饱和度＞ 92%	2
	吸氧氧饱和度＞ 90%	1
	吸氧氧饱和度＜ 90%	0

BP，Blood pressure，血压。

Adapted from Aldrete AJ，Krovlik D：The postanesthetic recovery score. *Anesth Analg* 49：924-933，1970

5. 麻醉后监护期间需要解决哪些问题？

- **通气不足**：患者可以轻松呼吸，遵嘱咳嗽，氧合近麻醉前水平。
- **血流动力学稳定性**：血压维持在麻醉前水平的 ±20% 内，且心率和心律稳定。
- **感觉减退**：患者应当完全清醒，可自主活动所有肢体。
- **术后疼痛**：镇痛应当不再需要护理的持续干预。
- **术后恶心呕吐**（postoperative nausea and vomiting，PONV）：PONV 可以增加 PACU 的停留时间，降低患者围术期的满意度，因此应当积极治疗 PONV。

6. 麻醉如何影响通气功能？

残余肌松作用、阿片类药物类影响以及吸入麻醉药未排出均可导致术后通气不足（表 28-2）。

7. 患者残余肌松作用的表现。

患者表现倦怠，呼吸肌活动协调性差且效率不高。患者可能诉呼吸受

表 28-2　PACU 期间的通气问题

问题	症状	处理
残余肌松作用	呼吸运动不协调，无效	新斯的明，0.05 mg/kg 静注
阿片类药物过量	呼吸减慢，镇静镇痛，难以唤醒	呼吸支持，纳洛酮 0.04 ~ 0.4 mg 静注
吸入麻醉药残留	嗜睡，呼吸变浅	鼓励患者深呼吸

限，吸氧条件下仍感窒息。患者无法抬头或握拳。最严重的情况是，咽部肌群无力继而导致上气道闭合，拔管后气道梗阻。手术室内对四个成串刺激应答良好或拔管前节律性自主通气都不能排除残余肌松作用。

8. 阿片类药物和残余吸入麻醉药如何影响呼吸？

难以唤醒的患者出现缓慢的节律性呼吸或呼吸暂停提示麻醉未完全苏醒。与肌松残余的患者相比，此种患者表现为明显的低氧血症而没有通气不足。吸氧条件下，可能出现严重的高碳酸血症，即使脉搏血氧饱和度相对正常。

9. 上述几种通气不足应当如何处理？

残余肌松作用导致的通气不足应当尽快积极处理。可分次给予拮抗药，累计不超过正常最高剂量。麻醉未完全苏醒的治疗更有难度，措施包括持续刺激直至自主通气或口/鼻人工气道可缓解气道梗阻。其他支持性措施包括增加吸入氧浓度（FiO$_2$）。但是，增加 FiO$_2$ 只能掩盖通气不足的存在，而无法逆转（表 28-3）。

10. 患者转入 PACU，氧饱和度在 80% 以上，胸壁运动减弱，如何处理？

建立气道（抬下颌法），给氧。必要时清理气道。气管是否居于正中？一旦开放气道，胸部视诊和听诊。患者是否存在通气不足？必要时拮抗阿片类药物作用。吸气时如果腹部外凸、胸部凹陷（反常呼吸），提示存在气道梗阻或神经肌肉阻滞拮抗不全。

嘱患者握拳、持续抬头评价肌力。是否喘息或存在啰音，需吸入 β 受体激动剂？是否应用利尿剂？触诊脉搏，心脏听诊，因为循环抑制可导致氧饱和度低下。患者可能需要辅助呼吸或再次气管插管。

PACU 中大多数低氧血症源于肺不张，可嘱患者坐直，深吸气或咳嗽，鼓励行诱发性肺活量测定法。

11. 患者听诊存在喘鸣音，详述可能的病因和适当的措施。

拔管后早期发现喘鸣音可能是由于喉痉挛，需要排除上气道梗阻（如拔管后咳喘，血肿扩大，软组织水肿）的其他病因。浅麻醉下或声带存在

表 28-3　吸氧条件下预测 FiO$_2$

吸氧途径	吸氧流量（L/min）	预测 FiO$_2$
鼻导管	2	0.28
鼻导管	4	0.36
面罩	6	0.50
部分再吸入面罩	6	0.6
完全再吸入面罩	8	0.8

FiO$_2$，Fractional inspired oxygen concentration，吸入氧浓度

分泌物时拔管可能诱发喉痉挛。患者在不完全性喉痉挛时会出现喘鸣音；而在完全性喉痉挛时，没有空气通过声门，反而听不到喘鸣音。

12. 如何处理喉痉挛？

喉痉挛的治疗是通气支持。呼叫一名助手，抬下颌，通过正压通气协助患者吸气，吸纯氧。如果上述措施仍无法缓解，可给予琥珀胆碱 $0.15 \sim 0.3$ mg/kg（成人用量大约 $10 \sim 20$ mg）使声带松弛。（笔者曾有静脉给予成人 5 mg 琥珀胆碱成功的案例，这个病例中低剂量琥珀胆碱似乎作用显著，其中膈肌和辅助呼吸肌仍有功能是重要优势）。若患者持续存在通气障碍，在给予约 100 mg 琥珀胆碱后再次气管插管是必要的。一旦插管成功且可测得呼气末 CO_2 分压，患者可呼吸机辅助通气。适当镇静。尝试再次插管需警惕喉痉挛的再次发生。若喘鸣音是由喉头水肿造成的，可雾化吸入消旋肾上腺素，静脉给予激素类药物。

13. 喉痉挛缓解后，肺部听诊闻及双侧啰音，最可能的原因是什么？

尽管需排除充血性心力衰竭、成人呼吸窘迫综合征和胃内容物误吸，最有可能的仍是负压性肺水肿（negative-pressure pulmonary edema，NPPE）。当患者吸气时声门关闭或梗阻，胸内负压导致 NPPE。正常呼吸时胸内压在 -5 到 -10 cm H_2O 之间，而吸气时声门关闭可使胸内压高达 -50 到 -100 cm H_2O。如此大的负压会增加胸腔和肺部的静脉回流，进而增大跨毛细血管静水压差，产生肺水肿。水肿始于刺激因素后 $3 \sim 150$ 分钟。由于粉红色或血性肺部分泌物提示在声门关闭时呼吸已有部分肺泡损伤，一些专家将此综合征命名为负压性肺损伤（NPPI）。

14. 如何处理 NPPE？

一旦缓解气道梗阻，治疗即是支持通气。肺水肿通常在 $12 \sim 24$ 小时内消退。持续氧疗；持续气道正压，观察换气功能损伤程度，间断机械通气加 PEEP。若患者血管内容量过多或极为严重的病例，可应用利尿剂。

15. 如何识别未诊断的睡眠呼吸暂停（sleep apnea，SA）患者？

术后 SA 可增加患者患病率和死亡率。合并梗阻性 SA 的患者可能从未确诊。因此，未确诊的高危患者可行筛查。术前评估可根据睡眠呼吸暂停临床评分（Sleep Apnea Clinical Score，SACS）筛查高危患者。低通气，呼吸暂停，与镇静-镇痛程度不符的氧饱和度下降等特征提示患者在基础护理过程中极有可能发生镇静状态下氧合事件。若未及时发现，可导致高碳酸血症和呼吸心搏骤停。

要点：麻醉后管理和并发症

1. 麻醉后管理是围术期管理和麻醉医师职责的一部分。
2. 呼吸功能不全和气道梗阻是导致低氧血症的常见事件，亟需处理。

3. PACU 转出需要患者氧合充分，术后疼痛可控，并解决 PONV。

4. 疑似睡眠呼吸暂停患者应当按照已确诊患者处理。吸氧、常规检查和监测氧饱和度是治疗的最佳标准。

16. 简述术后高血压和心动过速的评估方法。

术后常见高动力循环状态。可治疗的常见病因包括疼痛，通气不足，高碳酸血症，低体温伴寒战，膀胱充盈和原发性高血压。还需考虑低氧血症，体温升高及其原因，失眠，低血糖，心动过速，撤药反应（如药物和酒精），心肌缺血，曾用药物反应和并存疾病。罕见的是，高动力循环状态可能由甲亢、嗜铬细胞瘤或恶性高热引起。

17. 术后哪些原因可导致低血压？

出血史或持续出血、第三间隙积液以及容量不足均可表现为低血压。心肌缺血、心力衰竭、脓毒症或过敏反应也可表现为低血压。

18. 如何处理低血压？

了解手术操作，术中事件，治疗药物以及用药历史。评估出血和尿量。回顾心电图结果，可行 12 导联心电图。应用平衡盐溶液扩容是一线治疗。检查下肢，头低位可短暂缓解。必要时可输注胶体或浓缩红细胞。若扩容仍无法改善，可给予血管加压素或正性肌力药，但需进一步评估。

19. 哪种情况下患者苏醒缓慢？

最可能的初步假设是患者受残余药物作用影响。若适当观察后意识仍无法恢复，则需考虑是否存在通气、代谢和中枢神经系统（central nervous system，CNS）的问题。患者是否有癫痫病史，或者患者是否正处于发作后状态？需排除是否存在由低灌注或栓子所致的 CNS 缺血。患者既往是否存在 CNS 缺血史或卒中史？实验室检查应包括动脉血气分析和血钠、血糖监测。若这些检查均正常，可考虑行头部 CT。

20. 探讨 PONV 相关问题。

PONV 仍然是麻醉后难以解决的关键问题，可导致 PACU 停留时间延长，偶可致门诊患者入院，且是患者满意度低的常见原因。手术和麻醉药物都可增加 PONV 的风险。手术因素包括腹腔镜手术，生殖器官手术，开颅手术，肩部、中耳或眼肌手术。患者因素为女性，非吸烟者，PONV 史或运动病史和学龄儿童。与 PONV 高度相关的麻醉药物包括阿片类药物、挥发性吸入麻醉药和氧化亚氮。丙泊酚是诱导药物中最低引起 PONV 的药物，并且可以作为治疗 PONV 的有效措施。基于上述因素对患者行风险评估，并可根据有效证据做预防治疗或改变麻醉方案。PONV 补救措施（一旦确诊 PONV 的治疗）是平衡药物的优势和副作用、价格。

21. 门诊患者在 PACU 的治疗有何不同？

门诊患者的麻醉后管理目标是患者**尽早离院**。处理疼痛应使用短效药物如芬太尼。条件许可应当使用非阿片类镇痛药物和神经阻滞技术。术后恢复期 2 期应当使用口服镇痛药物。区域麻醉后，搬动患者需注意保护肢体，若存在短暂的节段性感觉异常造成活动障碍，可辅助下移动躯体。在没有陪同人员保证患者安全到达住处的情况下，门诊手术患者接受任何镇静药物后均不能离院。

22. 是否应当要求患者在离开 PACU 前耐受经口摄入？

转出 PACU 前摄入清亮液体可增加 PACU 的滞留时间。尚不清楚口服清亮液体是否降低不良预后，同时并不推荐其作为转出 PACU 的常规。但是，对于某些患者也许会有帮助。

23. 一位患者在全麻下行门诊手术，术后恢复良好，但患者无法回家。应如何处理？

患者在麻醉后应当有人陪伴到家，这样可以降低不良事件的风险。该名负责亲属需具备积极回报不良事件的能力。此例中的患者应该继续留在医院继续观察 23 小时，或直至亲属可以陪伴其回家。

24. PACU 合理的最低停留时间是多久？

尽管该时间的规定是有一定道理的，美国麻醉医师协会关于 PACU 的最低停留时间并无建议。停留时间的长短应基于患者本身。应制定一份转出流程规定患者需达到的术后目标，以指导患者安全转出 PACU。

网址

American Society of Anesthesiologists: http://www.asahq.org/

推荐阅读

American Society of Anesthesiologists Task Force on Postanesthetic Care: Practice guidelines for postanesthetic care, Anesthesiology 96:742–752, 2002.

Gali B, Whalen FX, Schroeder DR, et al: Identification of patients at risk for postoperative respiratory complications using a preoperative obstructive sleep apnea screening tool and postanesthesia care assessment, Anesthesiology 110:869–877, 2009.

Gan TJ, Meyer T, Apfel CC, et al: Consensus guidelines for managing postoperative nausea and vomiting, Anesth Analg 96:62–71, 2003.

Gross JB, Bachenberg KL, Benumof J, et al: Practice guidelines for the perioperative management of patients with obstructive sleep apnea, Anesthesiology 104:1081–1093, 2006. Updated report available at http://www.ncbi.nlm.nih.gov/pubmed/24346178.

第六部分　麻醉与系统性疾病

缺血性心脏病和心肌梗死

Tamas Seres, MD, PhD

谷洁　高志峰　译　冯艺　校

第29章

1. 已知引起缺血性心脏病（ischemic heart disease，IHD）的危险因素。

不可改变的危险因素包括：年龄、男性及阳性家族史。可改变的因素包括：吸烟、高血压、饮食习惯、血脂异常、缺乏运动、肥胖及糖尿病，对于所有成年人均应将这些因素考虑为危险因素，并做出干预以降低发生缺血性心脏病的风险。

2. 正常冠状动脉血流量（coronary blood flow，CBF）。

在静息状态时，正常成年人的冠状动脉平均血流量约为 225 ml/min，占心排血量的 4% ～ 5%。当运动水平达最大时，CBF 会增加 3 ～ 4 倍以提供额外的营养需求。CBF 由主动脉与心室之间的压力梯度决定。对于左心室来说，CBF 会随着心室的收缩和舒张发生时相性变化。CBF 在收缩期会下降至较低水平，尤其是心内膜下区域，因为此部位肌间血管周围的左心室肌收缩强烈，且主动脉与左心室间的压力梯度较小（主动脉收缩压-左室收缩压）。而在舒张期，心肌松弛，不再阻塞左室毛细血管的血流。压力梯度在舒张期增高（主动脉舒张压-左室舒张末压）。

对于右心室，CBF 的这种时相性变化很小，因为右心室的心肌收缩力较左心室弱，且在整个心动周期中，主动脉与右心室间的压力梯度都较高。

3. 冠状动脉的解剖。

80% ～ 90% 的人群呈现右冠状动脉系统优势型，供应窦房结（60%）、房室结（85%）及右心室。84% 人群的右冠状动脉终止于后降支（posterior descending artery，PDA）。右冠状动脉闭塞会导致心动过缓、传导阻滞、下壁或右室心肌梗死（myocardial infarction，MI）。

左冠状动脉主干发出回旋支和左前降支（left anterior descending，LAD）动脉，供应室间隔（间隔支）和左室壁（对角支）大部分。若后降支由回旋支发出，则冠状动脉循环为左优势型，此时左冠状动脉供应整个室间隔和房室结（atrioventricular，AV）。在 40% 的患者中，回旋支供应窦房结（sinoatrial，SA）。左冠状动脉主干（左主干病变）或回旋支及左前降支动脉近端（等同于左主干病变）的明显狭窄可能导致缺血期间心肌功能的严重抑制。

4. 心肌氧需和氧供的决定因素。

心肌的氧需由室壁张力和心肌收缩力决定。室壁张力（T）是心室内压力（P）、半径（R）和室壁厚度（h）共同作用的结果（$T = PR/2h$）。增加心室容积（前负荷）和提高血压（后负荷），将会增加室壁张力和心肌需氧量。交感神经兴奋或者应用正性肌力药会增加心肌收缩力，从而增加心肌的需氧量。

心率增加会增强心肌收缩力，但心室直径和室壁张力会降低。因此，由于心肌收缩力增强而导致的氧需增加，会被室壁张力降低带来的氧需减少部分抵消。但最终，由于每分钟心室收缩次数增加而表现为氧需增加。

心肌的氧供由氧含量和CBF决定。氧含量可以通过以下公式计算得到：

氧含量 ＝ [1.39 ml/g× 血红蛋白含量（g/dl）× 氧饱和度（%）] ＋ [$0.003 \times PaO_2$]

贫血和低氧血症时氧含量降低。

CBF由冠状动脉灌注压、灌注时间和冠状动脉的通畅性决定。冠状动脉灌注压在舒张期低血压、左心室肥厚以及左心室舒张末压力增高时发生改变。心动过速导致舒张期灌注时间缩短。血管痉挛和动脉粥样硬化所致的冠状动脉闭塞会影响冠状动脉的通畅性。

5. 心肌缺血的临床表现是什么？

心肌缺血的临床表现是多种多样的。伴或不伴心律失常或心力衰竭的心绞痛被视为心肌缺血的典型临床表现。然而，心肌缺血也可能表现为不伴有心绞痛的心室衰竭或者心律失常，或是没有临床症状。冠状动脉狭窄具有动态性变化，狭窄口径的变化可能导致间歇发生的静息痛，和不同运动量所致的心绞痛。临床表现包括稳定型心绞痛、不稳定型心绞痛、Q波或非Q波MI，伴或不伴ST段抬高的MI。不同的临床表现需要不同的管理策略。

6. 心绞痛如何分级？

由加拿大心血管学会提出的心绞痛分级方法：

Ⅰ级：高强度、快速或长时间的劳作时出现心绞痛。

Ⅱ级：步行或快速上楼，爬山时出现心绞痛。可以平地行走超过两个街区以及正常速度上超过一层楼。

Ⅲ级：平地行走一到两个街区以及正常速度上一层楼时出现心绞痛。

Ⅳ级：非常轻度的体力活动或是休息时即可出现心绞痛。

7. 围术期MI的发病机制。

MI通常是由于冠状动脉粥样硬化斑块处血小板聚集、血管收缩、血栓形成而引起。心肌氧需的突然增加（心动过速、高血压）或者心肌氧供的减少（低血压、低氧血症、贫血、心动过速、冠状动脉闭塞）会促发IHD患者的MI。近期研究证实，大多数围术期心肌缺血事件与血流动力学紊乱无关，这提示冠状动脉内的变化可能在围术期心肌缺血的发生中具有更重要的意义。MI 的并发症包括：心律失常、低血压、充血性心力衰竭、急性二尖瓣反流、心包炎、心室血栓形成、心室破裂和死亡。

8. 哪些临床因素会增加非心脏手术围术期 MI 的风险？

根据危险分层公式以及恰当应用诊断性检查，提出以下活跃期心脏病、临床危险因素以及次要临床预测因素（ACC/AHA 心脏病患者行非心脏手术围术期评估指南，2007 年）。该指南在决策制定过程中综合考虑了临床危险因素、活动耐量和手术类型。

- 活跃期心脏病：
  - 不稳定型心绞痛
  - 严重心绞痛（加拿大分级Ⅲ～Ⅳ级）
  - 急性或近期心肌梗死
  - 心力衰竭失代偿期
  - 严重心律失常
  - 严重瓣膜病
- 临床危险因素：
  - IHD 病史
  - 心力衰竭代偿期或既往有心力衰竭病史
  - 脑血管病病史
  - 糖尿病
  - 肾功能不全
- 次要临床预测因素：
  - 高龄（年龄大于 70 岁）
  - 非正常的心电图（左室高电压、左束支传导阻滞、非特异性的 ST-T 改变）
  - 非窦性心律（房颤）
  - 未控制的高血压

9. 手术类型如何影响围术期缺血事件的危险分层？

- 高危手术（围术期不良心脏事件风险 > 5%）包括：主动脉、大血管以及外周血管手术。
- 中危手术（风险 < 5%）包括：颈动脉内膜剥脱术、头颈部手术、腹腔、胸腔手术、整形外科手术和前列腺手术。
- 低危手术（风险 < 1%）包括：内镜手术、浅表手术、白内障手术和乳腺手术。

10. 如何根据病史和体格检查评估心脏功能？

如果患者活动耐量良好，即使存在 IHD，也预示患者能够很好地耐受手术所致的应激。在没有合并肺或其他系统疾病的患者，若其活动耐量较差，则预示其心脏储备能力差。对所有的患者都应该询问其日常的活动能力。能够上 2～3 层楼梯而不出现明显症状（心绞痛、呼吸困难、晕厥），常预示患者的活动当量＞4 METs，有良好的心脏储备能力［静息时，1 METs 的耗氧量相当于 3.6 ml/（kg·min）］。

手术前需要识别充血性心力衰竭的体征和症状，包括呼吸困难、端坐呼吸、阵发性夜间呼吸困难、周围性水肿、颈静脉怒张、第三心音、啰音和肝肿大。

11. 何时需要考虑为非心脏手术的患者进行无创负荷试验？

指南整合了决策制定过程中需要考虑的临床危险因素、活动能力以及手术类型。当无创负荷试验能够改变以下几类患者的管理时，可以考虑应用：

- 接受择期非心脏手术，合并活跃期心脏病的患者。这些患者在接受非心脏手术前需要依据 ACC/AHA 制定的指南进行风险评估及治疗。
- 接受血管手术、合并有 3 个或 3 个以上临床危险因素且功能状态差的患者。
- 接受中危非心脏手术、合并有至少 1～2 个临床危险因素且功能状态差的患者。
- 正在接受血管手术的、合并有至少 1～2 个临床危险因素且功能状态良好的患者。

12. 近期 MI 和既往 MI 的定义是什么？

随着近代监测技术和治疗手段（包括有创的再血管化治疗）的发展以及患者术前准备水平的提高，即使是对于近期和既往发生过 MI 的患者，围术期再梗死的风险也已显著下降。基于此原因，近期 MI 被定义为术前 8～30 天内发生的心肌梗死，而既往 MI 被定义为手术前 30 天以上发生的心肌梗死。

13. 哪些检查有助于对已有或可疑 IHD 患者进行进一步评估？

运动心电图是一种无创检查，通过让患者接受最大能力范围内的运动负荷，来诱发心肌缺血的心电图改变（ST 段压低 1 mm）或心肌缺血症状，以获取患者所能耐受的心率和血压阈值。最快心率、血压反应以及临床症状用于解释检查结果。

运动负荷铊闪烁成像技术可以增加运动心电图的灵敏性和特异性。经过冠状循环，同位素铊几乎完全被心肌细胞吸收，然后可以通过放射线被显影。相对较晚被填充的低灌注区域代表心肌缺血的危险区域。固定的灌注缺损的区域预示心肌梗死。

双嘧达莫铊成像可用于不能活动的患者。这种检查经常用于因外周血管病变所致的间歇性跛行而无法接受运动试验的患者，这类患者有较高的发生 IHD 的风险。双嘧达莫是一种有效的冠状动脉扩张剂，可引起正常的冠状动脉与病变的冠状动脉之间血流量的差异，这种差异可以通过铊显像被检测出来。

超声心动图可用于评估左心室和瓣膜功能、计算射血分数。负荷超声心动图（多巴酚丁胺超声心动图）可用于评估药物应激作用下新发的或恶化的局部室壁运动异常。室壁运动异常的区域发生缺血的风险较高。

冠状动脉造影术是判断冠状动脉解剖的金标准，可用于评价瓣膜和心室功能，以及测量血流动力学参数。但由于冠状动脉造影术是有创的，只有通过上述检查后考虑需行进一步评估的患者，或者是很可能患有严重冠状动脉疾病的患者才考虑行该项检查。

14. 非心脏手术前需行冠状动脉再血管化的主要适应证有哪些?

与 ACC/AHA 2004 年关于冠状动脉旁路移植术（coronary artery bypass graft，CABG）的指南更新一致，以下几类患者在行非心脏手术前需要考虑冠状动脉再血管化：

- 左主干严重狭窄且表现为稳定型心绞痛的患者。
- 三支病变且表现为稳定型心绞痛的患者。当左室射血分数 < 50% 时，行冠状动脉再血管化可提高生存率。
- 两支病变、LAD 近端严重狭窄且表现为稳定型心绞痛，射血分数低于 50% 或者非侵袭性检查提示明显缺血的患者。
- 高风险不稳定型心绞痛或非 ST 段抬高型 MI 的患者。
- 急性 ST 段抬高型 MI 的患者。

冠状动脉再血管化包括 CABG 和经皮冠状动脉介入治疗（percutaneous coronary intervention，PCI）。

15. PCI 术后的患者拟行择期手术时需考虑些什么?

PCI 术后，患者需要双重抗血小板治疗（阿司匹林＋氯吡格雷）。停药会导致围术期发生冠状动脉血栓形成和心脏事件的风险增高。手术最佳时机仍存在争议，可参考下述指南建议：

- 球囊血管成形术后的患者，可在阿司匹林治疗 14 天后进行非急诊手术，但这类患者在双重抗血小板治疗 4 ~ 6 周后进行手术更为理想。
- 置入金属裸支架或药物洗脱支架的患者，应分别于阿司匹林治疗 30 ~ 45 天和 365 天后进行非急诊手术。

16. 为什么置入药物洗脱支架的患者需要明显长时间的双抗治疗?

临床证据表明，药物洗脱支架治疗冠状动脉阻塞明显优于金属裸支架，其主要心脏不良事件的发生率较低（其中心脏不良事件定义为"死亡＋ MI ＋因再狭窄而反复进行介入治疗"），因此 FDA 批准了药物洗脱支架的临床应用。支架所释放的药物（西罗莫司、紫杉醇）可以抑制内膜细胞在支架内部形成，而且需要长时间的双重抗血小板治疗。

17. 心脏药物是否应该继续应用于围术期?

IHD 病史的患者通常需要药物（β 受体阻滞剂、钙通道阻滞剂、硝酸酯类）治疗，通过降低心率、前负荷、后负荷或者心肌收缩力而降低心肌耗氧量，同时因冠状动脉舒张而增加心肌的氧供（硝酸酯类）。这些药物通常需要持续应用于整个围术期。

18. 围术期是否应该持续应用 β 受体阻滞剂？

是的。正在接受 β 受体阻滞剂治疗的患者，围术期应该持续用药。

19. 术中是否应该预防性输注硝酸甘油？

高危患者行非心脏手术，术中预防性使用硝酸甘油能否降低心肌缺血和心血管病的发生率仍不明确，尤其是那些已经使用亚硝酸盐类药物治疗心绞痛的患者。推荐在预防性应用硝酸甘油时应结合考虑麻醉计划和患者的血流动力学状态，并应认识到麻醉和手术的过程中容易发生血管扩张和低血容量。

20. 哪些心电图表现支持 IHD 的诊断？

静息 12 导联心电图是一种经济、有效的 IHD 筛查方法。可帮助评估是否存在 ST 段压低或抬高、T 波倒置、陈旧性 MI 时的病理性 Q 波，传导或节律异常，以及左心室肥厚。II、III 和 aVF 导联出现缺血改变提示右冠状动脉病变，I 导联和 aVL 导联提示回旋支分布区病变，而 V_3、V_4，和 V_5 导联则提示 LAD 分布区病变。

21. 何时推荐应用静息 12 导联心电图检查？

- 具有至少一项临床危险因素（IHD 病史、心力衰竭代偿期或既往心力衰竭、糖尿病、脑血管疾病史和肾功能不全）、需要行血管手术的患者。
- 已知患有冠状动脉疾病、外周动脉疾病或者脑血管疾病，需要行中危手术的患者。
- 没有临床风险因素的患者需要行血管手术时，进行静息 12 导联心电图检查是合理的。

22. 近期 MI 的患者需要延迟多久可以进行择期非心脏手术？

近期 MI 患者手术中再次 MI 的风险通常取决于 MI 与手术的间隔时间。ACC/AHA 淘汰了武断的间隔 6 个月时间的说法，认为行择期手术高风险期为最初的 4 ～ 6 周。MI 恢复期患者的心功能状态比绝对时间间隔更重要。具有持续症状的患者是非心脏手术前行冠状动脉再血管化的适应证。

23. 概述 IHD 患者全身麻醉诱导与维持阶段的血流动力学目标。

围术期麻醉医师的管理目标是维持心肌氧需与氧供之间的平衡。应尽量避免麻醉诱导期血压和心率的剧烈波动。氯胺酮因会导致心动过速和高血压应避免应用。应尽量避免长时间的喉镜操作，可以通过应用阿片类药物、β 受体阻滞剂、气管内或静脉给予利多卡因的方法来降低喉镜和气管内插管造成的刺激。麻醉维持期用药应根据患者的心功能来选择。对于左心室功能良好的患者，吸入麻醉药的心肌抑制和扩张血管作用可降低心肌氧耗。而左心室功能差的患者可以选择基础麻醉以避免过度的心肌抑制。首选对心血管系统影响小的肌肉松弛剂。血压和心率尽量维持在基础水平。通过充分镇痛、积极治疗高血压（麻醉药、硝酸甘油、硝普钠、β 受体阻滞剂）、低血压（液体治疗、去氧肾上腺素、正性肌力药物）和心动过速（液体治疗、麻醉药、β 受体阻滞剂），抑制交感神经兴奋，以达到上述目标。

24. 哪些监测有利于发现术中的心肌缺血？

心前区 V_5 导联是发现心肌缺血最敏感的单一导联，应作为 IHD 高风险患者的常规监测。肢体 II 导联可以发现右冠状动脉分布区的心肌缺血，且最利于监测 P 波和心脏节律。

25. 高风险患者行非心脏手术时你是否会常规应用经食管超声心动图（transesophageal echocardiography，TEE）？

术中 TEE 可提供术中连续左心室功能监测。对于高风险患者，TEE 可以发现节段性室壁运动异常，是检测心肌缺血最为敏感的手段。然而，近期 AHA/ACC 的建议强烈推荐术中或围术期应用 TEE 来寻找急性、顽固且危及生命的血流动力学异常。

26. 为了优化高风险患者的管理而常规应用肺动脉导管是否合理？

肺动脉闭合压（肺动脉楔压）近似于左心室舒张末压，是优化血管内容量治疗的有益指标。肺动脉楔压的突然增高可能预示缺血造成的急性左心室功能不全。尚未证实在 IHD 的患者中应用肺动脉导管可改善预后，因此该检查仅限于少数病情不稳定且合并多种并存疾病的患者。

27. 一位患者在麻醉准备区时血压高（190/120 mmHg），你是否会取消手术？

未控制的高血压是判断手术预后的一项次要临床预测因素。如果该患者不存在因高血压导致的急性器官衰竭症状（如头痛、精神状态改变或胸痛），且不存在心力衰竭的症状和体征，则该患者可以接受手术。根据患者的状态可以考虑继续应用术前的抗高血压药物，如拉贝洛尔、肼屈嗪、β 受体阻滞剂、利尿剂、硝普钠或尼卡地平等。全麻、硬膜外麻醉和蛛网膜下腔麻醉会降低全身血压，因此大多数情况下，麻醉期间是不需要应用抗高血压药物的。对于这些患者术后血压的控制应当制订一个全面的计划。

28. 阐述心脏病患者行非心脏手术术前的分步评估。

- 第一步：确定手术的紧急性：如果是急诊手术，应该立即入手术室、并制订合理的麻醉方法和监测计划。围术期的药物治疗和监测应当作为计划的一部分。
- 第二步：如果不是急诊手术，应首先评估患者是否存在活跃期心脏病（见第 8 部分）。对于拟行择期非心脏手术的患者，如果存在不稳定型冠心病、失代偿的心力衰竭、严重的心律失常或瓣膜病，通常需要取消或延期手术，直至心脏问题得到明确和合理的治疗。

- 第三步：如果患者无活跃期心脏病，应该评估手术的危险分级。如果是低危手术，则患者可以进行手术。
- 第四步：如果是中危或高危的手术（见第 9 部分），需要评估患者的功能状态。对于功能良好且无症状的患者，麻醉管理很少会因为进一步的检查结果而改变，因此可以按照原计划进行手术。
- 第五步：如果患者功能状态差，则需评价临床风险因素。
  - 没有临床风险因素：继续进行手术。
  - 一项或两项临床风险因素：
    - 继续进行手术。
    - 考虑行相关心血管检查，如果它可能改变麻醉管理。
  - 三项或三项以上临床风险因素：
    - 如果需要可考虑应用 β 受体阻滞剂来控制心率。
    - 考虑行相关心血管检查，如果它可能改变麻醉管理。

要点：缺血性心脏病和心肌梗死

1. 在决策制定过程中，应综合考虑临床预测因素、手术种类及运动耐量，以避免围术期心脏不良事件的发生。
2. 有活跃期心脏病（不稳定型或严重心绞痛，近期有心肌梗死）的患者在行非心脏择期手术前应明确诊断并进行治疗。
3. 手术风险也应该考虑在内。拟行血管手术患者，发生围术期心肌缺血事件的风险高。
4. 如果患者活动耐量良好，即使存在 IHD，也预示患者能够很好地耐受手术所致的应激。能够上 2～3 层楼梯而不出现明显症状（心绞痛、呼吸困难），通常提示有良好的心脏储备能力。
5. 由于置入药物洗脱支架的患者需要至少 1 年的双联抗血小板治疗，这类患者在进行急诊冠脉再血管化时需仔细制订计划。

推荐阅读

DiNardo JA: Anesthesia for cardiac surgery, ed 2, Philadelphia, 1998, Stamford, Appleton & Lange, pp 81–140.

Fleisher LA: Ischemic heart disease. In Sweitzer BJ, editor: Handbook of preoperative assessment and management, Philadelphia, 2000, Lippincott Williams & Wilkins, pp 39–62.

Fleisher L, Beckman JA, Brown KA, et al: Focused update on perioperative beta-blocker therapy, Anesth Analg 104:15–26, 2007.

Fleisher LA, Beckman JA, Kenneth A, et al: ACC/AHA 2007 Guidelines on perioperative cardiovascular evaluation and care for noncardiac surgery, Circulation 116:1971–1996, 2007.

Fleisher LA, Fleischmann KE, Auerbach AD, et al: 2014 ACC/AHA Guideline on Perioperative Cardiovascular Evaluation and Management of Patients Undergoing Noncardiac Surgery, J Am Coll Cardiol 64(22):e77–e137, 2014.

Guyton, AC, Hall JE: Textbook of medical physiology, ed 9, Philadelphia, 1996, Saunders, pp 253–264.

London M, Hur K, Schwartz GG, et al: Association of perioperative β-blockade with mortality and cardiovascular morbidity following major noncardiac surgery, JAMA 309:1704–1713, 2013.

Stoelting, RK: Anesthesia and co-existing disease, ed 4, New York, 2002, Churchill Livingstone, pp 1–24.

心力衰竭

Tamas Seres, MD, PhD

张希峣 高志峰 译 冯艺 校

第 30 章

1. 什么是心力衰竭（heart failure，HF）

心力衰竭是一种复杂的临床综合征，其病因可以是任何导致心室充盈或射血功能障碍的器质性或功能性心脏病变。心力衰竭的主要临床表现为呼吸困难和疲劳，会导致患者活动耐量下降以及体液潴留，造成肺淤血和外周性水肿。一部分患者可表现为活动耐量明显下降而几乎没有体液潴留表现，另一部分患者最初即表现为水肿，而呼吸困难和疲劳的症状轻微。由于在最初或后续的评估中，并非所有患者都存在容量超负荷的情况，所以我们更应该称之为"心力衰竭"而不是过去常用的术语——"充血性心力衰竭"。

2. 心力衰竭的病因。

在美国，最常见的心力衰竭病因有：冠状动脉性心脏病（coronary artery disease，CAD）、系统性高血压（systemic hypertension，HTN）、扩张型心肌病及心脏瓣膜病（表 30-1）。

表 30-1　心力衰竭的病因

机械异常
　　压力负荷过重
　　　　主动脉瓣狭窄，系统性高血压，肺动脉高压
　　容量负荷过重
　　　　瓣膜反流，贫血，甲状腺功能亢进，循环分流
　　心室充盈受限
　　　　二尖瓣狭窄，缩窄性心包炎，左心室肥厚
心肌疾病
　　原发性
　　　　心肌病，肥厚型 / 限制型 / 扩张型心肌病
　　继发性
　　　　冠状动脉性心脏病，缺血性心肌病
　　　　代谢性：酒精性心肌病，甲状腺疾病，嗜铬细胞瘤，尿毒症性心肌病
　　　　药物性：阿霉素，海洛因，可卡因
　　　　金属离子性：铁超载，铅中毒，钴中毒
　　　　心肌炎：细菌 / 病毒 / 寄生虫 / 真菌病
　　　　结缔组织疾病：风湿性关节炎，系统性红斑狼疮，硬皮病
　　　　神经系统疾病：强直性肌营养不良，Duchenne 肌营养不良症
　　　　遗传性疾病：糖原贮积病，黏多糖症
　　　　其他疾病：淀粉样变，白血病，心脏受到辐射

3. 心力衰竭的分期。

- **A 期**：患者有冠心病、高血压或糖尿病，但尚未表现出左心室功能障碍、左心室肥大或心腔重构。
- **B 期**：患者无心力衰竭的症状，但有左心室肥大、心腔重构和（或）左心室收缩或舒张功能障碍的表现。
- **C 期**：患者目前或既往有与心脏器质性病变相关的心力衰竭的症状。
- **D 期**：心力衰竭患者，经药物治疗无效，可以选择专业化的进一步干预治疗如：机械循环辅助装置，排出体内多余液体措施，持续正性肌力药物输注，心脏移植或临终关怀。

这种分期方式指出，心力衰竭的发展是由已知危险因素和心脏结构异常共同决定的（A 期和 B 期）。同时，在出现左心室功能障碍或心力衰竭症状前，进行内科干预，可以降低心力衰竭的发病率和死亡率。

4. 心力衰竭的严重程度如何分级？

通常情况下，心力衰竭患者可以根据患者的症状、生活受影响情况或者心功能不全的严重程度来进行分级。纽约心脏病协会（New York Heart Association，NYHA）的分级用于评估有症状心力衰竭的体力活动受限情况，以及对治疗的反应性。

- **Ⅰ级**：一般体力活动并不引起症状。呼吸困难仅发生在紧张、或快速长时间的工作或娱乐后。
- **Ⅱ级**：一般体力活动可引起症状。呼吸困难发生在快速走路或上楼梯或爬山时。在平地上走两个以上街区，以及以正常速度爬一层以上普通楼梯时也可引起症状。
- **Ⅲ级**：小于一般体力活动即可引起症状。呼吸困难发生在平地上走一到两个街区以及以正常速度爬一层楼时。
- **Ⅳ级**：呼吸困难发生在轻微体力活动或休息时。

NYHA 心功能分级描述了分期为 C 期或 D 期的心力衰竭患者的心脏功能状态。即使在不调整药物的情况下，症状的严重程度也会有明显的波动；而缺乏心室功能改变证据的情况下，药物的调整对心功能可能会产生正面或者负面的影响。一些患者的病情随着心脏器质及功能异常的改善，会表现出明显的恢复。与持续症状改善相关的药物治疗应该维持。

5. 心力衰竭患者的心脏会发生哪些主要变化？

正常的心脏功能可以由压力-容积曲线表示，曲线包含舒张末期容积（B）、收缩末期容积（D）和压力、每搏输出量（CD），以及射血分数（ejection fraction，EF）（图 30-1，环 1）。需要重点理解的是使心脏射血形成每搏输出量（stroke volume，SV）的压力大部分来自等容收缩期（BC），而心肌在舒张期的松弛则大部分发生在等容舒张期（DA）（见图 30-1，环

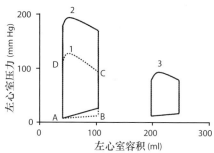

图 30-1 左心室压力-容积环显示正常表现（环 1）、压力负荷过重（环 2）及收缩功能障碍或容量负荷过重（环 3）。

环 1：正常心脏心动周期的各个时相。AB 为舒张充盈期，BC 为等容收缩期，CD 为射血期，DA 为等容舒张期。

环 2：这个环表示的是伴有左心室向心性肥厚的慢性高血压或主动脉瓣狭窄患者的压力-容积关系。此时的 SV 及 EF 值正常。左心室舒张末期压力偏高提示，由于左心室顺应性降低，舒张功能障碍。

环 3：在收缩功能不全的情况下，左心室舒张末期和收缩末期容积增大，SV 正常或低于正常。舒张末期压力可以是正常或高于正常的（继发性舒张功能障碍），这取决于左心室的顺应性。这个环可以表示扩张型心肌病或者容量超负荷时左心室离心性肥厚的情况

1）。左心室功能障碍始于心肌损伤。心肌损伤可由缺氧、浸润或感染所致，并且是一个渐进的过程，最终导致心肌收缩功能障碍，收缩末期容积增加。随着舒张末期容积的增加，左心室逐渐扩张，形状逐渐接近球形，这个过程被称为心脏重构（见图 30-1，环 3）。心室产生特定形式的重构以适应工作负荷的增加。压力负荷过重情况下，收缩期心室壁张力增加，引起新生肌原纤维平行性增长，导致室壁增厚及心室向心性肥厚（见图 30-1，环 2）。在容量负荷过重的情况下，舒张期室壁张力增加，引起肌小节增生，导致心腔扩大及离心性肥厚（见图 30-1，环 3）。心室扩大可使心腔在减少肌肉缩短的条件下维持足够的 SV，但是室壁张力会增大。它们之间的关系可以由 Laplace 关系描述。

$$室壁张力 = P \times R/2\,h$$

其中，P = 腔内压力，R = 腔室的半径，h = 腔壁的厚度。

在相同的工作状态下，室壁张力增加，需氧量增加。室壁增厚致心肌肥厚，以克服压力负荷过重，并降低心室壁张力。

6. 什么是 Frank-Starling 定律？

Frank-Starling 定律阐述的是一个肌纤维产生的力或张力取决于该纤维被拉伸的程度。在临床上，回心血量增加（前负荷增加）时，心脏各壁的张力将增加。心肌拉伸程度增加的结果是，心肌的收缩力增加以及扩张的心腔排空所致的 SV 增加。心肌存在最适肌小节长度，即可使收缩力达到最大的最适肌纤维长度。左心室通常在舒张末期开始收缩，此时的肌纤维长度短于最适肌纤维长度。其临床意义在于 SV 会随前负荷的增加而增加，直

至达到最适肌纤维长度。在收缩性心力衰竭时，心肌收缩力降低，心脏工作时的舒张末期和收缩末期容积较高。在这种血流动力学条件下，前负荷或后负荷的较小改变，即可导致 SV 和心排血量的下降。

7. 心排血量在评价患者中的作用是什么？

心排血量（cardiac output，CO）是指每分钟心脏射出的血量。心排血量的主要决定因素如下：

$$CO = SV \times HR$$

其中 CO＝平均动脉压 / 总外周血管阻力，SV＝每搏输出量，HR＝心率。

心排血量可以随体力活动的变化而变化。成人静息状态下的平均值为 5 L/min，这个值在女性要降低 10% 到 20%。心排血量随体表面积增加而成比例增加。为了比较不同体型人的心排血量，引入心指数（cardiac index，CI）这一术语，代表每平方米体表面积的心排血量。正常成人的 CI 值大于 2.5 L/（min·m^2）。在没有任何过度神经刺激的前提下，正常心脏最多可以泵出大约 2.5 倍静息状态静脉回心血量的血量，大约是 13 L/min 的心排血量。神经刺激会增加心率和收缩力，二者可将心排血量提高至 25 L/min。收缩性心力衰竭患者无法根据运动水平调整适当的心排血量，而严重心力衰竭患者运动时，心排血量会减小。

8. 心排血量与运动的关系是什么？

运动增加机体的耗氧量。机体通过增加氧的输送来满足增加的耗氧量：

$$氧输送＝CO \times 血液氧含量$$

耗氧量与心排血量的增加是平行的。心力衰竭患者由于不能依运动水平调整合适的心排血量，导致组织耗氧量与氧输送量不匹配。这种不匹配引发组织缺氧、酸中毒，并且无法维持运动强度。

9. 什么是收缩功能障碍？

心力衰竭的症状和体征可由收缩功能异常所致的射血分数（EF）降低引起，也可由心脏舒张功能障碍所致的心室充盈异常引起。

收缩功能不全可导致左心室射血减少，EF 值降低，收缩末期及舒张末期容积增大，左心室扩张。由于心室扩张，室壁张力增加以及耗氧量的增加，SV 可以是正常的。在这种病理状态下，左心室克服压力或容量负荷的储备能力下降，表现为运动耐量下降（见图 30-1，环 3）。

10. 我们怎样才能诊断收缩功能不全和心力衰竭？

收缩功能障碍的特征性改变包括，收缩末期和舒张末期容积增加，EF 值降低，SV 减少，室壁运动异常及继发的舒张功能改变。这些参数可以从超声心动图报告或超声图像的测量中获得。一般情况下，SV 的降低与心排血量的减少会引起疲劳，继发性舒张功能障碍和舒张末期左心室和左心房（left atrial，LA）压力的增加会引起呼吸困难。患者的功能状态可以通过

NYHA 心功能分级来描述。当患者具有收缩功能不全以及心力衰竭症状时称为收缩期心力衰竭。

11. 什么是舒张功能障碍？

正常情况下，左心室在较低的左心房压下充盈（< 12 mmHg），即使在剧烈运动使心排血量较高的情况下，左心房也可以维持一个较低的压力。这种低充盈压依赖于左心室的舒张功能。舒张期充盈分为早期和晚期两个时相。舒张期充盈早期开始于主动脉瓣关闭后二尖瓣开放前的等容舒张期，并且持续至左心室的充盈早期。这个过程具有能量依赖性，依靠肌细胞中肌质网对胞浆中钙的再摄取来完成。左心室在这个时相产生负压，进入左心室的血量占整个舒张期容积的 80%。舒张期充盈晚期（心房收缩）取决于左心房收缩力和左心室的顺应性。舒张功能障碍可伴有或不伴有收缩功能障碍。左心室舒张功能障碍的主要特征性表现为左心室舒张受损和（或）顺应性降低。舒张功能障碍时，左心室腔的大小可以正常，但缺血、心肌肥厚、心包缩窄、纤维化或心肌疾病都可能会改变舒张充盈过程。伴有左心室扩张及舒张末期容积和压力增高的收缩功能障碍患者，由于左心室松弛程度以及顺应性的降低，均有明显的舒张功能障碍（见图 30-1，环 3）。当患者 EF 值正常但是具有舒张功能不全征象以及心力衰竭临床症状时称为舒张期心力衰竭。

12. 我们怎样才能诊断舒张功能不全？

超声数据的计算对于诊断不同类型的舒张功能不全有着重要意义。术中经食管超声心动图（transesophageal echocardiography，TEE）有助于在手术室中进行诊断。诊断基于对二尖瓣以及肺静脉流入血流的多普勒测量，和二尖瓣瓣环流速的组织多普勒测量。

- **二尖瓣流入血流**：E 波代表舒张充盈早期的速度曲线，A 波代表舒张充盈晚期的速度曲线。正常情况下 E/A 的比值 > 0.8。流速从峰值降到零的时间称为 E 的减速时间（deceleration time of E，DecT），正常值在 160 ～ 200 ms，它代表了舒张早期的有效性以及左心室顺应性正常（图 30-2）。
- **肺静脉流入血流**：收缩期，血流从肺静脉进入左心房：S 波。在舒张早期，从肺静脉进入左心房的血流再次增加：D 波。舒张晚期，在心房收缩时会产生一个朝向肺静脉的小的回流：A 反流波（A reversal，Ar）。正常情况下，S/D 比值应接近 1，Ar 则应小于 35 cm/s（图 30-3）。
- **组织多普勒**：二尖瓣和肺静脉流入血流速度曲线是容量依赖性的参数，可能会随患者的容量状态发生变化。舒张早期，靠近间隔和侧壁处的二尖瓣环血流速度（Em）是评估舒张功能障碍的敏感参数，对容量的变化相对不敏感。正常情况下，间隔部瓣环血流速度 > 8 cm/s，侧壁瓣环血流速度 > 10 cm/s（图 30-4）。

二尖瓣流入血液

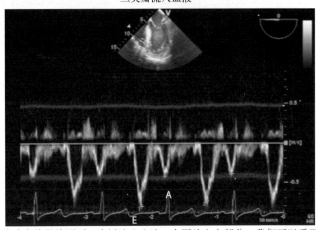

图 30-2　脉冲多普勒检测到二尖瓣流入血流。在图片上方部分，我们可以看到超声图像四腔心切面。在这个切面中，多普勒探头检测的是心动周期中经过二尖瓣的血流速度。多普勒探头的位置在图像的顶端。在舒张期，血流从左心房流向左心室是背离传感器的，因此我们可以看到两个负向的血流速度波形。心电图可以帮助我们判断收缩期及舒张期。第一个波为 E 波，代表舒张期充盈早期，第二个波为 A 波，代表心房收缩

肺静脉流入血流

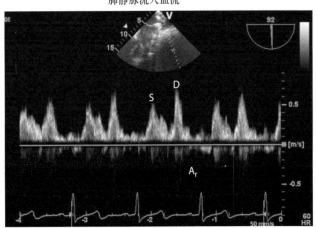

图 30-3　脉冲多普勒检测到肺静脉流入血流。我们可以在图片上方部分看到超声图像两腔心切面。从这个切面中，可以看到左上肺静脉位于左心耳的正上方。在收缩期及舒张早期，血流从肺静脉流向左心房，是朝向传感器的，同时还可以检测到心房收缩时从心房返回肺静脉的少量血流。第一个波是 S 波，代表收缩期的流入血流；D 波代表舒张早期的流入血流；小 Ar（A 反流波）则是心房收缩时返回肺静脉的血流波

13. 我们如何才能区分不同类型的舒张功能障碍及其相应的麻醉管理是什么？

舒张功能障碍分为三种：

组织多普勒速度

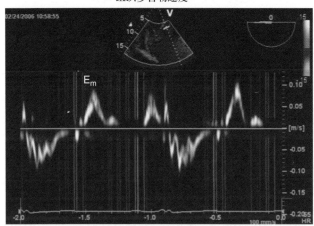

图 30-4　组织多普勒速度测量。我们可以在图片上方部分看到四腔心的组织多普勒超声图像。脉冲多普勒探头放置在靠近侧壁的二尖瓣环处，可以显示收缩期的运动和舒张期的两个血流波。心电图可以帮助我们区分收缩期和舒张期。充盈早期形成的波为 E_m 速度曲线，它是一个相对非容量依赖性的舒张期参数

- **1 级或舒张异常**：左心室的舒张时相延长，但顺应性仍正常。在这种情况下，舒张早期充盈量仅占 60% 到 70%，而舒张晚期的充盈量增加。在静息状态以及轻到中等程度的运动下左心房压力正常。心动过速时左心房压力增加，这是因为充盈主要发生在舒张晚期，由于缺少舒张早期的抽吸效应，左心房需要更高的压力将血液射入左心室。房颤患者由于缺乏心房收缩驱血，其 SV 和心排血量减少。
  - 临床病症包括伴有心肌肥厚的疾病，如高血压、主动脉瓣狭窄、肥厚型心肌病。
  - 麻醉管理：由于左心房压力和左心室顺应性正常，这些患者对容量变化的耐受性较好。管理目标是保持正常心率，避免房颤。
- **2 级或假性正常模式**：这是左心室舒张异常与顺应性下降的综合。左心室顺应性下降意味着左心室舒张末期及左心房压力升高。左心房压力升高，使得舒张早期充盈量增加，导致 E 速度增加，故 E/A 比值正常。假性正常模式是指 E/A 比值正常而左心房压力高于正常值。这类患者在轻到中等程度运动时会出现呼吸困难。
  - 临床病症包括缺血性和浸润性心脏疾病或患者的左心室肥厚伴有顺应性下降。
  - 麻醉管理：这类患者由于左心房压力升高，对容量超负荷敏感（见图 30-5）。
- **3 级或限制性模式**：主要是左心室顺应性下降，伴有左心室舒张末期及左心房压力升高。这类患者在静息状态及轻度活动后就可能出

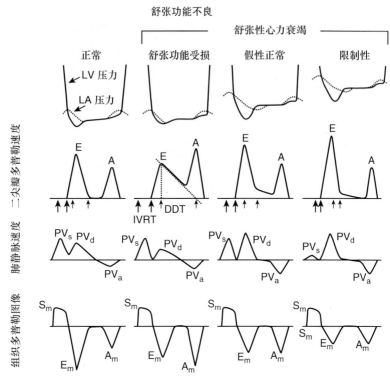

图 30-5 舒张功能不全的演变。第一行显示了在心脏舒张期左心房（LA）和左心室（LV）的压力曲线。第二行是二尖瓣流入血流，第三行是肺静脉流入血流，而第四行是组织多普勒速度曲线。正常情况下，舒张早期的压力梯度是由左心室快速舒张的抽吸作用产生的（列1）。舒张受损时，左心室抽吸作用降低，导致左心房到左心室压力梯度下降，造成 E、PV_d 速度及 E_m 的下降（第2列）。在假性正常及受限模式，左心室舒张末期及左心房压力上升。左心房到左心室的压力梯度在舒张早期增加，二尖瓣流入血流的 E/A 比值在假性正常模式正常（列3）而在受限模式甚至可以升高（列4）。在假性正常模式中，PV_s 下降，PV_a（心房收缩）升高，而在受限模式组织多普勒 Em，PV_s、S 波，PV_d、D 波，PV_a、A 反流均偏低

现呼吸困难。

- 临床病症包括缺血性和浸润性心脏疾病，常心力衰竭终末期发生。
- 麻醉管理：这类患者处于容量超负荷状态，输注液体可能会迅速造成肺水肿。
- 由于左心室充盈受限，高于正常水平的心率（心动过速）是维持理想心排血量的重要方法。

14. 心力衰竭表现出的症状有哪些？

劳力性呼吸困难和疲劳是最常见的主诉。主诉中也可能包括夜间阵发性呼吸困难，夜尿增多，咳嗽，喘息，右上腹疼痛，食欲不振，恶心，呕

吐。虽然普遍认为心力衰竭是血流动力学障碍，但许多研究表明，心脏检查结果与疾病所致症状间的关系不大。EF 值极低的患者可能没有症状（B期），而一些 EF 值仍能维持的患者可能出现严重的功能受限（C 期）。舒张期心力衰竭患者可能出现同样的症状，但他们的 EF 值是正常的。大约 35% 的慢性心力衰竭患者 EF 值正常。可以观察到舒张期心力衰竭患者的再入院率及死亡率与收缩期心力衰竭患者相似。

15. 哪些体征提示心力衰竭？

心脏触诊可能发现心脏搏动区扩大（心室扩张）或者因左心室肥厚而触及持续有力的搏动。听诊可以发现 S3 或 S4 舒张期奔马律，分别继发于左心室充盈受损及心房强力收缩。可以查出瓣膜病所致杂音。严重的心力衰竭可能导致发绀。

肺部检查常发现啰音，以肺底部最为明显。慢性心力衰竭患者常可由于胸腔积液，而致呼吸音减弱。

患者 45° 卧位时胸骨角上方颈静脉怒张 > 4 cm 为异常。

16. 哪些实验室检查对于评估心力衰竭患者情况有意义？

正位和侧位胸片可以发现心脏扩大或肺血管充血，包括肺门部位肺静脉充血，肺血管影向肺门集中或胸腔积液。

心电图（electrocardiogram，ECG）改变通常没有特异性，但经常出现室性或室上性心律失常，传导异常，以及心肌肥厚、局部缺血或梗死的表现。

超声心动图可以评估心腔大小、室壁运动、瓣膜功能和左心室室壁厚度。应用多普勒法可以测量 SV。通过测量舒张末期和收缩末期容积可以计算 EF 值。舒张功能可以通过多普勒技术测量二尖瓣和左上肺静脉血流来进行评估。

放射性核素血管造影用于左、右心室 EF 值评估，具有良好的重复性和准确性。

血电解质，动脉血气，肝功能检查（liver function tests，LFTs）和血细胞计数也经常用到。很多心力衰竭患者合并低钠血症，这是由于血管紧张素系统的激活或者应用血管紧张素转换酶（angiotensin-converting enzyme，ACE）抑制剂治疗而引起的。应用利尿剂治疗可能导致低钾血症和低镁血症。某种程度的肾前性氮质血症、低血钙、低血磷也经常存在。肝淤血可能会导致胆红素水平升高和 LFTs 结果异常。脑钠尿肽（brain natriuretic peptide，BNP）水平升高可能有助于心力衰竭的诊断，也可以在诊断不明确时提醒我们考虑心力衰竭存在的可能，但不可依据这一单一结果确诊或排除心力衰竭。

17. 不同分期的心力衰竭治疗手段都有哪些？

● **A 期：可能发展为心力衰竭的高危患者**

对于可能发展为心力衰竭的高风险患者，应控制收缩期或舒张期高血压、血脂异常、甲状腺功能异常及糖尿病。告知患者避免可能会增加心力衰竭风险的行为，如吸烟、过量饮酒和使用非法药物。已知患有动脉粥样硬化疾病的患者应采用二级预防治疗。ACE 抑制剂或血管紧张素 II 受体阻滞剂对于有动脉粥样硬化性疾病、糖尿病或高血压病史的患者有预防心力衰竭的作用。

- **B 期：患者心脏结构异常或重构但无心力衰竭临床症状**

对于存在心脏结构异常但没有临床症状的患者，所有 A 期的推荐治疗手段均适用。近期或远期有心肌梗死病史的患者，不考虑其 EF 值及是否存在心衰，均应使用 β 受体阻滞剂和 ACE 抑制剂。既往无心肌梗死病史的患者，无心力衰竭症状，但 EF 值减低，也应使用 β 受体阻滞剂和 ACE 抑制剂。

- **C 期：患者目前或既往有心力衰竭症状**

EF 值减低的患者

A 期及 B 期的推荐治疗方法同样适用于 C 期。目前或既往有心力衰竭症状，以及 EF 值下降的患者，如果存在体液潴留，则应用利尿剂及限制盐摄入。除非存在禁忌证，所有目前或既往有心力衰竭症状及 EF 值下降的患者均应应用 ACE 抑制剂、血管紧张素受体拮抗剂和（或）β 受体阻滞剂。已经证实应用三种 β 受体阻滞剂之一（例如比索洛尔、卡维地洛和缓释琥珀酸美托洛尔）可以降低此类患者的死亡率。对于具有中度到重度心力衰竭症状及 EF 值减低的患者，可加用醛固酮拮抗剂。高危患者可以考虑应用植入式心律转复除颤器（ICD）疗法和心脏再同步化双腔起搏器治疗。

EF 值正常的患者

治疗的目标是减轻肺充血和纠正促发因素如高血压、心肌缺血、快速型心律失常。EF 值正常的心力衰竭患者应控制收缩期及舒张期高血压。具有症状或者已证实存在心肌缺血的冠心病患者，如果已经对心脏收缩及舒张功能产生不良影响，应用冠状动脉再血管化治疗是合理的。房颤患者应当控制心室率。使用利尿剂控制肺充血及外周水肿。

- **D 期：难治性终末期心力衰竭患者**

这类患者的典型症状是静息状态或轻微活动即出现症状。他们不能进行日常生活的大部分活动，经常出现心脏恶病质的征象，通常需要多次和（或）长期住院的重症加强治疗。成功管理的重要一步就是识别和精细控制患者的液体容量。这类患者代表了心力衰竭的终末阶段，应考虑专门的治疗策略，例如机械循环辅助装置，持续静脉输注正性肌力药物治疗，心脏移植或临终关怀。

18. 心力衰竭患者如何进行麻醉管理？

A 期或 B 期心力衰竭患者，功能状态良好，他们能够在常规的术前评估后接受手术。

C 期心力衰竭患者，应评估其 NYHA 心功能分级并检查是否存在失代偿性心力衰竭的征象。患者具有呼吸困难、进行性呼吸困难或存在其他临床状态改变时，须在术前进行无创的左心室功能评估，并推迟择期手术直至心功能允许。

　　D 期心力衰竭患者，其 NYHA 心功能分级为Ⅳ级，对标准药物治疗无反应。他们可能正在接受强心药物或辅助装置治疗，如行非心脏手术，需要特殊的麻醉管理。

19. 你将如何管理失代偿性心力衰竭的患者？

　　通常失代偿期心力衰竭患者无法接受任何择期手术。需将心脏功能调整至更为理想的状态，才可接受择期手术。

　　急诊手术时，应进行有创监测（动脉导管，肺动脉导管），以指导液体治疗和评估患者对麻醉药物和正性肌力或扩血管药物的治疗反应。使用 TEE 监测对于评估收缩和舒张功能、评价液体疗法对心脏的影响、测量和监测 SV 和心排血量都非常有效。

　　如果需要改善患者状态，可以考虑使用持续静脉输注正性肌力药物或放置经皮左心室辅助装置。

20. 失代偿性心力衰竭的患者可以应用什么麻醉药？

　　避免心肌抑制仍然是麻醉管理的目标。巴比妥类和丙泊酚用于全麻诱导时，通常产生严重的心功能抑制和血压下降。尽管依托咪酯在低血容量状态下可造成低血压，但其对心血管的影响仍很小。应用氯胺酮时，由于交感神经兴奋性增高，导致心排血量和血压升高。然而，失代偿心力衰竭患者由于交感神经过度激活，氯胺酮则表现为负性肌力作用，可导致严重的低血压和心脏衰竭。所有的强效吸入麻醉药均为心肌抑制剂，但通常低剂量可以耐受。对于心肌功能严重受损的患者，复合或不复合低剂量吸入性麻醉药的基础麻醉都是有效的。瑞芬太尼作为短效阿片类药物尤其适用于短小的外科手术。

21. 心力衰竭患者是区域麻醉的禁忌证吗？

　　不是。在谨慎的麻醉管理下，区域麻醉是一种可以接受的麻醉方式。事实上，适度的后负荷降低可以提高心排血量。连续区域麻醉技术（腰麻或硬膜外麻醉）是优先选择的，因其交感神经张力逐步减低，可以通过液体滴定和血管活性药物治疗。在区域麻醉过程中需要进行有创监测。应用动脉监测将血压控制在适当范围非常重要，并且一些特殊患者需要建立肺动脉导管监测。

22. 你将如何在麻醉过程中对失代偿心力衰竭患者给予支持？

　　心力衰竭患者在术中及术后通常需要循环支持。在前负荷和后负荷优化后，正性肌力药物如多巴胺或多巴酚丁胺已被证明在低心排时是有效的。磷酸二酯酶Ⅲ抑制剂，例如米力农，具有增强收缩力和舒张血管功能，可改善血流动力学状态。心室衰竭时，SV 与后负荷是负相关的，应用血管扩张药物，如硝普钠和奈西立肽，降低左心室后负荷，也可以有效增加心排血量。接受麻醉的患者，由于麻醉药物的作用会发生血管扩张。肾上腺素和多巴胺具有正性肌力和血管收缩特性，可以单独使用。多巴酚丁胺和米力农引起血管舒张，在低血压的情况下应与血管收缩剂如血管加压素、肾上腺素或去甲肾上腺素联合使用。

23. 什么是经皮左心室辅助装置？

对于严重心力衰竭或心源性休克的患者，经皮左心室辅助装置在恢复期有助于维持患者状态稳定。装置仅供短期使用（数周）。了解安装此装置患者的血流动力学状态，对于制订麻醉管理计划及准备额外的正性肌力支持药物很重要。需要知晓的是，尽管这些设备可以支持左心室功能，但维持理想的右心室功能，与由装置产生的心排血量相匹配，是非常重要的。

24. 为什么不能长期应用正性肌力药物治疗心力衰竭？

心力衰竭患者的长期治疗方案包括 β 受体阻滞剂、ACE 抑制剂以及利尿剂。这些药物与 β 和 α 受体激动剂的作用不同，后者在手术室中应用以维持麻醉及手术中血流动力学的稳定。预后研究显示，心力衰竭患者应用 β 受体阻滞剂和 ACE 抑制剂，可有较理想的远期生存率，而应用正性肌力药物的患者死亡率升高。这是因为 β 受体阻滞剂和 ACE 抑制剂可对抗心力衰竭时升高的儿茶酚胺、肾素、血管紧张素水平，具有心脏保护作用。

要点：心力衰竭

1. 收缩功能异常所导致的 EF 值降低和舒张功能异常所导致心室充盈障碍，均可引起心力衰竭症状。
2. 舒张功能障碍可以导致原发性心力衰竭，而 EF 值正常，或者舒张功能障碍继发于 EF 值降低、左心房压力升高的收缩性心力衰竭。不同类型的舒张功能障碍需要不同类型的液体及血流动力学管理。
3. 失代偿期心力衰竭患者无法接受择期手术。需要等待几天使心功能调整至更为理想的状态。在紧急情况下，可以考虑应用持续静脉输注正性肌力药物或放置经皮左心室辅助装置以保障麻醉和手术的进行。
4. 在紧急情况下，应实施有创监测（动脉导管、肺动脉导管），以指导液体治疗和评估患者对麻醉药物和正性肌力或扩血管药物的治疗反应。
5. 心肌储备功能下降的患者，对于麻醉药物的心血管抑制作用更为敏感，但缓慢输注同时严密监测血流动力学变化，大部分药物仍可以使用。
6. 装有左心室辅助装置的患者在接受非心脏手术时，需要了解装置对血流动力学的影响以及为维持患者稳定所需的监测手段。需要知晓的是，需要维持理想的右心室功能，使之与由装置产生的心排血量相匹配。

网址

Systolic and diastolic dysfunction: www.uptodate.com

推荐阅读

Braunwald E: Essential atlas of heart diseases, ed 2, Philadelphia, 2001, McGraw-Hill, pp 105–142.

Crawford MH: Current diagnosis and treatment in cardiology, ed 2, New York, 2003, McGraw-Hill, pp 217–249.

DiNardo JA: Anesthesia for cardiac surgery, ed 2, Stamford, 1998, Appleton & Lange, pp 81–140.

Falk S: Anesthetic considerations for the patient undergoing therapy for advanced heart failure, Curr Opin Anesthesiol 243:314–319, 2011.

Fleisher LA: Anesthesia and uncommon diseases, ed 5, Philadelphia, 2006, Saunders Elsevier, pp 29–38.

Fleisher LA, Beckman JA, Brown KA, et al: ACC/AHA 2007 Guidelines on perioperative cardiovascular evaluation and care for noncardiac surgery: executive summary, Circulation 116:1971–1996, 2007.

Hunt SA, Abraham WT, Chin MH, et al: ACC/AHA 2005 Guideline update for the diagnosis and management of chronic heart failure in the adult: a report of the American College of Cardiology/American Heart Association Task Force on Practice Guidelines, Circulation 112:e154–e235, 2005.

Jessup M, Abraham WT, Casey DE, et al: 2009 Focused update: ACCF/AHA Guidelines for the diagnosis and management of heart failure in adults, Circulation 119:1977–2016, 2009.

Pirracchio R, Cholley B, De Hert S, et al: Diastolic heart failure in anesthesia and critical care, Br J Anesth 98:707–721, 2007.

Thomas Z, Rother AL, Collard CD: Anesthetic management for cardiac transplantation. In Hensley FA, Martin DE, Gravlee GP, editors: A practical approach to cardiac anesthesia, ed 4, Philadelphia, 2008, Lippincott Williams & Wilkins, pp 439–463.

心脏瓣膜疾病

Tamas Seres，MD，PhD

牛东革 高志峰 译 冯艺 校

1. 简述心脏瓣膜疾病的病理生理机制。

心脏瓣膜疾病会引起慢性的容量负荷或压力负荷过重，继而引起特征性的心室改变，称之为心室肥厚。心室肥厚定义为左心室质量增加。压力负荷过重会导致心室腔容积不变而心室壁增厚的向心性心室肥厚。容量负荷过重会导致心室壁厚度正常而心室腔扩大的离心性心室肥厚。

2. 简述心脏瓣膜疾病患者常见的病史和体格检查特征。

大多数收缩期心脏杂音在心脏疾病中意义不大，这可能是生理性的血流速度增加所致。舒张期心脏杂音通常意味着病理改变，需要进一步的心脏评估。评估方法与评估心脏连续性杂音一致。

既往患风湿热，静脉药物滥用，多脏器的栓塞，遗传性疾病如马方综合征，儿童期心脏手术史，这些病史提示可能存在心脏瓣膜疾病的心脏杂音。运动耐量减低，患者可能出现心力衰竭的症状和体征，包括呼吸困难、端坐呼吸、疲劳、肺部啰音、颈静脉怒张、肝淤血和体位性水肿。左心室肥厚的患者可能发生心绞痛，房颤患者常合并心房增大。

3. 哪些检查对评估心脏瓣膜疾病是有意义的？

多普勒超声心动图是诊断心脏瓣膜疾病的基本方法。可以测量心腔的大小、功能，心脏瓣膜的跨瓣压差和面积，帮助确定病情的严重程度。

超声心动图推荐用于：

- 无症状的患者但有舒张期心脏杂音、连续性杂音、全收缩期杂音、收缩期中期杂音、收缩期晚期杂音、与射血期相关的杂音或传导至颈部或背部的杂音。
- 患者有心脏杂音并伴有心力衰竭的症状或体征，心肌缺血/梗死，晕厥，血栓栓塞，感染性心内膜炎，或有其他器质性心脏疾病的临床证据。

心电图对诊断心肌缺血，心律失常，心房扩大和心室肥厚有诊断价值。胸片可以显示心腔扩大，提示肺动脉高压，或发现肺水肿和胸腔积液。

心导管检查用于心脏瓣膜疾病患者的术前评估，主要用于诊断冠状动脉疾病。这种方法可以测量各个心腔内压力和各瓣膜的跨瓣压力差。

4. 超声心动图对麻醉管理有何益处？

经食管超声心动图（TEE）可以在心脏瓣膜手术中应用。TEE可重新评估心脏瓣膜疾病的严重程度和并存的器质性或功能性改变。评估瓣膜修复情况和人工瓣膜的功能是患者管理的重要部分。在体外循环前后评估左心室和右心室的收缩和舒张功能，从而制订并执行恰当的临床管理策略。

5. 哪些监测技术能够在围术期辅助麻醉医师？

除了美国麻醉医师协会（ASA）的标准监测外，麻醉医师可以通过动脉穿刺置管技术监测动态血压和连续抽取血液标本，通过肺动脉导管技术监测心排血量、混合静脉血氧饱和度、中心静脉压和肺动脉压及肺毛细血管楔压。这些参数是衡量左右心室功能和灌注的重要指标，能够指导临床液体治疗和正性肌力药物的使用。

6. 什么是压力 - 容积环？

压力 - 容积环描述的是一个心动周期中左心室压力与左心室容积的关系。每种瓣膜病变都会引起特定的左心室代偿性生理改变。

7. 什么是正常的压力 - 容积环？

AB 段代表心室充盈，BC 段是等容收缩期，CD 段是射血期，DA 段是等容舒张期。D 点代表主动脉瓣关闭，A 点代表二尖瓣开放，B 点是二尖瓣闭合，C 点是主动脉瓣开放（图 31-1）。每搏输出量是指 C 点到 D 点的距离。心室收缩末期容积可以在 D 点测量，心室舒张末期容积在 B 点测量。心室收缩末期压力与容积曲线的斜率可以测量心肌收缩力。斜率顺时针水平移动代表心肌收缩力下降。

8. 主动脉狭窄的病理生理学。

主动脉狭窄指左室流出道发生梗阻，可分为瓣膜狭窄、瓣下狭窄和瓣上狭窄。为了维持前向血流，左心室内压力和室壁张力增大，从而导致左

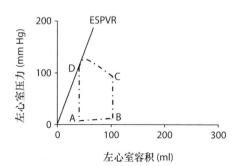

图 31-1　心功能正常的压力 - 容积环。AB，心室充盈；BC，等容收缩期；CD，射血期；DA，等容舒张期。A 点是二尖瓣开放，B 点是二尖瓣闭合，C 点是主动脉瓣开放，D 点是主动脉瓣关闭。心室收缩末期压力容积（ESPVR）曲线是评估心肌收缩力的独立指标。若心肌收缩力增强，ESPVR 曲线将逆时针移动。压力 - 容积环是衡量不同病理状态心脏功能的最佳指标

心室代偿性向心性肥厚（心室壁增厚而心室腔大小正常）。心室舒张功能降低，引起舒张功能紊乱。左心室顺应性降低伴左室舒张末期压力增加。心肌收缩力和左室射血分数通常能够维持正常直至疾病的终末期。心房收缩可占到心室充盈量的 40%（正常是 20%）。在发展中国家，风湿性瓣膜疾病仍是主动脉瓣狭窄的最常见病因。在北美和欧洲，主动脉瓣狭窄的主要病因是先天性主动脉瓣三叶钙化或先天性主动脉瓣二叶畸形。患者的主要临床表现为心绞痛、晕厥或充血性心力衰竭。劳力性心绞痛可以发生在没有冠心病的患者，因为增厚的心肌对局部缺血敏感，以及左室舒张末期压增加会降低冠状动脉灌注压。有心绞痛症状的患者预期寿命是五年。一旦发生晕厥，平均生存期为 3 ～ 4 年。一旦出现充血性心力衰竭的症状，平均的生存期为 1 ～ 2 年。

9. 什么是主动脉瓣狭窄患者实施主动脉瓣置换术的指征？

根据 ACC/AHA 指南，有下列症状的患者可以实施主动脉瓣置换术：

- 有症状的严重主动脉瓣狭窄患者。
- 拟行冠状动脉旁路移植术的重度主动脉瓣狭窄患者。
- 拟行主动脉瓣或其他瓣膜手术的重度主动脉瓣狭窄患者。
- 重度主动脉瓣狭窄伴左室收缩功能障碍（射血分数小于 < 50%）患者。

此外，主动脉瓣置换术也适用于中度主动脉狭窄，拟行冠状动脉旁路移植术、主动脉手术或其他心脏瓣膜手术患者。

10. 左心室的代偿性改变反映在压力-容积环上是什么表现？

由于主动脉瓣狭窄，为了维持正常的每搏输出量，左室内压力增大。收缩期心室壁张力增加，使心肌增厚和左心室肥大。肥大的左心室增加了心肌收缩力来完成压力作功（图 31-2）。随着主动脉瓣狭窄加重，左心室心肌收缩期压力增加到一定程度，肥厚的左心室不能够维持正常的心室壁张力时，开始出现心脏扩大，伴收缩功能障碍和心排血量降低。

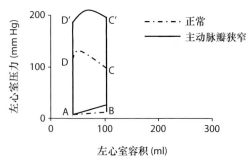

图 31-2 主动脉瓣狭窄的压力-容积环与正常压力-容积环相比。为了维持正常的每搏输出量，由于主动脉瓣的跨瓣压差增加，心室内压力增加。当左心室肥厚时，改变了左心室的顺应性，心室舒张末期压高于正常。心肌收缩力高于正常

11. 主动脉瓣狭窄患者麻醉管理的血流动力学目标是什么？

患者必须靠充足的血容量来满足肥厚的心室灌注，靠适当的心肌收缩力来克服主动脉瓣的跨瓣压差。由于左心室射血的阻抗固定，降低血压和外周血管阻力，并不会降低左心室后负荷，相反却会降低冠状动脉灌注，同时增加心内膜下心肌缺血和猝死的风险。此外还应该避免心率过快或过缓。因每搏输出量相对固定，心动过缓会导致心排血量降低；心动过速会导致舒张期缩短，冠脉灌注时间减少，进而产生心肌缺血。由于心房收缩对心室的充盈相当重要，务必维持窦性心率。当心率失常严重影响血流动力学时，应立即行电复律治疗。

12. 主动脉瓣狭窄患者主动脉瓣置换术后的管理。

主动脉瓣置换术后，左室舒张末压降低，每搏输出量增加，然而肥厚的左心室仍需要较高的前负荷来维持正常功能。由于肥厚的左心室灌注困难，术后心功能降低提示术中心肌保护不当，在这种情况下，正性肌力药物（多巴胺、多巴酚丁胺、肾上腺素）可以改善左心室功能。

13. 经导管主动脉瓣置换术在治疗重度主动脉瓣狭窄中的作用。

主动脉瓣置换术是治疗有症状的主动脉瓣狭窄的主要手段。有适应证的患者，主动脉瓣置换术可以显著改善临床症状并延长平均寿命。然而，伴随严重合并症和其他问题如瓷化主动脉，既往纵隔肿物放疗史，心包切除术后伴致严重粘连，或既往胸骨感染导致胸骨复杂重建的患者不适合手术。此类患者适合一种相对新的手术方法，即经导管通过股动脉或左室心尖放置主动脉瓣支架。此方法可以降低死亡风险和发生非致命性并发症如卒中、肾衰竭或机械通气时间延长的风险。有适应证的患者实施经导管主动脉瓣置换术后生存率提高。经导管主动脉瓣置换术的风险包括更高的卒中发生率和中重度瓣周漏或主动脉瓣反流。

14. 什么是"瓣中瓣"技术？

在已经置换的人工生物瓣膜内，再通过导管放入瓣膜。这不仅可以置换主动脉瓣，也可以置换任何部位的瓣膜。这种技术应用于改善经导管主动脉瓣置换术患者的瓣膜功能，还可应用于瓣膜支架脱落的患者。

15. 经导管主动脉瓣置换术的麻醉管理特点。

经导管主动脉瓣置换术主要应用于重度主动脉狭窄伴严重并存病的老年患者。需要开放两条粗大的外周静脉通路，置入肺动脉导管和动脉导管。除基本监测外，有创动脉血压、中心静脉压、肺动脉压和心排血量的监测也是至关重要的。经食管超声技术可以在手术过程中评估左右心室的功能，也可以评估瓣膜狭窄程度和植入瓣膜的情况。麻醉时应用对血流动力学影响小的药物，如芬太尼、依托咪酯和罗库溴铵等。如在诱导过程中出现高血压，七氟烷或小剂量的丙泊酚可很好地抑制高血压反应。单纯的吸入性麻醉药能够满足术中麻醉维持。在多数情况下，七氟烷麻醉后苏醒期较平稳。血流动力学平稳可以通过输注去氧肾上腺素、血管加压素、去甲肾上腺素或谨慎滴定肾上腺素维持。维持血压在正常水平，从而为快速起搏期做好准备。在快速起搏期间，应用起搏器将心率调整到 160 ～ 180 次 / 分。在这种心率快、血压低且搏动弱的情况下，可以在无充气球囊扩张下来完成瓣膜成形术和瓣膜置换术。在瓣膜置换后，评估新瓣膜功能，如无需其他干预手段，关闭腹股沟或胸腔切口，给患者拔除气管插管。

16. 经导管主动脉瓣置换术在手术过程中可能存在哪些并发症？

- 心排血量降低。
- 环形破裂：罕见的致死并发症；需要主动脉根部置换。
- 血管并发症：动脉破裂或动脉夹层。
- 经导管主动脉瓣置换术中，可出现短暂或永久的左束支传导阻滞。右束支传导阻滞的患者可能发展为Ⅲ度房室传导阻滞，需要植入起搏器。
- 瓣周漏是常见的并发症。发生率高于瓣膜内反流，增加了近期死亡率。
- 反流：提示瓣膜口径和放置不恰当。严重的反流需要瓣中瓣技术进行调整。
- 脑梗死：据报道经导管主动脉瓣置换术后 30 天内，有 2% ～ 5% 的患者发生脑梗死，其发生率高于药物或手术治疗的患者。
- 主动脉瓣关闭不全。

17. 主动脉瓣关闭不全的病理生理学。

在发展中国家，主动脉瓣关闭不全的主要病因是风湿性心脏病。在发达国家，主动脉瓣关闭不全的主要原因是主动脉根部扩张、先天性主动脉瓣二叶畸形或感染性心内膜炎。急性主动脉瓣关闭不全是由感染性心内膜炎、主动脉夹层（马方综合征）或主动脉球囊瓣膜扩张术后或主动脉瓣膜修复术失败所引起。

慢性主动脉瓣关闭不全，指在心脏舒张期，每搏输出量的部分血流经病变的主动脉瓣反流入左心室，导致左室前负荷过重。患者心室舒张末期容积和每搏输出量增加。容量负荷在舒张期产生较高的室壁张力，导致左心室离心性肥大（扩大的左心室伴心室壁正常或增厚）。增加瓣膜反流面积，降低心率（舒张期相对延长），和增加外周血管阻力都会加大主动脉瓣反流量。慢性主动脉瓣关闭不全会使左心室顺应性和每搏输出量显著增加，而心肌收缩力逐渐降低（图 31-3）。主动脉瓣关闭不全可由瓣叶病变或主动脉根部扩张引起。

理论上，慢性主动脉瓣关闭不全的患者应在心肌出现不可逆损害之前进行主动脉瓣置换术。而对于急性主动脉瓣关闭不全的患者，左心室经受

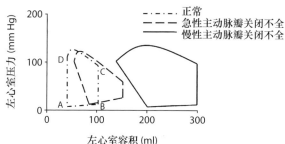

图 31-3 主动脉瓣关闭不全的压力容积环与正常压力容积环相比。对于急性主动脉瓣关闭不全（AI），心室舒张末期和收缩末期容积增加。每搏输出量可以增加、降低或正常，这主要取决于主动脉瓣关闭不全的严重程度。在等容舒张期（DA 段），左心室（LV）容积增加。舒张末期压力（AB 段，B 点）增加。由于心肌过度拉长，心肌收缩力降低。慢性主动脉瓣关闭不全、舒张末期、收缩末期每搏输出量增加。心排血量正常和心肌收缩力下降。在等容舒张期（DA 段），左心室容量增加，但是舒张末期（AB 段，B 点）压力正常，所以在舒张期，心脏有储备能力来适应压力或容积负荷

大量快速的容量超负荷，导致左心室舒张末压力增加。当发生低血压和肺水肿时可能需要立即行主动脉瓣置换术。

18. 什么是主动脉瓣关闭不全的手术指征？

- 有症状的重度主动脉瓣关闭不全患者，无需考虑左心室舒张功能。
- 无症状的慢性重度主动脉瓣关闭不全，以及静息时左心室收缩功能障碍（射血分数低于 50%）患者。
- 无症状的慢性重度主动脉瓣关闭不全，拟行冠状动脉旁路移植手术或主动脉手术或其他瓣膜手术患者。
- 对于无症状的主动脉瓣关闭不全且左心室收缩功能正常（射血分数 > 50%），但左心室扩大（舒张末期左心室内径大于 75 mm 或收缩末期左心室内径大于 55 mm）的患者，也是手术的适应证。

19. 急性和慢性主动脉瓣关闭不全的左心室压力–容积环是怎样的？

对于急性主动脉瓣关闭不全，左心室舒张末期和收缩末期容积增加。每搏输出量可以增加、正常或降低，这取决于主动脉瓣关闭不全的严重程度。在等容舒张期（DA 段），左心室容积增加。舒张末期压力（AB 段，B 点）增高。当其高于 25～30 mmHg 时，表现为肺水肿。此外，由于心肌过度拉伸，心肌收缩力降低。由于舒张期储备不足，心脏不能够通过增加体循环血压来增加每搏输出量（见图 31-3）。

对于慢性主动脉瓣关闭不全，左心室舒张末期、收缩末期，每搏输出量增加，心排血量正常，心肌收缩力降低。左心室容积在等容舒张期（DA 段）也是增加，但是舒张末期压力正常（AB 段，B 点），所以由于心脏有舒张期储备，使其能够适应容量或压力负荷，这决定患者的运动耐量（见图 31-3）。

20. 主动脉瓣关闭不全患者麻醉管理的血流动力学目标是什么?

适当的前负荷对维持前向血流是必要的。适当的增快心率可降低心室容积同时减少主动脉瓣的反流时间。如有必要,可以使用 β 受体激动剂来维持心肌收缩力。多巴酚丁胺不增加后负荷,是理想的药物。后负荷降低增加前向血流,但是必须保持足够的血容量来维持前负荷。后负荷增加导致左心室舒张末期压力增加和肺动脉高压。对于急性主动脉瓣关闭不全,麻醉管理的主要目标是尽可能地降低体循环血压来增加每搏输出量和心排血量。

21. 主动脉瓣关闭不全患者在主动脉瓣置换术后的血流动力学变化。

手术后,左室舒张末期容积和压力降低。这时需补充容量以增加前负荷,维持扩大的左心室的灌注。另外,常需要使用正性肌力药物或主动脉内球囊反搏来维持心肌收缩力。

22. 什么是二尖瓣狭窄的病理生理学?

二尖瓣狭窄通常继发于风湿性疾病(80% ～ 90%),感染性心内膜炎(3.3%),二尖瓣瓣环钙化(2.7%)。当出现心排血量增加时的情况,如怀孕、生病、贫血和运动,二尖瓣狭窄的临床表现(疲劳、劳力性呼吸困难、咯血)可能会加重。左房淤血会增加血栓形成和全身血管栓塞的风险。由最初的风湿性疾病进展为严重的二尖瓣狭窄,通常需要 10 到 20 年的时间。随着二尖瓣瓣口面积的减少,左心房压力负荷增加。与其他瓣膜病变相比,二尖瓣狭窄患者由于左心房的流出道梗阻,表现为左心室相对容量不足。左房压力的增加会传导到肺循环,进而导致肺动脉压力升高和右心衰竭。左房过度扩大,容易发生房颤,使心房收缩力消失,导致左心室充盈量和心排血量降低。

23. 什么是二尖瓣狭窄患者的手术适应证?

伴有临床症状的(NYHA 心功能分级为 Ⅲ ～ Ⅳ)二尖瓣中度到重度狭窄患者建议瓣膜置换(或修复)手术。

- 经皮二尖瓣球囊扩张术的禁忌证为在抗凝治疗下,仍有左房血栓形成,或伴有中度到重度的二尖瓣反流,以及二尖瓣瓣膜形态不适合经皮二尖瓣球囊扩张术。
- 伴有临床症状的中度到重度二尖瓣狭窄患者,同时合并有中度到重度二尖瓣反流,需实施二尖瓣置换术,除非瓣膜修补术能够满足手术要求。
- 二尖瓣置换术适用于重度二尖瓣狭窄和严重的肺动脉高压(肺动脉收缩压大于 60 mmHg),且 NYHA 心功能分级为 Ⅰ ～ Ⅱ 的患者。不适于经皮二尖瓣球囊扩张术或瓣膜修复术。

24. 什么是经皮二尖瓣球囊扩张术的适应证?

越来越多的患者接受了经皮二尖瓣球囊扩张术。经皮二尖瓣球囊分离术主要适用于以下情况：

- 对有临床症状（NYHA Ⅱ～Ⅳ）（译者注：此处与问题 23 不符，原文如此）的中度或重度二尖瓣狭窄患者，以及二尖瓣的形态非常适合经皮二尖瓣球囊扩张术，除外左房血栓或中度或重度的二尖瓣反流患者有效。
- 对无临床症状的中度或重度二尖瓣狭窄合并肺动脉高压（肺动脉收缩压静息时大于 50 mmHg 或运动时大于 60 mmHg）的患者有效。
- 对有临床症状（NYHA Ⅲ～Ⅳ）的中度或重度二尖瓣狭窄合并二尖瓣瓣叶钙化或者不适于手术或手术风险较高的患者行此操作是合理的。

25. 二尖瓣狭窄的患者左室压力–容积环的变化？

由于左心室流入道狭窄，收缩末期容积，舒张末期容积及每搏输出量降低，造成左心室射血量降低，导致血压降低。由于左心室长期灌注不足，心肌收缩力降低（图 31-4）。

26. 二尖瓣狭窄患者麻醉管理的要点是什么？

为了保证通过狭窄瓣膜的血流量，必须维持足够的血容量。对于二尖瓣狭窄的患者，较慢的心率更有利于延长左心室充盈时间，增加左心室的充盈量。由于心房收缩占每搏输出量的 30%，维持窦性心率更有利左心室充盈。由于左心房和左心室之间的血流阻力是固定的，二尖瓣狭窄患者的后负荷需要维持在正常范围内。即使左心室灌注量恢复正常后，左心室由于长期灌注不足，仍会导致心肌收缩力降低。应避免使用负性肌力药。肺血管阻力增加会加剧右心功能衰竭，所以应避免缺氧、高碳酸血症以及酸中毒。因此术前用药引起的呼吸抑制作用将会产生不利影响。

27. 二尖瓣狭窄患者行二尖瓣置换术或经皮二尖瓣球囊扩张术的术后管理。

左房压力降低，肺动脉阻力和肺动脉压力随之降低，心排血量增加。由于左心室长期灌注不足，导致左心室功能受损，尤其是在体外循环后。增加前负荷、降低后负荷可增加前向血流量。可能需要正性肌力药物或主动脉内球囊反搏来增加左心室心肌收缩力。

在球囊扩张术后，需要重新评估二尖瓣跨瓣压差和二尖瓣反流量。严

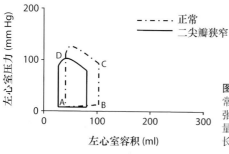

图 31-4 二尖瓣狭窄的压力容积环与正常压力容积环相比。二尖瓣狭窄时，舒张末期容积、收缩末期容积和每搏输出量较低。左心室产生较低的血压。由于长期左心室充盈不足，心肌收缩力降低

重的急性二尖瓣反流需要立即手术处理。应谨慎地应用肾上腺素尽量将平均动脉压控制在 60 mmHg。

28. 二尖瓣关闭不全的病理生理学。

引起二尖瓣病变和慢性二尖瓣关闭不全的主要原因是二尖瓣脱垂、感染性心内膜炎、外伤、风湿性心脏病、药物（麦角胺、培高利特）和先天性瓣叶裂。急性二尖瓣关闭不全主要发生在由于二尖瓣脱垂、感染性心内膜炎或外伤导致的瓣叶连枷。二尖瓣关闭不全的次要原因包括缺血性心脏病、左心室收缩功能障碍或肥厚型心肌病。

对于急性二尖瓣关闭不全，左心室舒张末期容积和压力增加，肺循环和右心压力和容积负荷的突然增加，可导致急性肺动脉高压、肺水肿和右心衰竭。

对于慢性二尖瓣关闭不全，左心室和左心房表现为容量负荷过重，导致左心室舒张末期容积增加而舒张末期压力不变。因左心室收缩末期容积正常，故此类患者每搏输出量是增加的，但由于部分的每搏输出量经由关闭不全的瓣叶反流至左心房，故射血分数为 50% 时也可能意味着左心室功能严重不全。尽管大量的血液反流，扩大的左心房仍可以维持接近正常的左心房压。与主动脉关闭不全类似，慢性二尖瓣关闭不全的反流量取决于反流的瓣膜口面积、反流时间（心动过缓）和跨瓣压差。

29. 二尖瓣关闭不全患者实施二尖瓣置换术的手术指征是什么？

- 有症状的急性重度二尖瓣关闭不全。
- 慢性重度二尖瓣关闭不全，NYHA 心功能分级Ⅱ、Ⅲ或Ⅳ级，无严重左心室功能不全（严重的左室功能不全是指左心室的射血分数小于 30%）和（或）收缩末期左心室内径大于 55 mm。
- 无症状的慢性重度二尖瓣关闭不全和轻度到中度的左心室功能不全，射血分数 30% ~ 60%，和（或）收缩末期左心室内径大于或等于 40 mm。
- 对于大多数慢性重度二尖瓣瓣关闭不全需要手术的患者，推荐二尖瓣瓣膜修复术。同时建议患者到对二尖瓣修复有经验的外科中心进行手术。

30. 二尖瓣关闭不全患者左心室压力-容积环有怎样的改变？

对于急性二尖瓣关闭不全，左室舒张末期容积增加伴有左室舒张末期压力增高。左室收缩末期容积正常或降低，每搏输出量增加，但是进入主动脉的射血量相对减少，减少程度取决于反流量的多少（图 31-5）。

对于慢性二尖瓣关闭不全，由于慢性心肌重塑过程，导致左室舒张末期容积增加，但左室舒张末期压力正常。左室收缩末期容积正常或增加。即使存在明显的反流，心排血量仍显著增加保证前向血流量。心肌收缩力正常或降低（见图 31-5）。

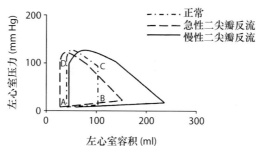

图 31-5 二尖瓣反流的压力容积环与正常压力容积环的比较。急性二尖瓣反流，心室舒张末期容积增加伴较高的心室舒张末期压力。由于部分的每搏输出量在等容收缩期（BC段）反流至压力较低的左心房，所以收缩末期容积正常或降低。慢性二尖瓣反流时，心室舒张末期容积增加伴正常或轻度升高的舒张末期压力。心室收缩末期容积正常或增加，这主要取决于二尖瓣反流严重程度和左心室的收缩功能。每次搏出的血量能够维持正常的心排血量。心肌收缩力降低

31. 二尖瓣关闭不全患者麻醉管理的血流动力学目标是什么？

血管内容量应该能满足扩大的左心室所需容量。患者最佳前负荷应由容量负荷反应性决定。心动过缓增加反流量，降低进入主动脉的射血量。正常或轻度增快的心率有助于减少二尖瓣反流。可以应用多巴酚丁胺或米力农来增加心肌收缩力、降低后负荷。后负荷降低可以增加前向血流，同时减少二尖瓣反流。与二尖瓣狭窄一样，应避免使用增加肺血管阻力的药物或干预措施。

32. 二尖瓣修复术后或二尖瓣置换术后血流动力学管理目标。

当二尖瓣功能恢复正常，左心室射入主动脉的血流量恢复正常。这会立即增加压力负荷，导致左心室室壁张力增加，射血分数降低。因此，必要时应用正性肌力药物或主动脉内球囊反搏术，直至左心室能够适应新的血流动力学变化。应适当增加前负荷，以满足扩大左心室的充盈。

要点：心脏瓣膜疾病

1. 主动脉狭窄的血流动力学管理目标，包括：维持血管内容量，心肌收缩力，外周血管阻力和窦性心律，避免心率过快。心律失常伴低血压应立即实施心脏电复律。

2. 主动脉瓣关闭不全的血流动力学管理目标，包括：增加前负荷，维持心肌收缩力，维持正常或稍快的心率和降低后负荷。

3. 二尖瓣狭窄的血流动力学管理目标，包括：维持血管内容量，后负荷，窦性心律和较慢的心率。避免低氧血症、高碳酸血症和酸中毒，因为它们可能会增加肺血管阻力。镇静药物应谨慎应用。

4. 二尖瓣关闭不全的血流动力学管理目标，包括：维持血管内容量，心肌收缩力和增加心率，减少后负荷。与二尖瓣狭窄一样，避免出现引起肺血管阻力增加的因素。

5. 经导管主动脉瓣置换术与主动脉瓣置换术的麻醉管理是相似的。特殊的管理部分是快速起搏心率，将会导致心排血量降低，这有助于瓣膜成形术或置换术。在快速起搏之前维持正常的血压是快速恢复血压和心排血量的关键因素。

网址

Online STS risk calculator: http://riskcalc.sts.org

推荐阅读

Bonow RO, Carabello BA, Chatterjee K, et al: ACC/AHA 2006 guidelines for the management of patients with valvular heart disease, Circulation 114:450–527, 2006.

Braunwald E: Essential atlas of heart diseases, ed 2, Philadelphia, 2001, McGraw-Hill, pp 254–279.

Crawford MH: Current diagnosis and treatment in cardiology, ed 2, Philadelphia, 2003, McGraw-Hill, pp 108–150.

DiNardo JA: Anesthesia for cardiac surgery, ed 2, Stamford, 1998, Appleton & Lange, pp 109–140.

Gaasch WH, Brecker SJD, Aldea GS: Transcatheter aortic valve replacement. Available from the UpToDate website: http://www.uptodate.com/contents/transcatheter-aortic-valve-replacement.

Sukernik M, Martin DE: Anesthetic management for the treatment of valvular heart diseases. In Hensley FA, Martin DE, Gravlee GP, editors: A practical approach to cardiac anesthesia, ed 4, Philadelphia, 2008, Lippincott Williams & Wilkins, pp 316–347.

主动脉闭塞性疾病

Gurdev S.Rai、MD

田雪　闫琦　译　冯艺　校

第 32 章

1. 主动脉闭塞性疾病的定义。

主动脉闭塞性疾病的特点是主动脉内（通常为腹主动脉）发生粥样硬化病变，延伸至髂动脉和股动脉并导致重要器官和下肢低灌注。髂动脉分叉和肾动脉受累很常见；也可能存在动脉瘤样病变。70% 的主动脉瘤为肾下型，很多累及肾动脉。

2. 患有主动脉闭塞性疾病的患者有哪些常见的危险因素和并存疾病？

危险因素包括吸烟、家族史、肥胖、其他部位的动脉粥样硬化疾病、高龄、男性。常见并存疾病包括高血压、缺血性心脏病、心力衰竭、慢性阻塞性肺疾病（chronic obstructive pulmonary disease，COPD）、糖尿病、慢性肾病，以及颈动脉疾病。

3. 主动脉闭塞性疾病的进程是怎样的？

动脉瘤的自然病程为持续扩张，当动脉瘤达到或超过 6 cm 时应当手术治疗或血管内修复。破裂的风险随着动脉瘤体积增加（动脉瘤为 5.5 ～ 5.9 cm 时，1 年内破裂可能性为 9.4%，7 cm 或以上的动脉瘤此风险增加至 32.5%）。

择期开腹主动脉瘤修复手术的死亡率＜ 5%。对急性破裂动脉瘤，围术期死亡率仍较高，大约为 50%。开胸动脉瘤修复的死亡率为 5% ～ 14%。血管内修补术的死亡率较低。1 年存活率为 92%，5 年为 67%。

主动脉闭塞性疾病导致梗阻远端低灌注。不像动脉瘤需及时手术，闭塞性疾病应当在患者出现症状且药物治疗无效时再手术。

4. 此类患者存在并存疾病时的术前准备。

术前评估的目标是优化任何明显的器官功能不全。

- **冠状动脉疾病**：是围术期死亡和并发症的主要原因。4% ～ 15% 的患者发生心肌梗死，动脉瘤修复术后的患者 30% 出现心力衰竭。如果患者有急性冠状动脉综合征、心功能失代偿、严重瓣膜病或严重心律失常，他 / 她应当进行术前心脏评估，包括超声心动图、应激试验以及冠状动脉造影。同样，存在肾功能不全，心衰或脑血管疾病病史，糖尿病，或不能达到 4 级代谢当量（metabolic equivalent，MET）时强烈推荐进行冠状动脉评估。

- **肺**：前文已提到 COPD 很常见。体格检查、肺功能检查、动脉血气分析以及胸部 X 线片可能提示术前是否需要诱发性肺量测定、支气管扩张剂和抗生素治疗。

- **肾**：选择性肾下主动脉修复术后肾衰竭的概率是 3%，胸主动脉修复术后则高达 30%。术后肾衰竭最主要的原因是术前已存在肾疾病。应对肾功能进行分度并充分补液。应调整控制不佳的高血压。如果患者需要在术前使用造影剂，他 / 她应当在造影剂注射前充分补液，并使用最小剂量的造影剂，应避免重复造影。

- **脑血管病**：应当进一步阐明脑供血不足的体征和症状。术中脑低灌注可导致卒中。如果发现颈动脉狭窄，在主动脉修补前应行颈动脉内膜剥脱术。慢性高血压患者的脑血流调节机制可能改变，这是术前控制高血压的另一个理由。

- **糖尿病**：应当控制良好。

5. 主动脉手术合理的术中监护项目。

- 标准监护包括脉氧饱和度，无创血压，以及体温监测。有必要进行持续心脏节律（Ⅱ导联）和缺血（V_5 导联）监测。

- 同样必要的监测有麻醉机常规监测项目，包括呼末二氧化碳、吸入氧浓度监测。

- 有创动脉血压监测可快速发现血压波动并便于进行实验室检查。

- 有必要用导尿管监测尿量和尿比重。

- 当存在心肌功能不全和瓣膜病时，应当使用中心静脉压力监测，肺动脉导管和（或）经食管超声心动图。

- 如果考虑存在脊髓缺血的风险，监测躯体感觉和运动诱发电位可有一定帮助。

6. 主动脉钳阻断和开放对生理的影响。

主动脉钳阻断增加左室后负荷。阻断前准备包括加深麻醉，硝酸甘油或硝普钠扩血管治疗，以及可能使用 α 阻滞剂或钙通道阻滞剂。胸主动脉阻断的患者有约 90% 出现肾血流减少，肾下阻断的患者有约 40% 出现肾血流减少。阻断时出现肾血流再分配，肾皮质血流增加，肾小球滤过率减小。阻断钳松开后此效应仍有一定程度的持续。胸主动脉修复术时，出现脊髓前动脉血流严重减少的可能性更高，使脊柱存在缺血风险；某些特定的病例应建立脑脊液引流以减轻脊髓灌注压力。

开放阻断时会出现低血压和体循环阻力减小。缺血性代谢产物、乳酸和钾离子回到循环抑制收缩力并加重低血压。

7. 此类手术患者的麻醉管理目标。

- 通常采取全身麻醉来保证麻醉、镇痛、遗忘以及肌肉松弛。（这些是基本原则。）

- 通过控制心率和后负荷来保持心排血量和冠状动脉灌注，限制心肌负荷，尤其在主动脉阻断时更需如此。
- 需要时以晶体液、胶体液、血液和血液制品充分补充失血。大量失血可能导致凝血紊乱并需要在大量输血同时使用抗凝剂。
- 在血气分析的指导下维持氧供和通气。通气压力过高可能影响前负荷。
- 维持肾功能的最好方式是维持正常的血管内容量、心排血量以及氧合。
- 尤其对有糖尿病的患者，应当监测并控制血糖。胰岛素治疗不仅能控制高血糖，还能预防酮症酸中毒，并可能改善伤口愈合和远期预后。
- 主动脉阻断或长时间低血压期间会出现脊髓前动脉低灌注，使患者存在瘫痪风险，尤其是在胸主动脉手术时。
- 开放前，明智的选择是快速补充血管内容量。有时需要再阻断主动脉或设置一些较小的阻断来给患者时间平衡和稳定。

8. 术中怎样维持肾功能？

　　肾下动脉瘤择期修复术后急性肾衰竭的概率约为 3%。这些患者的死亡率是 40%，这个概率在几十年内没有改变过。术后肾功能障碍的最大危险因素是术前已存在肾疾病。由于尿量与术后肾功能并不相关，不能以其判断肾灌注是否充足。使用利尿剂（呋塞米、甘露醇）和多巴胺刺激的尿量不能保证维持术后肾功能。

　　影响术后肾功能的主要因素包括术前肾功能、主动脉疾病的严重程度，以及阻断时间。因此术前优化肾功能，保证等容量和肾灌注，以及最大限度减少阻断时间是最重要的。围术期还应当避免应用肾毒性药物（如庆大霉素）或减少肾血流的药物（非甾体类抗炎药）。如果在临近术前注射静脉造影剂也具有肾毒性。

　　多巴胺、呋塞米、甘露醇以及非诺多泮（一种选择性多巴胺 1 型受体拮抗剂）都曾用来预防肾衰竭，但要么缺乏数据支持，要么存在争议。研究表明小剂量多巴胺 [2 μg/（kg·min）] 的肾保护作用最多也就在两可之间。另外，对术前存在心肌疾病的患者，多巴胺还会造成心动过速、增加心脏负荷。呋塞米在低容量时可能造成肾灌注降低，并导致电解质失衡。甘露醇保护肾的证据不足，但它仍广泛用于帮助钳闭前利尿。许多临床医生相信渗透性利尿药通过增加皮质血流和减少上皮细胞水肿及血管充血保护肾。非诺多泮是一种抗高血压药，它扩张肾和内脏血管，可使得肾血流增加并可能带来好处，但需要进一步的研究。

9. 术后硬膜外镇痛的潜在优势是什么？

　　硬膜外麻醉可以抑制交感张力，抑制应激反应并提供非常好的镇痛。对易于发生心肌缺血的患者，它可通过缓解心动过速和控制高血压波动，从而限制心肌作功。还可提供可滴定的术后镇痛，却并不会过度镇静。然而椎管内镇痛需要担心的是在抗凝治疗时出现血肿。在患者肝素化前至少1小时使用这些技术认为是安全的。

10. 主动脉血管内修复术需特别关注哪些问题？

主动脉血管内修复术是将导管从动脉（通常为股动脉）置入，并在造影剂的引导下进入主动脉。患者在操作过程中必须保持不动，全身麻醉、椎管内麻醉或局部麻醉均可以。局部麻醉的优势是需要更少的液体和血管收缩治疗，尽管与全身麻醉相比，肺和心脏并发症的发生概率相同。通常仅需要有创动脉血压监测和标准监测，但可能中转为开放手术，则需要深静脉监测。整体上血管内技术需要更少的液体和血流动力学支持，腹主动脉瘤的30天死亡率比开放手术小（3% vs. 4%）。心、肺、肾和出血并发症也减小。

11. 当患者出现急性腹主动脉撕裂时主要的管理措施。

发病率和病死率主要取决于动脉撕裂的范围、大小和位置。主动脉内膜、中膜撕裂形成的假性动脉瘤在短期内凶险度较小。尽管出血很少，仍存在近端后负荷增加和远端缺血的风险。更大的主动脉撕裂导致快速大量出血。相比于多为致命性的腹腔内撕裂，腹膜后撕裂暂时较稳定。

由于快速手术治疗有助于避免死亡，复苏应在手术室内进行。必须进行快速气管内插管以保证通气和氧合。最初的目的是维持心脏和脑的灌注和氧合。尽可能恢复血管内容量。需要建立多个粗血管通路，以及进行有创动脉和中心静脉压监测。当存在心肌功能障碍时经食管超声心动图或肺动脉导管也有指导价值，但应先恢复血管内容量，优先治疗不可避免的凝血障碍。患者应备有10单位的血，必要时可使用万能血液，实验室应了解此患者可能需要大量输血，并需要新鲜冰冻血浆、血小板和冷沉淀。最好用血栓弹力图分析凝血紊乱。可能需要正性肌力药和负性节律药维持血压，尽管容量复苏是治疗的主要目标。理想收缩压是80～100 mmHg，外科医生应当参与血流动力学目标的讨论。

要点：主动脉闭塞性疾病

1. 并存疾病非常常见，包括冠状动脉疾病、高血压、COPD、慢性肾病以及糖尿病。这些并存疾病对预后的影响非常重要。
2. 如果需要测试和评估，2007ACC/AHA指南可用于指导术前评估。
3. 围术期死亡的最常见原因是心脏疾病。术后肾衰竭也对预后有重要影响。
4. 麻醉的目标是维持血管内容量、在阻断和开放主动脉时缓解急性和严重的血流动力学变化。

---

12. 术后治疗的重点。

● 必须转入重症监护治疗病房。

- **心**：应监测患者缺血和低血压的情况。心肌缺血在术后第 3 天发生率最高。

- **肺**：如果患者基础肺功能不佳，存在左心室功能障碍，或进行了大量液体治疗，许多需要在术后保留气管插管。硬膜外镇痛可能有助于患者脱机。

- **肾**：监测电解质、肾指标以及尿量对评估肾功能和容量情况很重要。

- 其他并发症包括出血、移植物功能障碍、肠道缺血、脑卒中、栓塞以及肢端低灌注。

推荐阅读

Greenberg RK, Lytle B: Endovascular repair of thoracoabdominal aneurysms, Circulation 117:2288–2296, 2008.

Jones DR, Lee HT: Perioperative renal protection: best practice and research, Clin Anaesthesiol 22:193–215, 2008.

Kee ST, Dake MD: Endovascular stent grafting. In Jaffe RA, Samuels SI, editors: Anesthesiologist's manual of surgical procedures, ed 3, Philadelphia, 2004, Lippincott Williams & Wilkins, pp 313–316.

Oliver WC Jr, Nuttall GA, Cherry KJ, et al: A comparison of fenoldopam with dopamine and sodium nitroprusside in patients undergoing cross-clamping of the abdominal aorta, Anesth Analg 103:833–840, 2006.

<table>
<tr><td>第
33
章</td><td>**颅内和脑血管疾病**
Gurdev S. Rai, MD
马晓冉　田雪　译　冯艺　校</td></tr>
</table>

1. 什么是脑血管功能不全？

　　脑血管功能不全源于脑部血流、氧合或糖供给不足。脑缺血继续发展，若不在 3 ～ 8 分钟内得到纠正，则会产生神经损伤。

2. 比较全脑脑缺血和局灶脑缺血。

　　全脑脑缺血是由于脑部在循环骤停时灌注不足或低氧血症（呼吸衰竭、窒息）引起的。局灶脑缺血可能由于血管痉挛、创伤、出血、栓塞或动脉粥样硬化事件造成。若可以尽快纠正潜在病因并挽回灌注和氧合水平，可以避免神经损伤。

3. 脑血管功能不全有何临床表现？

　　临床表现包括短暂性脑缺血发作（transient ischemic attacks，TIAs）和脑血管意外（cerebrovascular accidents，CVAs）。

* TIAs 起病急，神经功能不全可持续数分钟到数小时（< 24 小时），自行缓解，CT 和 MRI 正常。
* CVAs 起病可急可缓（数分钟至数天）。脑卒中可分为轻度和重度，轻度脑卒中可完全恢复，而重度可引起严重的永久性残疾甚至死亡。除了脑血管异常，CVAs 常伴有其他并存病，如高血压、糖尿病、凝血异常、房颤、二尖瓣疾病、心内膜炎和药物滥用。
* 还有些患者神经功能不全可持续 24 小时以上，在 1 ～ 2 周内可自行完全恢复。此种现象称为可逆性缺血性神经障碍，在病理生理学上与 TIAs 类似。

4. CVAs 和 TIAs 的病因是什么？

　　颈总动脉分叉处发生动脉粥样硬化是大多数脑缺血事件的原因。血栓本身或更为可能的是栓塞的斑块和碎片堵塞于脑部，造成神经损伤。TIAs 24 小时内缓解则是机体对抗栓塞的遗传机制的结果。椎-基底系统血流或血压的短暂下降可引起脑干和枕叶、颞叶处缺血。继发于动脉粥样硬化狭窄的脑部低灌注是不到 10% 缺血事件的原因。

5. 部分脑血管功能不全神经功能预后有哪些其他影响因素？

　　斑块或栓子的类型和大小，缺血部位，侧支循环程度，灌注不足的持续时间以及大脑对损伤的反应都可影响是否留有神经后遗症。

6. 列举脑缺血事件的危险因素。

高血压和吸烟是最大的危险因素。心脏疾病（如左心室肥大、房颤、心肌病、心内膜炎、瓣膜病、冠状动脉疾病）是主要的危险因素。其他危险因素包括年龄、糖尿病、高脂血症、凝血异常、其他部位血管病和母系脑卒中史。TIA 患者 5 年内脑卒中风险高达近 35%。

7. 颈动脉内膜剥脱术（carotid endarterectomy，CEA）的指征是什么？

成人中 5% ~ 10% 可听到无症状的杂音。一项 1989 年 566 例患者的前瞻性研究显示，存在无症状颈动脉杂音的患者其 1 年脑卒中或 TIA 发生率可达 2.5%，而无杂音患者仅为 0.7%。欧洲颈动脉手术试验（European Carotid Surgery Trial，ECST）显示中度（30% ~ 69%）狭窄的大多数患者均不具备 CEA 的指征，即便患者存在症状。但是，脑卒中或 TIA 的发生率随狭窄的严重程度急剧增加，狭窄超过 80% 的患者 1 年脑卒中或 TIA 的发生率高达 46%。目前 CEA 的确切指征是有症状的患者或患者无症状但狭窄超过 70%。

颈动脉支架置入术则适宜符合上述标准但手术风险过高的患者。对于此类患者，支架置入可作为 CEA 的备选治疗方案，只需局麻，且股部小切口即可。

8. 详述脑血管自身调节。脑血管病和麻醉对其有何影响？

脑血管自身调节指大脑在动脉血压 50 ~ 150 mmHg 范围内维持脑血流相对稳定［40 ~ 60 ml/（100 g·min）］的功能。颈内动脉的狭窄或梗阻可引起梗阻部位的血压下降。为保持脑血流稳定，脑血管扩张。根据颈动脉狭窄的程度，梗阻远端的脑血管最大程度地扩张。此时脑血管失去了自身调节的能力。脑血流变得被动并取决于全身血压。因此维持颈动脉狭窄患者的血压稳定尤为重要，因为该类患者对抗麻醉诱导后血压下降的自身调节机制起效甚微或完全丧失。

9. 面对脑血管病引起的高碳酸血症和低碳酸血症，大脑如何反应？麻醉对其的影响是什么？

正常脑血管对动脉二氧化碳分压（$PaCO_2$）高度敏感，高碳酸血症时血管扩张，低碳酸血症时血管收缩。但是，血管已最大程度扩张的缺血脑部不再有此种反应，且对高碳酸血症和低碳酸血症的反应可能相反。由于缺血区域的脑血管已最大程度扩张，高碳酸血症可导致缺血区域外正常反应血管的扩张。这种现象称为窃血，会促使缺血区的血流转移，从而加重低灌注。此外，低碳酸血症可致正常区域血管收缩，使血液流向低灌注区。此种现象称为 Robin Hood 效应或反窃血效应。因此，建议行动脉内膜切除术的患者维持血二氧化碳分压在正常范围内。

10. 正常的脑血流范围是多少？脑血流在何水平视作缺血？

人正常脑血流是 40 ~ 60 ml/（100 g·min）（占心排血量的 15%）。成人脑氧代谢率是 3 ~ 4 ml/（100 g·min）（占全身氧耗的 20%）。脑电图（electroencephalogram，EEG）可见脑缺血时的脑血流，即临界区域脑血流，是 18 ～ 20 ml/（100 g · min）。

11. 吸入性麻醉药对脑灌注和脑代谢有何影响？

对于正常大脑，脑血流随着脑氧代谢率的不同而变化。吸入性麻醉药可以改变这种关联，降低氧代谢率的同时扩张脑血管，从而增加脑血流。

12. 行 CEA 术的患者应当监测哪些项目？

作为监测标准，动脉血压监测可以持续监测血压。颈动脉手术没有大量液体转移，因而监测中心静脉压或肺动脉压一般没有必要。由于术中持续存在不确定性的颈动脉出血风险，建议开放较粗的静脉通路。推荐另备好专用于血管活性药物和麻醉药物的静脉通路。

13. 动脉内膜切除术患者更适宜局麻还是全麻？

目前没有对照、随机、前瞻性研究证实哪一项麻醉方法更具长期效益。最终麻醉方法的选择取决于患者的舒适性和倾向性，外科医师和麻醉医师的经验和专业判断，以及脑灌注监测的可行性。

14. CEA 手术行局部麻醉有何优势？

局部麻醉的主要优势在于可持续评估清醒、合作患者的神经功能，从而评价脑灌注是否足够。但是，若患者存在脑缺血，这种优势则变为劣势。此时出现脑缺血会导致患者定向障碍，通气和氧合不足且破坏手术视野。而为最大程度的脑保护常常需要转为全麻，但此时行气管插管变得困难。镇静药物可干预清醒状态下神经功能的监测，因而必须把握好剂量。有证据表明局部麻醉可以降低术后出血和 30 天死亡率。

15. CEA 手术患者行全身麻醉的优缺点是什么？

全麻的优点是有效保护气道，术野干净，若发生脑缺血可最大程度保障脑灌注。全麻的主要缺点是无法持续监测清醒患者的神经功能。

16. 全麻下有何监测脑灌注的方法？

可用的监测包括远端压力测定，术中 EEG，体感诱发电位，颈静脉或结膜氧饱和度监测，经颅多普勒以及核素扫描技术。新型方法包括经皮脑氧测定技术。上述所有技术都无法改善预后，且选择何种技术尚无一致观点。

17. 远端压力测定可以提供可靠的脑灌注信息吗？

不可以。远端压力是夹闭颈动脉即刻所测头端颈动脉压力的一部分。此压力可反映对侧颈动脉压，并经由 Willis 环反映椎动脉压。远端压和血流无关。有些患者远端压低于 50 mmHg 则灌注不足，而有些患者远端压"足够高"却已出现缺血损伤。

18. 在 CEA 术中 EEG 监测可以提供有用的临床信息吗？

并没有证据表明 CEA 术中行 EEG 可改善患者的预后。尽管 EEG 敏感度极高且可早期预测皮质缺血，其特异度不高，并可导致许多假阳性（尽管假阴性罕见）事件发生。其他问题还有在检测到 EEG 变化前需要达到的缺血时间，这个问题在于检测到 EEG 变化后，不可逆的损伤可能已经发生。

19. CEA 术后常见并发症是什么？

- **低血压**：剥除动脉粥样硬化斑块后正常的颈动脉窦对动脉血压增高反应性的常见并发症，此种低血压对液体治疗和升压药物敏感。
- **高血压**：常见但机制不明。术前即合并高血压，特别是血压控制差，可能导致术后不稳定的高血压。也可能是由于颈动脉窦失神经支配或创伤的影响。鉴于术后高血压和新发神经损伤高度相关，术后必须及时监测且依据患者的基础血压水平给予治疗。
- **脑过度灌注**：在去除狭窄后，脑血流可能增至 200%。高血压控制不良可导致此并发症。过度灌注的症状和副作用有头痛、面部和眼睛疼痛、脑水肿、恶心呕吐、惊厥以及颅内出血。此类患者应当谨慎降压，最好不使用脑血管扩张药物。
- **气道梗阻**：可由血肿或组织水肿所致。处理包括重建气道，可能需要插管，打开切口并吸除血肿。呼吸道问题也可能源于喉返神经损伤和颈丛阻滞后膈神经轻瘫所致的声带麻痹。根据患者术后失去对低氧血症的呼吸反应且静息状态下 $PaCO_2$ 平均升高 6 mmHg，可推测大多数患者在 CEA 术后丧失了颈动脉体的化学感受器功能。
- 大多数 CEA 相关的**脑卒中**在术后发生，由手术部位的颈动脉血栓或栓塞引起。术后快速进展性的脑卒中是外科急症，需要及时探查。
- **心肌缺血**：由于此类患者常见并存疾病，CEA 存在心肌缺血的风险。与 CEA 相比，颈动脉支架置入术可以降低该风险。

20. 自发性蛛网膜下腔出血（subarachnoid hemorrhage，SAH）的主要原因和临床表现是什么？

颅内动脉瘤破裂是 SAH 的最常见原因（75% ~ 80%）。危险因素有吸烟和高血压。是否破裂取决于动脉瘤的大小，若动脉瘤是 25 mm 或更大，破裂率可达 6%。其他病因还有动静脉畸形（AVM，≈ 5%）、先天性动脉瘤（≈ 14%）、肿瘤出血以及血管炎。SAH 通常表现为严重的额部或枕部疼痛，常伴有神经功能缺损、畏光、斜颈和恶心呕吐。SAH 也可表现为短暂的意识丧失甚至死亡。出血 2 天内心电图的改变（T 波和 ST 段改变）和肺水肿源于儿茶酚胺的释放。确立诊断后及时干预可降低患者的发病率和死亡率。

21. 列举自发性 SAH 后神经状态的 Hunt-Hess 分级。

Ⅰ级：无症状，轻度头痛和（或）颈项强直。

Ⅱ级：中至重度头痛 / 颈项强直，脑神经（通常为动眼神经）麻痹。

Ⅲ级：意识模糊，嗜睡或中度局灶性神经功能缺损。

Ⅳ级：昏迷，偏瘫，去大脑强直早期，自主神经功能紊乱。

Ⅴ级：濒死，深昏迷，去大脑强直。

22. 详述继发于自发性 SAH 的颅内动脉瘤的管理。

初次出血 72 小时内早期手术（动脉瘤夹闭）可改善神经预后，但脑水肿和并存疾病致使手术困难。手术一般推迟至血管痉挛有所缓解后进行。初始治疗包括严密监测血流动力学变化，稳定病情。若有抗凝药物，须拮抗其作用。若患者无神经功能缺损，能保持适当警醒，且脑灌注压（cerebral perfusion pressure，CPP）正常，可应用抗高血压药物，但大多数患者未治疗高血压以维持适当的 CPP。

控制血压时，避免使用硝普钠或硝酸甘油，因为二者可增加脑血流，拉贝洛尔是可选药物。不鼓励应用抗纤溶药物，仍有争议性。应用糖皮质激素既无益处也无风险。若患者呈木僵状态，去大脑姿势，或处于昏迷中，可行放射介入治疗、脑室切开术或钻孔术。动脉瘤患者通常有许多未予控制的并存疾病。放射介入治疗已经成为脑动脉瘤破裂患者的治疗选择。鼓励闭塞动脉瘤，术后行影像学检查确保成功。

23. 为何动脉瘤破裂后自发性 SAH 行早期手术夹闭风险巨大？

再出血和血管痉挛是 SAH 的两大致命性早期并发症。再出血是 SAH 患者的首要死亡原因，可见于初次出血后数年内。但 20% 动脉瘤再出血发生于最初 2 周内，而出血后第一天风险最高。外科手术能预防再出血，也是早期夹闭的原因。血管痉挛可引发 SAH 后延迟性脑缺血，表现为神经功能完整性受损，轻至困倦，重至脑卒中。病因是基底池 Willis 环附近的蛛网膜下腔出血。手术夹闭可清除积血，降低血管痉挛的发生率。大概 30% 患者在动脉瘤破裂 4～14 天可见血管痉挛的症状和（或）体征。

24. 如何确诊血管痉挛？哪些患者风险较高？

患血管痉挛风险的患者包括入院时即合并高血压，年龄大于 60 岁，意识水平减低，CT 示蛛网膜下腔大量出血，脑水肿和整体机能差的患者。急性神经功能退化时必须考虑其他原因如血管内容量不足，脑水肿，脓毒症以及电解质异常。血管造影可最早检测到血管痉挛，75% 位于大脑中动脉。血管痉挛的病理生理学机制复杂，尚不明确，但被认为与蛛网膜下腔中红细胞破裂后释放的物质有关。痉挛的血管丧失了自身调节功能。若疑似血管痉挛，手术通常推迟。

25. 详述自发性 SAH 后疑似血管痉挛的治疗措施。

以往血管痉挛按照高血压、容量过多和血液稀释来处理。容量过多与胶体输注有关，中心静脉压在 8～12 mmHg 或肺动脉楔压在 18～20 mmHg。血细胞比容的理想水平在 27%～30%，进而减少血液黏滞度，改善微循环。

若夹闭动脉瘤,可应用升压药物(多巴胺、去氧肾上腺素)提高血压,使平均动脉压高于基础收缩压近 20 ~ 30 mmHg。增加灌注压可减少脑缺血,促使血流至损伤的过渡区(成为半暗带)。钙通道阻滞剂(calcium channel blockers,CCBs)通常根据经验给药。目前未发现 CCBs 可降低血管痉挛的发生率(血管造影术或临床)。尼莫地平已证实能改善 SAH 预后,可在适当监测下给药。其作用机制未明,但可降低血小板聚集,扩张小动脉和降低钙介导的兴奋毒性被视作可能的原因。可行血管成形术,若血管造影显示存在节段性的血管痉挛,可输注罂粟碱。

要点:颅内和脑血管疾病

1. 颈总动脉分叉处的动脉粥样硬化是大多数脑缺血事件的原因。
2. 脑血管自身调节机制是在一定的动脉血压范围内维持脑血流相对稳定。其对行 CEA 术患者维持血压极其重要,因为此类患者的自身调节机制丧失殆尽,无法对抗麻醉诱导时的血压下降。
3. 正常的脑血管对 $PaCO_2$ 极为敏感,在高碳酸血症时扩张,低碳酸血症时收缩。但是,在脑缺血时血管已最大程度扩张,该反应消失,且对高碳酸血症和低碳酸血症的反应可能相反。
4. 正常大脑中,脑血流随脑氧代谢率的变化而变化。吸入麻醉药可使这种反应消失,降低脑氧代谢率的同时扩张脑血管,增加脑血流。
5. 没有哪项麻醉方法可改善 CEA 的预后。
6. CEA 术中无可改善预后的脑血流监测方法,也没有哪种监测手段取得广泛认同。
7. SAH 管理的关键在于早期诊断,72 小时内行手术治疗。血管痉挛可按照高血压、容量过多和血液稀释处理。

---

26. 动脉瘤术中如何改善术野暴露及脑保护?

低碳酸血症可用来降颅压,但脑缺血时灌注极少区仍是问题,因而最好避免。在开放硬脑膜后通常给予甘露醇降低颅压。可置管引流腰椎脑脊液(cerebrospinal fluid,CSF),CSF 引流可持续至硬脑膜开放。血糖维持在 80 ~ 120 mg/dl,预防进一步的神经损伤。神经外科医师通常会在夹闭动脉瘤前暂时夹闭瘤体供血动脉。大多数研究显示此过程可持续 10 ~ 14 分钟。缺血损伤风险在夹闭 31 分钟后急剧增加,此时缺血损伤风险发生率近 100%。为预防脑缺血,在短暂夹闭过程中需要考虑诱导型高血压,轻度低体温以及高剂量巴比妥类药物的爆发抑制。监测 EEG 观察夹闭效果和(或)爆发抑制。总之,最好的脑保护方法是维持脑灌注压并尽可能缩短血管夹闭时间。

27. 什么是脑动静脉畸形(arteriovenous malformation,AVM)?

AVMs 是先天性血管畸形,通常起病于胎儿期毛细血管床形成时。毛细血管床发育停滞，动脉和静脉间形成直接通路。伴随大脑的发育，AVM需要更多的动脉血，成为高流量低阻力的分流系统。随着血流的增多，AVMs体积变大。

28. AVMs 的典型表现是什么？

大多数 AVMs 在 40 岁出现症状，通常伴随出血（近 50%）、惊厥（17%～50%）或头痛（7% ～ 45%）。较为少见的表现有局灶性神经功能缺损，颅内压增高以及高排出量性心力衰竭。手术指征有出血、癫痫和神经功能缺损，但新技术（血管内显微手术 / 放射治疗）的发展为非破裂动脉瘤提供了更多积极的手术治疗方法。年龄也是决定是否手术的一个重要因素。

29. AVMs 常见的治疗手段有哪些？

保守治疗用于不能手术的 AVMs。不能手术的 AVMs（如由于体积，部位）现可行放射手术或血管内栓塞治疗。放射手术是对 AVM 行放射治疗使交通血管纤维化进而闭塞。栓塞治疗通常用于减小术前 AVM 的体积，降低术中出血和术后充血风险。切除手术仍是 AVM 的确切治疗，彻底消除肿瘤的出血风险。

30. 详述 AVM 切除术的麻醉管理。

最为重要的是，一定避免急性高血压发作。准备动脉血压监测和大号静脉通路，防止快速大量出血。术前行栓塞治疗可以降低术中失血的风险。外科医师主张大剂量苯巴比妥类药物、低体温和控制性降压以行脑保护。

31. 什么是正常灌注压突破（breakthrough）？

脑水肿的此种现象也称为自身调节机制突破。常见于 AVM 切除术后或栓塞术后。大型 AVMs 的高流量、低阻力分流可导致毗邻脑组织灌注不足，因而供应灌注不足区域脑组织的血管丧失了自身调节的能力。一旦分流阻断，所有血液流向之前灌注极少的组织，且极度扩张的血管无法收缩。这将导致潜在的脑水肿、过度灌注及出血破入周边区域。此过程如何发生的确切机制不明。随之而来的神经功能不全成为 AVM 术后发病率和死亡率的主要原因之一。过度灌注的治疗手段包括过度通气，渗透性利尿剂（甘露醇），头高位，谨慎控制性降压，巴比妥昏迷和中度低体温。

推荐阅读

Connolly ES, Rabinstein AA, Carhuapoma JR, et al: Guidelines for the management of aneurysmal subarachnoid hemorrhage: a guideline for healthcare professionals from the American Heart Association/American Stroke Association, Stroke 43:1711–1737, 2012.

Goldstein LB, Bushnell CD, Adams RJ, et al: Guidelines for the primary prevention of stroke: a guideline for healthcare professionals from the American Heart Association/American Stroke Association Council on Stroke, Stroke 42:517–584, 2011.

Gupta PK, Ramanan B, Mactaggart JN, et al: Risk index for predicting perioperative stroke, myocardial infarction, or death risk in asymptomatic patients undergoing carotid endarterectomy, J Vasc Surg 57:318–326, 2013.

Suarez JI, Tarr RW, Selman WR: Aneurysmal subarachnoid hemorrhage, N Engl J Med 354:387–396, 2006.

van Gijn J, Kerr RS, Rinkel GJ: Subarachnoid haemorrhage, Lancet 369:306–318, 2007.

反应性气道疾病

Malcolm Packer，MD

伍源　田雪　译　冯艺　校

第 34 章

1. 反应性气道疾病的定义，尤其是哮喘。

反应性气道疾病（reactive airway disease，RAD）指的是一类对物理学、化学性或药物来源的刺激有关的气道敏感性疾病。这类敏感性具体表现为支气管高反应性，如哮喘、慢性阻塞性肺疾病、肺气肿、病毒性上呼吸疾病以及其他疾病等。

美国胸科协会将哮喘定义为"在多种刺激下气管及支气管表现的高反应性，可表现为自发的或由外界刺激诱导的广泛的严重气道狭窄。"哮喘的主要症状包括呼吸困难、咳嗽和气喘。上述症状与患者气道的高阻力相关。

2. 哮喘有哪些类型？

即使哮喘的本质为气道高反应性，其仍旧可分为两组类型：过敏性（外源性）和异质性（内源性）。很多学者认为应抛弃外源性和内源性的说法，其理由基于所有类型的哮喘均为气道高反应性、炎症以及与外界过敏性或非过敏性刺激的反应。

过敏性哮喘被认为与免疫球蛋白 E 介导的与灰尘或花粉等相关的抗原抗体反应有关。其释放的相关介质包括组胺、白细胞三烯、前列腺素、缓激肽、血栓素和嗜酸性粒细胞趋化因子，从而导致炎症反应、气道毛细血管内液渗漏、分泌物增多以及支气管平滑肌收缩。

异质性哮喘由无抗原性刺激诱导，如运动、冷刺激、空气污染或感染。支气管痉挛由副交感神经（迷走神经）介导。虽然初始刺激迥异，其释放的介质与过敏性哮喘基本一致（部分过敏性哮喘患者具备高迷走神经张力）。

3. 与哮喘表现相似的疾病有哪些？

- COPD
- 肿瘤、吸入异物以及病理性狭窄导致的上 / 下呼吸道阻塞
- 左心室衰竭（心源性哮喘）和肺栓塞
- 胃食管反流和误吸
- 病毒性呼吸道疾病（如呼吸道合胞病毒）
- 超敏反应和过敏反应

详细的病史询问以及体格检查可鉴别这些疾病与原发性反应性疾病。

4. 哮喘患者的哪些病史值得注意？

- 疾病时间。
- 发病频率，诱发因素以及发作持续时间。
- 患者既往是否住院治疗？是否进入 ICU 治疗或接受插管治疗？
- 患者的常用药物包括哪些？包括日常或按需服用药物，非处方用药以及激素类用药。

5. 与哮喘有关的症状及体征有哪些？

基本症状包括：咳嗽、气促、胸闷。最常见的体征包括呼气喘鸣。呼气喘鸣与气道阻塞有关，尤其与被动延长的呼气相有关。随着哮喘的加重，患者需要调动更多的辅助呼吸肌。部分症状严重的患者其听诊阴性可能预示其呼吸衰竭的发生，这是因为充足空气的极度缺乏导致呼气喘鸣的消失。患者亦可表现为呼吸过速，脱水，他们更习惯直立坐位，表现为吹笛式呼吸（缩唇呼吸）。发绀出现较晚，且预示着不良预后。

6. 应做哪些术前常规检查？

应根据患者的病史判断术前检查的必要性。接受系统治疗的轻症患者未必从术前检查中获益。而近期未接受评估的有症状的患者可能需要进一步的评估。

最常用的检查是肺功能检查，可简便迅速判断梗阻的程度及其可逆性（见第 9 章）。将检测值与预估值进行比较将有助于评价梗阻程度。最大呼气流速（peak expiratory flow rate，PEFR）或第 1 秒用力呼气容量（FEV_1）低于预测值的 30% ～ 50% 表示情况恶化，对于大多数成年人而言代表 PEFR 小于 120 L/min，而 FEV_1 低于 1 L。同时应在接受支气管扩张剂的前提下重复该项检查以明确气道梗阻的可逆性以及对其治疗反应。

动脉血气分析通常意义不大。心电图、胸片以及全血细胞计数很少用来评价哮喘的严重程度，除非患者描述的症状提示下述诊断（如发热和肺部啰音，提示肺炎）。

7. 描述哮喘的主要治疗方法。

主要治疗方案包括吸入型 β 肾上腺素能受体激动剂。高选择性 $β_2$ 肾上腺素能受体激动剂如沙丁胺醇以及特布他林提供有效的 $β_2$ 受体介导的支气管扩张效应，且副作用较少（如 $β_1$ 受体相关性心动过速和震颤）。沙丁胺醇可通过雾化、口服或定量吸入器（metered-dose inhaler，MDI）给药。特布他林则可通过雾化，皮下或持续静脉输注的方法给药。但静脉给药容易引起低钾血症、乳酸性酸中毒以及心动过速等不良反应。肾上腺素则可通过皮下给药用于严重哮喘患者。冠状动脉狭窄患者不能耐受心动过速，需采取 $β_2$ 特异性激动剂。通常优先采用吸入剂型。

长效 $β_2$ 受体激动剂如沙美特罗和福莫特罗则配合糖皮质激素用于长期

治疗。

8. 哮喘的药物治疗种类及治疗方法还有哪些？

- **糖皮质激素**：改善气道炎症，减少分泌物产生，加强 β 受体激动剂介导的呼吸道松弛作用。患有中重度哮喘或者既往接受过至少 6 个月糖皮质激素治疗的患者强烈推荐继续使用糖皮质激素。给药后至少需要 1～2 小时起效。泼尼松由于其显著的抗炎效应且微弱的盐皮质激素作用较多应用于临床。副作用主要包括高血糖，高血压，低血钾以及情绪波动如精神错乱。长效糖皮质激素或合并长期使用肌肉松弛剂可能导致肌病的发生。糖皮质激素可通过口服、MDI 或者静脉使用。

- **抗胆碱能药物**：由于作用于气道内的毒蕈碱型乙酰胆碱受体而产生气道扩张作用，因此可用于吸入刺激物诱发的气道缩窄或减少 β 受体阻滞剂的不良反应。对于 COPD 患者或者伴随严重气道狭窄患者（预计 $FEV_1 < 25\%$）具备重要意义。异丙托溴铵、格隆溴铵以及阿托品可通过雾化器给药，而异丙托溴铵亦可通过 MDI 给药。

- **白三烯受体拮抗剂**：对于轻至重度哮喘患者而言相对新型的药物。该类药物通过对 5- 脂氧合酶通路的抑制或者半胱氨酸白三烯受体 I 型的拮抗产生效应，通常配合吸入性类固醇给药。

- **茶碱**：在哮喘患者中的使用较为矛盾。茶碱通常可促进支气管扩张从而改善胸腔扩张作用。然而仍需与一长串的不良反应进行权衡：震颤，恶心呕吐，心悸，心动过速以及惊厥。除非建议使用的证据比较确定，多数研究者建议仅在急性哮喘发作的患者群体中使用，且病情较为稳定并不需要极量 β 受体激动剂或糖皮质激素的使用。强制监测血浆药物浓度。茶碱为口服剂型，而氨茶碱由于其水溶性存在静脉剂型。

- **色甘酸钠**：该药物为肥大细胞稳定剂，通常应用于长效维持治疗。17 周岁及以下的患者或者中重度哮喘患者获益最多。副作用包括给药时的局部刺激。色甘酸钠可通过 MDI 或者涡轮吸入器给药，且其对于急性发作无效甚至可能产生反作用。

- **甲氨蝶呤和金盐**：严重哮喘患者可能需要该两类药物。上述药物的不良反应比较棘手且仅适用于对糖皮质激素反应较差的患者（表 34-1）。

9. RAD 患者的术前管理有哪些较佳方案？

可根据手术的紧急程度以及气道反应既往史进行分类。

- 急性发作的择期手术患者最好取消手术并根据具体情况重新安排。
- 近期未接受药物治疗且无急性哮喘发作或无重症发作的无症状患者可能不需要特殊治疗或者仅需要 β 受体激动剂的支持。
- 轻度哮喘（$FEV_1 > 80\%$）患者近期或正在发作必须在术前接受 β 受体激动剂的治疗。

表 34-1　气道反应性疾病患者可用的药物

药物	剂量	注意事项
沙丁胺醇	2.5 mg 溶于 3 ml 生理盐水，供雾化或 MDI 2 喷	可能需要重复使用
特布他林	0.3 ~ 0.4 mg 皮下	可能需要每 20 分钟重复使用至 3 次 研究表明静脉用药有数种不同方案
肾上腺素	0.3 mg 皮下	可能需要每 20 分钟重复使用至 3 次
糖皮质激素	甲泼尼龙，60 ~ 125 mg 每 6 小时静脉给药，或泼尼松，每天 30 ~ 50 mg 口服	尽快减小激素用量
抗胆碱能药物	异丙托溴铵，0.5 mg 雾化或 MDI 4 ~ 6 喷；阿托品，1 ~ 2 mg 雾化	适用于重度 RAD 或 COPD 患者
茶碱	至少间隔 30 分钟予 5 mg/kg 静脉给药（既往未用过茶碱类药物才允许适用负荷剂量）	负荷剂量后，根据年龄以及病情给予合适的给药速度，注意药物间相互作用

COPD，慢性阻塞性肺疾病；MDI，定量吸入器；RAD，反应性气道疾病

- 中度哮喘（FEV_1 65% ~ 80%）患者需要在术前至少继续 1 周的 β 受体激动剂治疗或加倍其吸入糖皮质激素剂量，或者术前 2 天开始口服糖皮质激素治疗。当出现症状时，该类患者应该开始 β 受体激动剂或者口服糖皮质激素治疗。考虑开始糖皮质激素治疗的相关重要因素如下：
  - 患者是否接受过与哮喘相关的重症监护治疗或者机械通气治疗？
  - 既往 6 个月内是否接受过糖皮质激素治疗？
  - 患者是否存在肾上腺功能不全的风险？
- 严重哮喘（FEV < 65%）患者应接受 β 受体激动剂治疗，且在术前接受至少 2 天糖皮质激素治疗。FEV_1 < 70% 的患者术前 1 天接受 β 受体激动剂治疗或口服糖皮质激素治疗可获得肺功能的改善。β 受体激动剂合并口服糖皮质激素治疗较单独使用 β 受体激动剂而言能显著改善气管插管的喘息发作率。接受上腹部或胸科手术或抢救的患者的相关气道风险很大，需要密切治疗。

10. 简述用于哮喘患者麻醉诱导药物的优缺点。

用于哮喘患者的静脉麻醉诱导药物包括丙泊酚和氯胺酮。氯胺酮通过 $β_2$ 受体激动效应促进内源性儿茶酚胺的释放从而发挥支气管扩张作用。氯胺酮同时可直接作用于气道平滑肌而产生微弱的松弛作用。而丙泊酚在给药后可降低气道阻力以及气道反应性。静脉给药利多卡因可在一定程度上减弱喉罩置入或气管插管的气道反应。

采用氟烷或七氟烷的吸入诱导可有效地降低气道反应性，且直接松弛气道平滑肌。且相较于异氟烷以及地氟烷存在优越性。

阿曲库铵和米库溴铵是确认会导致组胺释放而导致气道收缩的常用肌肉松弛剂。维库溴铵、罗库溴铵以及泮库溴铵很少导致组胺释放。顺阿曲库铵较阿曲库铵而言的促组胺释放效应较低。

11. 哪些药物可用于麻醉维持?

七氟烷、氟烷以及异氟烷在减弱气道反应性以及支气管收缩效应方面非常有效。吸入麻醉剂较多用于重症监护治疗病房采用气管插管的哮喘患者,从而提供支气管松弛效应,改善气道阻塞指数(吸气以及呼气气流),降低肺膨胀,降低呼气末气道内正压(positive end-expiratory pressure,PEEP)。

高剂量的阿片类药物可抑制气道反应,却并不能产生直接的支气管舒张效应。吗啡由于其组胺释放效应而使得其使用指征比较矛盾。主要依靠阿片类药物的麻醉方案可能会导致呼吸抑制的问题(特别对于合并哮喘的COPD 患者)。

神经肌肉阻滞剂如右筒箭毒碱、阿曲库铵、米库溴铵可在注射后促进肥大细胞释放组胺。其亦可能直接作用于神经节、神经末梢以及气道平滑肌的毒蕈碱受体。上述机制均有可能导致气道阻力的增加。具有氨基甾体核的肌松剂如泮库溴铵和维库溴铵可安全应用于哮喘患者。支气管痉挛患者使用神经肌肉松弛剂可改善胸壁的顺应性,但气道平滑肌张力以及肺顺应性保持不变。在机械通气支持的哮喘患者长时间使用肌松剂可能导致肌酸激酶的增加,甚至导致肌病的发生。

12. 接受气管插管及机械通气支持的哮喘患者的并发症有哪些?

气管插管的刺激可导致气道阻力的显著增加。为了防止肺泡以及小气道气体的排空而减少呼气气流亦有可能导致肺部膨胀。显著增加的气体压力可能通过增加胸内压,降低静脉回心血量从而导致低血压。纵隔气肿以及气胸亦有可能导致急性呼吸衰竭的发生。

部分呼吸机指数可以在一定程度上提供患者呼吸功能好转或恶化的证据。平台压(吸气末或呼气初的气道压力,平均约 0.4 秒间隙)大于 30 cm H_2O 时可能提示着并发症的发生。自发性 PEEP 是呼气末的气道内压力(呼气过程停止时的即时压力),该项数值可能与支气管痉挛患者的肺泡压力相关。然而,自发性 PEEP 与顺应性无相关性。平台压与自发性 PEEP 的测量需要在平静状态下测量。

长期大剂量使用皮质类固醇以及肌松剂的患者存在罹患严重肌病的高风险。首当其冲的是泮库溴铵以及维库溴铵,此外,所有的肌松剂均可疑。

接受机械通气的支气管痉挛患者有如下治疗建议:

- 压力支持通气允许镇静患者存在自主通气,在强制通气状态下呼吸做功减少,气压伤风险减少。
- 通过降低通气频率增加呼气时间,增加吸气流速,减少吸气时间,从而直接增加吸呼比。

- 对于呼吸机提供的 PEEP 持谨慎态度。
- 降低分钟通气量，允许可控性通气不足以及允许性高碳酸血症。

13. 导致围术期喘息的原因有哪些？如何处理哮喘患者的急性支气管痉挛？

诱发原因主要包括呼吸道分泌物，外界异物部分阻塞，肺水肿（心源性哮喘），气管导管部分阻塞或深入单侧支气管，药物过敏以及哮喘。很多药物均会诱发哮喘患者喘息发作，如 β 受体阻滞剂、肌松剂以及阿司匹林。

细致检查气管内导管，估算气道压力，听诊双肺呼吸音后明确无异常，可将吸入氧浓度提高到 100% 并在血流动力学稳定的条件下加深麻醉。当然需将药物诱发、气管导管异位或其他气道刺激因素等完全纠正。问题 7 及 8 中提到的相关药物可建议使用。

14. 接受全麻气管插管的哮喘患者有哪些新发展的技术可以采用？

接受全麻气管插管的患者可采取清醒或深麻醉下拔管术。气管内导管的存在是导致支气管痉挛的重要因素，在恢复自主呼吸的患者中采取深麻醉下拔管不会造成血流动力学的波动。然而对于困难气道、病态肥胖以及饱胃的患者则需要慎重考虑。

15. 对于支气管痉挛的哮喘患者，有哪些新的治疗方案可供麻醉医生使用？

- **硫酸镁**：已被用于控制哮喘持续发作。理论上认为，硫酸镁可通过干预钙离子介导的平滑肌收缩，降低神经肌肉接头的乙酰胆碱释放数目。对照研究发现硫酸镁可减少组胺以及胆碱类物质诱发的支气管痉挛。
- **氦氧混合气体**：为氦气与氧气的混合气体，主要用于降低自主通气或接受机械通气患者的气道阻力、气道峰压以及呼末二氧化碳水平。该混合气体包含 60%～80% 的氦气以及 20%～40% 的氧气，密度低于空气。低密度气体可使得湍流减少，气流阻力显著降低。除非麻醉机已经配备制氦气设备，否则单独的氦气发生器比较笨重。
- **LITA 导管**：该气管内导管设置供持续滴注利多卡因至患者声门以及下的装置。因此可在一定程度上降低气管内导管对气道的刺激从而防止反射性支气管痉挛的发生。
- **体外氧合**：采用静脉-静脉氧合方法以及 CO_2 吸附装置以保证最低限度的通气支持（肺休眠），去除高 CO_2 带来的风险，从而保证 pH 值的稳定。在患者通气功能难以维持和（或）者漏气导致通气难以维持的情况下可考虑采取该治疗方案。

要点：反应性气道疾病

1. RAD 患者围术期支气管收缩的风险增加，可表现为气道峰压增加、通气困难、低氧血症。
2. 绝大部分 RAD 患者可从术前支气管扩张治疗方案中获益。
3. 接受择期手术的活动性喘息患者需要推迟手术，直至其肺部疾病所致的气道高反应以及其他危险因素获得控制且处于良好状态。

网址

American Academy of Allergy, Asthma, and Immunology: http://www.aaai.org
Asthma and Allergy Foundation of America: http://www.aafa.org

推荐阅读

Applegate R, Lauer R, Gatling J, et al: The perioperative management of asthma, J Aller Ther S11:007, 2013.
Apter AJ: Advances in the care of adults with asthma and allergy in 2007, J Allergy Clin Immunol 121:839–844, 2008.
Bishop MJ: Preoperative corticosteroids for reactive airway? Anesthesiology 100:1047–1048, 2004.
Chonghaile M, Higgins B, Laffey J: Permissive hypercapnia: role in protective lung ventilatory strategy, Curr Opin Crit Care 11:56–62, 2005.
Doherty G, Chisakuta A, Crean P: Anesthesia and the child with asthma, Pediatr Anesth 15:446–454, 2005.
Jean L, Brown RH: Should patients with asthma be given preoperative medications including steroids? In Fleisher LA, editor: Evidence-based practice of anesthesiology, Philadelphia, 2004, Saunders, pp 77–81.
Reddel H, Taylor DR, Bateman ED, et al: An official American Thoracic Society/European Respiratory Society statement: asthma control and exacerbations, Am J Respir Crit Care Med 180:59–99, 2009.
Szelfler S: Advances in pediatric asthma, J Allergy Clin Immunol 121:614–619, 2008.
Watanabe K, Mizutani T, Yamashita S: Prolonged sevoflurane therapy for status asthmaticus, Pediatr Anesth 18:543–545, 2008.

第35章

误 吸

Malcolm Packer, MD

伍源　田雪　译　冯艺　校

1. 什么叫误吸？吸入性肺部感染（aspiration pneumonitis）和吸入性肺炎（aspiration pneumonia）如何区分？

误吸（aspiration）是指从咽部运送异物到气管内的通路。吸入物质可来源于胃部、食管、口及鼻腔。吸入物质可有颗粒状（如食物）、异物、液体（如血液，痰液）或胃内容物。胃内容物的误吸可由呕吐或被动反流导致。

吸入性肺部感染（aspiration pneumonitis）描述的是误吸后的初步炎症反应，而吸入性肺炎（aspiration pneumonia）描述的是合并炎性渗出和存在病原菌感染的临床情况。

2. 误吸常见吗，其发生率及死亡率如何？

10 000 例麻醉可能发生 1 例误吸。而小儿误吸的发生率则为其 2 倍。误吸发生后的平均住院天数为 21 天，且大多于重症监护病房。常见并发症包括支气管痉挛，肺炎，急性呼吸窘迫综合征，肺脓肿和脓胸。平均死亡率为 5%。

3. 误吸的危险因素有哪些？

- 小儿或老龄患者
- 急诊手术患者
- 手术种类（食管手术、上腹部手术或急诊开腹手术常见）
- 短期内进食（择期手术的术前禁食指南见第 17 章）
- 胃排空延迟以及食管括约肌压力降低（糖尿病、胃出口梗阻、食管裂孔疝）
- 药物（如麻醉药，抗胆碱能药物）
- 创伤
- 怀孕
- 疼痛与应激
- 意识障碍
- 病态肥胖（甚至减肥手术及其术后体重降低）
- 困难气道
- 神经肌肉疾病（保护气管能力受损）
- 食管疾病（如硬皮病、贲门失弛缓症、Zenker 憩室）

4. 麻醉诱导前可以采取哪些措施避免误吸的发生或者减轻其后遗症？

最主要的预防措施是识别具备危险因素的患者。患者需要足够的禁食时间以保证空腹效果。胃动力药如甲氧氯普胺能促进胃排空而被认为有益，但仍旧没有有力的实验数据支持该理论。非颗粒抗酸剂如柠檬酸钠和 H_2 组胺受体阻滞剂可通过减少酸性物质生成，进而升高胃内 pH 值而有益于患者。

当前市场上 H_2 受体阻滞剂的种类很多，因此麻醉医生可以根据具体情况进行选择（如西咪替丁、雷尼替丁和法莫替丁）。西咪替丁能有效增高胃内 pH 值，但其同时存在严重的并发症如：低血压，心脏传导阻滞，中枢神经系统功能障碍，肝血流减少，其他药物代谢的显著延迟。雷尼替丁作为一种新型 H_2 受体阻滞剂，其不良反应显著减少；相关文献仅报道过中枢神经系统功能障碍和心脏传导阻滞。法莫替丁的抗酸作用与前两者药物类似，且无显著不良反应。为保证诱导时起效，H_2 受体阻滞剂需在诱导前 2 ～ 3 小时内给予，拔管后仍可获益。质子泵抑制剂代替或辅助 H_2 受体阻滞剂的应用并不能提高其有效性。口鼻干燥剂的应用对于肠梗阻患者最为有效。

5. 困难气道或误吸高风险患者应该如何处理？

在保证满足手术需要的前提下，局部麻醉是最理想的选择，特别对于确定处于误吸高风险的剖宫产手术患者获益更多。快速序贯诱导合并环状软骨压迫对于全麻诱导是必需的。关于环状软骨加压的有效性和潜在危害的讨论仍在继续，但至今仍推荐用于快速序贯诱导。

困难气道患者可能需要清醒状态下气管插管从而保护气道避免误吸。通过辅助镇静以及局部麻醉剂的辅助从而避免患者的不适。而过度镇静以及局部麻醉可能导致气道失去自我保护功能。因此，保持觉醒以及声门上的局部麻醉可能更具备安全性。气管插管并不能保证误吸完全不会发生。相关物质仍旧可能通过未充满的套囊滑入气道。

6. 描述三类误吸的临床特征。

- **酸性物质误吸**：pH 值小于 2.5 且容积大于 0.4 ml/kg 的误吸物质将立即导致肺泡毛细血管破裂，从而导致间质水肿，肺泡出血，肺不张以及气道阻力增加。低氧血症比较常见。虽然上述变化通常于初始时间几分钟之内发生，但有可能继续恶化甚至数小时。酸性物质对肺的第一阶段反应即是化学性肺炎，第二阶段反应通常于数小时后发生，由白细胞或炎性介质介导针对原发损伤产生，进而有可能导致呼吸衰竭。
- **非酸性物质的误吸**破坏肺泡表面活性物质，从而导致肺不张及肺泡萎陷。低氧血症常见。肺泡结构的损坏以及后续炎性反应不及酸性物质误吸严重。
- **颗粒性物质的误吸**不仅导致气道的机械性梗阻，同时可触发后续炎性反应。存在肺不张和肺泡过度扩张的转换区域。由于气道的机械性梗阻，患者有可能出现缺氧及高碳酸血症。如果酸性物质混合颗粒性物质误吸，那么肺部的损伤会更为严重，临床症状更重。

7. 简述误吸后的症状和体征。

90% 的误吸患者出现发热，70% 的患者出现啰音和呼吸急促。30%～40% 的患者出现咳嗽、发绀和喘息。误吸的发生可能无声无息——麻醉期间并没有引起麻醉医师的重视。任何一个临床征象的异常均提示误吸的可能发生。影像学改变需要数小时后出现甚至为阴性，特别是事件发生后立即检查的话。

8. 何时认为可疑发生误吸的患者已脱离危险？

患者并未出现上述症状和体征，且最近 2 小时的需氧量并未增加可考虑患者脱离危险。

9. 误吸后的治疗措施。

每个怀疑误吸的患者需要接受胸部影像学检查，至少需要数小时的临床观察。主要措施是支持治疗。立即吸痰。如考虑可能会呼吸衰竭应予氧气补充以及机械通气支持。呼吸衰竭患者通常表现为肺泡塌陷的肺不张，需要呼气末正压通气支持。颗粒性物质误吸的患者可能需要纤支镜辅助去除大块物质梗阻。除非高度怀疑有革兰阴性菌或者厌氧菌的污染（如肠梗阻），一般不支持给予抗生素治疗。然而，如果未来几天临床症状不断恶化，则建议予以广谱抗生素治疗。皮质类固醇的作用在临床研究中未获得肯定。采用生理盐水或碳酸氢钠进行气管内灌洗并不能改善患者病情甚至可能加重病情。

重症监护治疗病房可能会采取更为积极的治疗措施。使用表面活性剂、高频振荡通气以及俯卧位通气对于重症误吸患者而言具有肯定的疗效。

要点：误吸

1. 特定患者群体存在误吸高风险，包括近期进食的急诊手术患者，肠梗阻或胃部排空延迟患者，肥胖患者，创伤应激或怀孕的患者，接受阿片类药物治疗的疼痛患者以及不能有效保护气道的患者（如意识障碍或神经肌肉疾病患者）。
2. 该类患者需要预防严重误吸的发生，应用包括非颗粒性抗酸剂、H_2 受体阻滞剂以及质子泵抑制剂，以降低胃分泌物酸性。肠道梗阻患者需在麻醉诱导前接受胃肠减压处理。
3. 在满足手术需求的前提下局部麻醉更为理想。气道可控时全身麻醉可采取快速序贯诱导合并环状软骨加压术，而困难气道患者最好采取清醒插管的方法。
4. 一旦误吸发生，治疗方案主要是支持疗法。

推荐阅读

Apfelbaum JL, Caplan RA, Connis RT, et al: Practice guidelines for preoperative fasting and the use of pharmacologic agents to reduce the risk of pulmonary aspiration, Anesthesiology 114:495–511, 2011.

Cohen NH: Is there an optimal treatment for aspiration? In Fleisher LA, editor: Evidence-based practice of anesthesiology, ed 2, Philadelphia, 2009, Saunders, pp 327–335.

Jean J, Compère V, Fourdrinier V: The risk of pulmonary aspiration after weight loss due to bariatric surgery, Anesth Analg 107:1257–1259, 2008.

Kluger M, Visvanathan T, Myburgh J, et al: Crisis management during anesthesia: regurgitation, vomiting and aspiration, Qual Saf Health Care 14:4–9, 2005.

Marrano G, Marco L: Selected medicated (saline vs. surfactant) bronchoalveolar lavage in severe aspiration syndrome in children, Pediatr Crit Care Med 8:476–481, 2007.

Neelakanta G: Chikyarapra A: A review of patients with pulmonary aspiration of gastric contents during anesthesia reported to the Departmental Quality Assurance Committee, J Clin Anesth 18:102–107, 2006.

Tasch M: What reduces the risk of aspiration? In Fleisher LA, editor: Evidence-based practice of anesthesiology, Philadelphia, 2004, Saunders, pp 118–124.

慢性阻塞性肺疾病

Howard J. Miller, MD

伍源　田雪　译　冯艺　校

1. **慢性阻塞性肺疾病（chronic obstructive pulmonary disease，COPD）的定义。**

   COPD 是一类包括肺气肿、慢性支气管炎以及喘息性支气管炎的疾病谱。其主要表现为不断进展的呼吸困难。气流限制可能来源于呼吸道弹性回缩力的下降或小气道（或大气道或两者并存）的阻塞。增强的阻力可能有不同程度的可逆性。主要症状包括咳嗽、呼吸困难以及气喘。

2. **哮喘及喘息性支气管炎的特点？**

   哮喘
   - 该类特异质疾病的特点是可逆的气道阻塞。
   - 诱发因素包括运动、皮屑、花粉和插管刺激。
   - 支气管扩张剂及免疫抑制剂治疗可改善症状。

   喘息性支气管炎
   - 包括气道阻塞、慢性排痰性咳嗽以及发作性支气管痉挛。
   - 可能由哮喘或慢性支气管炎发展而来。
   - 支气管扩张剂基本无助于其症状改善；任何时候都有一定程度的气道阻塞。

3. **慢性支气管炎和肺气肿的定义？**
   - **慢性支气管炎：** 长达数月甚至数年的咳嗽、咳痰、反复感染以及气道阻塞。慢性支气管炎患者通常有黏液腺增生，黏液堵塞，炎症，水肿，支气管周围纤维化，气道狭窄以及支气管狭窄。黏液以及炎症导致气道管腔的狭窄最终导致气流阻力的增加。
   - **肺气肿：** 以进行性的呼吸困难以及变异性咳嗽为特征。肺泡壁弹性以及胶原纤维的破坏且不伴随纤维化的进展从而导致气腔的异常扩大。此外，气道支架结构的损坏最终导致呼气相的气道狭窄以及塌陷。

4. **与 COPD 进展相关的因素。**
   - **吸烟：** 吸烟导致纤毛功能受损，肺泡巨噬细胞抑制；导致黏液腺增生以及黏液分泌增多，增加肺部的炎症反应，导致蛋白水解酶释放增加，从而降低肺泡表面活性剂的完整性，增加气道反应性。
   - **职业及环境暴露：** 动物皮屑，甲苯及其他化学物质，各类谷物，棉花以及空气污染中的二氧化硫和二氧化氮。

- **反复感染**：细菌，非典型有机体（支原体），病毒（包括能产生肺气肿样改变的人类缺陷免疫病毒）。
- **家族遗传因素**：COPD 存在易感因素，其在男性中较女性更为常见。α_1- 抗胰蛋白酶缺乏症是肱酶类对肺组织的自身消化的遗传性疾病，多见于肺部 X 线片可见肺基底大泡的年轻患者。吸烟可加速其发生发展。

5. 手术前应当获得患者的哪些既往病史呢？

- 吸烟史：吸烟量（每天吸烟量）以及持续时间。
- 呼吸困难，气喘，排痰性咳嗽以及运动耐量。
- COPD 的住院治疗史，包括是否需要插管及机械通气支持。
- 药物治疗史，包括家庭氧疗史及类固醇类激素使用史（全身或吸入）。
- 近期肺部感染，急性发作或咳痰变化。
- 可能由终末期肺部疾病或肺癌导致的体重减轻。
- 右心衰竭的症状，如外周水肿、肝肿大、黄疸以及继发于肝和内脏充血的食欲减退。

6. 非发绀型肺疾病与发绀型肺疾病的区别？

非发绀型肺疾病（肺气肿）	发绀型肺疾病（慢性支气管炎）
通常年长（＞ 60 岁）	相对年轻
非发绀表现	发绀型表现
体重较轻	体重偏重
咳嗽症状较轻	慢性排痰性咳嗽；频繁喘息

7. 列举 COPD 患者查体异常情况。

- 呼吸急促以及辅助呼吸肌参与呼吸运动。
- 遥远的或局部的呼吸音减弱，气喘，干啰音。
- 颈静脉怒张，肝颈静脉反流征以及外周水肿提示右心功能衰竭。
- 可通过外周脉搏触诊间接判断每搏输出量。

8. 哪些实验室检查比较有用？

- 白细胞计数和血细胞比容：分别评估感染程度和慢性低氧血症。
- 电解质：当患者发生慢性呼吸性酸中毒时，碳酸氢根离子浓度随之升高缓冲其过量的二氧化碳。重复使用 β - 肾上腺素能受体激动剂时可导致低钾血症。
- 胸部 X 线片：可发现肺部过度通气，肺大泡或肺小泡，扁平膈，增大的胸骨后气腔，肺不张，心脏扩大，肺浸润，渗出，肿物或气胸。
- 心电图：可发现电极幅度减小，右心房改变征象（Ⅱ 导联与 V_1 导联的 P 波峰值）或右心室改变征象（电轴右偏，V_6 导联的 R/S 比例小于 1，V_1 和 V_2 导联的 R 波增高，右束支传导阻滞）改变和心律失常。房性心律失常比较常见，特别是多源性房性心动过速和房颤。
- 动脉血气：低氧血症，高碳酸血症，酸碱平衡，以及是否代偿都可以得到评估。
- 肺量测定：在第 9 章讨论。

9. 慢性升高的二氧化碳分压（$PaCO_2$）是如何影响 COPD 患者的呼吸动力？

COPD 患者由于二氧化碳（CO_2）水平的影响存在较低的呼吸驱动力。慢性增高的 $PaCO_2$ 浓度导致脑脊液内碳酸氢根浓度升高。髓质内的呼吸的化学感受器被调控到适应高浓度的 CO_2 水平。从而继发与 CO_2 相适应的低潮气量。在这类患者群体中，呼吸驱动力可能更依赖于氧分压（PO_2）。

10. 该类患者接受氧疗有哪些弊端？

100% 纯氧吸入可能通过抑制缺氧性肺血管收缩（hypoxic pulmonary vasoconstriction，HPV）从而导致通气 / 血流比例失调。HPV 是降低肺部通气不良区域血流的自动调节机制，从而保证通气良好区域的血流量。HPV 的抑制导致通气不良区域血流的增多，从而发生血氧不足或高碳酸血症。需要谨慎地给予最低限度的氧疗以备达到治疗目标，通常定为脉搏血氧饱和度 90% ～ 95%。

11. 全麻及手术如何影响肺力学？

全麻及手术后肺活量一般减少 25% ～ 50%，肺残气量则增加约 13%。上腹部手术及开胸手术较下腹部手术及胸骨切开术更为显著地影响肺力学。下腹部手术后补呼气量降低约 25%，而上腹部手术及开胸术约降低 60%。潮气量降低约 20%，肺顺应性及功能残气量降低 33%。从而继发肺不张，肺换气不足，血氧不足和肺部感染。上述症状一般至少需要 1 至 2 周才能缓解。

12. 哪些因素与增高的围术期发病率及死亡率相关？

急性高碳酸血症、肺部感染以及长时间的插管和机械通气使得低氧饱和度及肺换气不足发生率增高。最终导致重症监护天数增多，总住院时间延长，死亡率增加。

接受肺叶切除术或肺部切除术的患者其肺功能及动脉血气分析评估均优于表 36-1 提供的参考值。如果任一项不满足前提条件，则需要更进一步的术前评估以判断肺切除手术的风险-收益比。进一步的检查包括分段肺功能检查，局部灌注，局部通气，局部支气管球囊阻塞以及肺动脉球囊闭塞试验。70 kg 患者的第 1 秒用力呼气量如果小于 800 ml，其生活质量可能大打折扣，且是肺切除手术的绝对禁忌，因其术后带管机械通气时间必然大大延长。

表 36-1	与增高的围术期发病率 / 死亡率相关的肺功能值 *		
PFT	**腹部手术**	**开胸手术**	**肺叶切除术 / 全肺切除术**
FVC	＜ 70%	＜ 70%	＜ 50% 或＜ 2 L
FEV_1	＜ 70%	＜ 1 L	＜ 1 L
FEV_1/FVC	＜ 50%	＜ 50%	＜ 50%
FEF_{25-75}	＜ 50%	＜ 50%	
RV/TLC	40%		
$PaCO_2$	＞ 45 ～ 55 mmHg	＞ 45 ～ 50 mmHg	

FEF_{25-75}，呼气中期相的用力呼气流量；FEV_1，第 1 秒用力呼气量；FVC，用力肺活量；PFT，肺功能检查；RV，残气量；TLC，肺总量。
* 预测值的百分比

13. COPD 的常用治疗药物及其作用机制。

见表 36-2。

14. 哪些治疗措施可降低围术期肺部风险？

- 戒烟。
  - 术前停止吸烟 48 小时可降低血液碳氧血红蛋白水平。氧合解离曲线右移，使得组织的氧利用率增加。
  - 术前戒烟 4 ～ 6 周可降低术后肺部并发症的发生率。

表 36-2	慢性阻塞性肺疾病的治疗药物
分类及举例	**作用机制**
β - 肾上腺素能受体激动剂： 沙丁胺醇，奥西那林，非诺特罗，特布他林，肾上腺素	增加腺苷酸环化酶，增加 cAMP，减少平滑肌紧张性（支气管扩张）；急性发作时应选择短效 β - 肾上腺素能受体激动剂（如沙丁胺醇、特布他林和肾上腺素）
茶碱类： 氨茶碱，茶碱	抑制磷酸二酯酶促进 cAMP 生成；强化内源性儿茶酚胺；改善膈收缩性；中枢性呼吸兴奋剂
糖皮质激素： 甲泼尼龙，地塞米松，泼尼松，氢化可的松	抗炎作用及膜稳定效应；抑制组胺释放；强化 β - 肾上腺素能受体激动剂作用
抗胆碱能： 阿托品，格隆溴铵，异丙托溴铵	阻断神经节后胆碱能受体，降低 cGMP 生成，降低气道平滑肌紧张性
色甘酸钠	膜稳定剂，防止肥大细胞脱颗粒作用，需预防性用药
抗白三烯： 齐留通，孟鲁司特	抑制白三烯生成；抗炎效应；糖皮质激素补充用药；当患者不能或不愿使用糖皮质激素时可作为一线用药

cAMP，Cyclic adenosine monophosphate，环磷酸腺苷；cGMP，cyclic guanosine monophosphate，环鸟甘酸

- 术前戒烟 2～3 周除以上提及获益外，还能增强肺部纤毛清除功能，改善肺功能，降低痰液生成。
- 优化药物治疗效果。手术当日继续治疗。
- 识别并治疗潜在的肺部感染。
- 加强营养支持，湿化以及肺部理疗。
- 提供有效的术后镇痛，促进患者尽早有效咳嗽，增大潮气量以及术后早期下床活动。

15. COPD 的患者应用区域麻醉有优势吗？

包括四肢和轴索阻滞的区域麻醉避免了气管内插管的需求。然而，腰麻或硬膜外阻滞平面在 T_{10} 以上时会减弱排痰和肺不张。考虑到臂丛神经阻滞可能造成气胸和膈肌阻滞，导致半侧膈肌麻痹，也存在风险。在这些操作期间或之后使用镇静药物也会抑制呼吸驱动，应采用滴定法给药至起效。

通过臂丛神经鞘内或胸腰段硬膜外腔置管输注局部麻醉药能够提供良好的术后镇痛。轴索技术改善了肺功能，并大大减小了阿片类药物剂量，比其他胃肠外用药镇静程度亦较低。

16. 全麻期间可采用哪些药物诱导和维持？

所有的诱导药物都是安全的。氯胺酮可产生继发于直接拮抗支气管收缩的拟交感类支气管扩张效应，但分泌物的生成显著增多。同样存在具备支气管扩张效应的药物如丙泊酚。插管前静脉给予利多卡因可减弱气道反应。

所有的吸入麻醉剂均是支气管扩张剂。地氟烷具有气道刺激作用，而患者一旦完成插管后则不存在危险；且其具备快速清除效果。

氧化亚氮增加气体容积以及肺大泡及肺小泡的压力，从而增加了气压伤及气胸的风险。并且，肺静脉阻力以及肺动脉压力增高，从而导致合并肺动脉高压或肺心病患者的情况进一步恶化。因此，COPD 手术患者应禁止使用氧化亚氮。

17. COPD 患者肌肉松弛药（及其拮抗剂）的使用要点。

阿曲库铵和右筒箭毒碱因导致组胺释放最好不用。琥珀胆碱亦可导致组胺释放，因此考虑使用前需权衡其快速起效和气管插管的利弊方作决定。

抗胆碱酯酶药（新斯的明和依酚氯铵）可逆转去极化肌松药的作用。理论上上述药物可由于作用于节后毒蕈碱受体导致支气管痉挛或分泌物增多。然而，临床上由于同时使用抗胆碱能药物（阿托品或格隆溴铵）而很少见该药物导致的支气管痉挛。

18. COPD 患者的阿片类药物的选择。

阿片类药物减弱气道的反应性，加深麻醉效果。吗啡由于导致组胺释放需小心使用。氢吗啡酮、芬太尼、舒芬太尼以及瑞芬太尼不会促进组胺释放。术毕通常需要严格判断阿片类药物的呼吸抑制残留效应。

19. 什么是内源性 PEEP。

内源性 PEEP 通常是呼气末正压状态下的气体潴留，通常由于完整的呼气不能完成所导致。在肺血管阻力增加合并氧合、通气以及血流动力学不稳定的前提下可产生内源性 PEEP。呼气时间延长降低内源性 PEEP 的可能性。增加呼气相的时间，降低呼吸频率可促进其发生。

要点：慢性阻塞性肺疾病

1. 具有显著反应性（可逆性）肺疾病的患者需要充分的术前准备，包括吸入性 β- 肾上腺素能受体激动剂或激素类用药。
2. 具有显著反应性的患者应考虑非全身麻醉。活动性的气喘患者则不适宜接受择期手术。
3. 并不是所有的喘息都是哮喘。需要考虑机械性气道阻塞，充血性心力衰竭，过敏反应，肺栓塞，气胸，误吸以及支气管内插管存在的因素。
4. 慢性支气管炎的患者可能需要抗感染治疗，吸入 β 肾上腺素能受体激动剂，术前控痰治疗以获得术后更好的预后。戒烟对于该类患者是一个长期受益的手段。
5. 接受择期行全肺切除术的患者需要接受肺功能检查以确保维持生理功能所需的肺组织。盲目地切除可能会造成患者依赖机械通气。

---

20. 术中喘息的鉴别诊断。

- 支气管狭窄（记住：并非所有的喘息代表哮喘）
- 由于分泌物或导管扭曲造成的气管内导管机械性梗阻
- 胃内容物或异物吸入（例如脱落的牙齿）
- 支气管内插管（大多右主支气管插管）
- 麻醉过浅
- 肺水肿（心源性或非心源性）
- 气胸
- 肺栓塞

21. 术中出现支气管痉挛如何处理？

- 吸入 100% 纯氧，手动通气，保证足够的呼气时间。识别并正确处理问题 20 中出现的现象。
- 药物治疗。
  - 解除机械性阻塞。
  - 增加吸入性麻醉剂和（或）予以静脉麻醉药如利多卡因、氯胺酮或丙泊酚。
  - 给予 β 肾上腺素能受体激动剂：通过气管内导管雾化（如沙丁胺醇），皮下注射（如特布他林），或静脉用药（如肾上腺素，特布他林）。

- 给予抗胆碱能药物：通过气管内导管雾化（如异丙托溴铵），或静脉用药（如阿托品、格隆溴铵）。
- 推荐静脉给予氨茶碱以及糖皮质激素。
- 存在争议的是，拔除气管导管可能获益，因为其可能是支气管痉挛发生的刺激因素。

22. 术后机械通气支持的决定因素有哪些？

患者的静息 $PaCO_2 > 45 \sim 50$，$FEV_1 < 1$ L，用力肺活量（forced vital capacity，FVC）< 预计的 50% ~ 70% 或 $FEV_1/FVC < 50\%$，满足上述条件的患者需要接受术后机械通气支持，特别是接受上腹部和开胸手术的患者。评价患者的术前准备是否完善，可观察呼吸频率，呼吸做功，潮气量，负力呼气，动脉血气分析以及体温。是否存在残余肌松，麻醉药物效应，镇痛是否满意？

23. COPD 患者是否需要禁忌 H_2 受体阻滞剂？

H_1 受体兴奋导致支气管收缩，H_2 受体的兴奋导致支气管扩张。理论上 H_2 受体阻滞剂可加强 H_1 受体兴奋作用，最终导致支气管缩窄。许多 COPD 患者服用皮质类固醇后出现胃炎或消化道溃疡，需要接受 H_2 受体阻滞剂的治疗。H_2 受体阻滞剂的使用必须个体化，且密切关注副作用的发生。

24. 手术结束后 COPD 患者应采取深麻醉下拔管还是苏醒后拔管？

此时更好的问题应为：该手术能否在局部麻醉下进行，从而避免全身麻醉及气管内插管？如果必须采取全身麻醉，那么面罩麻醉或喉罩麻醉可能会进一步减小对气道的刺激。

存在反应性气道病的气管插管患者，利多卡因（静脉或气道内给药）以及雾化的 β 肾上腺素能受体激动剂能在一定程度上减轻其气道反应。深麻醉下拔管对于某些患者而言是有益的。典型的深麻醉下拔管是在患者的自主呼吸恢复下完成的，采用吸入麻醉剂加深麻醉，同时抑制气道反应。然而深麻醉下拔管并不能 100% 保证患者苏醒后不发生支气管痉挛。

推荐阅读

Qaseem S, Snow V: Risk assessment for and strategies to reduce perioperative pulmonary complications for patients undergoing noncardiothoracic surgery: a guideline from the American College of Physicians, Ann Intern Med 144:575–580, 2006.

Rabe KF, Wedzicha JA: Controversies in treatment of chronic obstructive pulmonary disease, Lancet 378:1038–1047, 2011.

Stoller JK: Clinical practice. Acute exacerbations of chronic obstructive pulmonary disease, N Engl J Med 346:988–994, 2002.

Sutherland ER, Cherniack RM: Management of chronic obstructive pulmonary disease, N Engl J Med 350:2689–2697, 2004.

Wedzicha JA, Seemungal TA: COPD exacerbations: defining their cause and prevention, Lancet 370:786–796, 2007.

急性呼吸窘迫综合征

James B.Haenel，RRT，and Jeffrey L.Johnson，MD
郭英 译 米卫东 校

1. **急性肺损伤（acute lung injury，ALI）与急性呼吸窘迫综合征（acute respiratory distress syndrome，ARDS）是否有区别？**

    两者不完全相同。从历史沿革上看，学术界已将这两种综合征完全区分开。1992 年召开的北美-欧洲共识会议（NAECC），其目的就是对 ALI/ARDS 给出更为清晰和正式的定义。两年之后，ALI 与 ARDS 一样，被定义为可引起肺通透性增加的急性炎症反应。然而，那时无论从病程、病因、生理及放射学表现等各方面看，认为 ALI 与 ARDS 是类似的；ALI/ARDS 是同一综合征，但 ARDS 的低氧血症程度更重，这点在较新的 Berlin 定义中也有所反映（见框 37-1）。重要的是，低氧血症程度只反映了疾病严重程度，并不能预测死亡率。

2. **如何定义 ARDS？**

    临床中 ARDS 通常有三种定义，即 NAECC 定义（北美-欧洲共识会议），Murray 肺损伤评分和 Berlin 定义（框 37-1）。NAECC 对 ALI/ARDS 定义是重要的参照标准，其有很多优点。比如，它对临床经验缺乏者来说简单易懂，但其明显的缺点是对呼气末正压（PEEP）没有明确的界定。没有界定最小 PEEP 及其他通气参数，虽然这使 NAECC 定义简单易懂，但同时也导致了该定义缺乏特异性。比如使用 5 cmH_2O PEEP 的患者，其 PaO_2/FiO_2 < 200；通过使用提高 PEEP 水平的肺复张（recruitment maneuver，RM）方法，5 分钟后，PaO_2/FiO_2 > 300。而 Berlin 定义包含了这一点，指出计算 PaO_2/FiO_2 比值时，必须是在 PEEP 高于 5 cmH_2O 水平以上，虽然有时并不需要达到这个水平。另外，Berlin 定义允许 ARDS 和高灌注压同时存在，定义 ARDS 是 ALI 从中等程度持续发展到重度损伤。

3. **ARDS 的危险因素有哪些？**

    ARDS 的传统定义为各种损伤引起的肺实质弥漫性炎症反应。ARDS 的风险因素包括直接或间接导致肺实质损伤的各种原因（表 37-1）。

    对引起 ARDS 的肺内和肺外风险因素进行分层，比了解 ARDS 的流行病学和发病率更有意义。肺内和肺外因素引起的 ARDS，患者肺和胸壁顺应性有显著差异。因肺疾患引起的 ARDS 肺组织实化明显，因此僵硬的肺对增加 PEEP 的肺复张措施疗效不佳，并且有导致正常肺泡组织过度膨胀

框 37-1　急性肺损伤（ALI）和急性呼吸窘迫综合征（ARDS）的定义（北美-欧洲共识会议）

急性肺损伤的标准

病程：急性发病

氧合：$PaO_2/FiO_2 \leq 300$（无论 PEEP 值）

胸部正立位 X 线片：双肺浸润

肺动脉楔压：< 8 mmHg 或无临床表现的左肺动脉高压

ARDS 标准

同样为急性肺损伤，而

氧合：$PaO_2/FiO_2 \leq 200$（无论 PEEP 值）

Murray 肺损伤评分

胸部影像学评分

无肺泡实质化　　　　　0

肺泡实质化：一个象限　1

肺泡实质化：两个象限　2

肺泡实质化：三个象限　3

肺泡实质化：四个象限　4

低氧血症评分

$PaO_2/FiO_2 \geq 300$　　　0

PaO_2/FiO_2 225 ～ 299　1

PaO_2/FiO_2 175 ～ 224　2

PaO_2/FiO_2 100 ～ 174　3

PaO_2/FiO_2 100　　　　　4

PEEP 评分（机械通气）

PEEP $\leq$ 5cm H_2O　0　　（译者注：原文为 $\geq$ 5 cm H_2O？下面所有 PEEP 值均 $\geq$ 5 cm H_2O）

PEEP 6 ～ 8 cm H_2O　1

PEEP 9 ～ 11 cm H_2O　2

PEEP 12 ～ 14 cm H_2O　3

PEEP $\geq$ 15 cm H_2O　4

呼吸系统顺应性评分

顺应性 $\geq$ 80 cm H_2O　　0

顺应性 60 ～ 79 cm H_2O　1

顺应性 40 ～ 59 cm H_2O　2

顺应性 20 ～ 39 cm H_2O　3

顺应性 < 19 cm H_2O　　　4

各项评分累加为最后的总分：无肺损伤，0 分；轻到中度损伤，1 ～ 2.5 分；重度肺损伤（ARDS），2.5 分

ARDS 的 Berlin 定义总结

风险因素：

发病：明确风险因素的一周内

影像学：非渗出，萎陷或结节引起的双侧斑片影

非心衰或液体过量引起的肺水肿。如无明确的临床风险因素，需要客观的评价指标

严重程度（PEEP $\geq$ 5cm H_2O）

轻度：P/F $\leq$ 300

中度：P/F $\leq$ 200

重度：P/F $\leq$ 100

FiO_2，吸入氧分数，PaO_2，动脉氧分压；PEEP，呼气末正压

表 37-1　诱发 ALI/ARDS 因素分类	
直接肺损伤	**间接肺损伤**
胃内容物的误吸	脓毒症
肺挫裂伤	休克引起的多器官损伤
弥漫性肺感染	急性大量输血（≤ 12 小时输注 > 6 u PRBCs）
细菌	药物过量
真菌	急性胰腺炎
病毒	心肺分流（罕见）
肺囊虫	脂肪栓塞综合征
吸入性损伤	
溺水	

ALI，急性肺损伤；ARDS，急性呼吸窘迫综合征；PRBCs，浓缩红细胞

的风险。相反，肺外损伤造成的 ARDS 表现为肺间质水肿和弥漫性肺萎陷，这种情况下使用 PEEP 进行肺复张可显著改善肺顺应性和氧合。

4. ARDS 最常见的病因及 ARDS 的死亡率？

引起 ARDS 的常见原因是严重的脓毒症。在 20 世纪 80 年代三项评价 ARDS 危险因素的前瞻性研究中，有 43% 的病例患有脓毒症。据美国国立卫生研究院（NIH）主持的 ARDS 的网络研究报道（ARDS NET），导致 ARDS 最常见的病因是肺炎（发生率约 35%），脓毒症的发生率为 27%。

由于 ARDS 定义的多样化，很难得到准确的 ARDS 死亡率。三项规模较大涉及约 2000 名患者的随机研究显示，ARDS 的死亡率约为 33.9% ～ 36.3%。

5. ARDS 的发病机制？

各种危险因素最终导致肺间质和肺泡-毛细血管膜强烈的炎症反应，肺泡上皮和血管内膜的损伤导致含有大量中性粒细胞和蛋白的液体外渗到肺泡内，从而引起严重分流和气体交换障碍。多形核白细胞（PMNs）聚集到损伤肺，释放促炎症因子、内毒素、凝血酶、补体和血管内皮生长因子。不恰当的机械通气会加重肺损伤，引起其他器官功能障碍；远端气道反复开放闭合产生的剪切力以及肺泡过度膨胀引起的生化、物理性损伤会加重肺实质的损伤。

6. ARDS 的分期。

综合特异性的病因学、临床表现、放射影像学以及组织病理学表现，ARDS 的发生发展可分为三个有所重叠的阶段：急性期（或渗出期）、增生期和纤维化期（即 ARDS 晚期）。甄别每个患者的病情发展阶段是比较困难的，通常会受到混杂因素的干扰，比如机械通气相关性肺炎和其他机械通气不良作用的干扰。

1）渗出期持续约一周，典型表现为呼吸窘迫（呼吸困难和气促）、顽固性低氧血症、双侧放射性浸润影和中性粒细胞聚集。

2）增生期通常发生在第二周的早期。由于水肿、肺泡间隙内纤维蛋白和细胞碎片被胶原替代，肺顺应性较差。持续低氧血症，肺泡无效腔增加阻碍二氧化碳的排出。毛细血管网的破坏导致肺动脉高压持续加重；血管内膜增生使管腔截面积显著减少。影像学表现包括胸片上出现弥漫性肺泡浸润，支气管充气征。组织学表现为炎性渗出增加，多形核白细胞聚集，在间质和肺泡内成纤维细胞增生。

3）大概在 10 天后会进入纤维化或 ARDS 晚期。临床上，肺顺应性显著下降，静态顺应性值低至 $10 \sim 20 \ cmH_2O$，引起呼吸作功增加和呼吸机依赖。影像学表现为胸部 X 线片纤维化和磨玻璃样改变并存。该阶段的病理学变化是由于胶原水平剧增所导致的进展性肺部瘢痕（肺纤维化？）。在此阶段会使用类固醇激素来减轻机体的炎症反应。

7. ARDS 患者的典型症状？

80% 的 ARDS 高风险患者在 24 h 内会出现呼吸功能障碍，其余患者也可能在 72 h 内发生呼吸功能受损。多数患者需要根据生理功能受损情况进行机械通气。患者的基础肺功能、血管内容量状况、心排血量是否充足不能预测低氧血症的严重程度（吸氧难以纠正），但可加重低氧血症。肺内分流加重的同时肺顺应性下降，表现为肺泡压力峰值（静态平台压）升高，提示由于持续的肺水肿、肺不张和肺实变，可通气肺的容量减少。应强调的是顺应性下降是指具有通气功能的肺组织，而非那些充满液体的已实变肺组织顺应性下降。此时如果是未给予镇静剂的患者，可出现分钟通气增加和呼吸急促。此时听诊呼吸音可以是正常的，气道内几乎没有什么分泌物可以吸出。

8. 有其他类似 ARDS 的肺疾患吗？

根据现有定义，一些弥漫性非感染性间质性肺疾患也符合 ALI/ARDS 的标准（框 37-2）。满足这些标准的患者最先诊断为肺炎，然后诊断为 ALI/ARDS。尽管肺炎是导致 ARDS 的重要因素，50% 的病例均可找到感染性病因。对于没有明确肺炎高危因素的患者，应该进行气道的涂片检查，甚至行肺活检以排除肺疾患的肺感染性因素。将感染性因素诱发的急性肺功能障碍误诊为非感染性病因可致使患者错过恰当的治疗。

9. ARDS 的药物治疗方案？

尽管 NIH 成立了危重症患者救治合作网络机构（ARDS NET），并进行

框 37-2　急性非感染性肺疾患的病因
急性间质性肺炎
急性嗜酸粒细胞性肺炎
急性支气管炎闭塞性肺炎
弥漫性肺泡出血
急性过敏性肺炎

了前瞻性、随机、对照、多中心试验，仍没有得出明确有效的药物治疗方案。血栓素合成酶抑制剂、一氧化氮（NO）、皮质类固醇激素、表面活性物质、N- 乙酰半胱氨酸、吸入性前列环素、液体通气、活化蛋白 C 等都用于实验性治疗，但均没有明确的疗效。唯一确定有效治疗 ARDS 的方法是低潮气量（低平台压）通气。低容量液体疗法是否有效存在争议，尽管此法可以缩短 ICU 住院时间，但死亡率没有差异。

10. 对顽固性 ARDS 患者药物治疗是否毫无意义？

某种药物没有降低死亡率并不意味着药物治疗对患者完全无效。如吸入 NO 虽然不能降低死亡率，但仍然具有一定疗效，因为它能够选择性扩张肺血管，改善通气 / 血流比值不匹配的状况。60% 最终死于顽固性低氧血症的患者，在实验性吸入 NO 后，其氧合和肺血流动力学都得到了改善，但其疗效持续时间短，24 ～ 48 h 后就失效了，但是该举措可为其他治疗措施争取时间，如此时使用抗生素便可获得更好的效果。同样，ARDS NET 关于皮质类固醇激素治疗顽固性 ARDS 患者的安全性及有效性的最新研究表明，没有必要常规使用甲泼尼龙。但目前五个包括 518 名患者的研究中，有三项表明使用皮质类固醇激素可显著改善 ARDS 患者的气体交换、降低炎性因子、缩短机械通气时间和减少 ICU 住院时间。对于顽固性 ARDS 并无常规方案可循，应该根据患者生理状况的实际情况确定个体化的药物治疗方案。

11. 对 ARDS 是否有最佳的液体治疗措施？

最新的 ARDS NET 研究，比较了限制性液体治疗（至第 7 天时液体的负平衡达－ 136 ml±491 ml）与开放性液体治疗（正平衡达 6992 ml±502 ml）。结果前者获得较短的 ICU 驻留时间，同时也并未增加其他器官功能障碍的发生率。同时，研究显示采用肺动脉导管或中心静脉导管指导液体治疗，预后无明显不同。

12. 机械通气对 ARDS 肺不同区域的影响是一样的吗？

答案是否定的。尽管 ARDS 是一种弥漫性肺疾患，但事实上在局部及显微镜下，肺实变并不均匀，肺脏不同区域的变化是不同的。部分区域肺组织正常；有的区域水肿 / 塌陷并存，有的则是完全实变的重力依赖区，有的区域因正压通气而过度膨胀。由于潮气量分布不均（V_Ts），而高气道压又加重了通气肺组织的过度扩张，导致肺实质发生进行性改变，从而出现通气相关性肺损伤（ventilator -associated lung injury，VILI）。

13. 机械通气是否损伤 ARDS 的患肺？

是的。正压通气可造成两种损伤：应力和应变作用。应力是指静态膨胀（跨肺压）对胸廓产生的张力，较高的压力对正常弹性组织产生损伤。而应变作用是指呼吸循环及肺泡反复"开放"与"关闭"的势能引起肺组织的变形和移位，与潮气量和呼气末容量相关。值得注意的是，肺泡间的肺泡壁相互接触，因此相邻组织顺应性相同，两个甚至更多相邻的肺泡相互作用产生应变作用。应力及应变作用都可诱发或加重肺炎症。毫无疑问，在保证足够吸气平台压（肺泡峰压）的同时应当避免呼气末正压的不足。

14. ARDS 患者如何进行机械通气？

大量证据表明 VILI 增加 ARDS 发生率及死亡率，因此临床医生将关注点放在了 ALI/ARDS 患者的肺保护策略上。许多试验将低 V_T 与传统 V_T 的有效性进行了比较，ARDS NET 规模最大、包括 861 名患者的一项研究，比较了 V_T 6 ml/kg 和 V_T 12 ml/kg 的临床预后。低潮气量组，在保持呼气末平台压大于 30 cmH_2O 的基础上降低 V_T 至 4 ml/kg；传统 V_T 组则保持呼气末平台压大于 50 cmH_2O，否则不降低 V_T。传统 V_T 组死亡率为 39.8%，而低 V_T 组死亡率为 31%；后者死亡率下降了近 20%。换言之，采用肺保护的通气措施，每十人中便可多一人存活。

15. 低潮气量是有益的，高频振荡通气是否为更好的选择？

理论上讲高频振荡通气应有肺保护作用，但在成人患者的研究结果令人失望。

2013 年有两项相关研究报告：一项因高频振荡组存在潜在危险而很快终止试验，另一项虽然完成了试验，但结果提示高频振荡通气并未降低患者 30 天的死亡率。

16. 何谓肺复张措施，如何实施？

肺复张措施（recruitment maneuers，RMs）是指通过增加机械通气的气道压而纠正肺萎陷；使用一定的 PEEP 维持肺的开放。可采用多种方法来进行肺复张（RMs）（表 37-2）。根据呼吸机的功能，绝大多数 RMs 可间断使用，其他方法可以持续使用。

表 37-2 肺复张技术的实施方法

传统通气模式	非传统通气模式	体位
持续正压通气 /CPAP CPAP 30 ～ 40 cm H_2O PEEP 1. 以 2.5 ～ 5 cm H_2O 为增幅直至 P/F 提高 2. PCV 模式：RR 10/min，I：E 1，PIP 20 cm H_2O，增加 PEEP 使 PIP 到 30 ～ 40 cm H_2O，持续 2 min 增加吸气模式考虑自主呼吸	高频通气 高频振荡通气 压力释放通气 压力控制下反比通气	俯卧位通气 头低脚高位；维持 PEEP 12 ～ 24 h 仰卧位 床头抬高 30° ～ 45°，并经常翻身

CPAP，持续气道正压；I：E，吸气与呼气比；PCV，压力控制通气；PEEP，呼气末正压；PIP，吸气峰压；RR，呼吸频率

尽管 RMs 是 ALI/ARDS 肺保护的常用方法，但仍有许多问题需要探讨，如哪些患者会受益、直接或间接肺损伤问题、RMs 最佳使用时间、RMs 常规使用还是仅在发生急性低氧血症时使用、是否基础的 PEEP 值对疗效有影响。

17. 俯卧位通气法如何改善氧合？

ARDS 患者在仰卧位行肺部 CT 扫描时，其主要异常集中于背部区域，因肺萎陷和肺实变呈现毛玻璃样改变。肺萎陷可源于如下原因：一是由于水肿液的形成，液体进入肺泡；二是膈肌向头侧移位，行机械通气时胸腔和腹腔的顺应性降低，这些导致受力不均的因素增加了背侧肺组织的跨膜压；三是心脏的重力增加了肺背侧的压迫。这些因素都加重了肺萎陷，加剧了通气 / 血流比值的不匹配。重力对肺内血流灌注的影响不大，因此肺的背侧部分，无论体位如何，总是得到良好的灌注。使用俯卧位通气改善氧合有如下机制：

- 背侧萎陷的肺组织因肺水肿向腹侧的重新分布而复张。
- 膈肌活动的增加改善通气。
- 心脏对下肺的压迫作用减少，因此改善局部的通气。
- 由于改善了背部的通气，而背部的灌注没有很大变化，因而改善了通气 / 血流。

18. 俯卧位通气可否提高 ARDS 患者的生存率？

2001 年以来至少有 9 项针对危重症患者使用俯卧位通气的前瞻性随机试验。仅 2008 年就有 4 项针对俯卧位通气、纳入近 1562 名患者的 meta 分析研究，除外其中两项，其余均采取了肺保护的通气措施。这些研究证实俯卧位通气可持续改善氧合。但是否能最终改善预后仍有争议。最近（2013 年）一项大规模的随机试验研究发现，重症 ARDS 患者（定义为 P/F < 150）早期使用俯卧位通气后其风险比仅为 0.44，该结果增加了人们采用俯卧位通气的信心。

要点：急性呼吸窘迫综合征

1. 历史上，脓毒症被认为是 ARDS 的最大风险因素。
2. VILI 的发生机制包括两种：
   - 应力：大潮气量 / 高气道压的机械造成正常含气肺组织的过度膨胀。
   - 应变：使用低呼气末容量和压力引起反复的肺泡萎陷。
3. 对于 ARDS 或 ALI 患者的机械通气参数设置，潮气量为理想体重的 6 ～ 8 ml/kg，平台压 < 30 cmH_2O。
4. 可使用 PEEP 预防呼气末肺萎陷。
5. 高频振荡通气对成年患者无效。

推荐阅读

Calfee CS, Matthay MA: Nonventilatory treatments for acute lung injury and ARDS, Chest 131:913–920, 2007.

Ferguson NA, Frutos-Vivar F, Esteban A, et al: Acute respiratory distress syndrome: underrecognition by clinicians and diagnostic accuracy of three clinical definitions, Crit Care Med 33:2228–2234, 2005.

Ferguson ND, Fan E, Camporata L, et al: The Berlin definition of ARDS: an expanded rationale, justification and supplementary material, Intensive Care Med 38:1573–1582, 2012.

Ferguson ND, Cook DJ, Guyatt GH, et al: High-frequency oscillation in early acute respiratory distress syndrome, N Engl J Med 368:795–805, 2013.

Guerin C, Reignier J, Richard J-C, et al: Prone positioning in severe acute respiratory distress syndrome, N Engl J Med 368:2159–2168, 2013.

Matthay MA, Ware L, Zimmerman G: The acute respiratory distress syndrome, J Clin Invest 122:2731–2740, 2012.

Meduri GM, Marik PE, Chrousos GP, et al: Steroid treatment in ARDS: a critical appraisal of the ARDS network trial and the recent literature, Intensive Care Med 34:61–69, 2008.

Shuster KM, Alouidor R, Barquist ES: Nonventilatory interventions in the acute respiratory distress syndrome, J Intensive Care Med 23:19–33, 2008.

肺高压

Benjamin Atwood, MD, and Nathaen Weitzel, MD

郭英 译 米卫东 校

第
38
章

1. 肺高压及肺动脉高压的定义。

- 肺高压（pulmonary hypertension，PH）是指任何原因造成的平均肺动脉压升高（> 25mmHg）。

- 世界卫生组织（WHO）对肺动脉高压的定义是指原发性肺动脉高压。肺动脉高压（pulmonary artery hypertension，PAH）指静息时平均肺动脉压力（pulmonary artery pressure，PAP）大于 25mmHg，而肺毛细血管楔压（pulmonary capillary wedge pressure，PCWP）、左心房压或左心室舒张末压小于或等于 15mmHg，肺血管阻力（pulmonary vascular resistance，PVR）超过 3 个伍德单位（Wood units）[1]。

2. WHO 对肺高压的分类。

WHO 肺高压分类：

1 类　肺动脉高压（PAH）

a. 特发性（IPAH）：既往称为"原发性肺动脉高压"。

b. 家族性（FPAH）。

c. 继发性（APAH）：继发性肺动脉高压是指继发于结缔组织病、先天性系统性肺动脉分流、门静脉高压、HIV 感染、药物、毒素、代谢性紊乱（包括甲状腺功能异常）、糖原贮积症、戈谢病（Gaucher 病）、遗传性出血性毛细血管扩张症、血红蛋白病、慢性骨髓增生性疾病、脾切除、慢性溶血性贫血等的肺动脉高压。

d. 继发于大静脉或毛细血管受累的病变。

e. 新生儿持续性肺动脉高压。

2 类　与左心疾病相关的肺高压（PH）（左心房、左心室收缩或舒张功能障碍、主动脉瓣或二尖瓣疾病、限制型心肌病、缩窄性心包炎、左房黏液瘤）。

3 类　与肺疾患相关的 PH［慢性阻塞性肺病（COPD）、间质性肺疾病、阻塞性睡眠呼吸暂停、肺泡低通气异常、慢性高原病］。

4 类　慢性血栓性疾病继发的 PH：血栓性肺栓塞、肿瘤、感染。

5 类　继发于其他疾病的 PH：骨髓增生性疾病、结节病、组织细胞增多症 X、淋巴管瘤病、肺外压迫、镰状细胞疾病[1]。

3. 如何计算肺血管阻力？其正常值是多少？

$$PVR（dyne \times s/cm^5）= [80 \times（PAP - PCW）/CO]$$

肺毛细血管楔压（PCWP）等于左心房压；心排血量（CO）代表肺血流量，尽管因心内及其他分流二者并不相等；如果存在分流需要重新计算。正常 PVR 值 1.1 ～ 1.4 Woods U，或者 90 ～ 120 dynes/（s·cm^5）[1 Wood U 是 240 dynes/（s·cm^5）]。PVR 超过 300 dynes/（s·cm^5）表明 PH。

4. 什么是肺源性心脏病？

肺源性心脏病是指 PAP 升高引起的右心室衰竭。

5. 什么是艾森门格（Elsenmenger）综合征？

艾森门格综合征指慢性左向右分流引起肺动脉高压（PAH）继而导致心脏重塑并出现反向分流（右向左）。常见于房间隔或室间隔缺损、动脉导管未闭和共同动脉干。艾森门格综合征意味着 PVR 固定。

6. 什么是低氧性肺血管收缩？

低氧性肺血管收缩（hypoxic pulmonary vasocostriction，HPV）是指部分肺组织因病变而氧合不佳时，该区域的肺血管收缩。HPV 的作用是病变肺组织的血管收缩后，使血液得以分流到氧合更好的肺段，从而改善通气 / 血流。这与机体其他部位发生低氧时血管扩张的情况是完全相反的。HPV 减少肺内分流和回流至右心房的低氧血液。当发生 HPV 的肺段增加时，PAP 增高。

7. 讨论肺高压的病理生理机制及自然转归。

内皮细胞损伤导致血管舒张因子和血管收缩因子的失衡。内源性血管扩张因子一氧化氮（NO）和前列环素（PGI$_2$）明显减少，而血管收缩因子血栓素和内皮素增加。但血管收缩只是肺高压的部分原因，血栓、炎症、自由基的产生和平滑肌的增生在 PH 中也很常见，血管重塑是 PH 的显著特征。

肺循环的特点是高排低阻。因此心排血量（CO）、气道压及重力改变对肺循环的影响要远大于其对体循环的影响。右心室是薄壁器官，应对容量改变的能力强于其应对压力变化的能力。为了适应如运动引起的容量增加，原本非开放的血管开放，已开放的血管扩张，因此 PVR 下降。调节机制正常时可以在保持 PAPs 无显著增加的情况下，允许三至五倍流量的增加。

PH 发展的早期，无论是静息还是运动状态下，导致右心室肥大的压力负荷对 CO 或右心室充盈压没有显著的影响。随着疾病的发展，血管壁增厚，平滑肌细胞增生，血管弹性下降，肺循环横截面实际面积减少。尽管右心室舒张末压力（RVEDP）轻度升高，但 CO 是下降的。其机制是右心室的收缩力没有增强。右心衰（RV 射血分数低于 45%）加重，患者即使在静息状态下也会出现心衰症状。右心室心肌供血不足。继发于右心室的扩张和心衰的加重，出现三尖瓣反流。另外，由于室间隔过度向左侧突出，左心室充盈受限，引起 CO 下降。

特发性肺动脉高压患者 1、3 和 5 年的生存率分别是 68%、48% 和 34%[2]。

8. 肺高压有哪些症状?

- 呼吸困难。
- 心绞痛（50% 的患者出现）。
- 疲劳（20% 的患者出现）。
- 虚弱。
- 晕厥。

9. 肺高压有哪些体征?

发绀、杵状指、周围静脉功能不全、水肿、苍白、肝肿大、腹水、第二心音 S2（肺动脉瓣关闭音）、右心室 S3 或 S4（右心室肥大）亢进、吸气时全收缩期杂音增强（三尖瓣反流）、右心室受累、颈静脉 V 波（三尖瓣反流）和颈静脉 A 波（右心室顺应性下降）。

10. 肺高压的心电图及影像学特征?

心电图表现：电轴右偏，右心室肥大（$V_1 \sim V_3$ 导联高 R 波）、右心室应变（$V_1 \sim V_3$ 导联 T 波倒置），V_6 导联出现 S 波，Ⅱ、Ⅲ 和 aVF 导联 P 波高尖。由于右心室失去心房的射血有可能出现心律失常，如房颤。

胸片及影像学异常包括右心室和右心房扩大、右心影增强、肺门肺动脉主干突出、血管影快速变细、外周肺过度透光、周围血管稀疏和胸骨后充气影减少。

11. 对于评估肺高压有哪些诊断性检查，希望获得哪些结果?

怀疑血栓栓塞性疾病时应行肺灌注扫描，特征性的表现是血栓造成部分肺段的缺失。

右心穿刺置管是诊断 PH 的金标准，因为置管后可以直接测压。除非为了进一步治疗的需要，右心置管并非常规操作。肺毛细血管楔压升高提示需行进一步的检查以排除左心病变引起的 PH。右心置管时可进行血管反应性测试以确定药物治疗的有效性。

12. 肺高压经食管超声心动图有哪些表现?

PH 超声心动图包括右心室扩大和（或）室壁运动障碍，左心室缩小，间隔运动异常，室间隔增厚，右心室压力超负荷（室间隔反向膨胀 / 突入左心室，右心室肥大），右心房扩张，继发于右心室的扩张 [无三尖瓣流速（TV）异常] 而出现三尖瓣反流（TR）。

13. 经食管超声心动图如何计算 PAP?

见图 38-1 和图 38-2。

- PASP = （$4 \times [TRV]^2$）+ RA（Bernoulli 公式推导而来：$P = 4[V^2] + R$）

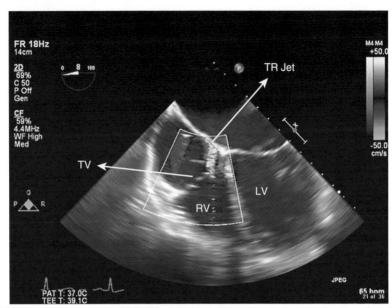

图 38-1　食管中段四腔心切面视图。三尖瓣区为彩色多普勒。LV，左心室；RV，右心室；TR Jet，三尖瓣反流；TR，三尖瓣

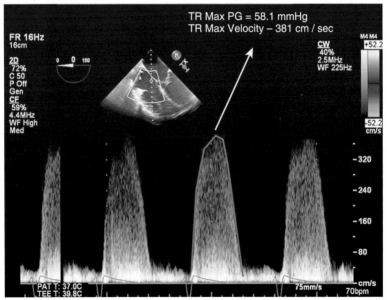

图 38-2　连续的三尖瓣反流（TR jet）多普勒波形。为计算收缩期肺动脉压（PAP），使用 Bernoulli 方程（PAP = 4×［TRV］² + RAP）。将 381 cm/s 转化为 3.81 m/s 作为流速。假设右心房压（RAP）正常值为 10 mmHg，计算的 PAP 为 68 mmHg

- PASP（肺动脉收缩压）与 RVSP（右心室收缩压）一样。PASP > 50，表明 PH
- TRV ＝三尖瓣反流喷射速率
- RAP ＝右心房压（估计或直接血流动力学测量获得）
- 如果没有反流喷射的话，此方法不适用。

14. PH 治疗方案有哪些（WHO 分类 1 ～ 5）？

应根据 PH 病因制订治疗方案。对 PAH（WHO 1 类）的治疗有别于对 PH 的处理。下面是 WHO 各分类的处理方案。

对于 PH 抗凝是有争议的。有几项回顾性研究表明抗凝可提高生存率。此外，抗凝更常用于药物引起的 PH 或血栓性 PH（WHO 4 类）[3-4]。

利尿剂可有效控制 PH 患者的右心室衰竭、肝充血和外周水肿症状（WHO 1 ～ 5 类）。但过度利尿可降低右心室的前负荷和 CO。

当出现右心室衰竭体征并伴有房性心律失常（多发性房性心动过速、心房扑动、心房颤动）时应使用强心苷（地高辛）。对于已经使用利尿剂的患者使用地高辛时要严密监测血浆电解质的情况。

15. 讨论 PAH 患者的治疗方案（WHO 1 类）？

对 PAH（WHO 1 类）的处理并非对因治疗，治疗的重点是扩张肺动脉。患者通常行右心置管，利用血管反应性测试评估疗效。治疗药物包括钙通道阻滞剂、依前列醇和 NO。若患者对这些药物无反应，可尝试性使用内皮素受体拮抗剂（波生坦或安立生坦），或使用磷酸二酯酶 -5 抑制剂（西地那非、他达拉非或伐地那非）。

16. 讨论对 WHO 2 ～ 5 类 PH 患者的治疗方案？

对 PH（WHO 2 ～ 5 类）患者进行对因治疗，以防止 PH 的进展。改善 PAH（WHO 1 类）的治疗对已知病因的 PH 患者不一定有效。对 WHO 1 类认为可提高患者生存率的依前列醇却增加了 2 类和 3 类患者的死亡率，其原因是导致 V/Q 失衡，加重左心室衰竭、低氧血症或肺水肿[5]。

- WHO 2 类—对潜在的左心疾病进行内外科治疗有助于防止 PH 的恶化（如二尖瓣修补术）。
- WHO 3 类—对于重度 COPD 导致的 PH 的患者，用氧疗增加其 PaO_2，提高生存率；维持氧合在 90% 以上[6]。
- WHO 4 类—治疗措施包括抗凝和肺血管血栓内膜剥脱术。
- WHO 5 类—处理潜在诱因。

17. 对于肺高压有哪些外科治疗手段？

- 动脉血栓内膜剥脱术。
- 心房内间隔切开术，形成右向左分流缓解右心充盈压。建立分流会降低体循环动脉氧饱和度，但可增加 CO 和氧输送。对于危重症

PAH 患者此方法谨慎使用，仅作为移植前的过渡，此方法的发病率和死亡率高[7]。

- 右心室辅助装置：右心室衰竭时可使用多种辅助装置作为肺移植的过渡。在 2014 年初没有批准任何一项机械辅助装置是右心衰的治疗终点。
- 体外膜肺氧合（ECMO）：肺移植的过渡措施[8]。
- 对某些挑选出来的 PH 患者可进行双肺或心-肺移植术，三年的生存率约为 50%[9]。

18. 讨论钙通道阻滞剂（CCB）用于治疗 PAH。

CCBs 代表性药物有硝苯地平、地尔硫䓬和氨氯地平。有些 PAH 患者右心置管行血管反应性测试时，使用 CCB，PA 扩张。CCB 治疗有效的患者长期用药可改善功能，并提高生存率，但缺乏随机对照试验。CCBs 明显的副作用是全身低血压、因抑制 HPV 而加重低氧血症和 V/Q 不匹配[10]。

19. 什么是内皮素受体拮抗剂？

ET-1 是一种血管收缩剂，可引起肺动脉收缩。内皮素受体拮抗剂有波生坦和安立生坦。此类药物可以改善 PH 的症状，但无证据表明可以降低死亡率。副作用有肝毒性和外周水肿[11-12]。

20. 什么是前列腺素类及其有治疗作用的衍生物？

PAH 患者前列环素合成酶和前列环素的水平较低。前列环素是强效血管舒张剂，其水平下降，其血管扩张作用相应减弱。前列环素还有抗增殖作用。

前列腺素类（合成的前列环素类似物）作用与前列环素相似，可扩张肺动脉并防止血小板聚集。前列腺素类代表性药物有依前列醇、曲前列尼尔、贝前列素、伊洛前列素。它们均可降低 PAP 并增加 CO。前列腺素类可以吸入、静脉、皮下或直肠给药。静脉给药比吸入给药更容易引起全身的血管扩张和 V/Q 不匹配，因此在手术室和重症监护室通常建议使用吸入给药方式。

依前列醇是研究最多也是最常使用的前列腺素类，静脉持续输注，依前列醇（PGI_2）半衰期为 2～3 分钟。静脉使用前列腺素类缺乏肺选择性，可引起全身低血压，并降低右心室的冠状动脉供血。依前列醇可延长 PAH（WHO 1 类）患者生存率，改善功能状况[13]。而对 WHO 2 类和 3 类患者，依前列醇增加 PH 死亡率，增加肺静脉高压，抑制 HPV，引起 V/Q 不匹配[14]。

21. 什么是磷酸二酯酶 -5（PDE-5）抑制剂？

在平滑肌细胞内，NO 激活鸟苷酸环化酶，产生 cGMP，cGMP 引起血管扩张。而磷酸二酯酶 -5（PDE-5）降解 cGMP，而引起血管收缩。PDE-5 抑制剂是口服的血管扩张剂，并增强 NO 的作用。目前 PDE 抑制剂有西地那非、他达拉非和伐地那非，均为合成制剂，与 NO 或前列腺素类联合使用。PDE-5 抑制剂对 PAH 患者的功能状态确实有改善作用，但对死亡率没有影响[12]。

22. 对肺高压患者术中如何监测?

中到重度 PH 患者术中常行动脉内测压。随时监测血压,进行血气分析。尽管对 PH 患者,动脉脉搏压力变异(也称为 delta down)的有效性没有被证实,仍可以用于评估容量状态[15]。

肺动脉导管可直接测量 PAP 和右心房压,通过测量肺楔压间接评价右心室。PH 时 PA 导管有助于鉴别全身低血压的原因。PH 患者行 PA 导管时 PA 破裂的风险增加,艾森门格综合征患者 PA 破裂的风险更大。许多学者认为艾森门格综合征是 PAC 的禁忌证。

经食管超声心动图(TEE)用于评估容量状态、左心室和右心室功能、瓣膜反流以及心肌缺血引起的节段性室壁运动障碍的早期诊断。是全身麻醉患者进行监测的首选。

23. 如何利用 PA 导管处理肺高压时的全身性低血压?

- SVR 下降(高 CO,正常 CVP,正常或低 PCWP,正常或高 PAP):处理引起 SVR 降低的因素,升压类药物,容量治疗。
- 右心室前负荷下降(低 CO,低 CVP,低 PCWP,低 PAP,正常或高 SVR):容量治疗。
- PVR 升高(低 CO,高 CVP,低 PCWP,正常或高 PAP):处理引起 PVR 升高的因素(比如,酸中毒、高碳酸血症、低氧血症),肺血管扩张剂。
- 右心室收缩力下降(低 CO,高 CVP,正常 PCWP,高 SVR):处理引起收缩力下降的原因,使用正性肌力药物。

24. 左、右心室压力差的意义?

右心室压力增高引起室间隔右移至左心室,降低 CO。与左心室不同,正常情况下右心室在收缩期和舒张期都有冠状动脉灌注。当 RVEDP 升高时,舒张期冠状动脉灌注减少,从而加重右心室衰竭和右心室压力。因此,过量的前负荷对 PH 是不利的[16]。

25. PH 患者行非心脏手术发病率和死亡率是多少?

- 死亡率(1% ~ 10%)。
- 发病率(15% ~ 42%)。
- 术后呼吸衰竭(7% ~ 28%)。
- 心力衰竭(10% ~ 13%)。
- 血流动力学不稳定(8%)。
- 心律失常(12%)。
- 肾功能不全(7%)。
- 脓毒症(7% ~ 10%)。
- 缺血性 / 心肌梗死(4%)。

- 延迟气管拔管（8%～21%）。
- ICU/ 住院时间延长[17]。

26. 预测发生并发症的风险因素有哪些？

- 右心房压＞ 7 mmHg。
- PE 病史。
- NYHA/WHO 功能评分≥ 2。
- ECHO：RVH，RVMPI ＞ 0.75（右心室心肌功能指数）。
- RVSP/SBP 比值＞ 0.66。
- 最后一次术前评估，6 分钟步行距离＜ 399 m。
- 围术期使用升压药。
- 需行急诊手术。
- CAD 病史。
- PASP ＞ 70 mmHg。
- 超过 3 h 的全身麻醉[18-19]。

27. 术中有哪些降低肺高压的措施？

- 慢性肺高压患者服用的降低 PH 药物应一直使用至手术当日。前列腺素在术中持续输注。
- 避免缺氧、高碳酸血症和酸中毒。与全身血管的反应不同，肺血管在缺氧、高碳酸血症和酸中毒时是收缩的。低氧性肺血管收缩（HPV）有利于改善肺内的通气和血流，但是增加 PAP。
- 评价心肌功能；左心室衰竭后出现继发性 PA 压力增高。左心室衰竭时应采取改善心肌氧供和氧耗的措施，如降低心率和升高舒张压，怀疑有缺血应扩张冠状血管。
- 正性肌力药如米力农或多巴酚丁胺可增加心肌收缩力，扩张肺血管，提高 CO。低氧血症加重酸中毒的影响，因此建议采用适当的过度通气（$PaCO_2$ 30 mmHg）
- 保证充足的前负荷。PAH 患者后负荷相对固定，因此更依赖于前负荷。然而右心室容量超负荷又可引起室间隔右移至左心室，减少 CO。
- 避免椎管内麻醉，因为会引起 SVR 和前负荷的突然下降。
- 儿茶酚胺的释放可增加 PA 压力，因此需要保证一定的麻醉深度。
- 当冠状动脉灌注和全身性低血压问题严重时，考虑使用加压素。因为与去氧肾上腺素不同，加压素不会增加 PVR。去甲肾上腺素增加 SVR 超过 PVR 的增加，可以改善右心室冠状动脉灌注。
- 对 PAH，可考虑使用直接起作用的肺血管扩张剂，如 NO 和依前列醇。

28. 呼气末正压（PEEP）对 PH 影响？

肺复张措施减少肺不张，改善 V/Q 比值。然而高水平 PEEP 使通气良好区域的肺血管收缩，引起分流增加，降低 PaO_2。较高的 PEEP 增加了胸内压，降低了静脉回流，从而降低右心室前负荷。但增加了右心室的后负荷，使 PH 恶化。对于 PAH 患者，为了改善 PaO_2，提高 FiO_2 要优于增加 PEEP。

29. 讨论吸入麻醉药和 NO 对肺动脉压力的影响。

吸入麻醉药（异氟烷、地氟烷、七氟烷）有血管舒张作用，降低 PAH。高浓度的吸入麻醉剂则抑制 HPV，导致 V/Q 不匹配，诱发低氧血症。由于右心室功能受损，高浓度的吸入麻醉药风险较大，因此需要滴定式给药。使用 NO，因使低氧血症恶化而增加 PVR[20]。

30. 术前需要考虑的患者及手术因素有哪些？

- 综合：外科手术的风险及收益、麻醉技术、潜在的容量变化、潜在的缺氧、高碳酸血症和酸中毒。
- PH 严重程度：病史及体格检查、ECG、6 分钟步行测试（6-min walk test，6MWT）。
- 用药情况：如需要应停用 PH 抗凝治疗。如果有 DVT 病史、房颤、人工瓣膜等情况可使用替代抗凝疗法。在家中服用的治疗 PH 药物持续使用至手术日。术中使用 NO 或依前列醇。

31. 静脉麻醉药对 PAP 的影响？

- 依托咪酯对 SVR、PVR 或心肌收缩力没有影响，因此适用于 PH 患者。依托咪酯有肾上腺功能抑制作用，使用时应注意。
- 输注丙泊酚可以降低 SVR、PVR 和心肌收缩力。
- 阿片类药物没有直接的血管舒张作用，但可缓解伤害性刺激引起的血管收缩，防止 PAP 的增加。对于自主呼吸呼吸患者，阿片类药物因呼吸抑制引起高碳酸血症，从而升高 PAP。
- 氯胺酮增加 PVR，对于 PH 并不是理想药物。对于存在心内分流的患儿，氯胺酮增加全身血管阻力的作用大于增加肺血管阻力，因此可防止右向左分流[21]。

32. 是否可选择椎管内麻醉？

硬膜外麻醉可安全用于 PH 患者。蛛网膜下腔麻醉（腰麻）可导致 SVR 急剧变化，因此硬膜外麻醉优于腰麻，仍建议行有创监测。椎管内麻醉阻断了使心率增快的 $T_1 \sim T_4$ 纤维，会出现异常的心动过缓，因此实施椎管内麻醉前要有足够的前负荷，使用药物处理 SVR 或心率的迅速下降。

许多 PH 患者长期使用抗凝药。局部麻醉常用于辅助术后镇痛，避免毒麻药的使用，因此对 PH 患者行局部麻醉时应注意抗凝药的使用情况。

33. 讨论硝基血管扩张药的优缺点。

常用的硝基血管扩张药有硝酸甘油和硝普钠。

硝酸甘油的优点是扩张冠状血管。但硝酸甘油可因其静脉扩张作用引起前负荷的过度降低。硝酸甘油的输注，初始计量 $1\ \mu g/(kg\cdot min)$；超过 $3\ \mu g/(kg\cdot min)$，静脉过度扩张，前负荷下降，需要静脉补液。

硝普钠（SNP）主要扩张动脉。初始计量从 $0.5\sim 1\ \mu g/(kg\cdot min)$ 开始，逐渐增加直至所需剂量。SNP 对于降低后负荷非常有效，尽管硝普钠药效强，可能引起严重低血压，但短期使用是安全的。长时间使用可发生快速耐药和氰化物中毒。

硝酸甘油和硝普盐都是非选择性药物，降低 SVR，对肺血管的扩张也无选择性，因此可引起 V/Q 不匹配。使用西地那非的患者应避免使用硝酸甘油或硝普盐，否则可造成严重低血压。

34. 讨论一氧化氮（NO）的特点。

NO 是血管内皮产生的一种小分子物质。精氨酸在 NO 合成酶的作用下合成 NO，NO 进入血管平滑肌，激活鸟苷酸环化酶，生成的 cGMP 引起平滑肌松弛和血管扩张。

NO 吸入机体后，经过肺泡膜到血管内皮并引起平滑肌松弛。进入血管内后迅速与血红蛋白结合（与血红蛋白的亲和力是一氧化碳的 1500 倍）而失活，因此无全身血管舒张作用。因为 NO 只可到达有通气功能的肺泡并增加此区域的血流，因此可改善 V/Q。使用剂量范围宽，但每百万 $20\sim 40$ parts 并不常用。

由于进入循环后迅速失效限制了 NO 的使用，只能吸入给药。NO 在氧气中储存会产生有毒的高价氮氧化物，尤其是二氧化氮（NO_2）。NO 在氮气中储存，在使用前与呼吸机气体迅速混合。应警惕使用 NO 存在增加高铁血红蛋白水平的潜在风险。NO 有促炎和抗炎作用，其意义尚不完全明了。NO 也可破坏血小板的聚集和黏附。

35. 讨论 NO 对肺动脉高压的治疗作用及应用范围。

心肺转流（cardiopulmonary bypass，CPB）引起肺内皮损伤，尽管可能有其他因素的参与，最主要的原因是缺血-再灌注损伤。血管收缩因子如血栓素和内皮素水平升高，而血管舒张因子如 PGI_2 和内源性 NO 水平下降。CPB 后出现 PH 预示死亡率增高和术后心肌梗死增加。NO 已被用于瓣膜置换术、先天性心脏缺损矫正术、心脏移植术后 PAH，也用于肺移植之前的过渡。

许多新生儿有 PAH，包括先天性膈疝、先天性心脏病和新生儿持续性PAH。NO 可用于婴儿呼吸窘迫综合征。

36. 列举增加肺高压风险的手术。

- 肝移植：微栓及大量液体输注增加右心负担，增加 PH。
- 髋关节置换术：在假体植入时，肺内出现许多由水泥、骨质和空气形成的小栓子，即骨水泥植入综合征。
- 腹腔镜手术：CO_2 气腹可引起高碳酸血症，增加 PH。

37. 升压药和正性肌力药物对肺高压的影响？

使用升压药和正性肌力药物的目的是维持体循环压力高于肺循环压力，以确保冠状动脉对右心室的灌注。冠状血管在收缩期和舒张期均供应右心室血液。若压力差消失可引起右心室缺血，RVEDP 增高，形成恶性循环。

去甲肾上腺素——β_1 和 α_1 受体激动剂，在右心室衰竭时有效升压，增加 SVR 大于 PVR，因此在增加心排血量的同时有利于右心室灌注。在动物实验中，剂量 $> 0.5 \ \mu g/ (kg \cdot min)$，可显著增加 PVR。

去氧肾上腺素——α_1 受体激动剂，增加 PVR 引起右心室后负荷增加。

加压素——加压素 V_1 受体激动剂。增加 SVR，对 PVR 无影响，降低 PVR/SVR 比值。加压素对于 PH 血管扩张性休克有效。

多巴胺——增加 CO 而不增加 PVR。副作用是心动过速和心律失常，从而限制其在心源性休克中的应用。

多巴酚丁胺——增加 CO 和心肌收缩力，同时降低 SVR 和 PVR。增快心率的作用弱于多巴胺。

米力农——降低 PVR 和 SVR，增加 CO。

肾上腺素——降低 PVR/SVR，增加 CO。

异丙肾上腺素——心脏移植术后增快心率。也会引起心律失常 [22]。

38. 为什么建议 PH 患者避免妊娠？

PH 患者妊娠期死亡率为 30% ~ 50%。因此建议 PH 患者尽量避免妊娠。妊娠时循环容量和 CO 均有所增加，PH 患者难以耐受这种变化，尤其是从围生期到分娩后几个月的时间内[23-24]。

要点：肺高压

1. 米力农有效降低 PAP，增加 CO。
2. 依前列醇和 NO 在术中有效降低 PAP。
3. 缺氧、高碳酸血症和酸中毒加重 PAP。
4. 加压素增加 SVR 而不影响 PAP。去甲肾上腺素增加 SVR $>$ PVR，对于 PAH 有利。
5. 非选择性血管扩张剂（如钙通道阻滞剂、硝酸甘油、硝普盐、吸入麻醉药）因抑制 HPV，而引起低氧血症。
6. 对于 PH 的处理依赖于潜在的病因。对于 PAH（WHO 1 类）有效的治疗，如依前列醇可能会使其他 WHO 其他分类的患者病情恶化。
7. 与左心室不同，在收缩期和舒张期均有右心室的冠状动脉血供。当 RVEDP 升高时，舒张期冠状动脉供血下降，引起右心室衰竭加重。

参考文献

1. McLaughlin VV, Archer SL, Badesch DB, et al: ACCF/AHA 2009 expert consensus document on pulmonary hypertension, J Am Coll Cardiol 53:1573–1619, 2009.
2. McLaughlin VV, Presberg KW, Doyle RL, et al: Prognosis of pulmonary arterial hypertension: ACCP evidence-based clinical practice guidelines, Chest 126:78S–92S, 2004.
3. Johnson SR, Mehta S, Granton JT: Anticoagulation in pulmonary arterial hypertension: a qualitative systemic review, Eur Respir J 28:999–1004, 2006.
4. Raja SG, Raja SM: Treating pulmonary arterial hypertension: current treatments and future prospects, Ther Adv Chronic Dis 2:359–370, 2011.
5. Hoeper MM, Barbera JA, Channick RN, et al: Diagnosis, assessment, and treatment of non-pulmonary arterial hypertension pulmonary hypertension, J Am Coll Cardiol 54:S85–S96, 2009.
6. Ashutosh K, Dunsky M: Noninvasive tests for responsiveness of pulmonary hypertension to oxygen. Prediction of survival in patients with chronic obstructive lung disease and cor pulmonale, Chest 92:393–399, 1987.
7. Reichenberger F, Pepke-Zaba J, McNeil K, et al: Atrial septostomy in the treatment of severe pulmonary arterial hypertension, Thorax 58:797–800, 2003.
8. Keogh AM, Mayer E, Benza RL, et al: Interventional and surgical modalities of treatment in pulmonary hypertension, J Am Coll Cardiol 54(1 Suppl):S67–S77, 2009.
9. Yusen RD, Christie JD, Edwards LB, et al: The registry of the International Society for Heart and Lung Transplantation: thirtieth adult lung and heart-lung transplant report—2013, J Heart Lung Transplant 32:965–978, 2013.
10. Sitbon O, Humbert M, Jaïs X, et al: Long-term response to calcium channel blockers in idiopathic pulmonary arterial hypertension, Circulation 111:3105–3111, 2005.
11. Galiè N, Olschewski H, Oudiz RJ, et al: Ambrisentan for the treatment of pulmonary arterial hypertension, Circulation 117:3010–3019, 2008.
12. Ryerson CJ, Nayar S, Swiston JR, et al: Pharmacotherapy in pulmonary arterial hypertension: a systematic review and meta-analysis, Respir Res 11:12, 2010.
13. McLaughlin VV, Shillington A, Rich S: Survival in primary pulmonary hypertension: the impact of epoprostenol therapy, Circulation 106:1477–1482, 2002.
14. Califf RM, Adams KF, McKenna WJ, et al: A randomized controlled trial of epoprostenol therapy for severe congestive heart failure, Am Heart J 134:44–54, 1997.
15. Marik PE, Cavallazzi R, Vasu T, et al: Dynamic changes in arterial waveform derived variables and fluid responsiveness in mechanically ventilated patients, Crit Care Med 37(9):2642–2647, 2009.
16. Minai OA, Yared JP, Kaw R, et al: Perioperative risk and management in patients with pulmonary hypertension, Chest 144(1):329–340, 2013.
17. McGlothlin D, Ivascu N, Heerdt PM: Anesthesia and pulmonary hypertension, Prog Cardiovasc Dis 55(2):199–217, 2012.
18. Meyer S, McLaughlin VV, Seyfarth HJ, et al: Outcomes of noncardiac, nonobstetric surgery in patients with PAH: an international prospective survey, Eur Respir J 41(6):1302–1307, 2013.
19. Ramakrishna G, Sprung J, Ravi BS, et al: Impact of pulmonary hypertension on the outcomes of noncardiac surgery: predictors of perioperative morbidity and mortality, J Am Coll Cardiol 45(10):1691–1699, 2005.
20. Gille J, Seyfarth HJ, Gerlach S, et al: Perioperative anesthesiological management of patients with pulmonary hypertension, Anesthesiol Res Pract 2012:356982, 2012.
21. Williams GD, Maan H, Ramamoorthy C, et al: Perioperative complications in children with pulmonary hypertension undergoing general anesthesia with ketamine, Paediatr Anaesth 20(1):28–37, 2010.
22. Price LC, Wort SJ, Finney SJ, et al: Pulmonary vascular and right ventricular dysfunction in adult critical care: current and emerging options for management, Crit Care 14:R169, 2010.
23. Bédard E, Dimopoulos K, Gatzoulis MA: Has there been any progress made on pregnancy outcomes among women with pulmonary arterial hypertension? Eur Heart J 3:256–265, 2009.
24. Bassily-Marcus AM, Yuan C, Oropello J, et al: Pulmonary hypertension in pregnancy: critical care management, Pulm Med 2012:709407, 2012.

围术期肝功能障碍与肝移植

Matthew J. Fiegel, MD
郭英　译　米卫东　校

第39章

1. 肝的正常生理功能是什么？

人体肝包括四个解剖叶（左叶、右叶、尾状叶和方叶）和八个外科段（Ⅰ～Ⅷ）。肝血流约占心排血量的 20%～25%，并且肝还存储总血量的 10%～15%。门静脉提供 75% 的肝血流和 50% 的氧供。

血浆中几乎所有的蛋白都在肝中合成，包括白蛋白、α-酸性糖蛋白、假性胆碱酯酶和除Ⅲ、Ⅳ、Ⅷ因子外的所有凝血因子。肝也参与碳水化合物、脂肪和胆固醇的代谢及胆汁的合成。机体内 20% 的亚铁血红素也在肝中产生。肝具有免疫功能，内部的库普弗细胞可以过滤内脏静脉血中的细菌。最后，肝是药物代谢和解毒的主要器官。通过三个阶段肝脏反应（阶段Ⅰ、Ⅱ和Ⅲ）后，药物被代谢为水溶性更强的形式并经尿液和胆汁排泄。第一阶段是由 P-450 家族蛋白介导的一系列氧化、还原和水解反应。第二阶段是进行葡萄糖醛酸和氨基酸等物质的结合反应。第三阶段的反应是内源性肝蛋白质依靠 ATP 的能量来排泄各种物质。在肝中含氮化合物降解为尿素。

2. 简述急性肝实质病变最常见的原因。

病毒感染是大多数急性肝炎的主要原因，既往乙型肝炎（HBV）是最常见的急性病毒性肝炎。但随着乙肝疫苗的出现，甲型肝炎和丙型肝炎是世界范围内占比最多的病毒性肝炎。人类疱疹病毒 4 型（EB 病毒）、巨细胞病毒、药物和毒素也可引起同样的作用。药源性肝损害（drug-induced liver injury，DILI）与急性病毒性肝炎相似，最常见的诱因是酒精、抗生素和非甾体类抗炎药。由于 DILI 胆红素增高，因此有 10% 的死亡率。

3. 什么是肝硬化？

肝硬化是慢性肝炎发展所致的最严重后果，其特征是弥散性肝细胞死亡，导致纤维化和结节性肝细胞再生。肝内循环的紊乱使细胞损伤进一步加重，并导致肝细胞逐渐减少，最终表现为肝功能损伤。肝合成障碍表现为凝血酶原时间（PT）/国际标准化比率（INR）增加，低蛋白血症，解毒功能受损导致肝性脑病，即终末期肝病（end-stage liver disease，ESLD）

4. 描述肝硬化患者的神经功能紊乱。

　　肝硬化患者的中枢神经系统功能障碍表现为肝性脑病，临床表现从意识障碍到昏迷不一，通常肝性脑病继发于摄入过多的蛋白质和胃肠道（GI）出血。氨浓度升高水平与肝性脑病严重程度不相关。治疗措施包括低蛋白饮食、乳果糖，以及应用利福昔明。暴发性肝衰竭时可并发脑水肿和颅内压增高，必要时应转运至重症监护治疗病房进行颅内压监测。

5. 简述肝硬化患者的肺部变化。

　　动脉低氧血症及代偿性过度通气可继发于腹水 / 胸腔积液导致的肺不张或者肝肺综合征（hepatopulmonary syndrome，HPS）。HPS 由肺内动静脉（AV）分流所致。门静脉高压和血管再生是 AV 分流的原因。HPS 的临床症状包括平卧呼吸（站立时呼吸急促）和直立低氧血症（直立时氧饱和度降低），这些均提示通气 / 血流失调。

　　门肺动脉高压（PPH）指平均肺动脉压（PAP）大于 25 mmHg，占肝硬化患者的 2% ～ 4%，病因尚不清楚。由于疗效难以预测，目前缺乏 PPH 患者的肝移植实施指南。重度 PPH（PAP > 45 mmHg）是肝移植的禁忌证。

　　血管扩张剂可降低 PAP 并延长部分 PPH 患者的生存期。前列腺素依前列醇可长期输注，并已用于肝移植患者的过渡期，可降低 PAP。在一小部分 PPH 患者中，吸入 80 ppm 的一氧化氮可快速降低 PAP，现一氧化氮已在术中用于降低 PAP。

6. 描述肝硬化患者的心血管变化。

　　随着肝疾病的进展，大部分的患者都发展为高动力循环状态，其特征为外周血管阻力的降低和代偿性心排血量的增加。循环血容量增大表现为血管扩张和外周血流量增加。虽然总血容量增加，但肝硬化患者的有效动脉血量降低，外周血液分流导致动静脉氧浓度梯度变小，因此混合静脉血氧饱和度常高于正常值，对升压药的敏感性降低。肺血流增加可导致 PAP 的增加；通常肺血管阻力维持在正常值。

　　冠状动脉疾病（CAD）导致心肌受损（既往认为肝病患者少见），尤其当患者合并有糖尿病时，心肌受损更为突出。50 岁以上肝移植患者 CAD 的发生率为 5% ～ 27%。心脏存在收缩和舒张功能异常（肝硬化性心肌病）导致心排血量不足，影响血管扩张，这种状况在长期酗酒的患者中尤为明显。

7. 什么是肝肾综合征（hepatorenal syndrome，HRS）？它与终末期肝病患者存在急性肾损伤（acute kidney injury，AKI）有何不同？

　　以上两种类型的肾衰竭都可见于肝硬化患者，其特点都是少尿和血清肌酐水平升高，其病因都是肾灌注不足。因各自的治疗和预后并不相同，因此鉴别诊断非常重要。

　　HRS 常见于伴有门静脉高压和腹水的肝硬化患者，其定义是在没有其他肾疾病的前提下血浆肌酐 > 1.5 mg/dl 和尿钠 < 10 mmol/L。病因是舒张血管的前列腺素水平降低和明显的脏器血液淤滞，导致肾灌注不足。HRS 分为 I 型和 II 型。I 型进展迅速，需立即行透析和肝移植；II 型 HRS 相对没那么严重，可以保守治疗，治疗措施包括使用特利加压素和经门体静脉穿刺分流术。

AKI 由肾血流量降低所致，如出血（静脉曲张破裂）、内脏血液淤滞、腹水、脱水等。补充血容量通常可以纠正 AKI，但它可以发展成为急性肾小管坏死（ATN）。ATN 患者储钠功能丧失，尿检常可发现管状细胞，尿钠 50 ～ 70 mmol/L。

8. 描述 HRS 患者的容量评估和液体管理。

对于 HRS 患者，术中需要纠正低血容量以改善肾血供，防止进一步的肾损伤。容量评估较为困难，因为患者通常存在肝肿大或淤血，即使增加腔静脉回流也会存在相对血容量不足；中心静脉压一般较高。常用白蛋白扩容作为少尿的初始治疗方案，1/3 的患者疗效明显。HRS 导致的进行性肾衰竭只有肝功能改善才能缓解。

9. 肝硬化患者的胃肠道和血液系统的有什么异常？

门静脉高压（ > 10 mmHg）可致胃肠道并发症。门静脉高压促使门体静脉侧支循环的建立，例如发生食管-胃底静脉曲张。胃底静脉曲张破裂出血导致的死亡占此类患者死亡率的 1/3。

血液系统异常包括贫血，血小板减少和凝血功能异常。贫血继发于胃肠道出血、营养不良和骨髓抑制。血小板减少症是由脾隔离症、骨髓抑制和免疫介导的血小板破坏引起的。凝血功能障碍由凝血因子合成减少，纤维蛋白溶解亢进，以及弥散性血管内凝血等所致。

10. 用于检测肝细胞损伤的肝功能检验有哪些？

细胞膜通透性增加和细胞坏死造成酶［谷丙转氨酶（ALT）和谷草转氨酶（AST）］释放入血。通常两种酶水平的变化较为一致，AST 通过网状内皮系统的清除速度更快，其浓度几乎不受肾和胆道功能变化的影响。ALT 主要存在于肝细胞内，而 AST 则广泛分布于心脏、骨骼肌、胰、肾和红细胞中。因此 AST 缺乏诊断肝功能损伤的特异性，而 ALT 诊断肝疾病的指向性更强，但敏感度较低。

11. 描述评估肝合成功能的实验室检查。

所有的凝血因子均由肝合成。Ⅷ因子虽然不是直接由肝细胞产生，但需通过肝内皮窦状细胞才能合成。PT/INR 可间接反映凝血因子的含量，因此可用来评估肝的合成功能。肠道吸收不良所致的维生素 K 缺乏、抗凝治疗均可导致 PT/INR 延长。排除其他致病因素后，PT/INR 可作为急性肝细胞损伤较一个敏感的预后指标。

　　白蛋白在肝中合成，也可反映肝合成能力，但经肾和胃肠道丢失，及血管通透性的改变均可影响血浆白蛋白水平。由于白蛋白在血浆中的半衰期较长，肝合成功能障碍造成的白蛋白水平下降需要约20天才能发现，因此低血清白蛋白水平对于诊断慢性肝病更有优势。

12. 胆汁淤积性肝病有哪些相关的检测指标？

　　位于胆管上皮细胞膜上的酶如碱性磷酸酶（ALP）、γ-谷氨酰转移酶（GGT）及5'-核苷酸可用以评估胆道功能。ALP存在于多类组织中，在其他情况如骨骼疾病和妊娠时也可升高。肝源性ALP升高通常伴有GGT和5'-核苷酸酶的同时升高。

13. 实验室指标如何对肝硬化患者围术期风险进行分级？

　　急性肝疾病时血浆转氨酶浓度常高达正常值的10～100倍，浓度越高提示肝细胞死亡越多，并与死亡率增加相关，但在急性肝病的早期和终末期转氨酶浓度也可处于相对正常的水平，提示有大量肝细胞坏死，常伴非常高的死亡率。PT/INR常显著延长，提示合成能力下降，但血浆白蛋白水平常正常。重症急性肝病患者接受腹腔内手术的死亡率接近100%。

　　肝功能检测也可预测慢性肝损伤患者的预后。Child-Turcotte-Pugh评分（表39-1）起初是用于评估门体静脉分流手术患者的风险。利用此评分方法，A、B、C三级患者进行非心脏手术时，30天死亡率分别分10%、14%～31%和51%～80%。近期提出的终末期肝病模型（Model for End-Stage Liver Disease，MELD）评分系统对肝硬化患者90天死亡率的评估更为客观（框39-1）。与Child评分相比，MELD对肝硬化患者围术期风险进

表39-1 修正后的 Child-Turcotte-Pugh 评分			
	评分		
指标	1	2	3
白蛋白（g/dl）	>3.5	2.8～3.5	<2.8
国际标准化比值	<1.7	1.7～2.3	>2.3
胆红素（mg/dl）	<2	2～3	>3
腹水	少量	中等	大量
脑病	无	I～II级	III～IV级

A级＝5～6分；B级＝7～9分；C级＝10～15分

框39-1　终末期肝病模型
MELD评分＝3.8×log（e）（胆红素 mg/dl）＋11.2×log（e）（INR）＋9.6log（e）（肌酐 mg/dl）
MELD <10＝围术期死亡率低
MELD 10～14＝围术期死亡率中等
MELD >14＝围术期死亡率高

INR，国际标准化比值；MELD，终末期肝病模型

行可靠的预测，MELD 通过计算患者的胆红素、INR 和肌酐，评分为 < 10、10 ～ 14 和 > 14，分别对应 Child 评分中的 A、B、C 三级。

14. 通过病史和体格检查可获知哪些肝病的危险因素？

见表 39-2。慢性肝病的特征有腹水、肝脾肿大、血管蜘蛛痣、脐周静脉曲张和男性乳房发育。

15. 什么是黄疸？

黄疸指肉眼可见的黄色或绿色，最初可发现巩膜黄染，源于血清胆红素的升高，当血清胆红素达到 2 ～ 2.5 mg/dl 时出现黄疸（血清胆红素正常值为 0.5 ～ 1 mg/dl），当胆红素氧化为胆绿素后所观察到的就是绿色。

16. 非结合及结合高胆红素血症的区别。

两者之间的区别对于黄疸的鉴别诊断非常重要，血清非结合胆红素的升高通常与红细胞及其前体的转化有关，结合高胆红素血症通常提示胆道或肝功能障碍。

17. 列举非结合及结合高胆红素血症的常见原因。

非结合性高胆红素血症是指总血清胆红素升高，而结合胆红素一般不超过总血清胆红素的 15%。病因见于表 39-3。

结合胆红素的升高主要由肝细胞功能障碍和（或）肝内外梗阻所致。见表 39-4。

18. 肝细胞损伤的主要原因是什么？

见表 39-5。

表 39-2　肝疾病的危险因素	
危险因素	示例
病毒性肝炎	静脉药物滥用，输血，文身，接触感染者
药物	酒精，处方药（例如，乙酰氨基酚，氟哌啶醇，四环素，异烟肼，肼屈嗪，卡托普利和胺碘酮）
自身免疫性疾病	系统性红斑狼疮，结节病，混合性结缔组织疾病
代谢性疾病	血红蛋白沉积症，Wilson 病，囊性纤维化，α_1 抗胰蛋白酶缺乏，糖原贮积症
炎性肠病	克罗恩病和溃疡性结肠炎 / 原发性硬化性胆管炎

表 39-3　非结合胆红素升高的病因	
风险因素	示例
溶血	不相容输血、动脉 / 静脉侧支循环、先天或后天缺陷（例如，自身免疫和药物诱导的溶血性贫血，葡萄糖 -6- 磷酸酶缺乏症）
血肿吸收	腹膜后或盆腔血肿
酶缺陷	先天缺陷（Gilbert 综合征）和先天性葡萄糖醛酸转移酶缺乏症（Crigler-Najjar 综合征）

表 39-4 胆道梗阻 / 淤积的病因

肝外梗阻	肝内梗阻
肿瘤（胆管、胰腺和十二指肠）	原发性胆汁性肝硬化
胆囊炎	药物（雌激素，合成代谢类固醇，四环素，和丙戊酸）
胆道狭窄	全胃肠外营养
上行性胆管炎	妊娠
硬化性胆管炎	

表 39-5 肝细胞损伤的病因

病因	示例
感染	A、B、C 型肝炎，巨细胞病毒，EB 病毒
药物	对乙酰氨基酚，异烟肼，苯妥英，肼屈嗪，α-甲基多巴，柳氮磺吡啶
脓毒症	肺炎
全胃肠外营养（TPN）	TPN 两周以上的患者中 68% ～ 93% 出现肝功能异常
低氧血症	动脉血氧较低或因氰化物或一氧化碳中毒影响外周氧利用
缺血	静脉压升高（例如，充血性心力衰竭，肺栓塞，和正压通气）
	动脉压下降（例如，低血容量，血管加压素和主动脉阻断）

19. 吸入麻醉药物会引起的肝功能损伤吗？

极少情况下，吸入麻醉药的代谢产物可导致肝细胞的炎症或死亡。吸入麻醉药代谢产物的肝毒性由高到低依次为氟烷＞七氟烷＞恩氟烷＞异氟烷＞地氟烷，氟烷代谢物毒性最高，30% 以上的患者应用氟烷后可能出现相关的肝损害，可一过性出现无症状的 AST 和 ALT 增高。

极少数患者接触了吸入麻醉药后会出现免疫介导的特异性反应。免疫复合物的形成与药物代谢率有关，例如氟烷的代谢产物导致的肝炎最常见，但目前美国极少使用氟烷，所以此问题已基本消失。

20. 吸入麻醉药对肝血流的影响？

吸入麻醉药可扩张肝动脉和门脉前血管，降低平均肝动脉压力，增加内脏血液淤积，使门脉血流减少，总体表现为肝灌注不良。但是当小于 1 个最低肺泡有效浓度（MAC）时，恩氟烷、七氟烷和地氟烷对肝血流的影响极微。此外，吸入麻醉药可造成肝动脉的自动调节功能丧失，肝的灌注呈现压力依赖型。对于肝功能正常的患者，因吸入麻醉药物可同时降低机体的代谢，故可较好地耐受这一变化。但肝功能已受损的患者因并存灌注受损，对这种低灌注状态更为敏感，因此采用吸入麻醉时应使用低于 1MAC 的浓度。

21. 肝疾病患者静脉麻醉药物应作何调整？

麻醉诱导药物丙泊酚、依托咪酯和氯胺酮肝摄取率高，用于轻中度肝硬化患者，其药代动力学特征变化不大。对严重低蛋白血症的肝硬化患者，硫喷妥钠的诱导剂量明显增加。虽然肝疾病患者的假性胆碱酯酶水平有所下降，但临床上琥珀胆碱药效延长的情况并不明显。肝硬化患者使用中效甾体类非去极化肌松药维库溴铵和罗库溴铵时，药效会明显延长，尤其重复给药时药效延长更明显。苄基异喹啉肌松药如阿曲库铵和顺阿曲库铵通过独立的霍夫曼消除进行代谢，药效持续时间并不受肝疾病的影响。

苯二氮䓬类药物如咪达唑仑和地西泮，经肝 I 阶段的氧化反应代谢，作用时间延长；劳拉西泮是经 II 阶段的葡糖醛酸清除，代谢过程无特殊。肝病患者均应慎重选用所有苯二氮䓬类药物的剂量。

除瑞芬太尼外的所有阿片类药物都经肝代谢。吗啡和哌替啶在肝病患者中，半衰期延长，使肝性脑病发生率增加。芬太尼虽然完全经肝代谢，但在肝硬化患者中使用临床疗效不会延长，因此芬太尼和瑞芬太尼是肝疾病患者首选的阿片类药物。

22. 肝病患者的术前管理目标是什么？

首先应明确肝疾病的类型及其严重程度。急性肝炎和 Child C 型肝硬化（MELD > 14 分）患者的择期手术应推迟。术前需进行系统的器官功能评估，尤其关注是否有肝性脑病、腹水、门静脉高压和肾功能不全，还需进行包括转氨酶、胆红素、白蛋白、基本代谢情况、全血细胞和血小板计数、凝血功能等的完整的实验室检测。对拟行大手术的患者，应纠正凝血功能障碍，调整 INR < 1.5、血小板 > 100×10^9 以及纤维蛋白原 > 100 mg/dl。血栓弹性描记图可指导术前伴有凝血功能障碍的患者进行成份输血。

23. 肝病患者的术中管理目标是什么？

关键目标是保证肝血流量和维持现有肝功能。应尽量避免出现低氧血症、出血和低血压等可能降低肝血流的状况。需慎重选择药物和剂量。提高手术室温度，准备加热／快速输液装置，适当情况下可选用区域麻醉。

24. 描述肝移植的适应证和禁忌证。

肝移植适应证为终末期肝细胞性、胆汁淤积性、多囊性肝疾病，以及某些无法切除的肝恶性肿瘤、代谢性肝疾病以及暴发性肝衰竭（表 39-6）。时过境迁，肝移植相对和绝对禁忌证已有所变化（表 39-7）。根据 MELD

表 39-6　列举肝功能状态与肝移植	
1 级（MELD 评分 40 以上）	急性肝衰竭／疾病，预计存活时间不超过 7 天（最先优选行肝移植）
2A 级（MELD 评分 > 29）	终末期肝病，病情严重需住院治疗
2B 级（MELD 评分 24 ~ 29）	终末期肝病，病情严重但不需要住院治疗
3 级（MELD 评分 < 24）	肝病患者，不急需进行尸肝移植，可等待合适的活体捐献肝移植

表 39-7 肝移植的禁忌证	
绝对禁忌证	**相对禁忌证**
肝胆管系统外脓毒血症	进展性慢性肾衰竭
转移性肝胆恶性肿瘤	年龄 > 60 岁
进展性心肺疾病	门静脉血栓
对扩血管治疗不敏感的中重度肺动脉高压	胆管癌
AIDS	低氧血症伴肺内右至左分流
	肝炎：HBsAg 和 HBeAg 阳性
	门腔静脉分流术前
	复杂的肝胆手术术前
	目前酗酒和（或）滥用药物
	HIV 阳性但尚无 AIDS 临床症状
	进行性营养不良

AIDS，获得性免疫缺陷综合征；HIV，人类免疫缺陷病毒。
Modified from Maddrey WC，Van Thiel DH：Liver transplantation：an overview. Hepatology 8：948，1988

预测 3 个月的生存率，分值高者死亡概率大，因此风险-收益比最佳的患者更适合行肝移植术。

25. 肝移植患者的麻醉前注意事项是什么？

优化复杂、危重肝病患者的麻醉管理，需处理肝疾病所致的病理生理改变、合并症及手术相关的生理改变。在某些情况下（如肺动脉高压、HRS）肝疾病的问题可被更严重的合并症掩盖。既往腹部手术史、肝性脑病、凝血缺陷（凝血因子缺乏和血小板减少）均需引起重视。血栓弹力图（TEG）可体现患者整个凝血过程。TEG 用图的形式描述了血凝块从纤维蛋白丝形成，到完整血凝块的黏弹性，动态显示了凝块的形成过程。由于 TEG 通过一次检查即可检测血凝块形成的各个阶段情况，因此常需多次检测，前后比对才对临床治疗有指导意义。TEG 是目前评估血小板功能最好的实验室指标。

该类患者电解质紊乱较常见，肝疾病早期会出现低钾血症，因为肝损伤会导致醛固酮增多症。而使用保钾利尿剂治疗腹水和 HRS 时可引起高钾血症。醛固酮增多症、容量超负荷或使用利尿剂后可能出现低钠血症。对肾功能不全者应进行术前评估以明确围术期是否需要进行血液透析。细胞毒性脑水肿是暴发性肝衰竭患者常见的并发症，术前必须积极控制颅内压，防止脑干脑疝导致患者死亡。对伴有脑水肿的患者应行颅内压监测。

与肝硬化相关的肺动脉高压发病率约为 8%，是围术期死亡率和并发症发生的重要原因之一。许多肝功能衰竭患者的缺氧都继发于肺不张和 HPS。所有等待肝移植的患者都应进行经胸腔超声心动图检查评估肺动脉压力、左心室功能和肺内分流。若患者伴有肺动脉压力升高或右心室功能下降，则需行右心导管置入术。

26. 描述肝移植的三个阶段。

- **无肝前期（阶段一）**：包括手术切开、分离、肝的游离。外科医生要区分肝动脉、门静脉和下腔静脉。

- **无肝期（阶段二）**：将肝与循环隔离，夹闭肝动脉和门静脉，随后旷置下腔静脉。在无肝期间，移植供体肝，与患者的腔静脉、门静脉和肝动脉解剖吻合，重新建立循环。在无肝期后期去除血管阻断钳，使供体肝恢复再灌注。

- **再灌注期（阶段三）**：是从门静脉再灌注开始一直持续到手术结束，此期进行胆道重建，并评估新肝功能。

27. 什么是静脉-静脉分流，有什么替代方法？

　　在无肝期腔静脉夹闭后，心脏前负荷急剧下降，通常采用分流技术使远端血液回流。但升压药优于静脉-静脉分流术。另一个选择是使用侧壁钳，部分阻断腔静脉，并将肝及部分连接在肝静脉上的腔静脉一并切除。因为腔静脉血流持续开放，下肢静脉回流不受影响，手术方式的选择取决于肝周围的瘢痕组织和外科医生的偏好。

28. 列举肝移植手术无肝前期的麻醉注意事项。

- 维持体温的正常非常重要，因为体温影响肝的代谢能力。早期发生低体温很难纠正，且会增加凝血功能紊乱的风险。

- 输注血液制品和 HRS 患者排泄功能受损可致高钾血症，可引起心搏骤停。供体器官灌注液中含有 150 mEq/dl 的钾，再灌注期间大部分钾进入患者的血液循环中，因此在手术早期控制血钾水平至关重要，一般维持在 3.5 mEq/dl 左右。可使用髓袢利尿剂（呋塞米）和过度换气，若以上措施均无效，可考虑进行术中血液透析。

- 肝病患者的低钠血症不宜迅速纠正，因为移植过程中血清钠的波动可导致脑桥脱髓鞘，引起患者衰竭或死亡。

- 由于库血中的枸橼酸需经肝代谢，在肝移植的过程中会蓄积。枸橼酸与钙离子结合可导致低钙血症。

- 在这个阶段可有较明显的失血，对既往有腹部手术史，尤其右上腹手术的患者更需预期考虑出血问题。

- 除了已有的凝血功能障碍，肝衰竭患者大量失血的原因还包括门静脉高压和内脏静脉充血。肝硬化患者可使用内脏的血管收缩剂如加压素促使内脏的血液回流至动脉循环中。

- 无肝前期结束后，应保持患者体温，纠正凝血障碍并补充术中失血，维持理想的尿量和电解质平衡。

29. 在肝移植的第二阶段即无肝期，麻醉的关注点有哪些？

　　在无肝前期，一旦游离结束，失血往往是最少的。因为下腔静脉已被阻断，患者体内约 1/2 的血液淤积在下肢，因此中心静脉压力对人体总血容量的判断没有指导意义。在此阶段处理的重点是维持血流动力学相对稳定，纠正血钾和 pH，为再灌注做准备。类固醇激素也应在此阶段使用。类固醇激素是抑制免疫反应的首要措施，可减小排斥反应，需在再灌注前应用。

在无肝期无法进行自身调节，高钾血症、低钠血症和代谢性酸中毒常见，需积极纠正。纠正代谢性酸中毒时使用的碳酸氢钠所致的高钠血症可用 5% 的葡萄糖液控制（D_5W）。可通过调整机械通气参数处理因输注碳酸氢钠所致的 $PaCO_2$ 增高。氨丁三醇（THAM）是较好的缓冲剂。THAM 是一种低钠缓冲剂，不会增加血钠和二氧化碳分压。如前所述，血钾应控制 < 3.5 mEq/L，以防止在再灌注期间高血钾症引起的心搏骤停；过度换气、碱化剂、胰岛素都能有效的控制血钾。

静脉被阻断时没有预测循环不稳定的可靠指标。但严重的高动力循环状态、门静脉高压以及高龄均为发生循环系统不良事件的高危因素。

30. 再灌注损伤综合征的定义及其影响。

再灌注损伤综合征是指再灌注 5 分钟内，平均动脉压较基础值降低 30% 以上、持续时间超过 1 分钟，或在相同条件下平均动脉压小于 60 mmHg。在第二阶段门静脉开放后，即使精心调控，仍有 30% 的患者在再灌注期间会出现严重的心血管衰竭。再灌注期首先出现血钾快速增高、体温降低、急性酸中毒及移植肝释放血管活性类物质；接着可出现心动过缓、心肌抑制以及全身血管舒张等临床表现。高龄、供体器官体积较大、冷缺血时间过长、合并有肾疾病以及暴发性肝衰竭都是危险因素。

使用钙剂、阿托品和（或）肾上腺素可改善心血管功能。液体治疗应慎重，可能会进一步升高充盈压（继发于心肌抑制），使肝灌注受影响。当出现肺动脉高压、中心静脉压升高及持续性低血压时，应持续应用升压药如去甲肾上腺素、去氧肾上腺素、加压素来纠正血管的持续扩张。

31. 描述再灌注期间麻醉管理的主要问题。

- 再灌注期间极可能出现血压的剧烈波动及心律失常。腔静脉开放使大量的外周血液进入体循环可致高血压。门静脉开放后血液通过移植肝回流入心脏，坏死的细胞和残留的缓冲液可引起严重的低血压、心动过速、室上速、室性心律失常、电机械分离，甚至可致心搏骤停。低血压也可能与出血有关，静脉压的升高可导致吻合口处出血。
- 因新肝需要一定的时间来恢复其合成功能，在第三阶段可出现轻到重度的凝血功能障碍，TEG 可用以指导治疗。外源性补充及移植肝本身合成功能的恢复可使凝血功能不断恢复至正常水平。应定期检测纤维蛋白原水平。
- 即使术前伴有 HRS 的患者，此期尿量也会增加，正性肌力药物需求减少。

- 再灌注期需要进行胆道的重建，可行直接胆管与胆管吻合或者 Roux-en-Y 胆总管空肠吻合术。

32. 第三阶段评估移植器官功能的指标是什么？

评估移植器官功能是无肝期后期的重要工作之一，肝功能状态可通过以下几点评估：

当肝可以代谢枸橼酸，则无需补充钙剂即可维持正常的血钙水平；碱剩余正常，表明肝具有酸清除能力；体温可维持正常；胆汁生成；凝血块形成，表明肝合成凝血因子功能的恢复。

不明原因的急性少尿、需要辅助升压药物的持续性低血压、顽固的凝血功能障碍等均提示移植器官功能不良。如果持续出血则除了输入新鲜冰冻血浆和血小板，也可考虑输注凝血因子Ⅶa 和凝血酶原复合物（Ⅱ，Ⅶ，Ⅸ，Ⅹ，C 及 S 因子）。

要点：围术期肝功能障碍与肝移植

1. 终末期肝病（ESRD）患者呈现高动力循环状态，心排血量增加并伴有全身血管阻力降低。
2. 虽然门静脉提供肝总血流量的 75%，但这部分只提供 45% ~ 55% 的氧供。
3. 由于肝储备功能较大，在出现肝衰竭的临床征象及症状前，已经发生了严重的生理功能损害。
4. 由于存在潜在的发生围术期并发症的风险：如胃肠道出血、败血症、肾衰竭和容量超负荷等，肝功能分级 Child C 级（MELD > 14）的患者不宜行择期手术。
5. 终末期肝病患者常表现为高动力循环状态，特点为心指数增加，全身血管阻力降低，心肌功能受损。冠状动脉疾病和肺动脉高压也较常见。
6. 肝病患者通常容量分布较大，因此有必要增加初始剂量，但同时由于药物的代谢可能会降低，所以追加药物时，间隔时间长、剂量小。
7. 肝移植无肝前期的管理重点：积极复温、监测血清钾、钠、钙的水平；处理失血；纠正凝血功能异常；恢复有效动脉血量。
8. 无肝期的管理重点：积极纠正阻断开放时可能出现的高血钾、低血钠和代谢性酸中毒及再灌注损伤。
9. 在无肝期后可出现血压的大幅波动和心律失常，需关注术中出血和凝血功能障碍，尿量通常会有所改善；此期进行胆道系统的重建，需对移植器官的功能进行评估。

网址

United Network for Organ Sharing: http://www.unos.org

推荐阅读

Baker J, Yost S, Niemann C: Organ transplantation. In Miller R, editor: Miller's anesthesia, ed 6, Philadelphia, 2005, Churchill Livingstone, pp 2231–2283.

Befeler A, Palmer D, Hoffman M, et al: The safety of intra-abdominal surgery in patients with cirrhosis, Arch Surg 140:650–654, 2005.

Csete M, Glas K: Anesthesia for organ transplantation. In Barash P, editor: Clinical anesthesia, ed 5, Philadelphia, 2006, Lippincott Williams & Wilkins, pp 1364–1367.

Krenn C, De Wolf A: Current approach to intraoperative monitoring in liver transplantation, Curr Opin Organ Transplant 13(3):285–290, 2008.

Millwala F, Nguyen GC, Thuluvath PJ: Outcomes of patients with cirrhosis undergoing non-hepatic surgery: risk assessment and management, World J Gastroenterol 13:4056–4063, 2007.

Mushlin P, Gelman S: Hepatic physiology and pathophysiology. In Miller R, editor: Miller's anesthesia, ed 6, Philadelphia, 2005, Churchill Livingstone, pp 743–775.

肾功能与麻醉

James C.Duke，MD，MBA

郭英 译 米卫东 校

第 40 章

1. 描述肾的解剖结构。

肾是位于腹膜后的成对器官，紧贴腹后壁。尽管加起来的重量仅为 300 g（约占体重的 0.5%），但接收心排血量的 20% ～ 25%。肾动脉是主动脉的分支，起始于肠系膜上动脉下方；肾静脉汇入下腔静脉。肾的神经支配非常丰富，交感缩血管神经来自腹腔丛和肾丛，肾没有交感扩血管神经或副交感神经。痛觉纤维主要来自肾盂和输尿管上段，经内脏神经传入脊髓。

肾的横截面可明显看到三个区域：皮质、外髓和内髓。80% 的肾血流量进入皮质。每个肾大约有 100 万个肾单位。肾单位被分为皮质（浅表）肾单位（约 85%）和髓旁（近髓）肾单位，这取决于分布的位置和肾小管的长度，所有的肾单位都来起源于皮质。

肾小球（血管球）和肾小囊被统称为肾小体，每个肾小囊（Bowman 囊）都与近端小管相连，在内皮质区近端小管是弯曲的，到外皮质区变成直的，此区域的小管被称为髓袢（亨勒环）。皮质肾单位的髓袢只下行到内外髓交界处，而后发夹样回转，变粗上行回到皮质内；在靠近并接触肾小球处有一群特殊的细胞，称为肾小球旁器。皮质肾单位在皮质内形成远曲小管，逐渐移行形成集合管。髓旁肾单位位于髓质旁皮质组织，形成的髓袢较长，下行直至髓质深处，随后也上行回到皮质，在这里形成远曲小管和集合管。这些肾单位（总量的 15%）具有保水功能。

大约 5000 个肾小管形成集合管，集合管融合形成肾小盏，汇合形成肾大盏；肾大盏再汇合形成肾盂，是输尿管的起始部。

2. 列出肾的主要功能。

- 调节机体液体量和成分。
- 酸碱平衡。
- 非必要物质的解毒和排泄，包括药物。
- 生成肾素，肾素参与肾外调节机制。
- 内分泌和代谢功能，如促红细胞生成素的分泌，维生素 D 的转化以及钙和磷的平衡。

3. 讨论肾小球和肾小管的功能。

每天肾小球滤过产生约 180 L 肾小球滤液。滤过不会消耗代谢能

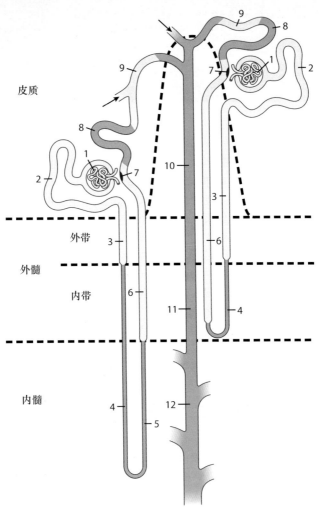

图 40-1 此图显示短环和长环肾单位及其集合系统（未按比例绘制）。在皮质内，虚线描绘的部分为髓射线。1，肾小体包括肾小囊和肾小球（肾小球丛）；2，近曲小管；3，近直小管；4，降支细段；5，升支细段；6，远直小管（髓袢升支粗段）；7，致密斑，位于髓袢升支粗段终末颈部；8，远曲小管；9，髓旁肾单位的连接管形成拱状结构；10，皮质集合管；11，外髓集合管；12，内髓集合管（From Kriz W，Bankir I：A standard nomenclature for structures of the kidney. Am J Physiol 254：F1，1988，with permission.）

量，是流体静力学和胶体渗透压平衡的结果。肾小球滤过率（glomerular filtration rate，GFR）是反映肾脏功能最重要的指标，正常男性的 GFR 为 125 ml/min，女性略少。

　　肾小管通过主动转运和被动转运的方式改变滤液的成分，使 180 L/d 的滤液变成 1 L/d 并排出。被动转运是依靠物理学力量如电化学或浓度差进行；当转运是逆着电化学和浓度梯度时，需要消耗能量，即为主动转运。

化学物质可在肾小管利用主动转运和被动转运方式进行双向的重吸收和分泌。物质的重吸收，其转运方向是从肾小管到间质到血液；而物质的分泌是从血液到间质再到肾小管。分泌是肾代谢药物和毒素的主要途径，尤其是与血浆蛋白结合率高的物质。

4. 回顾常用利尿剂的作用部位和主要作用。

见表 40-1。

5. 描述肾血流量（renal blood flow，RBF）及其调节的特点。

血压在 80 ～ 180 mmHg 之间波动时，肾血流量（RBF）很好地维持在 1200 ml/min（自身调节）。肾皮质需要大约 80% 的血流以完成其分泌和调节的功能，外髓需要 15% 的血流量，而内髓接收的血流较少；在内髓，由于其高渗性（1200 mOsm/kg），血流量略有增加，就会冲洗带走大量溶质。

RBF 的调控受到体内、体外、神经、激素的影响。血流量调节的主要目的是维持 GFR。血容量正常、无应激状态时几乎没有交感张力。轻到中度应激，RBF 略有下降，而出球小动脉收缩，维持 GFR。在严重应激（如出血、缺氧、大手术），RBF 和 GFR 则因交感神经兴奋而下降。

肾素-血管紧张素-醛固酮系统对 RBF 也有影响，肾素是球旁器的致密斑细胞生成的一种蛋白水解酶，作用于血液循环中的血管紧张素原，生成血管紧张素 I。肺和血浆中的酶将血管紧张素 I 转化生成血管紧张素

表 40-1　利尿剂 *		
药物（例举）	作用部位	作用机制及副作用
碳酸酐酶抑制剂（乙酰唑胺）	近曲小管	抑制钠重吸收；干扰了 H 分泌；高氯，低钾性酸中毒
噻嗪类利尿剂（氢氯噻嗪）	皮质稀释段（远曲小管起始段）（在髓袢升支粗段和醛固酮敏感的远曲小管之间）	抑制钠的重吸收；加快钠-钾交换（低钾血症）；在容量浓缩状态，降低肾小球滤过率
保钾利尿剂（螺内酯，氨苯蝶啶）	在远曲小管，竞争性抑制醛固酮	抑制醛固酮防止钠重吸收和钠-钾交换
袢利尿剂（呋塞米，布美他尼，依他尼酸）	抑制 Cl⁻ 在髓袢升支粗段的重吸收	强效利尿；作用于尿液浓缩的关键过程；肾血管扩张；低钾血症；产生低血容量
渗透性利尿剂（甘露醇，尿素）	在肾小球滤过而无重吸收；在肾小管形成渗透梯度；排出水和部分钠	高渗性降低细胞内水分，排钠能力有限；肾血管扩张

* 除渗透性利尿剂外，所有利尿剂均干扰钠的保留

Ⅱ，血管紧张素Ⅱ是强效的肾血管收缩剂（尤其是出球小动脉），并可促进醛固酮的释放。在应激状态下，血管紧张素水平升高（伴随交感神经兴奋和儿茶酚胺释放），引起 RBF 下降。

肾中存在前列腺素（PG_s）。PGE_2 和 PGE_3 是内源性调节血流的介质，引起血管舒张。

6. 描述肾血流量减少的后果。

RBF 减少引起的最初反应是为了维持超滤作用而重新分配肾血流，选择性地使入球小动脉舒张，出球小动脉收缩而完成。肾灌注不足引起髓袢升支主动吸收钠和被动吸收水。对氧输送减少敏感的区域需氧量增加。代偿性地，交感肾上腺机制重新分配血流，使血液从外皮质到内皮质和髓质。如果肾低灌注持续存在或进行性加重，尽管存在早期代偿机制，但由于钠在髓袢升支的重吸收，增多的钠输送到致密斑，引起入球小动脉收缩，降低肾小球滤过。

由于 GFR 降低，进入升支的溶质减少；输送的溶质减少，重吸收也较少（耗能过程）；因此需氧量也减少，总的作用是入球小动脉收缩，降低耗氧过程。结果是少尿。肾努力维持血管内容量，为达到此目的，进行上述一系列的反应。能够完成此过程，表明肾功能正常。实际上，少尿不是一个很好的反映肾功能的指标，因为急性肾衰竭往往并不少尿。

7. 术前有哪些危险因素与术后肾损伤有关？

急性肾衰竭一词逐渐被急性肾损伤（acute kidney injury，AKI）所取代。术前肾危险因素［血尿素氮（BUN）和肌酐升高，肾功能不全病史］、左心室功能不全、高龄、黄疸和糖尿病对术后肾功能不全有预测作用。而行心脏或主动脉手术，发生术后肾功能不全的风险更大。

8. 讨论围术期发生急性肾损伤（AKI）的主要原因。

急性肾损伤（AKI）是指在两周或更短的时间内出现 GFR 的显著下降。肾衰竭或氮质血症，可分为肾前性、肾性和肾后性。肾前性氮质血症通常是由肾血流减少引起的，约占总 AKI 的 60%。围术期，因失血和容量丢失而灌注不足，导致缺血，其他机制包括继发于心肌功能不全或血液从肾分流，如脓毒症而引起的低灌注。

肾性因素占 AKI 的 30%。其中急性肾小管坏死（ATN）是主要原因，与缺血或毒素有关。在既往存在肾疾病时，肾毒性因素包括放射性造影对比剂、氨基糖苷类、血管紧张素转换酶（ACE）抑制剂和挥发性麻醉剂代谢产物氟化物。溶血和肌肉损伤（产生血红蛋白尿和肌红蛋白尿）也可诱发肾性 AKI。

肾后性因素（约占 10%）通常由梗阻性肾病引起，如前列腺增生的男性，因盆腔恶性肿瘤导致的输尿管梗阻。

9. 肾衰竭时实验室检查有何异常?

患者存在尿毒症（肌酐、尿素氮升高）、高钾血症、高磷血症、低钙血症、低蛋白血症和代谢性酸中毒。也会有贫血和血小板、白细胞功能障碍，易于发生出血和感染。

10. 讨论诊断肾功能不全的各种实验室检查?

反映肾功能的指标可大致分为反映肾小球功能和肾小管功能的。清除率的测定用于评价肾小球功能，尿液浓缩及保钠能力则反映肾小管的功能。绝大多数肾功能检查在预测肾功能不全方面既不敏感，也无特异性，受围术期常见的多种因素的影响。

肝氨基酸代谢产生的氨被转化为尿素氮（BUN）。尿素在肾小球滤过时被迅速清除，而在肾小管又被重吸收，因此 BUN 只是氮质血症的标志物，而不能代表肾小球的滤过功能。肌酐是肌肉中肌酸磷酸代谢的终产物，以相对统一的方式由肾处理。饮食中的肉类也是肌酐的来源。血清肌酐（Scr）反映肌肉群的功能，而诸如运动、饮食和血液稀均可改变其浓度。巴比妥类或头孢菌素类药物可使 Scr 升高。其他引起 BUN 和肌酐升高的非肾性因素有氮的重吸收增加、烧伤或外伤性肌肉损伤、代谢亢进、肝疾病、糖尿病酮症酸中毒、血肿吸收、胃肠道出血、营养过剩和许多药物（如类固醇）。通常，BUN 与肌酐的比例为 10∶1，若大于 20∶1，提示肾前综合征。

血肌酐升高是肾功能不全晚期的表现，Scr 和 GFR 是逆指数关系。即 Scr 升高一倍而 GRF 下降一半。这在肌酐浓度较低时更有临床意义，肌酐从 4 mg/dl 增加到 8 mg/dl 时 GFR 并不会成倍减少，因为 GFR 在肌酐 4 mg/dl 已经有了显著性下降。

当肾功能稳定时，使用列线图，肌酐能很好地反映 GFR。但是当 GFR 迅速变化时 Scr 测量值并不准确。在 Scr 有异常升高之前，GFR 可能已减少 50% 甚至更多。因为肌酐的生成与肌肉量成正比，存在大量肌肉消耗时（如慢性疾病、高龄），肾小球滤过率显著降低，但肌酐可能处于正常水平。

肾小球滤过率随年龄的增长下降。20 岁健康个体的 GFR 约为 125 ml/min，60 岁健康人的 GFR 约为 60 ml/min。直到 GFR 下降至约 50 ml/min，Scr 才开始增加。GFR 可以使用人口学数据如患者的年龄、Scr、性别和体重进行计算。根据 Cockroft 和 Gault 方法计算肾小球滤过率，公式如下：GFR ＝（140 －年龄）× 体重（kg）/（Scr×72）。该公式适用于男性，女性则需乘以 0.85。很显然，肥胖患者如用实际体重而非理想体重进行计算时，会过高估算 GFR。此外，肌酐生成较低的恶病质患者利用该公式进行计算也会高估 GFR。

肌酐清除率（Ccr）是反映肾功能的敏感指标。肌酐在肾小球滤过而无重吸收，在肾小管还会有肌酐的部分分泌，这将导致高估肌酐清除率约15%（事实上，菊粉——一种低聚果糖——的清除率是测量 GFR 的金标准。因为它在肾小球滤过，在肾小管既不重吸收，也不分泌）。由来已久的观点，认为测量肌酐清除率需要收集 12～24 h 尿液。事实上在血肌酐迅速变化时，收集 24 h 尿液测量和单次测量 Ccr 都是不准确的。而且该方法需要精准的尿液收集，在实际临床工作中难以实现，导致存在实验误差。两小时抽查法则更为合理，当肾功能发生急剧下降时连续的 2 h 测量法更有意义。表 40-2 描述了各种肾功能检查方法。

11. 如何测量肾小管功能？

与上述讨论的反映肾小球功能的指标（肌酐、GFR、Ccr）不同，肾

表 40-2　各种肾功能检查方法

检查项目	正常值	异常值	注释
比重	1.010～1.030	肾前性氮质血症＞1.030；丧失浓缩能力＜1.010	非特异性；受葡萄糖、甘露醇、利尿剂、内分泌疾病，放射性造影剂影响
血清 BUN	10～20	＞50 明确肾功能损害	非特异性；受各种各样因素的影响
血肌酐（mg/dl）	0.8～1.3（男性）0.6～1.0（女性）	肌酐值上升一倍肾小球滤过率减少50%	肾衰竭晚期指标；增龄和肌肉减少时，此值正常表明肾功能下降
尿-血浆肌酐比值（U：PCR）：肾小球滤过水和重吸收水的比例	在 20～40：1 之间	ATN＜20：1；肾前性氮质血症＞40：1	既不敏感，也无特异性；仅在极端情况下有意义
尿钠（UNa）（mEq/L）	$U_{Na} \approx 20$	ARF＞60～80；肾前性氮质血症＜20	随复苏液体成分变化而变化；受醛固酮、ADH、利尿剂影响
钠的排泄分数（FENA）：钠清除率占肌酐清除率的百分数	1%～3%	肾前性氮质血症：FENA＜1%；ATN-FENA＞3%	在疾病发展的早期不准确（但更有意义）；也非特异性；受利尿剂影响
肌酐清除率（ml/min）	100～125	肾储备下降60～100；轻度肾功能损害40～60；肾衰竭＜25 ml/min	较好地反映 GFR；需要收集 24 h 尿液，而 2 h 收集法更准确

ADH，抗利尿激素；ARF，急性肾衰竭；ATN，急性肾小管坏死；BUN，血尿素氮；GFR，肾小球滤过率

小管功能的检测是反映肾浓缩尿和处理钠的能力。在 BUN 和肌酐升高前的 24 ~ 48 h，可以区分是肾前氮质血症（脱水、肾灌注减少）还是急性肾小管坏死（ATN）的、反映尿浓缩能力的实验室检查就出现了异常。

低血容量时，肾小管保钠、保水，导致相对的低钠性浓缩尿。当发生急性肾小管坏死（ATN）时，尿液浓缩能力丧失，引起稀释性高钠性尿量增多。如前所述，出现 ATN 时，尿液浓缩能力丧失，在 BUN 或肌酐开始上升之前的 24 ~ 48 h 便可发现。其他肾小管功能检查指标包括尿-血浆渗透比值，自由水清除率、尿-血浆肌酐比、尿钠（U_{Na}）和钠排泄分数（FENa）。低血容量或脱水时，U_{Na} 小于 20 mEq/L。ATN 时，U_{Na} 则会超过 60 mEq/L。然而即使存在低血容量，使用利尿剂也会使 U_{Na} 增加到这个水平。

12. 在什么情况下肾功能储备丧失，出现肾功能不全的实验室检查证据？

即使只有 40% 的肾单位发挥作用，患者仍可维持各项指标处于正常范围。肾功能不全指的是肾单位保留 10% ~ 40% 的状态；因为没有肾功能储备，当发生血容量减少或使用肾毒性药物时，此类患者容易发生 ARF。当肾单位只有不到 10% 时，则需进行透析。就 Ccr 而言，肾功能不全患者 Ccr 小于 40 ml/min，肾衰竭时则小于 25 ml/min，当 Ccr 小于 10 ml/min 则需进行透析。

13. 讨论尿量在肾功能评估中的作用。

通过留置导尿管连接尿比重计，很容易测量尿量。正常人每天需要有 400 ~ 500 ml 的尿液排泄含氮废物。成年人中，尿量低于 0.5 ml/（kg·h）时被认为尿量不足（少尿）。麻醉、交感神经活动、激素的影响使 GFR 下降，外层皮质肾单位的血流因重新分配而减少。

尿量多因血压下降而减少；围术期少尿的情况并不少见，通常是肾前性的；少尿并不意味着 ARF。尿量正常也不能排除肾衰竭。

14. 术中保护肾的最佳方法有哪些？

目前并无预防围术期 ARF 的特效措施。在术中保护肾功能最有效的方法就是确保血容量充足，维持心排血量，避免使用降低肾灌注的药物。

15. 多巴胺是否具有肾保护作用？

已有很多证据表明多巴胺没有肾保护的作用（即改善肾灌注），也不能改善内脏灌注。

16. 阐述挥发性麻醉剂对肾功能的影响。

通过测量尿量、GFR、RBF、电解质排泄等指标发现，全身麻醉会暂时抑制肾功能，但其作用通常是短暂且可逆的。维持血压和术前水化可以减轻全身麻醉对肾功能影响。腰麻和硬膜外麻醉也抑制肾功能，但其程度不如全身麻醉。

已证实过去使用的挥发性麻醉剂（如甲氧氟烷）具有氟化物诱导的肾毒性。目前常用的挥发性麻醉剂七氟烷，其代谢物中有氟化物（约占总氟量的 3.5%，在尿液中以无机氟的形式存在；在药物停用 2h 内达到峰浓度，约 25 μmol）。丰富的临床经验证实七氟烷的安全性。其原因可能是，与甲氧氟烷相比，七氟烷具有显著的不溶解性，仅有很少一部分在脂质中沉积并代谢成氟化物，并且总的氟负荷较少。

七氟烷的另外一种分解产物被称为复合物 A，主要是在采用低流量麻醉时产生。尽管在动物实验中出现肾衰竭，但在人类并没有观察到。

17. 适用于肾功能不全患者的最佳肌松药是什么？

肌松药大多通过肾排泄，阿曲库铵在生理条件下发生自然降解（霍夫曼降解和酯的水解）。由于阿曲库铵是水溶性的，对于体内含水量发生改变的患者，可能需要更大的初始剂量才能产生快速肌松效果，而肌松维持则需减少追加次数和剂量。血清钾浓度 < 5.5 mEq/L（框 40-1）可使用琥珀胆碱。有趣的是，慢性肾功能不全、适应了血浆高钾水平的患者对琥珀胆碱不敏感。

18. 肾功能不全患者的围术期管理？

由于终末期肾病（ESRD）患者在急诊手术中的死亡率高达 20%，对其进行充分的术前准备非常必要。死亡的主要原因包括脓毒症、心律失常和心功能不全。循环不稳定很常见。肾功能不全可出现尿浓缩能力下降、调节细胞外液和钠的能力下降、处理酸负荷的能力下降、高钾血症和药物排泄能力下降。有时肾功能不全与其他情况相混淆，如贫血、尿毒症血小板功能异常、心律失常、心包积液、心肌功能不全、慢性高血压、神经病变、营养不良和容易感染等。应避免使用具有肾毒性的药物（例如两性霉素、非甾体类抗炎药、氨基糖苷类）。应谨慎使用造影剂，如必须使用，患者应充分水化并使用最小需要量。

围术期常用药物对慢性肾功能不全患者药效增强。此外，由于此类患者通常有低蛋白血症，与血浆蛋白结合率高的药物（如巴比妥和苯二氮草类），出现血浆浓度升高。吗啡和哌替啶的代谢物经肾排泄。琥珀胆碱增加细胞外钾，但当患者血清钾水平正常时可以使用。快速给予氯化钙可缓

框 40-1	肌肉松弛剂和肾排泄		
季铵酚	90%	杜什氯铵	30%
筒箭毒碱	45%	维库溴铵	15%
甲筒箭毒碱	43%	阿曲库铵	10%
泮库溴铵	40%	罗库溴铵	10%
哌库溴铵	38%	美维库铵	10%

解高血钾对心脏的影响，直到采取进一步的措施（输注胰岛素和葡萄糖、过度换气、碳酸氢钠、钾结合树脂和透析）将钾向细胞内转移，降低体内总钾含量。

术前，患者的血容量、血压、血钠和血钾必须是正常的，没有酸中毒、严重贫血和显著的血小板功能异常。理想情况下，应在手术当天或前一天进行透析。透析可以纠正尿毒症血小板功能障碍；若出现持续出血，尽管也可使用 1- 脱氨基 -8-D- 精氨酸加压素（DDAVP），透析最好在手术前 24 h 内进行。由于液体的重新分布，导致血容量减少易于发生低血压。其他急性透析的指征有尿毒症症状、心脏压塞、出血、高血容量、充血性心力衰竭、高钾血症和严重的酸中毒。

伴有左心室功能不全或拟行大手术（手术会引起血流动力学显著变化）的终末期肾病患者需进行有创监测来指导液体输注。进行任何导管置入要严格遵循无菌技术。行短小手术，限制液体输注，只需补充尿量和非显性丢失量。在选择补充的液体种类时，因其不含钾，首选生理盐水。但是如果需要大量输液，生理盐水的输注会导致高氯代谢性酸中毒。显而易见，这种危重症需要有创监测和反复的实验室检查。

19. 血液透析（hemodialysis，HD）的目的是什么？

患者体内的血液流经面积约为 $1 \sim 1.8 \ m^2$ 的半透膜。膜的另一侧是电解质水平正常的透析液，电解质和代谢废物沿浓度梯度移动。另外透析液中的碱流入患者体内。透析液的负压导致大量液体流出。血液透析（HD）的时间取决于流率，通常持续 $4 \sim 6$ 小时。流速高，电解质和容量的变化也快，患者常难以耐受；这类患者往往采用每周三次的透析方式。间断性透析相关的死亡率为 5%。

AKI 伴有低血压和脓毒症的危重患者通常难以耐受 HD，可采用连续静脉静脉血液透析（continous venovenous hemodialysis，CVVHD）和连续静脉静脉血液滤过（continous venovenous hemofiltration，CVVHF）。在行 CVVHF 时只有液体被滤出，而行 CVVHD 时，废弃物、酸性代谢物和钾都也会被滤出。

要点：肾功能与麻醉

1. 术前肾危险因素 [血尿素氮（BUN）和肌酐升高，肾功能不全病史]、左心室功能不全、高龄、黄疸和糖尿病对术后肾功能不全有预测作用。
2. 接受心脏或主动脉手术的患者发生术后肾功能不全的风险更大。
3. 大多数肾功能检查在预测围术期肾功能不全方面既不敏感也无特异性，受围术期常见的多种因素的影响。
4. 术中维持肾功能的最好方法是，保证充足的血管内容量，维持心排血量，并避免使用减少肾灌注的药物。

推荐阅读

Devabeye YA, Van den Berghe GH: Is there still a place for dopamine in the modern intensive care unit? Anesth Analg 98:461–468, 2004.

Moitra V, Diaz G, Sladen RN: Monitoring hepatic and renal function, Anesthesiol Clin 24:857–880, 2006.

Playford HR, Sladen RN: What is the best means of preventing perioperative renal dysfunction? In Fleisher LA, editor: Evidence-based practice of anesthesiology, Philadelphia, 2004, Saunders, pp 181–190.

Wagener G, Brentjens TE: Renal disease: the anesthesiologist's perspective, Anesthesiol Clin 24:523–547, 2006.

颅内高压及创伤性脑损伤

Brian M.Keech, MD, FAAP

刘艳红 译 米卫东 校

第 41 章

1. 颅内高压的定义。

人类颅内压（intracranial pressure，ICP）通常不超过 10 mmHg。颅内高压一般指蛛网膜下间隙的压力持续高于 18 mmHg。

2. 颅内压的影响因素。

大脑包括神经元与胶质细胞（75%）、脑脊液（cerebrospinal fluid，CSF）和细胞外液（extracellular fluid，ECF）（10%）以及灌注脑组织的血液（15%），都被包裹在容量固定的大脑穹窿内。一旦代偿机制耗竭（通常是脑脊液流向脊髓），以上任何内容物容量的增加都会导致颅内压升高。

3. 如何测量颅内压？

监测颅内压的技术包括脑室内置管、硬膜下或蛛网膜下腔栓或置管、各种各样的硬膜外传感器以及脑室内光纤装置。所有这些技术的实施都需要在颅骨钻孔后进入颅内间隙，因此会增加脑组织损伤、血肿及感染的风险。脑室内置管通常是将塑料导管置入侧脑室的前部。通过这个导管可测量颅内压，必要时还可引流脑脊液以降低颅内压力。另一常用方法是在硬膜下或蛛网膜下放置螺栓。该技术并不需要穿过脑实质或找到侧脑室。测压装置置于硬膜下或蛛网膜下间隙。硬膜外传感器通过一个与硬膜紧密接触相连的压力敏感性膜监测颅内压。最后一种技术是通过在脑实质内直接置入光纤，通过感应反射到其终端压力敏感性隔膜上的光强度变化监测颅内压。新一代的光纤测定颅内压的装置可以实时测定颅内压，并利用多普勒测定局部脑血流、pH、PO_2 及 PCO_2，同时可避免由于充满液体的转换系统所诱发的感染。

4. 小结可导致颅内压升高的原因。

见表 41-1。

5. 描述颅内高压的症状。

与颅内压升高相关的症状主要包括头痛、恶心呕吐、视乳头水肿、局灶性神经功能缺损、行为及意识改变。其他症状如病理性（去大脑）姿势、动眼神经麻痹、脑干反射异常及呼吸模式异常（包括窒息），后者则很有可能由脑干机械受压引起和（或）继发于近迫型（impending）脑疝。大脑髓质缺血可引起库欣反射，表现为血压升高及反射性心动过缓。

表 41-1 颅内高压的常见原因

脑脊液容量增加	血容量增加	脑组织容量增加
交通性脑积水	脑出血（动脉瘤或动静脉畸形）	肿瘤
梗阻性或非交通性脑积水	硬膜外或硬膜下血肿	脑水肿（细胞毒性和血管源性）
	恶性高血压	囊肿

6. 颅内高压的可能后果。

除导致上述症状外，颅内压升高可引起颅内灌注压降低，导致脑血流减少甚至导致缺血。颅内压进一步的升高可引发脑疝（通过大脑镰、小脑幕或枕骨大孔），导致不可逆性的脑缺血。

7. 哪些因素决定脑灌注压（cerebral perfusion pressure，CPP）？

脑灌注压通常指平均动脉压与颅内压或中心静脉压两者中较高者之间的差值。

8. 什么是颅内可塑性？具有什么临床意义？

颅内可塑性经常被误解为颅内顺应性，实际上，它是指颅内容量的变化导致的颅内压变化的对应关系。脑内容量在一定范围内变化时大脑可通过自身调节将脑脊液从颅内转移至脊髓间隙维持颅内压相对恒定。当这种代偿能力被耗竭后，大脑容量的继续增加将导致颅内压的迅速升高（图41-1）。在临床上，判断患者位于颅内可塑性曲线上的位置非常重要，当其处于曲线急剧上升阶段时，其颅内容量的微小增加都可能导致颅内压灾难性的增高。

9. 脑血流量是如何被调节的？

脑血流量与脑代谢率相关，其调节机制还不完全清楚，可能与脑小动脉周围细胞外液的钾离子和氢离子浓度升高有关。一般来说，脑氧代谢率（$CMRO_2$）的升高可导致脑血流量增多，尽管后者会略延迟 1 ~ 2 分钟。除

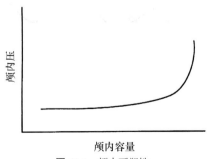

图 41-1 颅内可塑性

脑氧代谢率外，其他一些因素也可影响脑血流量。其中，动脉血二氧化碳分压（$PaCO_2$）升高就可强效扩张脑血管，$PaCO_2$ 每改变 1 mmHg，脑血流量可增加或减少 1～2 ml/（100 g·min）。同样，动脉血氧分压（PaO_2）低于 50 mmHg 时脑血流量可显著增加。平均动脉压的变化也可导致脑血流量的改变。但是由于脑血管的自身调节能力，当平均动脉压在较宽的范围变动时（50～150 mmHg）脑血流量可基本保持恒定。机体许多器官系统都存在这种调节反应。慢性高血压使自身调节曲线右移，使平均动脉压的基线上调以维持足够的脑灌注。此外，发生脑卒中或创伤等脑损伤后，脑血管的自身调节机制被破坏，脑血流量则完全依赖压力来调节（图 41-2）。

　　鉴于此原因，当你下次在手术间或查房过程中被问到某个想不起答案的问题时，你不必说"我不知道"，而可以这样回答，"请给我一会儿时间，当我的脑血流量增加到足以满足回答这个问题所需要的脑氧代谢率时，我就可以回答您的问题了"。

10. 颅内高压患者麻醉管理的目标是什么？

　　麻醉管理的目标是优化脑氧供与氧需之间平衡的同时避免继发性损伤如癫痫。可通过降低脑氧代谢率和颅内容积以及使用癫痫预防性药物达到目的。

11. 术前干预是否有助于达到以上目标？

　　可利用一些技术在手术前降低颅内容量。轻度的限制液体摄入（摄入量为日需要量的 1/3 至 1/2）可在数天内降低颅内压。类固醇可能有助于预

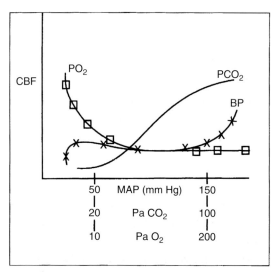

图 41-2　脑血流量的调节。BP，血压；MAP，平均动脉压

防脑水肿。颅内压升高的患者经常在术前接受癫痫预防药物。

12. 麻醉诱导过程中如何降低颅内容量?

硫喷妥钠和丙泊酚是理想的静脉诱导药物,因其可以同时降低脑血流量和脑氧代谢率。应避免使用氯胺酮和依托咪酯。氯胺酮可促使中枢神经系统的抑制性神经元发生广泛去抑制并增加脑氧代谢率、脑血流量及颅内压。在高危人群中依托咪酯可诱发神经功能障碍。阿片类药物对脑血流量可产生多种作用,常被用于抑制喉镜置入和气管内插管诱发的交感反应。然而,对保留自主呼吸的患者使用过量的阿片类药物可引起通气不足和 $PaCO_2$ 升高,并导致脑血流量和颅内压升高。诱导期间常用的辅助药物包括利多卡因(0.5 ~ 1 mg/kg),一种脑血管收缩剂,可抑制插管所致交感反应。短效 β 受体阻滞剂如艾司洛尔也可用于减少喉镜检查导致的血压升高。

13. 麻醉维持过程中如何调控颅内压?

术中降低颅内压多数依赖于脑脊液、脑血流量及全脑含水量的减少。通过脑室引流可使脑脊液减少 10 ~ 20 ml。过度通气使 $PaCO_2$ 降低(降至 30 ~ 35 mmHg)可使脑血管暂时收缩,从而减少血容量。应用麻醉药物可降低脑氧代谢率,如氟烷类吸入麻醉剂,但为了避免脑血管扩张并维持体循环压力,吸入麻醉剂的浓度不应超过 1 个最低肺泡有效浓度(MAC)。应尽量避免使用氧化亚氮,因其可增加脑血流量和脑氧代谢率并可能具有神经毒性。将患者置于轻度头高脚低位可促进静脉回流并减少颅内血容量。利尿剂如甘露醇(0.25 ~ 1.5 g/kg)或呋塞米(0.5 ~ 1 mg/kg)可迅速减少脑含水量。此外,应尽量限制胶体液输注量。应慎用呼气末正压(PEEP),因其可影响右心房静脉回流并导致中心静脉压(和颅内压)升高。.

14. 过度通气可否长期用于控制颅内压?

过度通气可使脑血管收缩,脑血流量降低,从而降低颅内压。该作用是通过升高脑 pH 值产生的,一般可维持数小时。但随着时间延长,新产生的脑脊液碳酸盐浓度会逐渐降低,脑内 pH 值会因此逐渐恢复。因此过度通气降低颅内压的作用会仅能保持 24 ~ 48 小时。此外,过度通气时应避免 $PaCO_2$ 低于 25 ~ 30 mmHg,因后者可引起高危脑组织的氧输送减少(缘于脑血流量的显著降低),并限制氧气脱离氧合血红蛋白(缘于氧离曲线的左移)。

15. 手术过程中应输注哪些静脉液体以使颅内压降到最低?

一般来讲,应避免使用可增加脑水含量的低张晶体液。由于生理盐水与细胞外液相对等渗,因此可能优于乳酸钠林格液。有些中心在对颅内高压患者进行复苏时会给予小剂量的高渗盐水(4 ~ 5 ml/kg)以限制水的摄入。一般应避免使用含糖液体,因为缺血及高血糖症会加重神经系统损害。目前尚无证据支持胶体液(白蛋白、羟乙基淀粉)优于等张晶体液。

> **要点：降低颅内压的方法**
> 1. 床头抬高
> 2. 镇痛和抗焦虑
> 3. 脱水疗法（甘露醇或 3% 高渗盐水）
> 4. 呋塞米
> 5. 脑脊液引流
> 6. 皮质类固醇（对于肿瘤相关水肿）
> 7. 避免低血容量
> 8. 过度通气（$PaCO_2$ 30 ～ 35 mmHg）
> 9. 巴比妥昏迷

16. 吸入麻醉剂对脑血流量的影响？

所有常用的吸入麻醉剂均可直接扩张脑血管增加脑血流量。但脑血流量对 $PaCO_2$ 变化的反应性却不明显。

17. 神经肌肉阻滞剂如何影响颅内压？

有报道称琥珀胆碱可引起颅内压一过性的升高，但其临床意义尚不确定。一般来讲，不推荐对择期神经外科手术患者常规应用琥珀胆碱。但拟行急诊手术且误吸风险较高的患者可应用琥珀胆碱进行快速诱导。常用的非去极化类神经肌肉阻滞剂（如罗库溴铵、维库溴铵、顺阿曲库铵等）均对颅内压无影响，可安全使用。

18. 麻醉苏醒期控制颅内压的方法。

小剂量 β 受体阻滞剂如艾司洛尔和拉贝洛尔可缓解麻醉苏醒过程中的交感神经张力过高的问题。值得一提的是该类药物在扩张外周循环的同时并不引起脑血管的扩张。静脉给予利多卡因或许也有帮助。其他方法还包括抬高床头和维持正常或轻度的低碳酸血症。

> **要点：影响脑血流量的因素**
> 1. 平均动脉压和脑灌注压
> 2. 动脉血氧分压（PaO_2）
> 3. 动脉血二氧化碳分压（$PaCO_2$）
> 4. 脑氧代谢率（$CMRO_2$）

19. 如果上述方法未能控制颅内压，是否还有其他选择？

巴比妥昏迷曾被用于其他药物无效的顽固性高颅内压患者。戊巴比妥的经典用量为 30 分钟内给予 10 mg/kg 的负荷剂量，之后，3 小时内给予 5 mg/kg。该用量通常可使血浆浓度达到 30 ～ 50 μg/ml。维持剂量通常为 1 ～ 2 mg/（kg·h）。

要点：颅内高压时应避免的药物

1. 氯胺酮
2. 氧化亚氮
3. 低渗静脉液体
4. 含糖静脉液体
5. 高浓度的吸入麻醉剂

20. 创伤性颅脑损伤的机制是什么？

头部创伤后的脑损害包括创伤直接造成的原发性损伤和由颅内高压、低血压、缺氧及高血糖症等引起的继发性损伤。直接的原发损伤（如钝器伤或穿透伤）可导致局部或广泛的神经损害。局部损伤主要由穿透伤、挫伤或颅内出血引起。广泛性损伤常常在大面积脑缺血后发生，或由弥漫性轴突损伤所致，后者多因突然减速和旋转导致新皮质大脑灰质和白质分离所致。原发颅脑损伤治疗效果不佳，但是低灌注或缺氧引起的继发性脑损伤是可以避免的。

21. 创伤性颅脑损伤患者的麻醉管理目标是什么？

创伤性颅脑损伤患者麻醉管理的目标是避免继发性脑损害。受累的脑组织对低灌注及缺氧非常敏感。应尽快建立气道，保证足够的通气和氧合。应密切监测脑灌注，但文献报道建议维持的脑灌注压或平均动脉压并不一致。收缩压低于 90 mmHg 与创伤性脑损伤的不良预后相关，应进行充分的复苏并正确使用血管收缩药物予以避免。颅内高压时可应用上面讨论过的方法进行处理。创伤性脑损伤后脑自主调节功能受损，难以控制的高血压可导致颅内高压。此外，创伤性脑损伤后兴奋性神经递质的释放可导致局部需氧量升高，从而造成灌注相对减少，增加了缺血性损伤的发生概率。

22. 对创伤性脑损伤患者进行静脉液体复苏的管理要点是什么？哪种液体有益？

一般来讲，由于体循环低血压与不良预后相关，因此创伤性脑损伤患者的核心管理目标应为维持循环稳定。若患者有活动性出血或手术止血尚未成功，则应给予红细胞、新鲜冰冻血浆、血小板及冷沉淀。现有各种平衡盐溶液用于创伤性脑损伤患者液体复苏时的优劣尚无定论。传统上是应用乳酸钠林格液及生理盐水（0.9%）。乳酸钠林格液的渗透压为 273 mOsm/L，相对于细胞外液为低渗液体。大量输注低渗液体可降低血浆渗透压而导致神经水肿。生理盐水的渗透压为 308 mOsm/L，与细胞外液的渗透压相似，引起神经水肿的可能性较低。有时高渗盐水（3% 或 7.5%）也用于液体复苏。小剂量的高渗盐水可用于维持血管内容量，因其可导致细胞内水份向细胞外移动，增加血管内容量而降低颅内压。然而，高渗盐水不能可靠地改善脑氧输送，并可能导致电解质异常。胶体液（Hextend，白蛋白）可使血管内容量迅速扩张。然而，白蛋白与创伤性脑损伤的发病率和死亡率的增加有关，羟乙基淀粉用量大于＞ 20 ml/kg 时可引起凝血酶原时间和部分凝血活酶时间延长。

23. 颅内手术患者一般需要哪些监测？

颅内手术中可能因短时间内的大出血以及大量蒸发而导致液体丢失，因此建立可靠的外周静脉通路非常重要。此外，美国麻醉医师协会（ASA）建议标准监测和动脉置管也是必要的，因为每搏血压监测以及血红蛋白水平、凝血状态、电解质水平和动脉血气的监测都非常重要。中心静脉置管可能也有帮助。最后，心前区多普勒探头可有助于静脉空气栓塞的早期诊断。

网址

Brain Trauma Foundation: http://www.braintrauma.org

推荐阅读

Bendo AA, Kass IS, Hartung J, et al: Anesthesia for neurosurgery. In Barash PG, Cullen BF, Stoelting RK, editors: Clinical anesthesia, ed 5, Philadelphia, 2006, Lippincott Williams & Wilkins, pp 746–789.

Brain Trauma Foundation, American Association of Neurologic Surgeons, Joint Section on Neurotrauma and Critical Care: Guidelines for the management of severe traumatic brain injury, J Neurotrauma 24(Suppl 1): S1–S106, 2007.

Bulger EM, Nathens AB, Rivara FP, et al: Management of severe head injury: institutional variations in care and effect on outcome, Crit Care Med 30(8):1870–1876, 2002.

Chestnut RM: Care of central nervous system injuries, Surg Clin North Am 87(1):119–156, 2007.

Maloney-Wilensky E, Gracias V, Itkin A, et al: Brain tissue oxygen and outcome after severe traumatic brain injury: a systematic review, Crit Care Med 37(6):2057–2063, 2009.

第42章	**恶性高热和其他运动疾病**

James C.Duke, *MD*, *MBA*

刘艳红　译　米卫东　校

1. 什么是恶性高热？其发生机制是什么？

恶性高热是指暴露于诱发因素后产生的一种以骨骼肌代谢不受控制地增加为特征的病理过程。ryanodine 受体异构体（RyR1）是正常兴奋收缩耦联中钙释放的关键蛋白，RyR1 可导致恶性高热患者的肌浆网不受控制地释放钙离子。北美已知的恶性高热易感患者中有 25% 存在 19 号染色体 RyR1 基因变异。另外一个与钙离子通道相关的蛋白二氢吡啶受体也与恶性高热有关。该受体的基因位于 7 号染色体。国外曾报道过 RyR1 其他位点的突变。

2. 恶性高热是如何遗传的？哪些是其诱发因素？

恶性高热为常染色体显性遗传，有较低的外显率，表现度不一致。琥珀胆碱和含氟吸入麻醉剂可能促使易感患者发病。恶性高热罕见于婴儿，在 50 岁以上患者中发病率也较低。

3. 描述与恶性高热相关的细胞效应、表现及代谢异常。

骨骼肌的高代谢状态导致三磷酸腺苷水解、糖原分解、氧化磷酸化解偶联、耗氧量和产热增加。最早期的症状经常为难以解释的心动过速。难以解释的呼吸末 CO_2 升高是恶性高热必不可少的症状。患者还可表现出特有的躯体僵硬，即使给予非去极化肌松剂后也无法缓解。如果不予治疗，患者可发展为多种代谢异常，包括代谢性酸中毒、呼吸性酸中毒、低氧血症、体温升高、横纹肌溶解、高钾血症、高钙血症、高磷酸血症、肌酐升高、肌红蛋白尿、急性肾衰竭、心律失常及弥散性血管内凝血。如果未得到及时诊断和治疗经常导致死亡。北美恶性高热登记处（the North American Malignant Hyperthermia Registry）的数据显示心搏骤停的发生率为 2.7%，死亡率为 1.4%。尽管该病被称为恶性高热，但体温的升高通常为较晚期的表现。

4. 如何处理恶性高热？

- 求助，需要多人协作的积极治疗措施。
- 停用所有可能的诱发药物，给予患者 100% 纯氧过度通气。
- 更换为非诱发麻醉药物如丙泊酚。
- 告知外科医生及手术室工作人员实际情况，哪怕无法完成手术也应尽快结束手术操作。

- 给予丹曲林 2.5 mg/kg；必要时每 5 分钟重复给药一次，直至总剂量达到 10 mg/kg。丹曲林钠通过拮抗 RyR1 受体抑制钙释放。
- 监测血气；给予碳酸氢钠 1 ～ 2 mEq/kg，维持 pH > 7.1。
- 物理降温，如冰液体和冰毯，若患者体温降至 38℃左右后可适当减缓降温措施。
- 利尿［2 ml/（kg·h）］，主要依靠充足的液体治疗，也可使用甘露醇和呋塞米。
- 给予氯化钙、碳酸氢钠及胰岛素，纠正高钾血症。
- 发生低血糖时给予葡萄糖，特别是应用胰岛素时。
- 应用普鲁卡因和氯化钙（2 ～ 5 mg/kg 静脉）纠正心律失常，氯化钙用于高血钾引起的相关的心律失常。

5. 丹曲林如何发挥作用？如何准备丹曲林？

丹曲林抑制依赖钙离子的肌肉收缩，快速终止代谢率的升高，继而使儿茶酚胺和钾离子降至正常水平。配置药液时将 20 mg 丹曲林与 3g 甘露醇混合于 60 ml 生理盐水。由于丹曲林相对不溶于水，因此准备药液的过程比较冗长，不能由负责处理患者的麻醉医生负责。

6. 如何判断有家族阳性病史或既往有疑似恶性高热病史的患者发生恶性高热的易感性？

恶性高热的诊断非常困难。人们曾使用一些临床分级量表协助判断可疑病例是否为真实的恶性高热事件。诊断的金标准为咖啡因-氟烷收缩试验（CHCT）。将患者的肌肉暴露于浓度递增的氟烷和咖啡因中检测肌肉的收缩程度。提供该试验的只有美国的 5 个中心和加拿大的 2 个中心。该试验的特异性为 85% ～ 90%，敏感性为 99% ～ 100%。既往发生过恶性高热事件的患者进行深入检查是非常必要的，因为其中一些患者可能是恶性高热阴性的。

目前在美国或其他一些国家可以进行异常 RyR1 异构体的基因检测。基因检测的应用逐渐扩展。比肌肉活检及 CHCT 试验便宜，可用于因年龄太小无法实施 CHCT 试验的儿童患者（年龄小于 10 岁或体重少于 40 kg）。基因检测在基因缺陷恒定的同质性患者群中非常有益。但是当疑似患者的基因检测结果为阴性时则必须进行 CHCT 试验。

运动型热病也是一种以横纹肌溶解为特征的高代谢事件，发病者可能为尚未确诊的可疑恶性高热患者。

7. 肌肉活检和咖啡因-氟烷收缩试验的适应证有哪些？

- 绝对适应证：可疑的恶性高热临床病史，家族恶性高热病史，既往咬肌僵硬病史。
- 相对适应证：术中或术后发生无法解释的横纹肌溶解，高血钾导致突然心搏骤停，运动导致的高钾血症，轻中度咬肌僵硬同时合并横纹肌溶解证据。

- 可能的非适应证：用于诊断抗精神病药物恶性症候群，或麻醉过程中及术后早期突然发生的非横纹肌溶解性的心搏骤停。

8. 什么是咬肌僵硬？其与恶性高热是什么关系？

咬肌僵硬（masseter muscle rigidity，MMR）定义为给予一次琥珀胆碱后出现的四肢肌肉松弛而下颌肌肉紧张。咬肌可发生一系列反应，包括下颌紧张、下颌僵硬、严重疼挛或牙关紧闭（也被称之为钢铁下颌）。使得口腔无法充分张开以进行气管插管。发生牙关紧闭时，恶性高热的可能性比较高。在处理 MMR 患者时存在一些分歧，但大多数儿科麻醉医生都认为在出现牙关紧闭时，应尽可能停用所有可能的诱发药物并停止一切手术操作。患者应住院并密切观察 24 小时，每 6 小时测定一次肌酸激酶水平。肌酸激酶水平高于 20 000 对可疑恶性高热的患者有 95% 的预计价值。

9. 对可疑恶性高热患者麻醉机及麻醉药物的准备。

清洁麻醉机，移除挥发罐；更换 CO_2 吸收剂、风箱及气体管道。10 L/min 的氧气预充麻醉机 20 分钟。手术间准备恶性高热急救车。患者安排在当日手术的第一台并通知麻醉后恢复室准备充足的人员配备。患者身下放置冰毯。准备好冰盐水。应选择无诱发恶性高热药物的麻醉方法，如持续静脉输注丙泊酚。患者术后应监测 6～8 小时。

10. 恶性高热易感患者是否应预防性使用丹曲林？

如果不使用可能诱发恶性高热的药物，并且丹曲林存量充足，则没有必要预防性使用丹曲林。丹曲林预注可能导致正常患者出现轻度疲软，有肌肉疾病的患者则可能出现明显的乏力。恶性高热易感患者手术过程中无异常情况也应在术后监测至少 4 小时。

11. 哪些患者在丹曲林治疗后可能再次出现恶性高热症状？

简述 NAMHR 的数据发现大约有 20% 的患者再次出现症状，称之为"复发"。不过因为这些简述性数据的可靠性值得商榷。症状再次出现的时间平均为 13 小时，范围从 2.5 至 72 小时不等。80%（的患者）症状出现在 16 小时之前。比较健壮的患者，即肌肉组织量较多者，恶性高热评分大于等于 35（意味着很可能发生恶性高热）以及体温升高至 38.8℃ 的患者为高危患者。"复发"与琥珀胆碱或任何一种吸入麻醉剂之间无显著相关关系。发病严重的患者或许比较可能复发；这些发现提示对于发生恶性高热的患者须要进行术后至少 24 小时的加强监护。

12. 哪些术中常用药物可安全地用于恶性高热易感患者？

- 诱导药物：巴比妥类药物，丙泊酚，依托咪酯，氯胺酮

- 苯二氮䓬类药物及阿片类药物
- 酰胺类及酯类局麻药
- 氧化亚氮
- 非去极化肌肉松弛剂
- 钙

13. 比较抗精神病药物恶性症候群（NMS）与恶性高热。

NMS 表现为不自主运动、肌肉僵硬、体温升高、心动过速、发绀、自主神经功能障碍、感觉改变、呼吸急促及肌酸激酶增高，与精神类药物的应用相关，如氟哌啶醇、氟奋乃静、奋乃静和硫利达嗪等，是因其阻断下丘脑及基底核多巴胺受体所致。NMS 的治疗选择丹曲林或溴隐亭（多巴胺受体激动剂），死亡率为 10%。发生 NMS 的患者并非恶性高热易感人群。

14. 什么是肌营养不良症？主要缺陷有哪些？

肌营养不良（muscular dystrophies，MDs）是一种退行性肌病，进一步可分为肌肉营养不良和强直性肌营养不良。最常见的症状为无痛性的肌肉退化及萎缩。肌营养不良与编码肌萎蛋白的基因突变有关。肌萎缩蛋白使肌纤维黏附于细胞外基质上。肌肉纤维在剪切力、退化作用下受损，被脂肪和结缔组织取代。肌萎缩蛋白可能还有其他作用，如聚集突触后运动膜的乙酰胆碱受体及调控离子通道。

15. 最常见的肌营养不良症是哪种？临床病史是什么？

Duchenne 肌营养不良（DMD）最常见。它是一种 X 染色体隐性遗传的疾病，症状与体征出现于 2 ～ 5 岁。青春期后期常因心脏衰竭或肺炎死亡。大约有 70% 的 Duchenne 肌营养不良症患者会发生不同程度的心肌退行性改变，表现为心电图上进行性的 R 波幅度下降，从而可导致心肌收缩力下降以及因乳头肌功能不全导致的二尖瓣反流。因此 DMD 患者对具有心肌抑制作用的吸入性麻醉剂会比较敏感。呼吸肌薄弱，呼吸功能测试可表现为限制性通气障碍。DMD 患者的平滑肌也可能受累，可表现为胃肠道低动力，胃排空延迟以及吞咽功能下降，从而导致误吸风险增加。Becker 肌肉营养不良具有相似的症状，不过一般较轻，且病程进展较缓慢。

16. 简述肌营养不良的分类。

其他类型包括肢带型、口咽型及面肩肱型肌营养不良。这些类型中某些为常染色体隐性 / 显性遗传，可同时发生于男性和女性。延髓肌通常不会受累，因此误吸风险较低，但心律失常、传导障碍、猝死及心肌病均有报道。Emery-Dreifuss 型肌营养不良以项背部肌肉挛缩为特征，可能导致气道管理困难。

17. 肌营养不良患者对肌肉松弛剂和吸入性麻醉剂的反应如何？

琥珀胆碱有引起严重高钾血症及心搏骤停的可能，因此应避免使用。

有报道未诊断的肌营养不良患者曾发生心搏骤停。由于儿童肌营养不良患者可能在几岁之后才出现明显的衰弱症状，因此许多专家认为琥珀胆碱除紧急气道情况外，应避免用于儿童患者。可使用非去极化肌松剂，但其恢复时间或许会比正常情况延长。目前没有证据表明肌营养不良是与恶性高热相关的肌病。

曾报道该类患者应用吸入性麻醉剂后发生显著的肌酸激酶升高，严重的肌红蛋白尿及心搏骤停。某些患者具有发生恶性高热的风险，尽管不是所有肌营养不良患者都会发生恶性高热。因此，不含可触发恶性高热药物的全身麻醉或区域麻醉应作为首选。

18. 肌营养不良的患者是否具有发生恶性高热的风险？

尽管两种疾病的病理机制不尽相同，但恶性高热和肌营养不良的患儿在接受琥珀胆碱后可能出现相似的临床症状，包括高钾血症、肌酸激酶升高及心搏骤停。也曾报道过肌营养不良患儿暴露于吸入性麻醉剂而非琥珀胆碱后出现可疑恶性高热症状。不过，一般并不认为肌营养不良的患儿为恶性高热高危患者，但是因为恶性高热仍然为此类患者麻醉中的一个顾虑，所以关于肌病患儿接受常规手术的讨论仍将继续下去。

19. 什么是强直性肌营养不良？

强直性肌营养不良是一种常染色体显性遗传性肌病，通常在十几二十岁左右起病，是最常见的遗传性成人肌病。其特征为骨骼肌受刺激后持续性的收缩。使用局麻药、非去极化肌松剂或深麻醉均不能缓解肌肉的收缩。是一种多系统肌病；可发生进行性骨骼、心脏及平滑肌功能的退化。

20. 强直性肌营养不良如何影响心肺系统？

心力衰竭比较罕见，但心律失常和房室传导阻滞常见。20% 的患者发生了二尖瓣脱垂。此类患者易患限制性肺疾病，吸空气下轻度缺氧和咳嗽，气道保护性反射减弱，可引发肺炎。这些患者对抑制呼吸的药物比较敏感。

21. 强直性肌营养不良患者应用肌肉松弛剂时应主要关注哪些方面？

琥珀胆碱可引起骨骼肌的强烈收缩，正常情况下收缩后骨骼肌会发生松弛，但强直性肌营养不良症患者使用琥珀胆碱后可能不会出现骨骼肌松弛，因而可发生面罩通气和气管插管困难。该类患者对非去极化肌松剂的反应正常。值得一提的是，非去极化肌松剂不能消除强直性肌营养不良症患者本身存在的肌肉收缩。

22. 什么是重症肌无力？

重症肌无力是一种神经肌肉接头的自身免疫性疾病。乙酰胆碱受体的抗体通过直接破坏受体、阻断受体或补体介导的破坏使乙酰胆碱功能受体数下降。

23. 描述重症肌无力的临床表现。

　　肌无力患者表现为全身疲乏虚弱，肌肉反复使用后症状加重，休息后症状减轻。眼外肌通常最先受累，患者诉复视及上睑下垂。发生呼吸肌、或控制吞咽及保护气道避免误吸的肌无力患者应给予特殊关注。根据是否存在眼外肌、气道或呼吸肌受累，重症肌无力可被分别描述为眼肌型、延髓肌型或骨骼肌型。

24. 如何治疗重症肌无力？哪些情况可导致症状恶化？

　　尽管对许多患者来说胸腺瘤切除术可缓解病情，但胆碱酯酶抑制剂、皮质醇和其他免疫抑制剂与血浆置换一样是有效的。生理应激如急性感染、妊娠或手术等可导致重症肌无力病情恶化。

25. 重症肌无力患者围术期麻醉管理的注意要点有哪些？

　　关注的要点包括肺损伤程度、延髓受累程度及患者控制口腔分泌物的（呼吸道误吸风险）能力，以及长期应用类固醇激素导致的肾上腺功能减低。尽管与重症肌无力相关的心脏疾病并不常见，但也需在术前评估时予以考虑。由于主要的症状为心律失常，因此应进行心电图评估。也应判断是否存在充血性心力衰竭的症状。

26. 描述肌无力患者对肌肉松弛剂的异常反应。

　　患者对琥珀胆碱不敏感。但这种不敏感的程度没有临床价值，将琥珀胆碱的剂量增加至 2 mg/kg 即可达到满意的气管插管条件。

　　相对于非肌无力患者而言，肌无力患者对非去极化肌松剂比较敏感。非去极化肌松剂应从推荐剂量的 1/10 开始给予起始剂量。降低剂量后的恢复时间差异较大，可能会明显延长。手术结束时应给予肌松拮抗，并对患者肌力恢复情况进行仔细的评估。

　　这些患者如果给予吸入性麻醉剂，就可以达到合适的肌肉松弛状态，麻醉诱导中经常不需要肌松剂就可完成气管内插管。对肌无力患者而言最佳的方案是避免使用所有的肌肉松弛剂。

27. 什么是 Lambert-Eaton 肌无力综合征？描述其症状、合并症及治疗。

　　这是一种神经肌肉接头的免疫性疾病，经常与恶性肿瘤同时发病，小细胞肺癌常见。其他并发的恶性疾病包括淋巴瘤、白血病、前列腺及膀胱恶性肿瘤。抗体影响突触前连接引起乙酰胆碱释放减少。与重症肌无力不同，运动后肌无力症状可缓解，虽然通常这种缓解只是暂时的。近端肌肉较远端肌肉更容易受累，下肢较上肢常见。与重症肌无力相比，较少累及颅神经。疲乏经常出现于恶性肿瘤确诊之前，虽然治疗的关键是潜在的恶性肿瘤。常有自主神经功能紊乱，表现为口干、体位性低血压、肠和膀胱功能障碍。糖皮质激素、3,4- 二氨基吡啶和其他免疫抑制剂可增强肌力。

28. 叙述 Lambert-Eaton 综合征患者麻醉注意事项。

这些患者对去极化和非去极化类肌肉松弛剂都非常敏感，最好避免使用这些药物。一旦使用，麻痹可持续几天，而且胆碱酯酶抑制剂无法逆转。吸入性麻醉剂是安全的，通常可提供满足气管插管的肌肉松弛程度。如果可行，鼓励应用区域麻醉技术。

要点：恶性高热和其他运动疾病

1. 恶性高热是围术期患者暴露于吸入性麻醉剂或琥珀胆碱后发生的高代谢紊乱。
2. 早期识别是关键，治疗是复杂和多面的，需要其他有经验的人员帮助。
3. 恶性高热的必要条件是不明原因的心动过速患者出现不明原因的呼气末二氧化碳升高。体温升高为较晚期的特点。
4. 有恶性高热病史或高风险患者应接受不含触发剂的麻醉方案。麻醉医生必须高度警惕恶性高热，准备麻醉机并将恶性高热急救车放在手术间。
5. 琥珀胆碱禁用于肌营养不良的儿童，应当尽量避免用于儿童，除非存在气道紧急情况。
6. 重症肌无力患者使用（如果需要）非去极化肌肉松弛剂时应为正常剂量的 1/10。
7. Lambert-Eaton 肌无力综合征患者对去极化和非去极化类肌肉松弛剂均敏感，最好避免使用。
8. 肌营养不良患者易发生误吸及呼吸功能不全，还可能有心律失常、传导阻滞和心肌病。

网址

Malignant Hyperthermia Association of the United States: http://www.mhaus.org
Myasthenia Gravis Foundation of America: http://www.myasthenia.org

推荐阅读

Bhatt JR, Pascuzzi RM: Neuromuscular disorders in clinical practice: case studies, Neurol Clin 24:233–265, 2006.
Brambrink AM, Kirsch JR: Perioperative care of patients with neuromuscular disease and dysfunction, Anesthesiol Clin 25:483–509, 2007.
Brandom BW: The genetics of malignant hyperthermia, Anesthesiol Clin North America 23:615–619, 2005.
Burkman JM, Posner KL, Domino KB: Analysis of the clinical variables associated with recrudescence after malignant hyperthermia reactions, Anesthesiology 106:901–906, 2007.
Hirshey Dirksen SJ, Larach MG, Rosenberg H, et al: Future directions in malignant hyperthermia research and patient care, Anesth Analg 113:1108–1119, 2011.
Larach MG, Brandom BW, Allen GC, et al: Cardiac arrests and deaths associated with malignant hyperthermia in North America from 1987 to 2006, Anesthesiology 108:603–611, 2008.
Litman RS, Flood CD, Kaplan RF, et al: Postoperative malignant hyperthermia. An analysis of cases from the North American malignant hyperthermia registry, Anesthesiology 109:825–829, 2008.
Parness J, Bandschaapp O, Girard T: The myotonias and susceptibility to malignant hyperthermia, Anesth Analg 109:1054–1064, 2009.

退行性神经疾病及神经病变

James C.Duke, MD, MBA

刘艳红 译 米卫东 校

第43章

1. 肌萎缩侧索硬化是什么？麻醉应考虑哪些问题？

肌萎缩侧索硬化，也被称为 Lou Gehrig 病，是一种上下运动神经元疾病。通常累及四五十岁的男性。肌萎缩侧索硬化的患者可发生进行性的疲软直至死亡（原因为肺炎和肺功能衰竭），病史病程通常为 3～5 年。尽管最早累及的是四肢肌肉，但最终延髓肌会逐渐受到影响，使误吸风险增加。人们对其病理机制知之甚少，一般认为与超氧化物歧化酶-1基因突变有关。治疗建议非常有限。

麻醉相关问题的报道比较罕见。尚无证据表明局部麻醉或全身麻醉可使该疾病恶化。曾报道过琥珀胆碱导致高钾血症随后发生心搏骤停的事件。非去极化肌肉松弛剂作用时间延长。误吸风险增加，术后需要呼吸支持。这些患者不是恶性高热的高危患者。

2. 简述 Guillain-Barré 综合征的临床特点。

急性特发性多神经炎（Guillain-Barré 综合征，吉兰-巴雷综合征）是目前导致全身性麻痹最常见的病因。发病时表现为突然发生的疲软或麻痹，通常为下肢，可在几天之内扩展至躯干、上肢及延髓肌，面部肌肉受累可提示延髓受累，反射消失也为特征之一。20%～30% 的患者会发生呼吸功能衰竭并需机械通气。约一半的患者会发生呼吸道或胃肠道感染。病理机制被认为是自身免疫引起的，很可能与细菌性脂多糖和轴突神经节苷脂结构相似有关。数周内可恢复，而轴突变性导致残余疲软症状还将持续一段时间。患者的死亡率约为 3%～8%，死因多为脓毒症、成人呼吸窘迫综合征、肺栓塞或心搏骤停。血浆置换和免疫球蛋白疗法有改善作用，但糖皮质激素法无效。

3. Guillain-Barré 综合征时自主神经系统受到哪些影响？

自主神经功能紊乱是常见症状。患者可发生血压大幅度波动，大量出汗、外周血管收缩、心动过速及心动过缓、心脏传导系统异常及体位性低血压。猝死也曾被报道。

4. Guillain-Barré 综合征患者的麻醉主要注意什么？

咽喉肌麻痹患者可能难以控制口腔分泌物，而肋间肌的麻痹则可引起呼吸功能不全，均存在误吸的风险。自主神经功能紊乱可影响心血管代偿反应，轻度失血或正压通气便可能诱发低血压。此外，喉镜检查可能会造成明显的血压升高。对间接作用的血管活性药物可能会比较敏感。由于血压波动大且无法预测，应考虑进行动脉内血压监测。没有证据表明全身麻醉或局部麻醉可使该病加重。

由于 Guillain-Barré 综合征是一种下运动神经元疾病，应禁用琥珀胆碱，因其可能导致钾离子的大量释放。泮库溴铵可影响自主神经功能也应避免使用。因为呼吸肌无力，术后可能需要呼吸支持。

5. 帕金森病的病理生理特点。

帕金森病是成人锥体外系的一种退行性疾病，特征为基底节多巴胺能神经元数量减少。多巴胺神经元减少后，对锥体外运动系统的抑制和对乙酰胆碱作用的拮抗均减弱。

6. 帕金森病的临床特征。

帕金森病患者表现为肢体肌强直、面部表情僵硬、慌张步态、有节奏的静止性震颤、痴呆、抑郁、膈肌痉挛及动眼危象（即眼睛偏离至某一固定位置的一种肌张力障碍）。

7. 左旋多巴治疗有什么作用，对血管内容量状态有什么特别影响？

左旋多巴是多巴胺的直接前体，通过血脑屏障后在脱羧酶作用下转变为多巴胺。左旋多巴治疗可同时提高中枢神经系统和外周的多巴胺水平。多巴胺水平升高可增加心肌收缩力和心率。肾血流量、肾小球滤过率及钠排出量均增加。血管内容量减少，肾素-血管紧张素-醛固酮系统受抑制，常出现直立性低血压。高浓度的多巴胺可负反馈式影响去甲肾上腺素的生成，进而也可引起直立性低血压。

8. 帕金森病患者麻醉的要点。

- 突然停止左旋多巴可能引起骨骼肌僵硬，从而影响通气的充分度。左旋多巴应在手术当日早上服用并在手术后恢复。
- 可能发生极端异常的血压波动和心律失常。
- 吩噻嗪类药物（如氯丙嗪、异丙嗪、氟奋乃静、丙氯拉嗪）和丁酰苯类药物（如氟哌利多、氟哌啶醇）可拮抗多巴胺在基底节的作用。甲氧氯普胺可抑制脑内的多巴胺受体。应该避免这些药物。
- 患者可能存在血管内容量不足；因此在围诱导期低血压状态下应积极给予晶体或胶体液。

9. 阿尔茨海默病的临床症状和体征是什么？

美国大多数的重度痴呆患者都是阿尔茨海默病。该病发病隐匿，有进行性的记忆力减退，生活自理能力下降及处理日常生活事物能力下降。

10. 与阿尔茨海默病最相关的麻醉问题是什么？

患者无法理解其所处环境或无法配合医务人员是一个重要问题。应尽量避免在围术期使用镇静药，因为后者可能加重患者意识混乱和理解障碍。行区域阻滞操作时应注意患者可能会对手术室的环境感到恐惧或迷惑。减少吸入性麻醉剂或阿片类药物的用量可能有益。手术过程中患者无法予以配合或发生非预期的急性发作时可实施全身麻醉。

11. 多发性硬化的特征是什么？

大脑和脊髓皮层脊髓束神经元发生随机的多发脱髓鞘变性，使得神经传导速度减慢。出现视力障碍、步态异常、肢体麻痹疲软以及尿失禁。越来越多的证据表明外周神经也可发生脱髓鞘变性。发病年龄通常为 15 ～ 40 岁之间。病因是多方面的，包括病毒感染和基因因素。多发性硬化的特点是早期会有症状间歇性的加重和缓解，但最终将发展为持续性症状。女性患者妊娠期间症状常可缓解。多发性硬化的症状常在数月内逐渐加重且持续数月，而后的几个月会有不同程度的缓解。多发性硬化的病因不明，假说之一是病毒感染诱发免疫介导的髓鞘破坏。

12. 激素是否有益于多发性硬化的治疗？

激素可使疾病发作时间缩短，严重程度下降，但无法阻止疾病的进展。其他一些如免疫抑制剂、干扰素和血浆置换等方法有时也对患者有益。

13. 哪些因素与多发性硬化病情恶化有关？

情绪应激、疲劳、感染、发热、创伤及手术均可加重症状。一般认为体温升高可引起脱髓鞘神经元传导功能的完全性阻断。

14. 多发性硬化患者的麻醉注意事项。全身麻醉常用的药物是否安全？

手术应激很可能使多发性硬化症状加重。即使体温轻度的升高（＞1℃）也应避免。尚未发现多发性硬化患者的全身麻醉药物选择有明显禁忌。然而，严重病例常有不同程度的痴呆。痴呆患者对麻醉药物的镇静作用比较敏感，应选用短效药物。控制现有可能加重多发性硬化的相关因素比全身麻醉药物的选择更为重要。

15. 局麻药对多发性硬化患者有特殊毒性吗？

超过阈值浓度的局麻药具有神经毒性。多发性硬化破坏了髓鞘的保护作用，可导致脊髓和神经暴露于较高浓度的局麻药，使神经毒性的潜在风险增加。

16. 硬膜外麻醉和腰麻对多发性硬化患者是否安全？

区域麻醉可降低手术的应激反应，对多发性硬化患者可能是有益。多数专家认为硬膜外麻醉是安全的。但外周神经阻滞可能存在风险，曾有报道一例多发性硬化患者行肌间沟阻滞后发生了持续的严重臂丛神经损伤（见 Koff 等，2008）。也曾有报道多发性硬化患者腰麻后症状加重。硬膜外与腰麻相比分布于脊髓的局麻药浓度较低，同时暴露于局麻药的无髓鞘神经根也较少，因此两者的预后不同。实施硬膜外麻醉或产科镇痛时，推荐使用最低剂量并选择作用时间较短的药物。硬膜外辅以阿片类药物也可减少局麻药的用量。总之，多发性硬化患者应避免使用腰麻。

17. 多发性硬化患者使用肌肉松弛剂是否安全？

多发性硬化患者（尤其是病情严重者）可存在明显的运动能力下降和肌肉萎缩，为了防止可能发生的高钾血症，应避免使用琥珀胆碱。存在肌肉无力症状的患者应使用小剂量的非去极化肌松剂。作用时间较短的非去极化肌松剂在这种情况下具有优势。

18. 描述脊髓灰质炎后综合征。

脊髓灰质炎后综合征的特点为严重脊髓灰质炎发作数年后发生曾受累肌肉进行性的无力。脊髓灰质炎未累及的肌肉很少受到影响。一般的症状和体征包括乏力、畏寒、关节退化、肌肉疼痛、萎缩、呼吸功能不全、吞咽困难及睡眠呼吸暂停。诉吞咽困难的脊髓灰质炎后综合征患者可能存在一定程度的声带麻痹。有些患者肺功能下降，也可能存在比较明显的心肺功能失调。

19. 脊髓灰质炎后综合征患者麻醉须注意的要点有哪些？

应告知患者术后进行机械通气的可能性。有睡眠暂停的患者可能合并肺动脉高压。吞咽困难和声带麻痹可增加患者误吸的风险。如果存在进行性的骨骼肌疲软，应避免使用琥珀胆碱，因为后者可能导致钾离子过度释放。

20. 简述危重病性多发性神经病以及易患人群。

至少有 70% 的脓毒血症、多器官功能衰竭或全身炎症反应综合征的患者会出现全身乏力、感觉减退和其他神经病理性改变。这一综合征被称作危重病性多发性神经病。基础疾病持续时间越长，乏力症状越严重。危重症程度为轻、中度的患者在原发疾病被控制后可能恢复肌力，而严重感染的病例最终死亡的情况并不少见（通常与原发病相关）。其机制尚不清楚，一般认为是微血管系统紊乱诱发的神经缺血和毛细血管通透性增加所致。其他与危重病性多发性神经病相关的因素包括长时间应用肌肉松弛剂、激素、营养不良和高血糖。

21. 危重病性多发性神经病的临床特点。

最常见的表现为脱机失败，但并存的脑部疾患常影响临床判断。严重者可出现无反射性四肢瘫痪。其他临床特点包括明显的远端肢体肌无力及肌萎缩、深反射减退或消失、各种感觉缺失，通常为袜套手套状分布。不影响脑神经。肌酸激酶水平正常或轻度升高。脑脊液正常。神经活检可见纤维减少，轴突退行性改变，而肌肉活检则表现为去神经性萎缩。电生理学检查可提示轴突多发性神经变性。

22. 危重病性多发性神经病患者的麻醉要点。

对非去极化肌松剂的反应无法预测。出于对高钾血症的顾虑应避免使用琥珀胆碱。危重病性多发性神经病变最大的风险或许是其相关的一些医学问题。

要点：退行性神经疾病

1. 神经病变的患者因为存在延髓肌肉的乏力而存在误吸的风险。
2. 直立性低血压是常见症状。
3. 此类患者多需要术后机械通气。
4. 因为存在去神经性萎缩，琥珀胆碱可能因为诱发严重的高钾血症而导致心搏骤停。因此应避免使用琥珀胆碱。
5. 难以预测非去极化肌肉松弛剂使用后的反应，但多数患者可能对这些药物敏感。
6. 多发性硬化患者应避免实施腰麻。
7. 除腰麻可能对多发性硬化的产生不良影响外，全身麻醉或局部麻醉都不会加重上述神经病理性疾病。

推荐阅读

Brambrink AM, Kirsch JR: Perioperative care of patients with neuromuscular disease and dysfunction, Anesthesiol Clin 25:483–509, 2007.

Koff MD, Cohen JA, McIntyre JJ, et al: Severe brachial plexopathy after an ultrasound-guided single-injection nerve block for total shoulder arthroplasty in a patient with multiple sclerosis, Anesthesiology 108:325–328, 2008.

Perlas A, Chan VW: Neuraxial anesthesia and multiple sclerosis, Can J Anaesth 52:454–458, 2005.

第
44
章

酒精及毒品滥用

James C.Duke, MD, MBA

刘艳红　译　米卫东　校

1. 酒精是如何被吸收和代谢的?

酒精通过胃肠道黏膜被吸收,经小肠吸收的较经胃吸收多。酒精的分布容积(Vd)与体内的水分相同。酒精极易透过血脑屏障。动脉血酒精水平与肺泡内浓度相关,这也是执法人员进行呼吸气体测试的理论基础。

酒精主要在肝代谢。大部分吸收的酒精在乙醇脱氢酶作用下被转变成为乙醛。酒精的代谢遵循 Michaelis-Menten 零级代谢动力学。乙醇脱氢酶被乙醇饱和后,酒精的浓度即使进一步升高,其代谢率仍保持恒定。吸收的酒精中有 5% ~ 10% 通过呼吸或尿液以原型排出。

2. 酒精对神经系统有哪些短期和长期影响?

短期内,酒精通过抑制多突触功能抑制神经系统,特征性表现为全身反应迟钝,高级运动、感觉及认知能力下降。尽管在饮酒者或旁观者看来喝酒具有兴奋或刺激行为的作用,但该表现可能是因为抑制性通路被抑制造成的(去抑制状态)。

长期摄入酒精可引起外周神经紊乱和神经精神疾病,其中很多疾患(如 Wernicke 脑病和 Korsakoff 精神错乱)可能与营养缺失有关。酒精相关性神经病变常导致下肢疼痛、麻木,伴足部肌肉无力。患者可能发生足部袜套状的感觉减退和痛觉过敏,跟腱反射减弱。也可出现肢体近端肌肉的广泛无力。

3. 酒精对心血管系统有何影响?

快速摄入中等量的酒精不会对血压或心肌收缩力产生显著影响,但可引起皮肤血管扩张和心率增快。快速摄入中毒量的酒精可引起中枢血管调节能力下降,导致呼吸和心脏抑制。

长期饮酒者最主要的死因是心脏衰竭。每个月消耗 60 盎司酒精(60 盎司约为 1.7 kg, 1 品脱威士忌酒或 33 听啤酒)可能引起酒精性高血压。每个月摄入量大于 90 盎司,持续 10 年时间后,可能导致充血性心肌病合并肺动脉高压、右心功能衰竭以及心律失常(通常为房颤和室性早搏)。也有发生快速性室性心动过速、室颤和猝死的风险。

4. 酒精对呼吸系统有何影响?

急性饮酒可通过呼吸调节中枢去抑制作用和增加无效腔通气而导致过

度通气。除过度通气外，酒精还可抑制呼吸对二氧化碳的反应性。增加胃内容物反流误吸的风险。长期饮酒者容易发生肺部感染，通常是葡萄球菌或革兰阴性细菌。肺通气量普遍下降（潮气量、功能残气量和吸气容积）。

5. 酒精对胃肠道及肝有何影响？

急性饮酒可能引起食管炎、胃炎和胰腺炎。长期饮酒可引起胃排空延迟及食管下括约肌松弛，使误吸风险增加。急性饮酒后肝发生暂时性的可逆性脂肪浸润。尽管戒酒后这样的改变可以得到恢复，并可以循环多次，但持续长时间饮酒可导致慢性脂肪浸润，随时间推移，可进展成为肝组织的坏死和纤维化。脂肪肝的最初表现为肝增大。当发生明显的坏死、纤维化和硬化后，肝体积缩小。长期大量饮酒可导致不可逆的肝硬化和酒精性肝炎。影响肝的合成功能。白蛋白和凝血因子 II、V、VII、X 及 XIII 的生成减少。白蛋白减少可引起血管内胶体渗透压降低，可出现组织水肿。血液中凝血因子的减少可导致出血倾向，表现为凝血酶原时间延长。

6. 长期酗酒者可以有哪些营养障碍？

维生素 B_1 缺乏可导致 Wernicke 脑病、多发性神经病变和以高心排量、低外周血管阻力和血管紧张度降低为特征的心力衰竭。叶酸缺乏可导致骨髓抑制和血小板减少、白细胞减少和贫血。

7. 酒精对吸入性麻醉剂有什么影响？

非酒精成瘾的急性酒精中毒者，吸入性麻醉剂的最小肺泡浓度（MAC）降低。长期酗酒者吸入麻醉药的 MAC 升高。

急性中毒的患者对巴比妥类、苯二氮䓬类和阿片类药物比较敏感。长期酗酒的患者对静脉麻醉药可产生交叉耐药。

8. 酒精对肌肉松弛剂有何影响？

肝疾病患者的血浆胆碱酯酶水平可能较低，琥珀胆碱的作用时间可能延长。肝功能差的肝硬化患者药物的分布容积增加，因此需要较大剂量的非去极化肌松剂。通过肝降解的松弛剂作用时间可能延长。不依赖肝脏代谢的肌松剂（如顺阿曲库铵）对肝疾病患者而言是不错的选择。

9. 描述酗酒患者围术期评估的要点。

应特别关注长期酗酒患者的心血管系统。心动过速、心律失常或心脏增大可能提示酒精性心功能不全，应进行 12 导联心电图检查。酒精性心脏病患者对内源性或静脉注射的儿茶酚胺不敏感，常出现低钾血症和低血糖症，贫血、血小板减少及凝血异常也常见。这些患者通常存在容量不足，需要进行液体复苏。留置导尿管监测尿量。血管内监测应个体化。肝疾病患者有发生食管曲张静脉破裂的可能，应避免使用经食管的医疗仪器。

10. 长期酗酒者清醒状态时如何实施麻醉？

清醒的长期酗酒者可耐受静脉和吸入麻醉剂。异氟烷在维持肝血流量方面具有优势。一般来说，联合使用镇静剂、阿片类药物、肌松剂及吸入麻醉剂的复合麻醉技术可满足需要。

11. 酒精戒断有哪些症状和体征？

酒精戒断可表现出厌食、失眠、乏力、好斗、震颤、幻视、幻听及惊厥。症状通常在戒断后 10～30 小时出现，持续 40～50 小时。戒断时间较长可能导致震颤性谵妄或自主神经过度兴奋（心动过速、出汗、发热、焦虑及困惑）。酒精戒断综合征可能在麻醉状态下发生，表现为难治性心动过速、出汗和体温升高。可给予苯二氮䓬类药物或静脉输注乙醇。

要点：对于长期酗酒者应关注以下问题

1. 可能有心肌病和心律失常。
2. 有误吸倾向，肺功能受损。
3. 门静脉高压和静脉曲张（避免经口和经鼻胃管）。
4. 肝脏合成功能受损（白蛋白和凝血酶原时间为重要的筛查试验）。
5. 酒精戒断可能引起惊厥。

12. 根据美国疼痛学会的定义，描述成瘾、依赖、假性成瘾、与耐受的区别。

- 依赖是指"伴随某种特定药物出现的适应状态。典型的、特定的戒断症状可因突然停药、快速减少剂量、血药浓度下降和（或）使用拮抗剂而诱发。"
- 阿片耐受是"随着使用药物的时间延长，药物的一种或多种作用逐渐减弱的适应状态。"
- 成瘾"是一种原发的慢性神经生物学疾病，遗传、心理和环境因素可影响其发展及表现。其特点包括一个或多个以下行为：对药物的使用失去控制能力，强迫性使用，尽管产生伤害仍持续使用及渴求药物行为。"
- 假性成瘾是患者由于疼痛治疗不足而产生类似成瘾行为的一种医源性状态。通常在急性疼痛转变为慢性疼痛时发生。长期接受阿片治疗的患者可出现生理依赖和潜在的耐受，但这些患者通常不会发展为成瘾。

13. 列出长期滥用阿片的并发症。

- 蜂窝织炎
- 肺炎
- 肾上腺抑制

- 破伤风
- 脓肿形成
- 亚急性细菌性心内膜炎
- 血栓性静脉炎
- 肝炎
- 肺不张
- 急性肺水肿
- 贫血
- 体循环和肺循环栓塞
- 肺动脉高压
- 获得性免疫缺陷综合征
- 脓毒症
- 硬化性肾小球肾炎
- 过量导致死亡

14. 讨论与阿片长期滥用相关的围术期问题。

　　围术期不适合尝试进行阿片戒断。须了解患者日常阿片的需要量以避免药量不足。考虑到相关的行为和精神问题，全身麻醉与区域或局部麻醉相比是更好的选择。这些患者可能处于急性戒断期而不配合。建立静脉通路可能存在困难，可能须放置中心静脉导管。通常须要给予较大剂量的阿片药物才能达到所需效果。疼痛管理团队的会诊将有助于制订切实可行的术后疼痛管理方案。

15. 描述阿片戒断的时间范围和分期。

　　戒断症状的出现和时长根据毒品的种类而不同。举例来说，哌替啶戒断症状的高峰出现在戒断后 8 ～ 12 小时，持续 4 ～ 5 天。海洛因戒断症状高峰出现在戒断后 36 ～ 72 小时内，可持续 7 ～ 14 天。戒断的症状包括躁动、出汗、恶心、流涕、鼻塞、腹部绞痛、流泪，以及渴求药物、竖毛、呕吐、腹泻、肌肉痉挛（戒除嗜好的症状，thus the term kicking the habit）、发热、寒战、心动过速及高血压。

16. 哪些药物可用于阿片戒断的患者？

　　可使用长效药物（如美沙酮和缓释吗啡），因其起效较慢，与快速起效的药物相比所引起的兴奋感觉不太显著。自主神经过度兴奋和其他急性阿片戒断症状可应用 β - 肾上腺素能受体拮抗剂和 α_2- 激动剂如可乐定治疗。

17. 美沙酮治疗的患者易发生哪种心律失常？

　　曾有报道此类患者发生过 QT 间期延长、尖端扭转型室速以及猝死。美沙酮的特点包括不影响癫痫发作、没有活性代谢产物、对肾衰竭患者相对安全，以及无肝毒性。

18. 可卡因有哪些不同形式，如何使用？

可卡因的盐酸盐是一种白色透明、可溶于水的粉末状物质，可鼻嗅或注射使用。脂溶性的可卡因称作霹雳可卡因（crack）或游离碱可卡因，通过将盐酸盐和碱混合后得到。霹雳的热稳定性较高，易气化，吸雾吸入时有较高的生物利用度。

19. 可卡因如何被代谢并排出体外？

可卡因血浆峰值浓度出现在经鼻吸食后的 15 ～ 60 分钟；生物半衰期约为 45 ～ 90 分钟。血浆（假性胆碱酯酶）和肝酯酶将可卡因水解为芽子碱甲酯（ecgonine methyl ester，EME）和苯甲酰芽子碱（benzoylecgonine）。EME 和苯甲酰芽子碱占可卡因代谢产物的 80%，使用可卡因后 14 ～ 60 小时可在尿液中检测到其代谢产物。只有 1% 到 5% 通过尿液以原型排出。

20. 可卡因的作用机制和生理作用是什么？

可卡因具有抑制去甲肾上腺素、多巴胺和 5- 羟色胺转运体的作用。但其生理作用主要与升高去甲肾上腺素水平有关。可卡因可抑制肾上腺素能神经元末端再摄取去甲肾上腺素。血清去甲肾上腺素水平升高后可导致收缩压、舒张压、平均动脉压、心率及体温升高。

21. 急性可卡因中毒的常见症状与体征。

- 恶心呕吐
- 头痛
- 心跳快或不规律
- 高血压或低血压
- 幻觉
- 胸痛
- 抽搐和卒中
- 瞳孔散大

22. 最严重的可致死性中毒反应及其治疗方法是什么？

在因可卡因使用后胸痛住院的患者中约有 6% 存在心肌缺血和急性心肌梗死。急性血管收缩合并 / 不合并血栓曾被认为是主要原因，目前公认由去甲肾上腺素水平升高所致交感神经兴奋而引起的。可卡因引起的胸痛可使用 β_1- 肾上腺素能阻断剂、硝酸盐、钙通道阻滞剂和 α- 肾上腺素能阻断剂进行治疗。一般应避免使用选择性 β_2 阻断剂，因其可通过无拮抗的 α_1 受体介导冠状动脉血管和外周血管收缩。

23. 可卡因的戒断症状和体征。

- 激动
- 焦虑和抑郁

- 疲劳
- 易怒和睡眠不安
- 震颤
- 肌痛

24. 急性可卡因中毒患者的麻醉要点有哪些？

术前镇静及深度全身麻醉可抑制肾上腺释放儿茶酚胺，可能减轻可卡因所致的心律失常。应在充分的麻醉深度下建立人工气道，以避免严重的心动过速和高血压。可卡因可增加心血管系统对内源性儿茶酚胺的敏感性。氯胺酮和泮库溴铵可增加可卡因的心血管毒性，应避免使用。急性中毒患者吸入性麻醉剂的 MAC 增加。因为这些患者可能存在儿茶酚胺耗竭，当发生低血压须使用升压药时，去氧肾上腺素可能更为适宜。

25. 可卡因的非急性中毒患者能否安全实施麻醉？

近期于某大城市公立医院进行的研究表明，全身麻醉对于此类患者是安全的。但众所周知可卡因可引起 QT 间期延长，增加发生室性心律失常包括尖端扭转型室速的风险。因此患者术前应进行心电图检查，QT 间期少于 500 ms 时可实施麻醉。

要点：对吸食可卡因患者的关注要点

1. 滥用可卡因的患者常存在心肌缺血，选择性 β_2-阻断剂可能引起血管收缩而使缺血加重因此须避免使用。
2. 气道操作过程中如果患者不处于深麻醉状态，则有可能发生严重的高血压和心动过速。
3. 可卡因使心血管系统对内源性儿茶酚胺敏感。氯胺酮和泮库溴铵可增加可卡因的心血管毒性，应予以避免。

26. 什么是结晶状甲基苯丙胺（俗称冰毒）？有什么特性？

冰毒是指合成兴奋剂甲基苯丙胺。在美国，大多数吸食冰毒者为年轻成年白人，多为男性，但冰毒是女性成瘾患者中最常见的毒品。男性同性恋群体中吸食冰毒较常见，吸食冰毒与人类免疫缺陷病毒的感染显著相关。

吸食冰毒可使患者快速兴奋，产生欣快感，注意力及体力增强，增加去甲肾上腺素、多巴胺及 5-羟色胺释放。冰毒的表现与可卡因非常相似，或许因为其价格较低所以滥用越来越普遍。

对滥用冰毒的患者实施麻醉的建议与可卡因滥用者相似。急性中毒者应避免实施择期手术。对非急性中毒的长期吸食者实施麻醉可能是安全的。由于该类患者龋齿很常见所以发生牙齿损伤的概率较高。

27. 冰毒中毒及戒断时有哪些症状和体征？

中毒症状包括食欲缺乏、出汗、高血压、心动过速、体温升高、激动及紧张不安。患者还可能发生心肌梗死、抽搐、卒中、横纹肌溶解及肾衰竭。戒断症状包括乏力、易激惹、失眠、焦虑及精神病性反应。龋齿是长期吸食冰毒者的一个常见体征，被称为"冰毒牙"。

28. 迷幻药（ecstasy）是什么？如何发挥作用和使用？

迷幻药，即3,4-亚甲二氧基甲基苯丙胺，是一种类似于兴奋剂甲基苯丙胺和致幻剂麦斯卡林的化学合成类精神药物。它可增强多种神经递质的作用，包括5-羟色胺、多巴胺和去甲肾上腺素。通常为胶囊或片剂形式口服。作用时间3～6小时。增加剂量可减缓酶降解速度，导致作用时间延长，同时中毒的风险增加。

29. 迷幻剂对认知、生理和心理可产生什么影响？

滥用者可产生幸福感，焦虑减轻。可能出现记忆力下降。生理反应包括恶心、寒战、不自主的牙关紧闭、肌肉僵硬和视物模糊。也经常出现高血压、意识丧失和抽搐。发热罕见，一旦发生可能导致心血管系统崩溃及多脏器功能衰竭。戒断症状包括渴求药物、抑郁、迷惑及严重的焦虑。非人类灵长动物接触该毒品4天时间即可发生情绪、思维及判断相关神经元的损伤。

30. 苯环己哌啶（phencyclidine，PCP）及其作用机制是什么？

PCP是在20世纪50年代被当做麻醉剂而制成的一种环己胺，随后因该药物易引起幻觉而停止销售。PCP的作用机制尚不明确，一般认为是兴奋边缘系统的同时抑制皮层和丘脑功能。PCP可能阻断痛觉情绪体验相关的传出冲动，抑制脊髓活动。PCP也可以抑制假性胆碱酯酶。值得一提的是，静脉麻醉药氯胺酮是对PCP进行化学修饰后制成的。

31. 讨论PCP的生理和精神作用。

PCP可产生游离状态或脱离躯体的感觉。可透过血脑屏障，产生失忆、谵妄、思维混乱、偏执、敌意和错觉。游离状态与精神分裂症相似。还可能伴有眼球震颤、共济失调和说话困难。PCP还可引起自主神经兴奋和脑血管扩张，但无明显的呼吸抑制作用，食用者气道反射仍然存在。可能产生大量口腔分泌物，常发生游离状态并出现无法预测的暴力行为，因此全身麻醉更合适PCP滥用者。

32. 如何加快PCP的清除？

尿液酸化及鼻胃管吸引可加快PCP的清除。

要点：吸食迷幻剂和苯环己哌啶患者的关注要点

1. 迷幻剂引起的体温升高和心血管系统崩溃。
2. 苯环己哌啶引起的游离状态、严重的行为紊乱及拟交感作用。

网址

American Pain Society: http://www.ampainsoc.org
World Health Organization: Management of substance abuse: http://www.who.int/substance_abuse

推荐阅读

Hill GE, Ogunnaike BO, Johnson ER: General anesthesia for the cocaine abusing patient. Is it safe? Br J Anaesth 97:654–657, 2006.
Tetrault JM, O'Connor PG: Substance abuse and withdrawal in the critical care setting, Crit Care Clin 24:767–788, 2008.

第
45
章

糖尿病

Robert H.Slover，MD，and Robin Slover，MD

刘艳红　译　米卫东　校

1. 糖尿病的主要分类。

- 1 型糖尿病：一种胰岛细胞受到破坏导致胰岛素无法生成的自身免疫性疾病。儿童及青年常见。
- 2 型糖尿病：机体使用胰岛素障碍。疾病初期患者或可产生足够的胰岛素，但细胞受体减少，即使胰岛素水平正常或较高，也会发生高血糖。2 型糖尿病常见于 60 岁以上年龄较大的成年人。2 型糖尿病随着肥胖人群增多也随之增多。2 型糖尿病也常见于肥胖和较少运动的青少年和青年人群。
- 妊娠期糖尿病：见于 2%～5% 的孕期女性，其中有 40%～60% 将在其后发展为 2 型糖尿病。

2. 血糖控制的理想水平是什么？

美国糖尿病协会（ADA）2008 年发布的临床治疗指南建议对于非孕期成人应控制其糖化血红蛋白 < 7%（非糖尿病为 6% 或更低）。儿童、有严重低血糖病史及有其他合并症的患者可使用较温和的血糖控制指标。

3. 糖尿病患者常见的合并症及其意义。

- 高血压见于 40% 的糖尿病控制不理想的手术患者。高血压是冠心病和心衰的危险因素。这些患者如果服用排钾型利尿剂治疗时，常存在严重钾丢失。
- 冠心病很常见，可发生于比较年轻的患者，可能无症状或症状不典型。
- 自主神经病变可使心血管及胃肠道功能的神经反射调节受到影响，表现为直立性低血压、胃轻瘫（增加误吸风险），肠梗阻及尿潴留。常发生外周神经病变。
- 常发生肾功能异常，包括血尿素氮（BUN）和肌酐升高，蛋白丢失、低蛋白血症、酸中毒及电解质失衡。
- 17% 的糖尿病患者存在潜在的感染。
- 视网膜出血可见于 80% 病史 15 年以上的糖尿病患者，可导致视网膜脱落和视觉缺损。

4. 目前 2 型糖尿病常用口服药物有哪些？

治疗 2 型糖尿病的药物分两类：增强胰岛素作用的药物和增加细胞胰

岛素供应的药物。详见于表 45-1。

5. 目前使用的胰岛素有哪些?

现在的胰岛素强化治疗依赖于新合成的胰岛素类似物。胰岛素治疗由基础量与负荷剂量组成:使用长效(24 小时)胰岛素提供稳定的基础水平,使用短效胰岛素为饮食或加餐中碳水化合物的摄入提供丸剂量。这就需要每天至少注射 4 次胰岛素或使用胰岛素泵。详见于表 45-1。

6. 溶液中的胰岛素是否优于混悬液中的胰岛素?

溶液中的胰岛素剂量精确。举例来说,10 单位优泌乐(Humalog)总是精确的 10 单位。中性鱼精蛋白锌胰岛素(NPH)是唯一将胰岛素保存于混悬液中的产品,不能提供精确的剂量或可重复的剂量,其剂量在 30% 范围内波动。10 单位 NPH 的实际剂量范围为 7 ~ 13 单位!

7. 描述胰岛素在葡萄糖代谢中的作用及其对应激的影响。

胰岛素促进葡萄糖吸收、糖原储存、蛋白质合成、氨基酸转运及脂肪生成。基础胰岛素分泌是必不可少的,即使在空腹状态下,对维持葡萄糖代谢平衡也十分重要。

外科手术导致应激增加,反调节激素活性升高,同时胰岛素分泌减少。反调节激素包括肾上腺素、皮质醇、胰高血糖素及生长激素,可促进糖原分解、糖异生、蛋白水解和脂质分解。因此,糖尿病手术患者如未获得足够的胰岛素,胰岛素缺乏和过量的反调节激素同时作用可导致严重的高血糖和糖尿病酮症酸中毒,这与高渗透压,蛋白质分解代谢增加,体液丢失和脂肪分解有关。

8. 严格的血糖控制有益于危重患者吗?

最近有观点认为胰岛素强化治疗将血糖维持于 110 mg/ml 或更低水平可降低外科重症监护治疗病房(ICU)危重病患者的发病率和死亡率。也有证据表明外科和内科 ICU 使用严格的血糖控制方案可显著增加低血糖的风险,但并未提示可降低住院死亡率。不过严格的血糖控制确实可显著减少败血症并可促进创面愈合。

9. 围术期高血糖的并发症是什么?

- 中性粒细胞吞噬功能受损,感染风险增加,住院时间延长。
- 渗透性利尿、脱水和高渗。
- 生酮作用和糖尿病酮症酸中毒。
- 蛋白水解和氨基酸转运减少,导致伤口愈合延迟。
- 高黏血症、血栓形成和脑水肿。

10. 术前评估中应重点注意什么?

应重点关注的问题包括糖尿病类型、病程、口服降糖药或胰岛素治疗

表 45-1　2型糖尿病口服药物

作用	通用名	商品名	剂量	剂量间隔时间	副作用
增强胰岛素作用					
双胍类	二甲双胍	格华止	1000 mg	bid 或 tid	暂时性的胃肠道症状：乳酸酸中毒*
噻唑烷二酮"格列酮类"	罗格列酮、吡格列酮	文迪雅、艾可拓	每日剂量不超过 600 mg 与其他药物合用	每日 1 次或 bid	体重增加、贫血、水肿、充血性心力衰竭*、肝细胞性疾病*
α-葡萄糖苷酶抑制剂	阿卡波糖、米格列醇	阿卡波糖、米格列醇	50 mg tid　25 mg tid	bid～qid	胀气、肠疾病*
增加胰岛素供应					
磺脲类药物	甲磺丁脲、氯磺丙脲、妥拉磺脲、格列吡嗪、格列本脲、格列美脲	Orinase、特泌胰片、Tolinase、瑞易宁、优降糖、达安宁、Glynase、亚莫利	2.5～5 mg（格列本脲）	每日 1 次至 tid	低血糖、体重增加、过敏*
非磺脲类药物	瑞格列奈	Prandin	2 mg tid	bid～qid	低血糖

bid，每日 2 次；tid，每日 3 次；qid，每日 4 次。
* 表示罕见的严重并发症。

及相关并发症，如高血压、肾疾病、冠心病（可能无症状或症状不典型）和神经病变（早饱和反流，提示胃轻瘫）。如果患者有终末期肾疾病或需要透析，则可能需要限制液体。

11. 自主神经病变有什么影响？如何评估？

自主神经病变可影响心血管系统（无症状型心肌缺血）、胃肠道系统（胃轻瘫使误吸风险增加）、体温调节系统（调节血管内血流以维持体温的能力下降）和神经内分泌系统（应激刺激下儿茶酚胺分泌量减少）。自主神经病变可以通过以下测试进行评估：

- 评估交感神经系统完整性：正常情况下舒张压从卧位到站立位的改变至少为 16 mmHg；交感神经受累的患者变化小于 10 mmHg。从卧位到站立位时收缩压的大幅度变化也是自主神经病变一个表现。正常情况下收缩压降低幅度小于 10 mmHg；病变患者降低幅度至少 30 mmHg。
- 判断副交感神经系统完整性可以观察心率随呼吸运动的变化（即心率变异性）。正常患者心率至少增加 15 次 / 分。病变患者心率增幅为 10 次 / 分或更少。最后，心电图（ECG）同步监测可测量 Valsalva 动作过程中 R-R 间期比值，正常比值为 1.2，异常反应为 < 1.1。

自主神经病变的患者术前应预防误吸，如使用促进胃动力的药物 H_2-受体阻断剂以减轻胃轻瘫，和（或）使用非颗粒性抗酸剂。

12. 哪些术前实验室检查适用于糖尿病患者？

检查电解质、磷和镁、尿素氮和肌酐、血糖和酮体、尿液分析和心电图。蛋白尿是糖尿病肾病的早期表现。久坐不动的患者合并心脏风险因素时应进行心脏负荷试验。测量糖化血红蛋白可提供关于血糖控制水平的有价值的信息。糖化血红蛋白 > 9% 的患者通常依从性不佳，脱水风险较高。

13. 有没有任何迹象表明经口气管插管可能有困难？

糖尿病患者寰枕关节活动度降低，即使其他气道检查都正常也可能出现经口插管困难。这一点可通过影像学检查进行评估。患者还可能存有关节僵硬综合征，出现声带前位固定。如果患者手指掌侧关节无法接近（即祈祷手势，患者手掌合拢时手指关节掌侧不能相互触碰）则提示存在关节僵硬综合征。掌纹是评估关节僵硬的另一种方式。

14. 糖尿病患者手术前应做哪些准备？所有糖尿病患者手术期间都应接受胰岛素治疗吗？

1 型糖尿病患者接受短小或微创手术治疗前应减少胰岛素用量并监测血糖。口服药物治疗的 2 型糖尿病患者在手术当日应停止服用这些药物。最好将手术安排在上午。

　　拟行较长或较大手术的患者反调节激素水平升高，严格控制血糖可能对这些患者有益。此外，感染、肝疾病、肥胖、类固醇、心血管手术和疼痛均可增加胰岛素的需要量。可考虑注射胰岛素严格控制血糖。高血糖、体液和电解质失衡以及酮症应在术前予以纠正。肾衰竭患者应在手术前一天进行血液透析。

　　手术当日患者的血糖水平最好低于 200 mg/dl，需确保足够的糖原储备和充足的胰岛素。手术前一天应在床旁监测餐前、睡前及晨起的血糖。血糖控制目标为 120 ～ 180 mg/dl。

15. 如何输注胰岛素和葡萄糖？

　　理想情况下，应在手术前至少 1 小时开始输注葡萄糖和胰岛素。葡萄糖和胰岛素可以混合在一起，也可以单独输注，但组合输注更安全，因为这样不会导致其中一个或另一个意外地突然增加剂量。500 ml 的 5% 葡萄糖液中加入 8 单位普通胰岛素。连接输液管，摇匀，由于胰岛素可附着于聚氯乙烯（PVC）塑料袋和输液管，需通过输液管丢弃前 100 ml 液体。如果使用的是非 PVC 袋，500 ml 葡萄糖液中只需加 5 个单位的普通胰岛素。同样也需要丢掉前 100 ml 液体。混合液的输注速率为 100 ml/h，开始输注后 20 分钟进行血糖测定，之后每小时复查。输液过程中血糖水平可能会降低 20 ～ 40 mg/dl，但基本保持稳定。

　　对于手术时间较长或较虚弱的患者，应在 1000 ml 的 5% 葡萄糖液中加入 16 单位的普通胰岛素。应考虑添加 20 mEq/L 的钾，除非患者血钾 > 5.5 mEq/L。患者血钾 < 4 mEq/L 时，应在输注液体内添加 40 mEq/L 的钾。混匀后，通过输液管道丢弃前 100 ml 液体，输液速度 100 ml/h。同样的，输注开始后 20 分钟测量血糖，其后每小时复查。必要时胰岛素用量可每次增加或减少 4 个单位进行调整。

16. 严重高血糖的患者血糖降低的最快速度是多少？

　　血糖水平降低的速度应尽可能不能超过 100 mg/（dl·h）。由于血脑屏障的反应较慢，血糖的快速下降可能会导致脑肿胀，在罕见的情况下可导致症状性脑水肿。

17. 糖尿病患者的术后管理。

　　在恢复期较长的手术患者，其管理更为简便，即继续输注胰岛素和葡萄糖可达术后 48 小时，根据胰岛素需求调控输注速度和浓度。应持续床旁监测葡萄糖、电解质和液体，使血糖控制在 120 ～ 180 mg/dl。如果采用全肠外营养，胰岛素可能需要加量，应根据监测的血糖值进行调整。

　　恢复进食后，可根据患者术前的治疗方案皮下注射胰岛素。如果存在明显的疼痛或应激，则需加量达 20%。餐前、睡前和清晨监测血糖，必要时调整剂量。

18. 埋置皮下胰岛素泵的患者应如何管理？

目前常见的胰岛素泵可良好地控制血糖。该泵使用新型的胰岛素类似物（优泌乐、诺和锐和艾倍得），可提供基础和丸剂量胰岛素。由于基础速率可满足空腹状态的胰岛素需求，因此该泵可继续以现有速率在围术期和术中输注胰岛素。每间隔 1～2 小时测定血糖，将患者血糖稳定在 80～180 mg/dl 之间。如果较长时间的手术应激使葡萄糖水平升高，基础输注速度可以安全地以每小时 0.1 单位的增幅进行调整。如果血糖水平下降，输注速度可以安全地以每小时 0.1 单位的幅度减少，或停止该泵直至血糖水平上升。患者完全清醒后，恢复正常的输注泵程序。患者完全清醒同时肠鸣音恢复良好后可恢复正常饮食。

19. 哪些胰岛素更适用于胰岛素泵？

短效胰岛素类似物（诺和锐、优泌乐和艾倍得）可用于胰岛素泵。当静脉输注时，这些类似物与普通人胰岛素相比并无优势。因此静脉输注常选用较便宜的普通人胰岛素。

20. 糖尿病患者急诊手术的管理。

应在手术前尽可能纠正电解质和葡萄糖失衡。4～6 小时内可完成补液、补充电解质及胰岛素治疗，改善高血糖、酮症和酸中毒。补液应从生理盐水（NS）10～20 ml/kg 开始。胰岛素使用 0.45% 的盐水稀释后以 0.1 单位（kg·h）输注。（血糖低于 150 mg/dl 时可在 0.45% 盐水中加入 10% 葡萄糖）。患者酮症酸中毒需行急诊手术时可根据表 45-2 的指南进行胰岛素治疗。

21. 局麻药对胰岛素依赖型糖尿病患者有益吗？局麻药中能否添加肾上腺素？

区域麻醉技术可以降低应激反应，并有助于维持血糖稳定，降低心血管系统的风险。外周神经阻滞（例如，踝关节阻滞）时应避免使用肾上腺素，因其可能使微循环已经受损的区域血流量进一步减少。全身吸收较快

表 45-2　胰岛素治疗指南

	起效时间	峰值	作用时长
长效（基础）			
来得时（甘精胰岛素）	2～3 h	无	24 h
诺和平（地特胰岛素）	2～3 h	无	24 h
中效			
普通	30～60 min	2～4 h	6～9 h
NPH（混悬液）	4 h	4～8 h	8～13 h
短效			
优泌乐（赖脯胰岛素）	10～30 min	30～90 min	3～4 h
诺和锐（门冬胰岛素）	10～30 min	30～90 min	3～4 h
艾倍得（赖谷胰岛素）	10～30 min	30～90 min	3～4 h

的神经阻滞，如臂丛神经或肋间神经阻滞，可使用小剂量的肾上腺素。

22. 在手术室和围术期，是否有可能实现血糖持续监测？

已有市售的用于术前、术中和术后连续监测血糖的仪器。目前有三种连续血糖监测仪（CGM）获得了美国食品药品管理局（FDA）的批准。这些仪器每 30 秒采集一次间质液体样本，每 5 分钟报告一次间质液体葡萄糖水平。可根据血糖水平变化调整胰岛素用量。希望在不久的将来，围术期血糖连续监测能像现在我们使用动态血糖监测一样普及。

要点：糖尿病

1. 术前、术中及术后对血糖的精心调控对减少感染的风险，促进伤口快速愈合，避免代谢并发症及缩短住院时间都非常重要。
2. 术中胰岛素管理的目标是维持血糖 120 ～ 200 mg/dl。
3. 除极短小手术外，术中血糖最好通过静脉输注胰岛素和葡萄糖或使用胰岛素泵进行调控。
4. 糖尿病患者发生无症状或症状不典型的冠心病的概率很高。维持灌注压、控制心率、连续监测心电图、并在难治性低血压时保持高度警觉是关键。
5. 手掌相碰时（祈祷手势）两示指掌侧面无法触碰则提示患者存在经口插管困难。

网址

American Diabetes Association: http://www.diabetes.org
Children's Diabetes Foundation: http://www.childrensdiabetesfoundation.org
Juvenile Diabetes Research Foundation: http://www.jdrf.org

推荐阅读

Burant CF, Young LA, editors: Medical management of type 2 diabetes, ed 7, Alexandria, 2012, American Diabetes Association, pp 101–103.
Davidson MB: Standards of medical care in diabetes, Diabetes Care 28(Suppl):S4–S36, 2005.
Ferrari LR: New insulin analogues and insulin delivery devices for the perioperative management of diabetic patients, Curr Opin Anaesthesiol 21(3):401–405, 2008.
Fonseca VA: Standards of medical care in diabetes—2008, Diabetes Care 31(Suppl):S12–S54, 2008.
van den Berghe G, Wouters P, Weekers F, et al: Intensive insulin therapy in the critically ill patients, N Engl J Med 345:1359–1367, 2001.
Wiener RS, Wiener DC, Larson RJ: Benefits and risks of tight glucose control in critically ill adults: a meta-analysis, JAMA 300(8):933–944, 2008.

非糖尿病内分泌疾病

James C.Duke，*MD*、*MBA*

刘艳红　译　米卫东　校

第46章

1. 概述甲状腺激素。

甲状腺激素测定包括：

- 总甲状腺素（T_4）水平。
- 总三碘甲状腺原氨酸（T_3）水平——由 T4 在外周转化而成。
- 促甲状腺激素（TSH）水平——由垂体前叶产生。
- T_3 树脂摄取率（T_3RU）——T_3RU 在甲状腺结合球蛋白水平变化时有用，后者可影响总 T_4 水平（表 46-1）。
- 甲状腺激素释放激素（TRH）——由下丘脑产生。

2. 甲状腺功能减退症的常见症状和体征有哪些？

- 症状包括乏力、畏寒、便秘、皮肤干燥、脱发和体重增加。
- 体征包括心动过缓、低体温、肌腱反射减弱、声音嘶哑及眶周水肿。
- 甲状腺功能减退症若长期未得到治疗，可发展为黏液性水肿昏迷，导致死亡。黏液性水肿昏迷特征性表现为低通气量、低体温、低血压、低钠血症和低血糖（"五低"），以及反应迟钝和肾上腺皮质功能不全。

3. 甲状腺功能减退的病因。

手术或放射性碘治疗甲状腺功能亢进和更为常见的 Graves 病引起的甲状腺组织减少是甲状腺功能减退最常见的病因。其他病因包括慢性甲状腺炎（Hashimoto 甲状腺炎）、药物作用、碘缺乏以及垂体或下丘脑功能障碍。

4. 甲状腺功能减退对麻醉的影响是什么？

甲状腺功能减退症（甲减）可抑制心肌功能。心率减慢和每搏量减少可导致心排血量下降。甲减还可伴发血容量下降、压力感受器功能障碍和

表 46-1　甲状腺功能检查在诊断甲状腺功能减退或亢进中的作用

疾病	T_4	T_3	TSH	T_3RU
原发性甲状腺功能减退症	−	−	+	−
继发性甲状腺功能减退症	−	−	−	−
甲状腺功能亢进	+	+	0	+
妊娠	+	0	0	+

T_4，甲状腺素；T_3，三碘甲状腺原氨酸；TSH，促甲状腺激素；T_3RU，T_3 树脂摄取率；＋，增加；−，减少；0，无变化

心包积液。因此甲减患者对麻醉药物的降压作用非常敏感。麻醉药物对甲减患者的降压作用更为显著。

低通气是甲状腺功能减退症的一个特征。甲减患者对低氧和高碳酸血症的呼吸调节反应下降，因此对药物的呼吸抑制作用很敏感。甲状腺功能减退症还可降低肝和肾清除药物的能力。此外，由于代谢率降低及热量产生相应的减少，患者易发生低体温。

5. 甲状腺功能减退症对麻醉剂的最低肺泡有效浓度（MAC）影响如何？

动物实验表明甲状腺功能减退症不影响 MAC。但临床实践中发现甲减患者对麻醉药物的敏感性有所增加。这与患者的低代谢状态有关而非 MAC 下降所致。

6. 甲状腺功能减退患者是否需要延期进行择期手术？

轻、中度甲状腺功能减退症不增加患者择期手术的风险。一些专家建议有症状的患者可待甲状腺功能正常后再行择期手术。严重的甲状腺功能减退症患者应推迟择期手术直至甲状腺功能正常。心肺功能完全恢复可能需要 2～4 个月的替代治疗。TSH 恢复正常水平表明患者甲状腺功能减退的影响得到了纠正。

7. 列出甲状腺功能亢进的常见症状与体征。

- 症状包括焦虑、震颤、怕热和疲劳。
- 体征包括甲状腺肿大、心动过速、房颤、眼球突出、体重减轻和乏力。
- 病因包括 Graves 病和毒性多节结节性甲状腺肿。

8. 甲状腺功能亢进（甲亢）如何治疗？

- **抗甲状腺药物**如丙硫氧嘧啶（PTU）可抑制甲状腺的碘化和偶联反应，减少 T_3 和 T_4 的生成。PTU 还可抑制 T_4 在外周转化为 T_3。大剂量碘剂不仅可阻断激素的生成，还可减少甲状腺的血流和体积，因此行甲状腺手术的甲亢患者术前准备使用碘剂是有效的。
- **放射碘**，^{131}I 可聚集于甲状腺，破坏甲状腺细胞并减少激素的分泌。
- **甲状腺次全切除术**。

9. 甲亢对麻醉的影响。

代谢率增加可影响心血管系统，影响程度与甲状腺功能异常的严重程度相关。由于氧耗量增加，心血管系统处于高动力状态。可发生心动过速和心排血量增加，可能发展为快速性心律失常、房颤、左心室肥厚及充血性心力衰竭。眼球突出的甲亢患者可存在眼睑闭合困难，术中易发生眼球损伤。

10. 甲状腺功能亢进对 MAC 有何影响？

尽管临床实践中甲状腺功能亢进的患者似乎对麻醉药物有耐受性，但甲状腺功能亢进与甲状腺功能减退一样不影响 MAC。由于心排血量增加，吸入麻醉诱导较慢起效。对药物的耐受性是由药物代谢增加引起的。

11. 甲状腺危象及其治疗。

也被称为"甲状腺风暴"，是指手术或感染等应激诱发的甲状腺功能亢进急性发作。其特征为严重的心动过速、体温升高，还可发生严重的低血压。在围术期最常见于术后 6 ～ 18 小时，也可发生于术中而被误诊为恶性高热。

治疗包括合理应用 β- 肾上腺素受体阻断剂和静脉输注液体，如存在高热须控制体温。因为甲亢患者可能存在皮质醇相对不足，出现顽固性低血压时应考虑给予糖皮质激素。术后应给予抗甲状腺药物。

12. 甲状腺切除术后可能发生哪些并发症？

气管和咽喉紧邻甲状腺，颈部血肿可导致气道梗阻，气管长期受压可发生气管软化，须谨防气管塌陷的可能。误切甲状旁腺可导致低钙血症，并可导致喉痉挛。喉返神经损伤可影响声带功能并导致气道梗阻。双侧部分喉返神经损伤可导致声带麻痹和气道梗阻，两侧喉返神经完全损伤后声带处于中线位置，罕见情况下可导致完全性气道梗阻。

13. 甲状旁腺的功能。

甲状旁腺激素可显著影响血清钙水平，甲状旁腺激素不足通常伴有低钙血症，常出现抽搐等强直性反应。甲状旁腺功能亢进和甲状腺功能减退分别与高钙血症和低钙血症相关。

14. 哪些情况下会切除甲状旁腺？

甲状旁腺腺瘤可导致甲状旁腺亢进，是切除术最常见的原因。粗略估计，甲状腺切除术中意外切除甲状旁腺的概率大约为 0.5% ～ 5%。有时一侧的甲状旁腺被重新放回以维持甲状旁腺的功能。一般认为单侧的甲状旁腺就足以维持血清甲状旁腺激素和钙离子正常水平。

15. 甲状旁腺切除术的并发症。

继发的低钙血症可引起喉痉挛；血肿可压迫气道；可能损伤喉返神经，影响声带功能，导致气道梗阻。与其他激素不同，目前没有可替代甲状旁腺激素的类似物。

16. 肾上腺的解剖和生理功能。

肾上腺根据功能可分为肾上腺皮质和肾上腺髓质。肾上腺皮质主要产生类固醇激素皮质醇（主要的糖皮质激素）和醛固酮（主要的盐皮质激素）。醛固酮由肾上腺皮质分泌，并受肾素–血管紧张素系统调节（在第 40 章讨论）。肾上腺皮质功能不全时盐皮质激素的分泌可能不受影响。

皮质醇的分泌由垂体前叶产生的促肾上腺皮质激素（ACTH）调节。ACTH 的释放受下丘脑分泌的促肾上腺皮质激素释放激素（CRH）调节，由此构成了下丘脑-垂体-肾上腺（HPA）轴。皮质醇可抑制 CRH 和 ACTH 的释放，构成负反馈调控机制。一些肿瘤如小细胞肺癌可产生异位 ACTH。

肾上腺髓质还分泌肾上腺素和去甲肾上腺素，其释放由交感神经系统调控，在第 1 章中已讨论。

17. 肾上腺皮质可产生多少皮质醇？

肾上腺皮质通常每天可产生 20～30 mg 皮质醇。在应激状态下，如感染或手术，产生量可显著增加。应激状态下每天可产生 75～150 mg 皮质醇。皮质醇产量的增加与应激强度成正比。

18. HPA 轴紊乱最常见的病因是什么？

HPA 轴紊乱的原因包括中枢神经系统的病变（肿瘤或脓肿）、颅脑损伤、蛛网膜下腔出血、肺结核、血管损伤、肾上腺的原因（依托咪酯、酮康唑、出血、感染、自身免疫性肾上腺炎症、肾上腺出血、双侧肾上腺转移瘤）、感染性休克及其他急性疾病。

19. 使用类固醇有哪些影响？

外源性类固醇（糖皮质激素）可抑制 HPA 轴。短期使用类固醇（不超过 7～10 天）可抑制 CRH 和 ACTH 的释放，通常在停用类固醇治疗后 5 天左右恢复正常。长期使用外源性类固醇可因 ACTH 缺乏导致继发性肾上腺皮质萎缩。并导致长期的肾上腺皮质功能不全，即使停用类固醇后也会持续一年或更长时间。因此长期接受类固醇治疗者不能突然停药，应在 1～4 周之内逐渐减量。

20. 什么是艾迪生病危象（肾上腺皮质危象）？

艾迪生病危象，也被称为急性肾上腺皮质功能不全，是由皮质醇或其他糖皮质激素相对缺乏引起的。是一种以顽固性低血压、低血容量及电解质紊乱为特征的休克状态。

21. 比较外源性类固醇和皮质醇。

见表 46-2。

表 46-2　皮质醇和外源性类固醇激素的相对效价

类固醇	糖皮质激素	盐皮质激素	半衰期（h）
氢化可的松	1	1	8～12
可的松	0.8	0.8	8～12
泼尼松	4	0.25	12～36
甲泼尼龙	5	0.25	12～36
曲安西龙	5	0.25	12～36
地塞米松	20～30	—	26～54
氟氢可的松	5	200	12～36

要点：非糖尿病内分泌疾病

1. 围术期轻中度甲状腺功能减退症对于择期手术影响不大。严重的甲状腺功能减退症和有症状者应在术前进行治疗。
2. 甲减和甲亢不会改变吸入麻醉剂的 MAC。
3. 甲状腺危象（"甲状腺风暴"）与恶性高热相似。可通过检测发现血清 T_4 水平增加得以诊断，治疗首选 β- 阻滞剂，其后给予抗甲状腺治疗。
4. 接受外源性类固醇治疗的患者应考虑在围术期补充糖皮质激素。
5. 不能突然终止长期外源性糖皮质激素的治疗。否则可引起急性肾上腺皮质功能不全。

22. 接受长期类固醇治疗的患者在围术期的应激状态下是否需要补充类固醇？

　　围术期急性肾上腺功能不全（即艾迪生病危象）曾见于一些个案报道。研究表明少有长期接受类固醇治疗的患者进行大手术时因糖皮质激素缺乏而发生低血压。低血压通常是低血容量或心脏功能异常的表现。围术期补充类固醇可能的副作用包括以下方面：

- 高血糖
- 胃溃疡
- 液体潴留
- 影响伤口愈合
- 加重高血压
- 免疫抑制

　　处理方法之一是仅当患者出现常规治疗不敏感的顽固性低血压时才给予补充糖皮质激素。少有证据表明围术期短期补充激素会导致严重后果。急性肾上腺皮质功能不全罕见但致死率较高。由于围术期补充激素本身风险较低，而急性肾上腺皮质功能不全则可能导致死亡，因此目前大多数专家支持术中应补充激素。

23. 围术期补充糖皮质激素的用量？

　　这是个尚存争议的问题，与过去的建议不同，最新指南推荐的剂量小、时间短。日常服用泼尼松 ≤ 5 mg/d 的患者给予日常替代剂量即可，无需额外补充。小手术时可不予补充或少量补充，如氢化可的松 25 mg。中等手术可在手术当天给予 50 ～ 75 mg 氢化可的松，并在术后 1 ～ 2 天内尽快逐渐减量。对于大手术有多种推荐剂量，尚无证据表明哪种剂量有明显优势。推荐方案之一是手术当天给予氢化可的松 100 ～ 150 mg 并在术后 1 ～ 2 天内尽快逐渐减量。推荐方案的目标是在补充足够激素的基础上使用最低剂量，避免潜在的副作用。

24. 类固醇激素对危重患者的重要性。

危重患者有时会有 HPA 轴抑制和皮质醇合成减少，但血清皮质醇水平并无明显降低。这种情况下，促肾上腺皮质激素水平与血清皮质醇水平相比，呈现出不成比例的升高。此时应考虑每 6 小时静脉注射 50 mg 氢化可的松。

25. 促蛋白合成类固醇对麻醉的影响？

有些人摄入促蛋白合成类固醇的目的是提高体育成绩。服用此类药物的患者随着肌肉组织的增加其需氧量也有所增加，心肌病变和动脉粥样硬化较常见，可发生高血压和舒张性心功能障碍，也有肝功能障碍和高凝状态的风险。有报道此类患者对非去极化肌松药可产生耐药。摄取促蛋白合成类固醇的运动员可存在易激惹或其他行为异常。手术前突然停止服用促蛋白合成类固醇可能出现肾上腺皮质功能不全现象。

推荐阅读

Axelrod L: Perioperative management of patients treated with glucocorticoids, Endocrinol Metab Clin North Am 32:367–383, 2003.
Bouillon R: Acute adrenal insufficiency, Endocrinol Metab Clin North Am 35:767–775, 2006.
Connery LE, Coursin DB: Assessment and therapy of selected endocrine disorders, Anesthesiol Clin North America 22:93–123, 2004.
Cooper MS, Stewart PM: Adrenal insufficiency in critical illness, J Intensive Care Med 22:348–362, 2007.
Kam PC, Yarrow M: Anabolic steroids abuse: physiological and anaesthetic considerations, Anaesthesia 60:685–692, 2005.
Shoback D: Hypoparathyroidism, N Engl J Med 359:391–403, 2008.
Wald DA: ECG manifestations of selected metabolic and endocrine disorders, Emerg Med Clin North Am 24:145–157, 2006.

肥胖和睡眠呼吸暂停

Gillian E.Johnson，MBBChir，BSc，and James C.Duke，MD，MBA

王晨　译　米卫东　校

第 47 章

1. 肥胖的定义。

　　肥胖可用体重指数（body mass index，BMI）来定义（表 47-1）。

$$BMI = 体重（kg）/ 身高平方（m^2）$$

2. 肥胖患者的心血管注意事项。

　　肥胖患者中可见全身血管和肺血管压力增高，左、右心衰和冠状动脉病变。氧耗随着体重增加而增大。心排血量、每搏输出量和循环血量增加以满足增加的需求。肥胖同时伴有冠状动脉病变的患者可能存在无症状性心肌梗死。

3. 简述肥胖患者肺和呼吸方面的注意事项。

　　注意事项包括：可能出现困难气道、支气管痉挛、睡眠相关性呼吸障碍或阻塞性睡眠呼吸暂停（obstructive sleep apnea，OSA）、限制性肺疾患、慢性缺氧伴或不伴红细胞增多以及肺动脉高压。

　　肥胖与低氧血症关系密切，其机制为：

- 呼吸作功增加。原因为胸壁质量增加，顺应性降低，以及腹腔脂肪组织阻碍了膈肌下降，呼吸作功是正常的 2 ～ 3 倍。
- 出现限制性肺疾患，肺部分区域发生低通气和膨胀不全，通气 / 灌注失调，且肺通过收缩通气不佳区域的血管来进行代偿。最终发生肺动脉高压，导致右心衰竭。
- 组织重量增加使总氧耗和二氧化碳产生增加。

4. 肥胖患者的胃肠道和肝有哪些变化？

　　肥胖增加腹内压和胃内压。食管裂孔疝和胃反流很多见。尽管禁食 8

表 47-1　肥胖的定义	
BMI	**分类**
18.5 ～ 25	正常范围
26 ～ 30	超重
31 ～ 35	Ⅰ型肥胖
36 ～ 40	Ⅱ型肥胖
41 ＋	病态肥胖

BMI，体重指数

小时，85% ～ 90% 的病态肥胖患者胃容量仍＞ 25 ml，增加了误吸的风险。这些患者有肝脂肪浸润，可能并存肝炎，局灶性坏死或肝硬化。到目前为止，还未发现脂肪浸润和肝硬化有因果关系。肝酶通常发生改变，尤其在空肠回肠旁路术后。

此类患者转氨酶和 γ- 谷氨酰转肽酶升高。

5. 探讨肥胖患者的药代动力学改变。

大多数静脉药物的负荷剂量取决于分布容积。

维持剂量取决于清除率。肥胖患者相对于较瘦患者，分布容积通常增高，但是清除率接近正常或增高（表 47-2）。

药物代谢的改变难以预测。亲脂性的静脉药物（如阿片类、苯二氮䓬类和巴比妥类）的分布容积增加，血浆药物浓度降低。亲水性的水溶性药物的分布容积，消除半衰期和清除率肥胖患者与非肥胖患者相似。芬太尼的药代动力学在肥胖和非肥胖患者中相似。

肥胖患者的假性胆碱酯酶活性增加，对琥珀胆碱的需要量增大。非去极化肌松药在给药剂量，持续时间和恢复时间上有变异，重复给药剂量应借助外周神经刺激仪来判断。

没有证据表明在肥胖患者中某种吸入麻醉药较其他的更优越。

6. 探讨肥胖患者手术合理的术前评估方式。

实验室检查：

- 心电图是所有肥胖患者都应做的，以评估是否存在心房或心室增大、心律失常和心肌缺血。室性心律失常很常见。负荷试验可能需要。超声心动图可以量化心功能和肺动脉高压。
- 胸片非必须，尤其在无相关病史的情况下。

表 47-2 静脉药物的负荷剂量方案	
药物	**剂量方案**
芬太尼	负荷剂量取决于 TBW；维持剂量减少
舒芬太尼	负荷剂量取决于 TBW；维持剂量减少
瑞芬太尼	剂量取决于 IBW
琥珀胆碱	剂量取决于 TBW
阿曲库铵	剂量参照 TBW
维库溴铵	剂量参照 IBW
罗库溴铵	剂量参照 IBW
丙泊酚	负荷剂量和维持剂量取决于 TBW
硫喷妥钠	负荷剂量减少
咪达唑仑	负荷剂量取决于 TBW；维持剂量调整至 IBW

IBW，Ideal body weight，理想体重；TBW，total body weight，总体重。

- 全血细胞计数和电解质水平、二氧化碳、血糖、血尿素氮和肌酐在有相关疾病时建议检查。碳酸氢盐升高提示二氧化碳潴留。吸空气时的动脉血气分析可发现低氧血症，高碳酸血症和代谢性代偿反应。
- 如怀疑慢性肺疾患，必须行肺功能检查以描述疾患的程度和是否适合进行术前改善。

7. 对肥胖患者行区域麻醉的优缺点是什么？

优点

- 减少心肺功能的抑制。
- 改善术后镇痛同时减少麻醉药物的使用。
- 术后恶心呕吐更少，麻醉恢复室停留时间更短（见第 28 章）。

缺点

- 由于体型导致穿刺时技术难度增加。
- 外周神经或神经轴索阻滞失败时可能需要在不好的条件下行气管插管。
- 体位摆放困难且可能不耐受。

8. 简述肥胖患者监测方面的问题。

所有的病例都应使用美国麻醉医师协会制定的标准监测设施。血压计袖带应覆盖至少 75% 的患者上臂周长。也可选择踝或腕部行血压测量。对于严重肥胖患者、伴有严重心肺疾患患者，或无创血压袖带不可靠的情况下应使用有创动脉监测。建立外周静脉通路可能有困难，可能需要中心静脉导管。

9. 探讨肥胖患者的体位摆放。

肥胖患者肺不张风险增高，持续时间比非肥胖患者长得多。此外，他们术后 4～7 天发生低氧血症风险增高。推荐行术后肺部理疗。

10. 对于肥胖患者，插管拔管面临哪些挑战？

此类患者中有许多不能耐受平卧位。将患者置于头高位，通过减轻膈肌负荷、增加功能残气量来改善气道力学。肥胖患者肺不张的风险增高，更容易造成氧饱和度降低。病态肥胖患者常用呼吸参数见表 47-3。

11. 描述肥胖治疗手术。哪些是麻醉需考虑的？

肥胖治疗手术大致包括几项外科减重术以治疗病态肥胖。最常见的手术包括胃束带术、可调控式胃束带术以及 Roux-en-Y 胃旁路术。这些手术

表 47-3　病态肥胖的呼吸值特点	
呼吸频率	＜ 30 次 / 分
最大吸气力	－25～－30 cm H_2O
肺活量	10～15 ml/kg
潮气量	5 ml/kg（去脂体重）

通过限制个人食物摄入量和对卡路里、维生素和矿物质的吸收来达到减重目的。肥胖治疗手术已越来越常见，且手术适应人群放宽。

肥胖治疗术通常在腹腔镜下进行。病态肥胖本身增高的腹内压加上气腹可导致静脉血流淤滞、术中门静脉血流减少、尿量减少和高碳酸血症。而且与非肥胖患者相比，对二氧化碳和增高的 $PaCO_2$ 清除能力减弱。因此，在病态肥胖患者合并心、肺、肝脏功能不全时不推荐使用气腹。

术前评估包括对高血压、糖尿病、左心衰或右心衰、肺高压的评估并制订气道管理计划，因这些患者通常伴有困难气道。

为减少不良情况发生，术中管理须包括：调节合适的呼吸参数避免高碳酸血症和酸中毒、使用连续加压装置减轻静脉淤滞以及优化血管内容量减轻增加的腹内压对心肾功能的影响。

手术的结果是减少胃容量，同时达到限制胃肠道摄入和降低过度吸收的目的。肥胖治疗手术的优势在于降低 OSA、糖尿病和高血压的发病，同时总体降低 BMI 和血脂水平。并发症包括深静脉血栓、吻合口瘘、伤口感染、出血、疝形成和小肠梗阻。有些患者还需重回手术室行减脂术和肢体多余脂肪切除。这类患者通常都处于消耗状态，且胃部解剖结构的改变预示患者在麻醉诱导时可能发生胃内容物反流。

12. 什么是肥胖低通气综合征（obesity hypoventilation syndrome，OHS）？

OHS 是由肥胖、日间低通气和睡眠呼吸障碍组成的三联征。除了 OSA 的问题外，患者还有严重的上呼吸道梗阻、限制性胸部生理改变和肺高压。OHS 患者 90% 有 OSA。虽然 OHS 发病率高，但是围术期筛查可能不是必需的。OHS 常出现日间高碳酸血症，相比 OSA 发生率更高。高风险患者可通过动脉血气分析显示有慢性二氧化碳潴留来进一步确认。术后若患者给予阿片类药物镇痛则表现为特征性的二氧化碳水平逐步升高。二氧化碳潴留逐步加重可导致心搏骤停。

13. OSA 常见吗？

成人睡眠呼吸暂停的患病率在女性约 2%，男性约 4%。儿童的睡眠呼吸暂停患病率高达 10%。这些儿童常准备进行耳鼻喉科手术如扁桃体切除和腺样体切除，这种手术对 75% ~ 100% 的病例有治疗效果，即使对肥胖人群。然而，估计有近 80% 的男性和 93% 的女性伴有中重度睡眠呼吸暂停者尚未确诊。尚未确诊的 OSA 可能对麻醉医生造成一系列的问题。

14. 哪些技术有助于发现 OSA 患者？

发现 OSA 患者是避免 OSA 导致术后并发症的第一步。以问卷形式来筛查是否存在 OSA 的有：柏林问卷、STOP 问卷和美国麻醉医师协会检查表。每一种针对手术患者的 OSA 筛查工具都是有效的，且经证实具有比较高水平的敏感度。所有 3 种测试都评估了打鼾、白天困倦情况、是否存在高血压和观察到了呼吸暂停。STOP 问卷可能更容易完成也更适合于忙碌的术前门诊，因为其形式简单，可自行测试，其中一个特点是测量颈部周长是否等于或超过 18 cm。

15. OSA 患者术后风险是什么？

对于 OHS 患者和 OSA 患者，二氧化碳潴留是风险之一，且使用阿片类药物可使其加剧。无论患者接受静脉镇痛、患者自控静脉镇痛还是硬膜外镇痛都曾发现过呼吸抑制情况。

16. OSA 患者术后最好的治疗方案是什么？

监测氧饱和度、描记各阶段呼吸参数、氧疗以及使用正压通气保持气道开放。

要点：肥胖和睡眠呼吸暂停

1. 病态肥胖患者有很多全身性疾病和生理挑战，包括限制性肺疾患、阻塞性睡眠呼吸暂停（OSA）、冠状动脉疾病、糖尿病、高血压、心脏肥大、肺动脉高压和延迟胃排空。保证麻醉安全需要充分准备针对这些情况进行诊断、监测和突发情况处置。
2. 肥胖患者可能难以通气和插管，且麻醉诱导后氧饱和度下降迅速。在开始气道管理之前须考虑好支持策略且随时做好准备。
3. 在肥胖患者，大量的脂肪组织导致药代动力学改变，有的药物剂量需按照去脂体重计算，而有的则需要按照总体重计算。
4. 肥胖患者常伴有 OSA，需要进行合理诊断和监护，尤其在术后阶段。

网址

Anesthesia Patient Safety Foundation: http://www.apsf.org
Obesity Society: http://www.obesity.org

推荐阅读

American Society of Anesthesiologists Task Force on Perioperative Management of patients with obstructive sleep apnea: Practice guidelines for the perioperative management of patients with obstructive sleep apnea: an updated report by the American Society of Anesthesiologists Task Force on Perioperative Management of patients with obstructive sleep apnea, Anesthesiology 120:268–286, 2014.

Brodsky JB, Lemmens HJ: Regional anesthesia and obesity, Obes Surg 17:1146–1149, 2007.

Chau EHL, Lam D, Wong J, et al: Obesity hypoventilation syndrome, Anesthesiology 117:188–205, 2012.

Chung F, Yegneswaran B, Liao P, et al: STOP questionnaire: a tool to screen patients for obstructive sleep apnea, Anesthesiology 108:812–821, 2008.

Chung F, Yegneswaran B, Liao P, et al: Validation of the Berlin questionnaire and American Society of Anesthesiologists checklist as screening tools for obstructive sleep apnea in surgical patients, Anesthesiology 108:822–830, 2008.

DeMaria EJ: Bariatric surgery for morbid obesity, N Engl J Med 356:2176–2183, 2007.

Haque AK, Gadre S, Taylor J, et al: Pulmonary and cardiovascular complications of obesity: an autopsy study of 76 obese subjects, Arch Pathol Lab Med 132:1397–1404, 2008.

Ogunnaike BO, Jones SB, Jones DB, et al: Anesthetic considerations for bariatric surgery, Anesthesiology 2002:1793–1805, 2002.

第48章

过敏反应

James C.Duke，*MD*，*MBA*

王晨 译 米卫东 校

1. 简述 4 种免疫介导的过敏反应和其机制。

- **I 型**，或速发型过敏反应，是免疫球蛋白（Immunoglobulin，Ig）E 介导的过敏反应，其最严重的结果是超敏反应。通常有抗原暴露史，在此过程中 IgE 已经产生且结合到肥大细胞和嗜碱性粒细胞上。再次暴露后，抗原交联 2 个 IgE 受体，触发级联反应最终导致血管舒张介质释放。I 型反应将在后文详细讨论。

- **II 型**反应包涵 IgG、IgM 和补体级联，介导细胞毒性；如 Goodpasture 综合征。

- **III 型**反应是免疫复合物形成所致，其在组织中沉积导致组织损伤；如过敏性肺炎。

- **IV 型**反应，或迟发型过敏反应，由 T 淋巴细胞介导；最常见的例子是接触性皮炎。

2. 超敏反应的含义是什么？

超敏反应是意料之外的严重过敏反应，伴有以下几项临床表现：

- 低血压、心动过速和心血管系统衰竭。
- 支气管痉挛。
- 皮肤症状，包括充血、荨麻疹和血管性水肿。
- 胃肠道症状，包括腹痛、恶心呕吐以及腹泻。

由于手术患者覆盖手术单，通常术中主要表现为低血压、心动过速和支气管痉挛。这些对于麻醉医生来说并不常见，所以需要一定的临床敏感性来作出超敏反应的诊断并迅速启动治疗。

3. 什么是中毒反应？

其症状与超敏反应难以区分，但中毒反应是非免疫介导的。触发其补体级联反应的是肥大细胞和嗜碱性粒细胞释放的炎症因子。

4. 在手术室内导致超敏反应的最常见原因是什么？

大约 80% 的过敏反应是由于使用了肌松剂（如琥珀胆碱、罗库溴铵和阿曲库铵）或乳胶导致的，但是也有别的原因：

- **抗生素**，通常是青霉素和其他 β - 内酰胺类抗生素（头孢菌素）（见问题 6）。

- **丙泊酚和硫喷妥钠**：丙泊酚最新制剂的过敏反应发生率估计为每 60 000 次给药发生 1 例；最新证据还提示鸡蛋过敏患者其过敏风险并不升高。超敏反应的发生率是每 30 000 次给药发生 1 例，可能是由于化合物中的硫酸盐所致。静脉注射巴比妥类药物发生过敏很罕见。
- **胶体**：右旋糖酐和明胶过敏反应发生率约为 0.3%。羟乙基淀粉是最安全的胶体。
- **吗啡和哌替啶**：常见的反应更有可能是非免疫性组胺释放。
- **抑肽酶、肝素和鱼精蛋白**：< 1% 的患者会对抑肽酶发生过敏反应，但是再次接触会增加风险。对普通肝素的过敏反应很少，对低分子肝素的过敏反应更罕见。对肝素最常见的反应是肝素诱导的血小板减少症，是非免疫介导的。对鱼精蛋白有预接触的患者，例如使用过中性鱼精蛋白锌胰岛素，发生过敏反应的风险最高，大约为 0.4% ～ 0.76%。
- **局麻药**：对酰胺类局麻药（如：布比卡因、利多卡因、卡波卡因、罗哌卡因）的过敏反应非常少。真正对酯类局麻药（如普鲁卡因、氯普鲁卡因、丁卡因、苯佐卡因）的过敏反应也很少见，而且可能是由对氨基苯甲酸代谢产物引起的。局麻药中的防腐剂对羟基苯甲酸甲酯可能导致过敏反应。

5. 简述关于肌松剂的过敏反应事件。

大约有 70% 的术中超敏反应与肌松剂有关。IgE 免疫球蛋白对此类化合物中的叔铵盐和季铵盐类非常敏感。由于这类化学物质在食物、化妆品和 OTC 药物中非常常见，就不可避免对肌松药产生预接触。琥珀胆碱比非去极化肌松剂更可能导致超敏反应，因为其分子结构更小，更可变，所以更易交联肥大细胞的 IgE 受体。苄基异喹啉肌松剂相比氨基甾类肌松剂更易导致超敏反应，且苄基异喹啉肌松剂也可导致非免疫性组胺释放。

6. 青霉素过敏的患者可以用头孢菌素吗？

官方认为不可以。虽然青霉素是导致总体人群发生超敏反应的最常见因素，但是仅有 10% ～ 20% 主诉青霉素过敏的患者有详细记录的过敏史，大量的主诉是例如胃肠道症状和皮疹此类非免疫源性反应，但却被认作为是过敏反应。常见统计数据显示青霉素和头孢菌素之间有 8% ～ 10% 的交叉过敏风险，因为他们都有 β - 内酰胺环，但是现存争议。

在过去可能确实是这样的，可能是因为早几代的头孢菌素含有微量青霉素。一些官方组织认为头孢菌素对青霉素过敏患者是安全的，只要这些患者之前没有发生过超敏反应或有青霉素皮试阳性的记录。很明显在这个问题上缺乏统一，应更重视青霉素的超敏反应风险，而不是其治疗上的优势。在做决策时，仔细和彻底地询问所谓**青霉素过敏史**的真实意思是非常重要的。

7. 乳胶是什么?

乳胶是由巴西橡胶树的树汁衍生而来的。这个产品中有许多蛋白质可导致过敏反应。不同乳胶产品中检测到的过敏原数量差异很大。不幸的是,虽然对乳胶产品需求量猛增,但其质量却没有跟上。商业乳胶制品生产过程中的化学物质也可导致皮肤刺激和接触性皮炎。

8. 什么样的人群易于对乳胶过敏?

- 有脑脊髓膜膨出、脊髓脊膜膨出和脊柱裂的患者对乳胶过敏风险增大,因为他们的膀胱需要长期留置乳胶导尿管。
- 脊髓损伤和泌尿生殖系统异常的患者也存在风险。
- 多次手术患者可能发生乳胶过敏。
- 特异质个体(如多种食物过敏、湿疹和哮喘)也容易乳胶过敏。
- 对乳胶产品如避孕套、气球、隔膜、手套或牙科用橡皮布出现问题(皮疹、瘙痒、水肿)的人可能产生严重的乳胶过敏反应。
- 对某些水果(如鳄梨、香蕉、奇异果、栗子)和蔬菜(如番茄、灯笼椒和胡萝卜)过敏可能预示对乳胶有交叉过敏反应。
- 任何在以往医疗护理中发生过严重过敏反应的人都可能对乳胶有高敏感性。

9. 过敏反应的发生率是多少?

成人在麻醉中过敏反应的发生率估计为 1/20 000 ～ 1/6000。儿童过敏反应发生率为 1/7700,其中乳胶过敏占 76%。真正的发生率还未确定。尽管我们已经更加注重识别高危人群,制定了防乳胶过敏策略,减少了含乳胶医疗产品,但是乳胶过敏在总体人群中的发生率可能还是逐步增加。在医疗行业发生率确实正在增加。标准的(过去称为通用的)防范措施已经成为医疗工作者日常操作的一部分,而且已经有人发起行动积极减少乳胶产品,并以更认真的态度来对待有乳胶过敏史的患者。

10. 乳胶过敏是怎么产生的?

致敏原接触个体可通过很多途径,包括接触完整的或有擦伤的皮肤和黏膜,吸入或接触开放的血管丛。乳胶手套是乳胶蛋白的主要来源,而且是乳胶相关过敏反应的首要因素。无粉手套可减少通过吸入途径接触到乳胶。如有必要应减少乳胶手套在手术室中的使用。

11. 对于乳胶过敏患者,手术室怎么进行准备?

乳胶过敏患者的手术应安排在第一台,因为此时空气中的乳胶颗粒是最少的。必须准备无乳胶的手术麻醉用品和无乳胶手套。对于所有的患者都应增加无乳胶医疗制品的使用并以此为标准,但是一定要熟知常用的制品是否含乳胶,因为现在还不能做到对所有患者都达到完全无乳胶环境。日常用的含乳胶制品都会印有标注。

12. 应怎样处理过敏反应？

严重反应发生在有预接触的患者再次接触时，和对某些日用品交叉致敏后首次接触时。呼吸道症状包括水肿，尤其是黏膜和喉头水肿，支气管痉挛和肺水肿。心血管症状包括低血压和心动过速。皮肤表现包括充血和荨麻疹。这些都是超敏反应的表现，是最严重的、可致命的，IgE 介导的反应。一旦发现真正的或可能的超敏反应，应遵循以下的建议。

- 求助，移除伤害性刺激。
- 最大限度减少麻醉药物的使用。
- 尽快完成手术或合理终止手术。
- 使用 100% 氧气。
- 积极扩容，可能需要较多胶体。
- 肾上腺素初始剂量 5 ～ 10 μg，如无效可增加至 500 μg。可考虑以 1 μg/min 开始持续输注肾上腺素。
- 抗组胺药物（组胺 -1 受体阻滞剂）：苯海拉明 25 ～ 50 μg。
- 抗组胺药物（组胺 -2 受体阻滞剂）：雷尼替丁 150 μg 或西咪替丁 400 μg。
- 皮质类固醇：氢化可的松 1 ～ 5 mg/kg 或甲泼尼龙 1000 mg。
- 沙丁胺醇喷雾剂用于支气管痉挛。
- 如肾上腺素作用不佳可用去甲肾上腺素；开始约 0.3 μg/(kg·min)，观察反应后逐步增加。
- 血管收缩药物也有效，剂量为 2 ～ 5 个单位。

13. 有过敏史的患者是否应预先给予组胺阻滞剂或皮质类固醇？

应该不用，因为预先使用可能会造成延迟发现早期症状，直到症状完全显现，但是有人不同意此观点。

14. 何种试验可诊断和确定以往的过敏反应？有过敏史患者可进行试验吗？

血浆类胰蛋白酶，一种肥大细胞蛋白酶，可在免疫或非免疫性肥大细胞激活时升高，所以价值很小。体外试验例如放射变应性吸附法试验（radioallergosorbent test，RAST）能检测 IgE 抗体且能够针对某种药物，但是敏感度低。体内试验如皮肤点刺试验和皮内试验的实用价值也有限，因为人群中许多患者对多种药物呈交叉过敏。例如，人群中超过 9% 的人会对肌松剂的皮肤点刺试验呈阳性。对于乳胶，因其有太多的蛋白，导致普通的皮肤测试不能识别致病的致敏原。此外，皮肤测试能够导致严重的甚至需要治疗的全身反应。许多官方组织认为：考虑到支出、风险以及信息量较少，建议仅在特定情况下才需进行试验，例如怀疑有职业相关过敏时。

15. 职业乳胶接触的含义是什么？

　　近期报告大约有 70% 的过敏反应发生在医疗工作者中，估计此类人群中大约 3% ～ 12% 的人发生某种程度的乳胶敏感。大部分的过敏反应可能是吸入接触导致，通过黏附在有粉手套粉末上的乳胶颗粒。由于症状和体征可能非常不特异（眼睛肿胀、鼻塞、打喷嚏、气喘、咳嗽、声嘶），所以可能不会联系到职业接触上。发生过手部皮炎和特异质的医务人员可能有更高的风险。必须要注意的是，虽然致敏过程是发生在工作时，但是当这些医务人员接受医疗护理的时候可能发生严重的过敏反应。保护这些医务人员的关键是减少工作相关的接触（**停止致敏！**）。使用无粉乳胶或非乳胶手套可能是最重要的干预措施。保持好皮肤护理也非常重要，这些医务人员如发生皮疹的话可考虑职业病诊所并进行乳胶过敏试验。还要注意不要在家里穿洗手衣，因为有报道家庭成员会通过此途径导致乳胶过敏。

> **要点：过敏反应**
> 1. 为了避免严重过敏反应，需识别存在风险的患者并记录好病史。
> 2. 手术室内发生的过敏反应最主要原因是肌松剂，其次是乳胶过敏。
> 3. 考虑到乳胶过敏，合理准备手术室环境非常重要。存在风险的患者应排在第一台。乳胶和非乳胶制品需明确区分且避免使用前者。应避免使用有粉手套。
> 4. 必须随时备有合适的、能有效处理过敏反应的药物。需积极处理过敏反应，如有必要可加大肾上腺素剂量。
> 5. 应认识到医疗人员乳胶过敏的风险增加，尽可能避免使用有粉手套，对预示乳胶过敏的症状要保持警惕。
> 6. 医务工作人员有 I 型乳胶过敏者应配有过敏标识，需随身携带肾上腺素自动注射装置。

推荐阅读

Dewachter P, Mouton-Faivre C, Emala CW: Anaphylaxis and anesthesia: controversies and new insights, Anesthesiology 111:1141–1150, 2009.

Hepner DL, Castells MC: Anaphylaxis during the perioperative period, Anesth Analg 97:1381–1395, 2003.

Kelkar PS, Li JTC: Cephalosporin allergy, N Engl J Med 345:804–809, 2001.

Mertes PM, Tajima K, Regnier-Kimmoun MA, et al: Perioperative anaphylaxis, Med Clin North Am 94:761–789, 2010.

Sampathi V, Lerman J: Perioperative latex allergy in children, Anesthesiology 114:673–680, 2011.

Schummer C, Wirsing M, Schummer W: A pivotal role of vasopressin in refractory anaphylactic shock, Anesth Analg 107:620–625, 2008.

草药补充剂

James C.Duke, MD, MBA

王晨 译 米卫东 校

第
49
章

1. 美国食品药品管理局（Food and Drug Administration，FDA）是怎样对草药进行规范的？

长期以来缺乏对草药的严格规范导致了目前的诸多问题，例如缺乏剂量和纯度的标准化、缺乏对药物和重金属混入的申报、不良事件报告不及时、难以证实其安全性和疗效等。然而当营养补充剂表现出明显毒性时，例如有麻黄类植物兴奋性的，FDA必然会干预并限制其应用；麻黄已不再是OTC产品。建于1998年的下属于美国国立卫生研究院的国家补充和替代医学中心，致力于研究有关于植物性补充剂和补充医疗实践方面的有效性和安全性，并披露相关信息。

2. 手术患者对草药的使用率是多少？最常用的草药有哪些？

2001年超过40亿美元用于草药和其他植物疗法。已被报道过的用法非常广泛，调查显示服用草药和类似药物的患者约占所有手术患者的三分之一，而且通常并非是遵医嘱服药。使用植物疗法的人数逐年增多，女性多于男性，肿瘤或人类免疫缺陷病毒患者对补充剂的使用更为频繁。最常见的补充剂包括维生素（尤其是维生素E和C）、蒜（大蒜）、鱼油、银杏科（银杏）、人参、姜（生姜）、圣约翰草（金丝桃）、紫锥花属、缬草属植物、葡萄糖胺（硫酸2-氨基-2-脱氧葡萄糖）、4-硫酸软骨素、洋甘菊、卡瓦椒和野甘菊（艾菊）。中医医师为亚洲患者提供的草药通常是更强效的复合物，且其中的草药种类很多。

3. 常用的草药对手术患者的副作用有哪些？

虽然这些补充剂被认为是天然的，但并非没有副作用。它们有中枢神经系统和心血管作用（如麻黄）而且可能与处方药物产生相互作用。例如，圣约翰草诱导细胞色素P-450酶，加速环孢素、抗逆转录病毒药物、地高辛和华法林的分解，导致药物水平下降至治疗浓度以下。含有卡瓦药或紫草科植物与肾毒性、肝毒性和致癌有关。对于手术患者最应关注的问题之一是对其凝血功能的影响，而维生素E、蒜、鱼油、银杏、姜和野甘菊都有潜在抗凝作用。

4. 使用麻黄类有什么风险？

麻黄碱作为激发能量和减肥的药物在市场中销售。这些复合物有很强的心血管和中枢神经刺激作用，与严重高血压、节律异常、心肌梗死、急性精神病、癫痫、脑血管事件和死亡有关。麻黄与咖啡因合用毒性倍增。有上百例患者在使用麻黄后住院，如前所述，FDA 已取消其 OTC 供应。

5. 简述维生素 E 的作用。

维生素 E 常被用于预防和治疗心血管疾病、糖尿病和某些癌症。维生素 E 是一种抗氧化剂，能避免自由基形成，但大剂量维生素可能通过拮抗维生素 K 依赖的凝血因子和血小板聚集增加出血的风险。复合使用维生素 E 和抗凝或抗血小板药物，包括阿司匹林、氯吡格雷（波立维）、达肝素钠（法安明）、依诺肝素（克赛）、肝素、噻氯匹定（抵克立得）和华法林（香豆素）可增加出血的风险。

6. 鱼油已报道的优点和副作用有哪些？

鱼油主要用于治疗高脂血症、高血压和慢性炎症如风湿性关节炎和自身免疫性疾病。鱼油包含 2 个长链 omega-3 脂肪酸，在环氧酶和脂氧合酶旁路中与花生四烯酸竞争，具有抗炎作用，类似白三烯合成抑制剂。鱼油可降低血黏度，增加红细胞变形能力，其抗血栓作用是通过抑制前列环素、舒张血管、减少血小板数量和黏附力产生，且能延长出血时间。复合使用鱼油和抗凝和抗血小板药物可能增加出血风险。

7. 卡瓦椒和缬草属植物的优点和副作用有哪些？

卡瓦椒（kava）具有抗癫痫、抗焦虑、镇静作用，可加强有类似作用处方药物的疗效。其作用可能与激动 γ - 氨基丁酸（GABA）通路有关。缬草属植物（valerian）也有镇静作用，停药可产生类似苯二氮䓬类的撤药反应，缬草属植物也能加强巴比妥类和其他镇静药物的作用，可能也是通过激动 GABA 通路。这些药物可加强麻醉药物的作用。

8. 简述银杏（ginkgo）所谓的优点和潜在风险。

银杏被用于治疗痴呆、阿尔兹海默病和一些脑供血不足的相关症状，包括记忆减退、头痛、耳鸣、眩晕、注意力不集中、情绪紊乱和听力障碍等。银杏叶及其提取物的活性成分包括类黄酮、萜类化合物和有机酸。其作用机制尚不明确，仅有一些可能的研究理论。银杏可通过防止或减少细胞膜脂质过氧化和减少对红细胞的氧化损伤保护组织避免氧化损伤，且可保护神经元和视网膜组织发生氧化应激。银杏叶提取物竞争性抑制血小板活化因子（减少血小板凝集、吞噬细胞趋化作用、平滑肌收缩和自由基产生）和防止中性粒细胞脱颗粒。曾有一例报道与长期服用银杏有关的双侧自发性硬膜下血肿。使用银杏可能加强抗凝药或抗血小板药的作用。

9. 人参所谓的优点和风险有哪些？

人参（ginseng）是一种常用补品，用以增进健康和精力，增加抗压能力。人参的活性成分是人参皂甙；这些化合物可升高血压和作为中枢神经系统的刺激剂。可使肾上腺功能加强，皮质激素释放增加。有报道人参皂甙能干扰体内血小板聚集和凝血，但是这种作用尚未在人类中表现。人参还与低血糖有关，对华法林的疗效有干扰，可延长部分凝血酶原时间。

10. 简述蒜所谓的优点和风险。

蒜（garlic）能降低血压，降低血脂，可通过激活内皮源性舒张因子产生平滑肌松弛和血管舒张。还能通过继发于纤溶酶原激活的溶栓活性增加，从而抵抗血栓形成、抑制血栓素 B_2 形成减少血小板聚集而产生抗血栓能力。蒜可能增强华法林、肝素、非甾体类抗炎药（NSAIDs）和阿司匹林的作用。有一例过多服用蒜导致脊髓硬膜外自发性血肿的报道。但日常饮食剂量的蒜不会损害血小板功能。

11. 姜有怎样的优缺点？

姜（ginger）常用于治疗关节炎、大部分的胃肠道不适、眩晕和晕动病，且是一种止吐剂。姜可有效控制妊娠期剧吐症孕妇的恶心呕吐症状。姜的活性成分是姜辣素，姜辣素可抑制前列腺素和白三烯的合成，但其作用机制未明。认为姜可抑制血栓素合成酶，减少血小板聚集。和蒜相似，姜可加强抗凝药物的作用。

12. 简述野甘菊的作用和效果。

野甘菊（feverfew）用于治疗发热、头痛和预防偏头痛。已认定野甘菊中至少有 39 种复合物。野甘菊预防偏头痛的机制未明。实验室研究提示野甘菊提取物可以抑制血小板聚集，抑制 5- 羟色胺从血小板和白细胞中释放。可能抑制血浆蛋白酶和白三烯，通过抑制磷脂酶来阻碍前列腺素的合成、阻碍花生四烯酸的释放。

13. 简述圣约翰草的效果。

圣约翰草（St.John's wort）通过阻止 5- 羟色胺、去甲肾上腺素和多巴胺的再摄取治疗轻、中度抑郁。当与选择性 5- 羟色胺再摄取抑制剂（SSRIs）联合使用时，过多的 5- 羟色胺可能造成意想不到的后果。和 SSRIs 一样，圣约翰草也不适用于正在使用单胺氧化酶抑制剂以及 β - 拟交感胺类如伪麻黄碱的患者。圣约翰草可能通过刺激细胞色素 P-450 3A4 来影响免疫抑制剂（如环孢素）和癌症化疗药的代谢。此外，它还可能增强华法林、NSAID 类、局麻药、阿芬太尼和咪达唑仑的代谢。

14. 如何对可能影响凝血功能的药物进行临床功效评估？

首先应当对植物性药物引起的凝血障碍进行完整的临床病史记录。询问患者既往手术中的凝血反应尤为重要。此外还应询问是否存在容易淤青、牙龈出血或拔牙时出血过多等。存在以上提示凝血异常等情况时应进行实验室检查。最常用的检测凝血方法包括可评估内源性凝血的活化部分凝血活酶时间、评估外源性凝血的凝血酶原时间、血小板计数和出血时间。但是作为监测血小板功能最常用的方法，出血时间并不甚可靠。一些更可靠的血小板功能的试验却由于价格昂贵和费时等问题，无法作为常规筛查项目进行广泛应用。

要点：草药补充剂

1. 草药并非绝对安全。目前缺乏草药优点和风险的可靠科学数据。
2. 应主动询问患者正在使用的草药/替代性药物。患者对草药的认识可能不如临床医师，不要依赖于患者会主动提供相关信息。
3. 患者出现某些特殊情况特别是异常出血时往往提示存在问题，若患者正在使用多种具有抗凝血作用的营养补充剂，则应在手术前2～3周停止服用。
4. 常规的实验室检查未必能检测出草药导致的凝血障碍。

---

15. 关于术前停用草药的最新建议有哪些?

如果医生没有直接询问，多数患者不会主动告知其使用草药的情况，但是使用草药并非手术的绝对禁忌证。如果拟行区域麻醉且患者正在服用有抗血小板作用的药物，停用草药补充剂是明智之举。一些官方部门建议术前停用草药7～14天。但美国区域麻醉协会一致认为并声明："草药本身似乎并未增加硬膜外麻醉或腰麻患者的椎管内血肿风险。"

令那些只能在术前见到患者，又无法建议患者术前较早停用此类补充剂的医生略感安慰的是：由于服用草药直接导致严重并发症的概率还是非常罕见的。

推荐阅读

Ang-Lee M, Yu CS, Moss J: Complementary and alternative therapies. In Miller RD, editor: Miller's anesthesia, ed 6, Philadelphia, 2006, Churchill Livingstone, pp 605–616.

Horlocker TT, Wedel DJ, Rowlingson JC, et al: Regional anesthesia in the patient receiving antithrombotic or thrombolytic therapy. American Society of Regional Anesthesia and Pain Medicine Evidence-Based Guidelines, Reg Anesth Pain Med 35:64–101, 2010.

Kaye AD, Kucera I, Sabar R: Perioperative anesthesia: clinical considerations of alternative medications, Anesthesiol Clin North Am 22:125–139, 2004.

Lee A, Chui PT, Aun CS, et al: Incidence and risk of adverse perioperative events among surgical patients taking traditional Chinese herbal medicines, Anesthesiology 105:454–461, 2006.

第七部分 特殊患者的麻醉管理

创 伤

James C.Duke，*MD*，*MBA*

王晨 译 米卫东 校

第 50 章

1. 简述创伤患者的麻醉危险因素。

意识水平低下可导致低通气、气道保护反射丧失、行为失常、不能很好地配合检查和访视。饱胃增加了误吸内容物的风险。由于失血、低体温、酒精和药物中毒以及器官损伤，造成这些患者可能对麻醉药物的反应发生改变。

2. 概述对于无意识、低血压患者的首要管理措施。

ABC（气道、呼吸和循环）是最基本的。无意识患者需要迅速和确切的气道控制。应采用快速顺序插管法。建立多个大号静脉通路，可用短14G 或 16G 外周导管或 9Fr 置管器置入中心血管。建立动脉导管，以便持续监测和进行血液分析（动脉血气，血细胞比容，血小板计数，凝血图和血生化）。

3. 格拉斯哥昏迷评分（Glasgow Coma Scale，GCS）达 8 分的重要意义是什么。

GCS 是对头部创伤患者的评估方法。最终得分是最佳睁眼动作，最佳运动反应和最佳言语反应得分的总和；分值范围从 3 到 15 分。一般来说，严重头部损伤 GCS 为 9 分或更低，中度损伤为 9 ～ 12 分，轻度损伤为 12 分或更高。一个 GCS 8 分的患者已达足够的抑制状态提示需行气管插管（表 50-1）。

4. 描述进行性出血的生命体征改变。

见表 50-2。

表 50-1 格拉斯哥昏迷评分 *

分数	运动	语言	睁眼
6	依指令	N/A	N/A
5	定位刺激	定向	N/A
4	对刺激回缩	混乱	自主
3	手臂弯曲	字 / 词	对声音
2	手臂伸直	发声	对疼痛
1	无反应	无反应	保持闭眼

* 分值从 3 ～ 15 分

表 50-2 进行性出血的生命体征改变

参数	< 15%	15% ~ 30%	30% ~ 40%	> 40%
心率	< 100	> 120	> 120	> 140
收缩压	正常	正常	下降	下降
脉压 *	正常至增加	减少	减少	减少
毛细血管再充盈	正常	延迟	延迟或无	无
呼吸频率	14 ~ 20	20 ~ 30	30 ~ 40	> 35
精神状态	烦躁	烦躁	混乱	昏睡

* 脉压是收缩压和舒张压的差值。
From the American College of Surgeons：Advanced trauma life support manual，ed 6，Chicago，1997，American College of Surgeons.

5. 低血容量休克首要的治疗有哪些？

首先输入平衡晶体液替代估计的出血量。晶体液用量为估计出血量的 3 ~ 4 倍，但输注红细胞是基本措施。持续的血流动力学不稳提示有大量出血，必须用血液制品行静脉内复苏，然而也应考虑其他导致低血压的原因如头部损伤、血胸、张力性肺气肿或心脏压塞。现在对大面积损伤患者的治疗称为"大量输血方案"，通常的方案是 1：1：1 比例的红细胞、血浆和血小板。

6. 为什么对于创伤患者要选择快速顺序诱导来控制气道？

创伤患者有误吸胃内容物的风险。采用快速顺序诱导，辅以带气囊的气管导管（endotracheal tube，ETT），能最大限度缩短从意识丧失到气道保护的时间。通常快速顺序诱导开始以 100% 的氧气预充。对于情况不稳定的患者选用支持循环的诱导药物并减少剂量。对于濒危的患者可能仅需要肌松。琥珀胆碱（succinylcholine，SCh）是常用的快速顺序诱导肌松剂。在诱导前，需确切压迫环状软骨（Sellick 骨压迫法）来避免误吸胃内容物。一旦达到足够肌松（通常 45 ~ 60 秒左右）即可插管。呼气末 CO_2 的存在可证实导管在位，在放松环状软骨前应评估呼吸音。

7. 颈椎情况不明确时需要怎样调整插管方法？

需要紧急手术的患者没有时间去完整的评估颈椎情况。没有一种气道管理的操作方法能保持颈椎完全不动。预防措施包括使用合适尺寸的费城颈托，头和颈部两侧放置沙袋，患者搁于硬板上，前额用束带固定不动。一项最近的结案分析发现绝大部分的颈髓损伤发生在无并存创伤、颈椎不稳或气道管理的问题下的情况下。

在创伤患者其他可选择的气道管理技术包括快速顺序诱导包括同轴稳固法、使用布拉德喉镜、盲探鼻插管和纤支镜辅助建立通气。硬支镜（Verathon 公司，巴索，华盛顿州），在其喉镜顶端有照相机镜头，在患者颈部必须保持同轴位置时非常有用。其他还有几种类似产品可供选择。

当病历中记录有颈部骨折或颈椎损伤（spinal cord injury，SCI），大多数麻醉医师会选择纤支镜插管，配合某些形式的气道局麻以及滴定式给予镇静剂，同时要注意患者其他的损伤和血流动力学状态。这样便于在插管后评估患者的神经功能状态，然后再诱导至无意识状态。对于饱胃患者不建议切断全部的气道保护反射。

8. 创伤患者哪种诱导药物最好？

给药剂量比药物本身重要得多，因为大多数诱导药物能通过降低交感张力导致低血压。对低血容量患者氯胺酮可能是最好的药物，因为其交感激动作用可支持血压。但是应认识到某些情况下其直接的心脏抑制作用能导致低血压。对颅内压增高患者禁忌，因为其增加脑血流。依托咪酯可用于一些创伤患者因为其对血流动力学变量影响很小，然而对于那些依赖自主神经张力来维持心排血量的患者，它会降低交感张力，所以应低于常规剂量用药。它也能抑制肾上腺功能，但是单次给药的影响还未明。

9. 创伤患者为何会低体温？

任何手术患者发生低体温原因都可概括为：丧失体温调节功能、外周血管扩张、暴露于冷环境中。然而创伤患者由于环境暴露、诊断过程未妥善保暖、静脉输注未加温的液体和血制品，经常在到达医院时已处于低体温状态。低体温也能导致凝血障碍。低体温、酸中毒和凝血障碍被称为"死亡三联征。"为了减少低体温发生的可能，建议遵循以下策略：

- 患者入室之前升高房间温度。
- 对所有的液体和血制品进行加温。
- 使用对流导热的空气加温毯并覆盖于患者所有未备皮的裸露皮肤表面。
- 给气体加温不是很有用，因为气体的热含量是非常小的。

10. 损伤控制性手术的含义是什么？

损伤控制的原则是施以最小必需的干预措施来挽救生命或肢体，后期再进行进一步的重建手术。

一旦病情稳定后，不必完全关闭患者的腹腔，而是覆盖以生理盐水辅料，转而在重症监护治疗病房中继续进行复苏。可能仅在第二天，当患者已经稳定时，他或她会再次回到手术室进行探查并进一步手术。这种损伤控制策略也被别的外科所采用，尤其是骨科。

11. 损伤控制的概念怎样应用于骨科创伤？

许多股骨或骨盆骨折患者伴有多系统损伤，且血流动力学不稳。这些患者有可疑肺挫伤，因为股骨髓内钉内固定腔钻孔可使大量脂肪栓子入肺，启动炎症反应，导致发病率（如成人呼吸窘迫综合征，重症监护时间和住院时间延长）和死亡率增加。与其在创伤即刻进行确定性手术，不如行临时外固定术控制损伤作为过渡，直到患者好转可以耐受内固定手术。

12. 描述室筋膜间隙综合征的概念。

增加的压力作用于半刚性的解剖结构上，到达灌注减少的临界点。可应用于颅脑（增加的颅内压）、胸、心包、腹腔和四肢。未识别和迅速处理的室筋膜间隙综合征将导致发病率增加且可导致死亡。由于现在腹部损伤的患者在病情好转之前很少将腹腔完全关闭，所以腹部的室筋膜间隙综合征发生较少。

13. 腹部室筋膜间隙综合征的表现有哪些？

多发伤患者存在低血压、少尿和呼吸衰竭，表现为气道压力增高和氧合下降，可能有腹腔室筋膜间隙综合征。可通过临床表现进行诊断，通过测量膀胱压力（$> 25 \text{ cm H}_2\text{O}$ 为可疑）来确诊。

14. 心脏压塞的表现是怎样的？贝克三联征是什么？心脏压塞患者怎样麻醉管理？

钝器伤或穿透伤都可发生心脏压塞。血液流入心包腔，增加心包压力，妨碍心脏充盈。正压通气进一步减少静脉血回流，且很大程度加剧心排血量下降。每搏输出量减少，心搏在一段时间内代偿性加快增加心排血量。贝克三联征包括低血压、心音遥远和颈静脉怒张这些经典的心脏压塞体征，然而颈静脉怒张可能由于低血容量而无法观察到。可见心电交替，即主心电轴不断改变，这是因为心脏自由漂浮在扩大的心包内所致。

心脏压塞患者麻醉诱导有心血管崩溃的风险。因此，在全麻诱导前行局麻下心包抽液（剑突下心包窗）是一个明智的选择。

15. 张力性气胸的严重性、临床表现和处理方法有哪些？

可导致气胸的创伤有肋骨骨折、穿刺伤、中心静脉置管。如果胸膜腔不与外界环境相通，空气会积存在胸壁和肺之间，随着正压通气迅速膨胀。最终，张力性气胸减少胸部静脉回流，使纵隔血管发生扭转，最终导致心血管崩溃。

吸气时胸廓抬起不均匀，呼吸音不规则，叩诊有鼓音，气管反向移位。患者血容量正常时颈静脉怒张。气道压增高。

即刻处理办法是在第二肋间锁骨中线位置经胸壁放置粗针。有一股气体冲出可以明确诊断。穿刺针应留置在原位直到置入胸管。张力性气胸的诊断靠临床表现，这种威胁生命的情况不需要放射确诊以免耽误治疗。在创伤患者不应使用氧化亚氮，因其可以迅速弥散至气胸的空腔中。

16. 脊椎损伤患者有哪些处理难点？

气道管理已在前文简述。可以按照情况的紧急程度来选择插管方式，但是无论使用直接喉镜还是纤支镜，都要保持患者同轴姿势。搬动患者时应似"滚原木"，即翻动和移动都需小心维持颈部在中线位置上。

应预见到 T_6 水平以上的损伤可能会发生一定程度的颈源性休克。然而，脊髓损伤患者的低血压大部分是由于别的损伤引起。儿茶酚胺突释可能对肺血管造成损害，导致神经源性肺水肿。也可能存在一些导致心肌功能障碍的因素。如果中度液体复苏不能改善血流动力学，则可能需要中心静脉置管进行监测。脊髓损伤达中胸段水平时，可影响到交感神经，导致心动过缓。如同时伴有低血压，是使用阿托品的指征。偶尔需要注射升压药如去氧肾上腺素来维持血压。麻醉药应小心的滴定式给予，因药物对心血管的抑制不能通过交感张力升高来代偿。正常剂量的 30% ～ 50% 可能就足够了。在脊髓损伤的 24 小时后 SCh 不可以使用，以免引起致命高血钾症。

损伤后交感活性最终会恢复，而且对远端伤害性刺激的交感反应会放大。尽管感觉已经缺失，但在损伤以下部分进行任何手术或扩张中空脏器都可能产生致命高血压以及所谓的自主反射亢进。当患者进入痉挛性麻痹期（损伤 4 ～ 8 周后）及以后会表现出夸大反应。刺激越靠近末梢，反应越大。慢性脊髓损伤患者行泌尿系统手术或粪便嵌顿解除术这些普通的手术就是例子。所有的慢性脊髓损伤患者手术都需要使用一些麻醉药来预防或减弱自主神经反射亢进。局麻药和吸入麻醉药常可达到满意效果，但偶尔需要血管舒张药物如硝普钠来控制高血压。

17. SCI 患者能使用琥珀胆碱吗？

在 SCI 发生后 48 ～ 72 小时，去神经化的肌肉组织反应性地沿着肌细胞膜扩增过量的乙酰胆碱受体。当过多接头受体存在时同时使用琥珀胆碱，会导致大量钾离子释放入循环，导致节律失常、室颤和心脏停搏。对于 SCI 患者，试图在给予 SCh 前预给非去极化肌松剂来减少钾的释放是不可靠的。SCI 患者应避免使用 SCh。

18. 描述心肌挫伤的表现。

钝性胸部创伤可能导致心肌挫伤。相关的损伤包括胸骨骨折、肋骨骨折和肺挫伤。心律失常很常见，最多见的是窦速伴有非特异性 ST 段变化。也可见传导阻滞和室性心律失常。患者可能还有瓣膜或乳头肌的损伤和冠状动脉血栓形成，右冠最常见（表现为 ECG 前部导联缺血改变）。若 24 小时内未发生心律失常则可排除。泵衰竭是一个不利的表现。怀疑心肌挫伤患者心肌酶谱检查对评估意义不大。超声心动图可能是最有用的检测方法，在有心肌挫伤时可显示出节段性室壁运动障碍。心肌挫伤时可放宽有创性监测指征，更须紧急手术。心肌挫伤的诊断主要依据临床表现。

> **要点：创伤**
>
> 1. 创伤患者最初的救治主要为 ABC：气道，呼吸和循环。确保有足够的大号静脉通路供急救是非常重要的。
> 2. 急剧的心血管崩溃可能有未发现的出血源、心肌挫伤、张力性肺气肿和空气栓塞。
> 3. 不稳定的、出血的患者如给予 2 L 平衡晶体液复苏后还是不稳定，需接受 O 型血、特定血型或交叉配血的血液。
> 4. 现在的大量输血方案主张在积极给予红细胞的同时积极给予血浆和血小板，通常比例为 1：1：1。
> 5. 低体温、酸中毒和凝血障碍是严重危及生命的"三要素"；在此情况下应遵循损伤控制性手术原则，避免长时间手术。

19. 描述对妊娠创伤患者的管理。

　　平时对孕妇的特殊考虑同样适用于此。由于气道水肿和乳腺增大，气道管理可能会较困难，且此类患者有误吸的风险。增大的子宫使患者发生低血压，尤其在有失血的情况下，患者应置于子宫移左倾位。妊娠处于血管舒张状态，可对生命体征的解读有干扰。很可能受到孕激素的影响，妊娠妇女对镇静剂和局麻药的敏感性增加。妊娠妇女有稀释性贫血，对血细胞比容的解读有干扰作用。可请教产科医生关于胎儿的生存能力。安全带可能造成子宫破裂。如果发生了胎儿窘迫，根据胎儿月龄可能需要紧急剖宫产术。积极复苏母亲的循环可改善胎儿的循环。术后患者可能会发生早产，症状可能被术后止痛的阿片类药物所掩盖。监测子宫收缩和胎儿心音是必需的。

20. 简述对于老年创伤患者的特殊考虑。

　　尽管有的损伤机制看似不严重，但在老年患者可能造成严重的和致命的损伤。他们的器官储备功能下降，且有多种并存疾病。他们可能服用多种药物因而导致损伤（如苯二氮䓬类和其他精神类药物）或导致出血倾向（如抗血小板药物，华法林）。他们可能容易丧失气道保护反射，从而有误吸倾向，且心血管反射迟钝。与较年轻人群相比，老年患者死亡率增加。

21. 支气管或气管撕裂的表现是怎样的？在修补术中通气管理可选择的方法有哪些？

　　大气道的损伤通常发生在隆嵴上 2.5 cm 内且通常能被立即发现。远端支气管损伤则更难察觉。这些损伤可能伴有的典型体征包括呼吸衰竭、皮下或纵隔气肿、咯血、气胸和胸管持续漏气。

　　任何隆嵴附近的损伤都需要分肺和单肺通气。可将单腔 ETT 插入未损伤的主支气管。其他的选择有插入双腔 ETT 或使用支气管封堵器。使用纤支镜对于上述方法都是很有帮助。

22. 气栓的诊断与处理？

穿透性肺损伤可能导致气体通过支气管静脉或肺泡毛细血管瘘进入体循环。气道压力增加、肺顺应性丧失以及静脉压力减少都能增加气栓发生的可能。损伤的肺表面溢出多泡带血的分泌物需警惕体循环气栓。可在冠状动脉中观察到气体。临床处理恰当，但中枢神经系统出现意想不到的体征或出现心肌缺血、突然心血管崩溃都应怀疑体循环气栓。当处理有此类风险的患者时，应将吸气压力减至最小、避免呼气末正压通气、须使用最小潮气量。

23. 区域麻醉和镇痛技术对创伤患者有价值吗？

单独静脉使用阿片类药物可能导致低通气。胸段硬膜外镇痛对于多发肋骨骨折和连枷胸损伤是有帮助的。肋间神经阻滞也有帮助。外周神经阻滞置管或不置管都是有益的，只要对肢体进行监测是否发生室筋膜间隙综合征（以及肢体肌肉组织低灌注）。

推荐阅读

David JS, Godier A, Dargaud Y, et al: Case scenario: management of trauma-induced coagulopathy in a severe blunt trauma patient, Anesthesiology 119:191–200, 2013.

Hindman BJ, Palecek JP, Posner KL, et al: Cervical spinal cord, root, and bony spine injuries: a closed claims analysis, Anesthesiology 114:782–795, 2011.

Malbrain ML, De Laet IE: Intra-abdominal hypertension: evolving concepts, Clin Chest Med 30:45–70, 2009.

Stundner O, Memtsoudis SG: Regional anesthesia and analgesia in critically ill patients: a systematic review, Reg Anesth Pain Med 37:537–544, 2012.

Shaz BH, Dente CJ, Harris RS, et al: Transfusion management of trauma patients, Anesth Analg 108:625–648, 2009.

烧伤、激光手术和手术室着火

Philip R.Levin，MD，Alma N.Juels，MD，and James C.Duke，MD，MBA

王晨　译　米卫东　校

烧伤患者

1. 谁烧伤了？

据报道每年约有二百万例火灾，导致一百二十万人烧伤。在美国大约有 45 000 人因热力损伤住院。每年有约 5000 人因火灾死亡。绝大多数烧伤为热力损伤。电烧伤通常通过热力及相关损伤造成组织损毁。在化学烧伤中烧伤的程度取决于特定化学品的浓度和暴露时间长短。70% 的烧伤患者是男性。所有病例的平均年龄为 35 岁。烫伤常见于 5 岁以下年龄段，而火烧伤常见于年龄较大患者。

2. 增加烧伤死亡率的 3 个因素是什么？

高龄、烧伤面积和存在吸入性损伤可增加死亡率。

3. 皮肤破损的后果是什么？

皮肤是人体最大的器官。其有 3 个主要功能，这些功能都在烧伤中被破坏：

- 皮肤是重要的感觉器官。
- 在体温调节中发挥主要作用，散发代谢产热。
- 皮肤是身体保护屏障，防止环境中的微生物进入。一个烧伤患者可能有过度热量蒸发和水分丢失，以及体温调节缺失造成低体温。烧伤患者感染和败血症的风险极大。

4. 烧伤是怎样分类的？

烧伤的严重程度依据其深度来分级，烧伤深度取决于组织损毁的范围。

- **浅表烧伤**包括上皮最表层；皮肤有疼痛感、发红和轻度水肿，很像晒伤。
- **浅Ⅱ度烧伤**是组织损伤扩展到真皮层表面，但仍有完整的上皮细胞衬垫，可增殖和再生新的皮肤，这类烧伤有水泡以及红色或发白区域，非常疼痛。

- **深Ⅱ度烧伤**往下扩展至更深层的真皮。水肿为其特征，感觉发生变化。
- **Ⅲ度烧伤和皮下烧伤**影响到每个身体系统和器官。Ⅲ度烧伤透过真皮和表皮进入皮下组织层。皮下烧伤破坏坏肌肉、骨骼和间质组织。现在一些中心使用激光多普勒成像仪可更好地判断烧伤深度。

5. 哪个系统会受烧伤影响？

所有的生理功能都可能受到烧伤影响，包括心血管和呼吸系统、肝、肾和内分泌系统、胃肠道、造血功能、凝血功能和免疫反应。

6. 心血管系统是怎样受到影响的？

心排血量暂时下降，可达基础值的50%，随后开始高动力反应。急性期由于低血容量，器官和组织的灌注下降、心肌功能抑制、血黏度增加、血管活性物质释放。急性期在损伤后立即发生。烧伤第二期称为**代谢期**，从损伤后48小时开始，器官和组织的血流量增多。老年患者第二期可能延迟或缺失。不明原因的高血压可能很多见。

7. 呼吸系统怎样受到影响？

基于临床特点和与损伤时间的关系，肺部并发症可分成3个不同的症状。早期并发症，发生在烧伤后0～24小时，包括一氧化碳（CO）中毒和直接吸入性损伤，可导致气道梗阻和肺水肿。延迟损伤，发生在损伤后2～5天，包括成人呼吸窘迫综合征。后期并发症，发生在损伤后几天至几个星期，包括肺炎、肺不张和肺栓塞。烧伤的2个最常见并发症是肺炎和呼吸衰竭。

8. 吸入性损伤是什么？

吸入性损伤发生在有热气，有毒物质和反应产生的烟雾颗粒到达支气管时。这些物质导致气喘、支气管痉挛、腐蚀和气道水肿，如烧伤发生在封闭环境中则要高度怀疑。如存在碳质痰、口周烟尘、面部颈部烧伤、喘鸣、呼吸困难或气喘，则提示需进行完整的呼吸道评估。吸入性损伤可导致上呼吸道损伤（如气道狭窄、鼻塞和急性喉炎伴有不同程度的喉水肿），气管损伤（如气管炎和支气管炎）和下呼吸道的损伤（如肺炎、肺水肿和成人呼吸窘迫综合征）。起初阶段的胸片常低估肺损伤的严重程度，因为损伤范围通常还只限于气道。纤支镜对诊断吸入性损伤很有帮助。

9. 处置吸入性损伤的最好方法是什么？

方法是全身支持。应提供充足的氧气来保证足够的氧合。支气管痉挛常对β阻滞剂有反应。有烟雾吸入的患者比其他烧伤患者需要更多的液体复苏。如果有严重的上呼吸道狭窄可能须插管或气管切开。热力和烟雾损伤的患者伴有广泛面颈部烧伤通常都需要气管插管。口腔烧伤但是没有烟雾损伤的患者也应尽早插管，因为这些患者有严重的水肿和大量分泌物，后期插管几乎是不可能的。若插管需将气管导管固定好，如移位将极难重新置入。高频通气对于清理分泌物也很有效。

10. CO 中毒的特点是什么?

　　CO 中毒是火灾死亡的另一个主要原因。CO 通过火灾中的不完全燃烧产生,还可从内燃机、厨灶和炭炉中排出。它与血红蛋白的结合力是氧气的 200 倍。当 CO 与血红蛋白结合,形成碳氧血红蛋白(carboxyhemoglobin,COHb),脉氧饱和度可能会过高估计血红蛋白饱和度。引起症状的原因包括组织缺氧、氧合曲线移位、直接的心血管抑制和细胞色素抑制。虽有足够的容量复苏和心排血量,患者还是发生持续的代谢性酸中毒,提示 CO 破坏了氧气的运输和使用。处理方法为最初给予 100% 氧,可减少血浆 COHb 的半衰期。高压氧(2～3 个大气压)可产生更迅速的置换作用,对长时间暴露的患者更有用,因此类患者更难将细胞色素系统中的 CO 置换出。高压氧使用的缺点是不能用于血流动力学不稳和肺功能不稳的烧伤患者,所以绝大多数的病例只能使用 100% 氧治疗。

11. 烧伤怎样影响胃肠道?

　　可能发生肠梗阻。急性胃溃疡或十二指肠溃疡被称为 Curling 溃疡,可能导致胃肠道出血。小肠和大肠可能产生急性坏死性小肠结肠炎,伴有腹部膨胀、低血压和血便。

12. 肾功能如何受到影响?

　　肾血流和肾小球滤过率立刻减少,激活肾素-血管紧张素-醛固酮系统。抗利尿激素释放,导致水钠潴留和钾、钙、镁丢失。烧伤患者急性肾衰竭发生率从 0.5%～38% 不等,主要取决于烧伤严重程度。相关的死亡率非常高(77%～100%)。继发于溶血的血红蛋白尿和继发于肌肉坏死的肌红蛋白尿能导致急性肾小管坏死和急性肾衰竭。

13. 怎样处置肌红蛋白尿?

　　肌红蛋白尿处理方法是积极的液体复苏,直到尿量达到 2 ml/(kg·h)。使用碳酸氢钠碱化尿液可减少色素相关性肾衰竭。很少情况下需要用到渗透性利尿剂(如甘露醇),因为其掩盖了尿量作为循环容量指示的作用。

14. 肝功能是怎么受到影响的?

　　急性心排血量下降、血黏度增加和内脏血管收缩能导致肝低灌注,最终使肝功能下降。

15. 药物反应发生改变了吗?

　　急性期非静脉给予的药物,不管通过什么途径其吸收都会延迟。48 小时后血浆白蛋白含量减少,与白蛋白结合的药物如苯二氮䓬类和抗惊厥药物的游离部分增多,从而作用时间延长。肝内代谢药物如通过氧化代谢途径(Ⅰ相反应)的,其代谢时间延长(如地西泮)。然而,肝内代谢药物如通过结合反应（Ⅱ相）的则不收影响（劳拉西泮）。阿片的需要量增加，很可能是因为习惯性的给药和分解代谢过度。氯胺酮可导致继发于低血容量的低血压，耗竭儿茶酚胺储备，显示其直接的心肌抑制作用。丙泊酚、硫喷妥钠和依托咪酯可在急性期导致继发于低血容量的低血压。血容量低的患者很可能对吸入药物不耐受。

16. 烧伤的内分泌反应是什么？

对于热力烧伤的内分泌反应包括儿茶酚胺、胰高血糖素、肾上腺皮质激素、抗利尿激素、肾素、血管紧张素和醛固酮大量释放。胰岛素水平下降，患者易发生非酮症高渗性昏迷。大面积烧伤患者更有可能发生肾上腺功能不全。

17. 烧伤的血液并发症有哪些？

贫血在严重烧伤患者中常见。在烧伤后即刻，红细胞被热力损伤或破坏，在第一个72小时内脾动员红细胞。由于血浆减少和血液浓缩，红细胞数量的减少不会立刻显现。随着液体复苏，这个缺陷变得明显。在烧伤早期，继发于红细胞生成减少，更多的红细胞损失。此外，逐步开始的感染能导致亚急性的凝血级联激活。循环中的促凝血因子消耗导致不同程度的凝血障碍。血小板功能在数量上和质量上都受到抑制。在严重烧伤患者有抗凝血酶缺乏，通常在损伤后5天内发现。其发生率随着烧伤伤面积和诊断吸入性损伤而增加。

18. 烧伤后的免疫系统并发症是什么？

烧伤患者的感染是导致死亡和发病的最主要原因，是烧伤治疗团队最需要考虑的。最初烧伤创面主要为革兰阳性菌种植。在一周内他们被抗生素敏感的革兰阴性菌所代替。若果切口延迟缝合且患者受到感染，需要广谱抗生素进行治疗，这些菌群可能被酵母菌、真菌和耐抗生素的细菌所取代。随着烧伤面积增大，继发于大量静脉置管和烧伤创面医源性菌血症的血循环感染急剧增加。使用全身性抗菌药的指征是：仅用于已证实的感染如肺炎、菌血症、创口感染和尿道感染。预防性使用抗菌药仅在烧伤创面必须在手术室进行切除或植皮才推荐使用，且仅限于围术期使用。在同时有大面积烧伤和吸入性损伤的患者，超过50%发生肺炎。最主要的担心之一是全球性的抗菌药物抵抗，包括多种院内感染细菌和真菌性的烧伤创面病原体，这些都严重限制了对于烧伤创面感染可供选择的有效治疗方法。

19. 烧伤患者怎样进行复苏？

液体复苏的目的是纠正低血容量和改善器官灌注。充足的补液对于预防烧伤休克和其他热力损伤的并发症很重要。烧伤导致广泛毛细血管渗透性增加，伴有失液和蛋白丢失至间质组织；这种丢失在前12小时最严重。尽管已有长达数十年的研究和争论，但是估算液体需要量的最佳计算公式还是难以确定。得到大多数认同的2个大体原则是：仅按需给予，并不断再评估液体需要量，以预防复苏不足或复苏过度。液体复苏的目的是维持尿量在 0.5 ml/（kg·h），这被认为是肾灌注充足的标志。现在最常用的公式是派克兰（Parkland）公式。**派克兰公式包含给予 4 ml 乳酸林格液（Lactated Ringer，LR）/ 千克体重 / 烧伤所占体表面积（total body surface area，TBSA）（4 ml/kg/% TBSA）。**计算所得输液量在前 8 小时给予一半，在接下来的 16 小时给予剩下的一半，此外需另外给予每日需要量。大多数烧伤中心使用晶体液作为烧伤复苏的首选液体。有一些人使用的另一个公式是改良布鲁克（Brooke）公式：给予 2 ml/kg/%TBSA 的 LR，如上所述。晶体液的使用与肺损伤风险增加有关。在美国大多数人相信前 24 小时不应使用晶体液。在烧伤第二天损伤的毛细血管完整性重建，液体需要量减少。在第一天后晶体液的输注量减少。晶体液的用量为：

- 0%～30% TBSA 烧伤：不需要晶体液
- 30%～50% TBSA 烧伤：晶体液需要量为 0.3 ml/kg/% 烧伤所占体表面积 /24 h
- 50%～70% TBSA 烧伤：晶体液需要量为 0.4 ml/kg/% 烧伤所占体表面积 /24 h
- 70%～100% TBSA 烧伤：晶体液需要量为 0.5 ml/kg/% 烧伤所占体表面积 /24 h

20. 怎样计算总体表面积烧伤百分比？

烧伤的损害严重程度与深 Ⅱ 度烧伤、Ⅲ 度烧伤和皮下烧伤的表面积有关。运用九分法能合理进行估计（表 51-1）。由于身体状态的差异（尤其头和颈部），九分法的法则在儿童需有所改变（表 51-2）。

表 51-1 成人九分法

头和颈	9%
双上肢	各 9%
胸部（前和后）	各 9%
腹部	9%
下背部	9%
双下肢	各 18%
会阴	1%

表 51-2 小儿九分法：根据年龄的体表面积百分比

身体部分	新生儿	3 岁	6 岁
头	18	15	12
躯干	40	40	40
双手臂	16	16	16
双腿	26	29	32

21. 最近，外科对烧伤创面早期干预显示出能改善烧伤患者预后。烧伤患者常见的四类手术是什么？

- 减压术（焦痂切开术和筋膜切开术）。
- 切除和缝合手术。
- 重建手术。
- 支持性普外科手术（气管切开术，胃造瘘术，胆囊切除术，支气管镜检，血管侵入操作）。

22. 患者术前病史有什么重要性？

知道烧伤何时需要补液很重要。烧伤类型也很重要，以估计气道破坏程度，相关损伤和比最初发现的可能更广泛的组织破坏（电烧伤）。标准的术前麻醉病史也应被记录，包括既往并存医疗状况，用药，过敏和麻醉史。

23. 对于术前体格检查麻醉医生需要着重看什么？

除了对手术患者常规的关注点外，最重要的是查看患者的气道状态。完整的气道检查是必需的。过多的咳痰，气喘和呼吸音减弱提示肺的吸入性损伤。心血管系统也应行评估，注意心率和心律、血压、心脏充盈压（如提供）和尿量。尤其应注意行神经功能检查。评估患者的意识水平和定向能力很重要。

24. 在诱导前需要做哪些术前检查？

应着重纠正酸碱和电解质失衡，建议行动脉血气分析和电解质检查。如有 CO 中毒，脉搏氧饱和度仪可能高估血红蛋白的饱和度。所以，用联合血样氧测定法测定 COHb 水平有助于评估 CO 中毒程度和指导治疗。凝血试验也有帮助，因为此类患者常有出血倾向。对于电烧伤和色素尿的患者应行尿肌红蛋白检测。

25. 需要什么监护设施来保证麻醉安全？

监护可能会很困难。针状电极或心电图（ECG）电极片需缝合在患者身上以便行 ECG 监测和神经刺激。血压计袖带可置于烧伤区域，但是动脉置管会更好且能经常行血气分析。由于体温大幅下降，测量体温是必需的。需考虑患者既往的基础医疗情况，在非常必要时才行有创监测。如果手术伴有大量出血，应通过导鞘监测中心静脉压（右心房压）。如有心肌功能障碍可能，可放置肺动脉导管，但是官方在这点上持否定态度。

26. 对于烧伤患者使用肌松剂应作怎样的调整？

由于神经肌肉接头的受体增生，自烧伤后 24 小时直到烧伤治愈，琥珀胆碱都可能导致高血钾。而另一方面，烧伤患者有对非去极化肌松剂产生抵抗的倾向，可能需要二到五倍于常规剂量。

27. 使用什么技术能在烧伤切除术中减少失血？

痂下或皮下注射肾上腺素、肢体驱血、使用充气止血带和术中保持适中温度都是简单有效的外科减少失血的方法。

28. 哪些诱导药物有利于烧伤患者？

许多药物都能成功应用于烧伤患者。在那些有足够的容量复苏且无败血症的患者，丙泊酚是一种合理的诱导药物。氯胺酮的优势在于稳定的血流动力学和镇痛作用且广泛应用于全麻和烧伤换药的镇痛中。

不幸的是其可产生烦躁的反应。如患者血流动力学不稳，选择依托咪酯较为合理。

要点：烧伤患者

1. 对少数患者进行复苏首先要纠正低血容量。烧伤导致全身毛细血管通透性增加伴有失液和蛋白丢失入间质组织。
2. 怀疑吸入性损伤患者应放宽插管的指征。
3. 由于神经肌肉接头受体增生，从损伤后24小时直到烧伤治愈，琥珀胆碱都可能导致高血钾症。
4. 烧伤患者易对非去极化肌松剂产生抵抗，可能需要常规剂量的二到五倍。

---

29. 描述电烧伤的特点。

对电烧伤的护理和热力烧伤相似，但是电烧伤的损伤范围可能会误导我们。可能在外观正常的皮肤下面出现失活组织区域。表面的组织损伤范围可能使我们低估最初液体需要量。肌红蛋白尿很常见，尿量须维持较高水平以避免肾损害。电烧伤后常发生神经系统并发症，包括外周神经病变或脊髓功能缺失。许多人认为区域麻醉是禁忌的。白内障形成可能是烧伤的另一个晚期后果。损伤后48小时内可能发生心律失常和室颤或心搏骤停。呼吸肌强直收缩或脑脊髓损伤可导致呼吸暂停。

激光手术和手术室着火

30. 激光是什么？

激光就是受激辐射式光放大。在激光里，原子、离子或分子受到能量源激发，自发的以单色光的形式辐射能量，然后辐射光被放大成激光束发射出来。激光有三个典型特点：

1. **连贯性**：所有波在时间和空间上都是同相的。
2. **准直性**：波的行进路线相互平行。
3. **单色性**：所有波的波长相同。

使用激光的好处是切除边缘非常精准，对周围组织因热力和能量破坏造成的损耗非常小。

31. 什么原因使不同激光之间的表现有所差异？

当被激发，激光源辐射出一定波长的光。波长越长，被靶组织吸收越强，总体激光效应越表浅。反之，波长越短，激光能量越高，穿透力越强。举个例子，二氧化碳（CO_2）激光有较长的波长而且几乎完全被组织表面吸收，所以才有可能精准地切割表面病灶。相反，钕：钇-铝-石榴石：钾-氧钛-磷酸盐（Nd：YAG）激光有较短的波长，更深的穿透性，对于加热大的组织肿块和肿瘤减瘤有帮助（表51-3）。

32. 激光的危害是什么？

- 气化的组织和弥散的病变颗粒物质对手术室（operating room，OR）所有人都有害。组织被激光气化产生的烟雾可能具有致突变性、可传播传染病以及导致急性支气管炎症。
- 激光束接触可燃物质如气管导管、麻醉气体管道、外科辅料和海绵可能导致起火和爆炸。如局势被迅速控制，火灾对患者的损害可能很小或无损害，但是未控制好则后果可能是灾难性的。
- 罕见情况下可能发生静脉气体栓子，尤其在腹腔镜或宫腔镜手术时。病例报告中最相关的是 Nd：YAG 激光，其冷却气体在激光尖端连续同步释出。这些冷却气体可造成气栓。
- 意外损伤：激光能将行进路径上所遇到的所有组织气化。外科医生必须精准操作，患者必须配合（麻醉深度适合和充分肌松）。此外，激光易被外科器械反射，可能对 OR 中所有的人有害。激光接触眼睛可损伤视力或导致失明。对眼睛损害的实质取决于激光的波长。例如 CO_2 激光导致角膜混浊，而 Nd：YAG 激光导致视网膜损害。所有的塑料镜头都可起到防止 CO_2 激光损伤的作用，而接触性镜头则不行。其他的激光需要更专业的眼保护措施。
- 穿孔：激光方向错误可致内脏或大血管穿孔。还有报道喉手术后激光导致的气胸。有时穿孔直到几天后才显现，因为此时水肿和组织坏死达到顶峰。

33. 行激光手术的患者，气道保护需要哪些特殊措施？

- **上呼吸道占位**：在激光上呼吸道占位切除术中，可选择气管插管。

表 51-3　手术室常用激光的特点

激光类型	波长	吸收体	典型用途
CO_2	10600（不可见—远红外）	所有组织，水	普通，精确的手术切割
Nd：YAG	1064（不可见—远红外）	色素较深组织	普通凝血，肿瘤减瘤
Nd：YAG-KTP*	532（可见—鲜绿色）	血液	普通，有色病灶
Argon	488～514（可见—蓝-绿）	黑色素，血红蛋白	血管，有色病灶
Krypton	400（可见—蓝-红）	黑色素	普通，有色病灶

* 钕：钇-铝-石榴石：钾-氧钛-磷酸盐（Neodymium：yttrium-aluminum-garnet：potassium-titanyl-phosphate）

但是气管插管无法让外科医生视野变得更好，也是潜在的气道易燃物质。外科医生和麻醉医生应共同承担气道的管理责任，而且术前对手术过程的讨论很重要。

- **下呼吸道占位**：CO_2 激光束通过金属硬支气管镜直接作用于占位，硬支气管镜覆有无光表面减少对激光的反射。

  支气管镜侧臂可供通气，可用生理盐水浸湿纱布包裹住支气管镜形成密封垫。高频通气是另一种选择。在某些情况（如下气道和支气管占位），激光通过光纤到达，此时需要 Nd：YAG 激光，因其可通过光缆，而 CO_2 激光则不能。

34. 描述激光气道手术中常见的通气技术。

- **高频通气**：在这种技术中外科医生手持高速 O_2 喷射装置在气道开口处。利用文丘里效应，高流量的 O_2 伴随房间空气一起，使双肺吸入高容量的 O_2- 空气混合物。将吸引管和墙壁 O_2 及 Sanderson 型号的高频通气机连接即可实现通气。这个装置可安装在手术喉镜上。有时气道占位的体积决定不可能使用这种方法。如果高频气流没有对准气道可能发生胃膨胀。也有气道的气压伤并引发气胸的风险，随后导致纵隔或皮下气肿。对于此类手术需用全静脉麻醉。

- **自主通气**：患者通过手术喉镜吸入挥发性麻醉药也是一个选择，但是在一些手术不易达到。在自主通气期间麻醉深度难以控制，而且在许多气道手术中通常需要给予肌松剂。低通气，高碳酸血症和误吸（手术碎片、分泌物、呕吐物和烟雾）也是和高频通气和自主通气相关的并发症。

- **气管插管**：这种方法对麻醉患者通气效果和气道保护最佳，但是经常妨碍手术视野，同时在激光束路径上形成可燃物。

35. 造成 OR 起火必需的三个基本因素是什么？

火灾三要素包括：

- 氧化剂，在 OR 环境中有 O_2 和氧化亚氮。
- 引火源，包括电外科和电烙器设备、激光、氩气刀、纤支镜光缆、除颤电极、加热探针和电钻。在不使用时，电烙器设备应保持专人持有，不能放于手术单上。前三种列出的引火源是最常见的引火源。
- 燃料源包括以下几项：气管导管、海绵、手术单、纱布、含酒精的术前准备溶液、患者的头发、手术衣、胃肠道气体和包装材料。当使用含酒精的术前准备溶液时，应待其干燥后再铺单和使用引火源。相对于干的时候，手术海绵、纱布等在湿的时候不易成为燃料源。

36. 哪些是着火高风险的手术？

包括扁桃体切除术、气管切开、喉乳头状瘤切除、白内障和其他眼部手术、头颅钻孔手术以及头、颈及面部病灶切除。

37. 如何减少气道着火的发生？

- 应选用抗激光的气管导管。套囊应充满生理盐水而不是空气，而且推荐生理盐水中加入少量的亚甲蓝来帮助确认导管是否破裂（如在气道激光手术中）。许多抗激光导管已在套囊内预先加入了晶体染料。也可由无套囊导管替代带套囊导管。
- 一些作者倡导给气管导管裹上金属带，然而，这种方法限制了导管的柔软度增加了反射激光束的风险以及可造成金属带碎片落入气道。
- 氧化亚氮不应用于着火高危手术中。使用尽可能低的 O_2 浓度，只要氧饱和度得以维持即可。
- 引火源例如电手术装置不应进入气道。如需要，外科医生应提醒麻醉医生，应给予一定时间降低吸入 O_2 至最低可接受浓度。

38. 火灾发生的征兆是什么？

发现火焰或火花；异常声音（砰然声，劈啪声，呼呼声）和异常气味；烟雾、手术单变色或有热感；有些时候也可出现手术单的异常浮动。

39. 发生气道着火，哪些措施可用于气道管理？

- 暂停手术。
- 拔出气管导管。
- 关停所有气道气体。
- 用生理盐水冲洗术野，移除所有可燃和已燃物质。
- 患者使用 100% O_2 行面罩通气，重新插管。
- 行硬喉镜和支气管镜检查来评估损害和去除碎片。
- 监护患者 24 小时。
- 使用短效激素。
- 如需要给予持续通气支持和抗生素。

要点：处理气道着火的合理步骤

1. 停止通气。
2. 切断 O_2 源，拔出气管导管，用生理盐水冲洗术野。
3. 患者行 100% O_2 面罩通气，再次插管。
4. 行硬喉镜和支气管镜（使用文丘里高频通气）检查来评估损害和去除碎片。
5. 监护患者 24 小时。
6. 使用短效激素。
7. 如需要给予持续通气支持和抗生素。

40. 非气道着火的处理措施?

对于插管患者,不需停止供气。然而,如患者通过鼻管或面罩吸 O_2,停止这些气体可能有助于减少氧源。应移除燃烧的手术单。及时使用 CO_2 型灭火器。火灾失控时应将患者移出 OR。处理火灾最好的方法是建立良好的预案,其中 OR 的每个成员都明确自己的角色。

网址

American Burn Association: www.ameriburn.org

Emergency Care Research Institute, Medical Device Safety Reports: The patient is on fire: http://www.mdsr.ecri.org

推荐阅读

American Society of Anesthesiologists: Practice advisory for the prevention and management of operating room fires, Anesthesiology 108:786–801, 2008.

Buckley NA, Isbister GK, Stokes B, et al: Hyperbaric oxygen for carbon monoxide poisoning: a systematic review and critical analysis of the evidence, Toxicol Rev 24:75–92, 2005.

Cone JB: What's new in general surgery: burns and metabolism, J Am Coll Surg 200:607–615, 2005.

Klein MB, Hayden D, Elson C, et al: The association between fluid administration and outcome following major burn: a multicenter study, Ann Surg 245:622–628, 2007.

Pham TN, Cancio LC, Gibran NS: American Burn Association practice guidelines for burn shock resuscitation, J Burn Care Res 29:257–266, 2008.

Rampil IJ: Anesthesia for laser surgery. In Miller RD, editor: Miller's anesthesia, ed 6, Philadelphia, 2005, Churchill Livingstone, pp 2573–2587.

新生儿麻醉

Rita Agarwal，MD，and Laurie M.Steward，MD

王晨　译　米卫东　校

第 52 章

1. 新生儿和早产儿的麻醉风险为何会增高？

- **肺的因素**。新生儿呼吸道的特点包括：较大的舌体和枕骨、会厌下垂、张口较小以及颈部较短，容易发生上呼吸道梗阻。婴儿越不成熟，发生气道梗阻的风险越大。相对于成人，新生儿二氧化碳反应曲线向右移位更多（即婴儿对于高碳酸血症的代偿性通气反应减弱）。新生儿肺活量大约为成人肺活量的一半，呼吸频率是成人的两倍，氧耗量较成人高 2 ～ 3 倍。因此阿片类、巴比妥类和挥发性麻醉药对新生儿氧合和通气的影响较成人更大。
- **心血管因素**。新生儿心室顺应性差，以接近最大收缩力作功。心排血量依赖于心率。新生儿对许多麻醉药物的心肌抑制作用非常敏感，尤其是那些能导致心动过缓的药物。吸入麻醉药和巴比妥类需谨慎使用。
- **体温调节**。中枢体温调节功能弱，脂肪层薄，体表面积 / 体重增加，分钟通气量高。这些因素使其在手术室内易发生低体温。由于婴儿的肌肉量有限，寒战产热效率低下。使用棕色脂肪非寒战产热，但是这样不能有效储存体温，且严重增加氧耗。寒冷应激的婴儿可发生心血管抑制和低灌注性酸中毒。
- **药物因素**。相对于儿童和成人，新生儿分布容积更大，组织和蛋白结合药物更少。他们的肝和肾不成熟，心排血量大量分配给富血管组织。新生儿常需要加大药物首剂量，但是清除药物的能力下降。对于吸入麻醉药的摄取更迅速，最小肺泡浓度更低。

2. 新生儿肾功能正常吗？

肾小球功能不成熟，浓缩功能受影响。肾药物清除可能延迟，多余的盐和水不能很好地处理。新生儿不能代偿低血容量。

3. 为何给予婴儿外源性葡萄糖很重要？

新生儿的肝糖原储备低，糖异生机制不成熟。婴儿禁食后可能引发低血糖。低血糖的症状包括呼吸暂停、面色苍白、呼吸困难、癫痫、高调啼哭、昏睡、体温不稳和出汗。低血糖可能会伴有长时间的神经系统并发症。

4. 新生儿胃肠道或肝功能有何差异？

胃排空延迟、食管括约肌不完整，所以反流增加。新生儿胆红素水平增高很常见。核黄疸是胆红素水平增高导致的并发症，可致神经系统功能障碍，在极端病例中甚至导致死亡。常用的药物如呋塞米和磺胺类药能置换白蛋白上的胆红素，从而增加核黄疸的风险。地西泮含有防腐剂苯甲醇，也可置换胆红素。肝代谢功能不成熟，肝血流较年长儿童或成人少，药物代谢和药效可能延长。

5. 什么是早产儿视网膜病？

早产儿视网膜病发生在早产儿，偶然发生在有高浓度氧吸入史的足月婴儿。可能导致视网膜血管增生、视网膜出血、纤维增生、瘢痕形成以及视网膜剥离，使视敏度下降甚至失明。除非有缺氧的风险，早产儿和足月婴儿应限制吸入高浓度氧，氧饱和度应维持在 92% ～ 95%。使用氧混合器控制 FiO_2 非常有用。

6. 新生儿容量状态怎样评估？

血压和心率不是评估新生儿容量状态的可靠方法。如果存在前囟凹陷、皮肤肿胀、体重下降、婴儿哭泣时无眼泪或表现出昏睡，则可能存在脱水。按压大脚趾毛细血管再充盈应小于 3 秒。四肢温度不应远低于身体其他部位的温度。最后皮肤应为粉色、灌注充足的，而非苍白、斑驳或青紫。

7. 早产儿常见问题是什么？

见表 52-1。

表 52-1 早产儿常见问题	
问题	严重性
呼吸窘迫综合征	肺泡上皮细胞产生的表面活性剂覆盖在肺泡内表面，减少表面张力。表面活性剂缺乏导致肺泡萎陷。约 20% 的病例发生 BPD
支气管肺发育不良（bronchopulmonary dysplasia，BPD）	伴随着 BPD 的肺间质纤维化、囊肿和肺萎陷都会损害通气和气体交换
呼吸暂停（apnea）和心动过缓（bradycardia）（A 和 B）	术后导致发病的最常见原因。化学受体对高碳酸血症和低氧血症的敏感性下降；上呼吸道肌肉组织不成熟、协调性差也是原因之一。若呼吸暂停 > 15 秒可能导致心动过缓，加重缺氧
动脉导管未闭（patent ductus arteriosus，PDA）	对血流动力学有严重影响的 PDA 的发生率随早产程度不同有差异，但是通常发生率很高。通过 PDA 发生左向右分流可导致液体超载、心衰和呼吸窘迫
脑室内出血（intraventricular hemorrhage，IVH）	IVH 可导致脑积水。避免血压和颅内压波动可减少 IVH 风险
早产儿视网膜病	见问题 5
坏死性小肠结肠炎	婴儿发生腹部膨隆、血便和呕吐。可表现出休克，需手术切除缺血肠道

8. 新生儿麻醉前需要哪些特殊准备？

手术室应在手术开始前至少 1 小时进行加温，最大程度减少辐射散热。加温毯、头巾和加温灯也有助于减少热量损失。给婴儿覆盖以塑料织物可减少蒸发散热。充气加温毯在保持婴儿体温中效果极佳，无论是覆盖还是铺垫都同样有效。应注意监测体温，因小婴儿易出现过度加热。

- 应提供各种小型号的常规监测设施。至少需要两个脉搏氧饱和度探头来监测动脉导管前和后的饱和度。
- 心前区或食管听诊器听心音和呼吸音很有价值。
- 计算估计的血容量、维持量和最大可接受失血量。
- 可将平衡盐溶液注入 buretrol 输液套装以避免无意中输入大量液体。
- 应准备好 5% 白蛋白和血液制品。

9. 小婴儿术中常见问题有哪些？

见表 52-2。

10. 最常见的新生儿手术有哪些？

- 气管食管瘘（tracheoesophageal fistula，tEF）
- 腹裂
- 先天性膈疝（congenital diaphragmatic hernia，CDH）
- 动脉导管未闭（patent ductus arteriosus，PDA）
- 脐膨出
- 肠梗阻
- 幽门梗阻

表 52-2　婴儿术中常见问题

问题	可能原因	解决方法
低氧血症	从声门到隆嵴距离短可导致低氧血症。而且 ETT 容易移位或误入支气管。手术医生按压腹部或胸部可降低 FRC 和肺活量。	在插管时将 ETT 置入右主支气管，仔细听诊呼吸音，退管直到双侧出现呼吸音。固定 ETT 距隆嵴 1～2 cm 水平。当外科医生干扰通气时及时告知。手动通气以弥补峰压的改变。
心动过缓	低氧血症 挥发性麻醉药 琥珀胆碱	插管或拔管前预给氧。所有的气道操作都应快速进行。给予琥珀胆碱前先给阿托品以减弱迷走反应；保证氧合。
低体温	见问题 1	手术室配置加温毯、加温灯、加温液体和加湿器，任何时候都要给婴儿盖好。
低血压	心动过缓 容量不足	处理心动过缓可使用抗胆碱能药、保证氧合。许多新生儿手术有大量液体丢失。应认真评估容量状态，合理补充丢失量。

ETT，气管插管；FRC，功能残气量

11. 讨论先天性膈疝的发生率和麻醉的特殊性。

- 发生率在（1～2）/5000 存活新生儿。
- 膈肌未能完全关闭，令腹腔内容物疝出至胸腔。在疝的一侧常见肺发育畸形和发育不全，也可是双侧的。
- 绝大多数疝发生在左侧的膈裂。
- 23% 的患者有相关的心血管畸形。
- 患者伴有肺发育不全的症状。症状的严重程度和预后取决于存在的发育不全的严重程度。肺高压非常常见。
- 面罩通气可能导致胸腔内疝入物增加，从而加重氧合障碍。婴儿应行慢诱导插管。必须使用低压力通气来防止气压伤。高压力通气时，可能导致健侧肺（通气侧肺）出现气胸。一些患者可能需要高频通气或体外膜肺氧合。
- 需放置胃管用于胃减压。
- 可经腹进行修补术。
- 必须有好的静脉通路。如婴儿有严重肺或心脏畸形则须动脉置管。
- 肺高压破坏氧合，减少心排血量，使麻醉管理变得复杂。大多数患者需在术后保留气管插管。
- 应首选阿片类药和肌松剂，如可耐受，吸入麻醉药可作为复合成分。

12. TEF 同时还伴有哪些先天性畸形？

　　TEF 可能单独发生或是某个综合征的一部分。两个最常见的综合征是 VATER 和 VACTERL 综合征。VATER 综合征患者有脊椎畸形、肛门闭锁、气管食管瘘和肾或桡骨畸形。VACTERL 综合征患者具有上述全部体征外加心脏和四肢的畸形。

13. TEF 患者的麻醉管理？

- 患者常有分泌物过多、鼻胃管置入困难和食物反流，呼吸症状不常见。
- 正压通气可能导致胃膨胀。在自主呼吸的患者，可行清醒插管或吸入诱导。
- 外科医生可在插管前行支气管镜检查来评估瘘的位置。
- 气管导管（endotracheal tube，ETT）应先置入右主支气管然后慢慢退出直到可听见双侧呼吸音。应听诊胃确保没有过度膨胀。如婴儿因胃过度膨胀而有严重的呼吸窘迫时，可能需要在麻醉前行胃造口术。
- 动脉置管在其他方面都健康的、无其他先天性畸形的婴儿通常是非必需的。在有适应证的患者对监测血气有帮助。
- 脉搏氧非常有价值。探头应置于动脉导管前（右手或手指）和动脉导管后（左手或脚）。
- 一旦气道被固定好，婴儿左侧卧位。在左胸心前区位置放置一个听诊器有助于发现 ETT 移位。

- 手术修补分开胸或电视胸腔镜下修补，将瘘分离出。可能的话重建食管，否则放置一根胃造瘘管。维持足够的通气和氧合是一个很大的挑战。
- 理想的情况是：婴儿一满足条件就拔管，防止缝合口产生张力。

14. 脐膨出和腹裂的差别是什么？

脐膨出是含有脐带的疝，是由于肠道未从卵黄囊迁移入腹腔所致。肠道完全被绒毛膜覆盖，其他都正常。脐膨出患者经常伴有心脏、泌尿系统和代谢系统的异常。

腹裂患者肠未被绒毛膜覆盖。通常有炎性分泌物，肠解剖结构可能异常。腹裂确切的原因未知，可能由于腹壁供应血流切断或胎儿期脐膨出破裂所致。

15. 脐膨出和腹裂患者应怎样进行围术期管理？

- 防止暴露的内容物水分蒸发和热量损失很重要。暴露的肠道应覆盖以温热的湿盐水纱垫和塑料包裹膜直至手术开始。手术室应在婴儿入室之前进行加温。加温灯和加温毯能帮助减少传导散热和辐射散热。
    头部和四肢覆盖以塑料膜能防止蒸发失水。将婴儿置于充气毯上可充分减少热量损失。
- 呼吸窘迫较少见；所以婴儿通常在入室时是自主呼吸状态。快速顺序诱导可迅速控制气道。
- 使用肌松剂行控制通气有利于肠道回到腹腔。
- 如未放置鼻胃管，插管后应放置。
- 患者需要好的 IV 通路来补充第三间隙和蒸发失水。动脉置管有帮助。
- 一旦手术医生开始将内容物放入腹腔，通气需求会改变。麻醉医生在此阶段需手动通气来感觉气道峰压和气道压的改变。如果气道峰压超过 40 cm H_2O 需告知手术医生。
- 腹腔体积对于内容物可能太小。从下肢回流的静脉血和入下肢血流会发生相应调节。将脉搏氧饱和度置于脚上可帮助探测到这些改变。肾灌注可能减少，表现为少尿。
- 若一期关腹不可能实现，外科医生会选择关闭筋膜或放置一个人工合成材料的网筒在缺口上。这两种方法都需重回手术室行最终的矫正术。
- 患者通常在术后保留气管插管。
- 越来越多的外科医生选择在新生儿重症监护室的床旁放置网筒，在行最终修补术时才去手术室。

16. 幽门狭窄的表现是什么？

幽门狭窄是常见的外科问题，发生在 1/300 存活初生儿。首胎男孩更常见，通常在 2～6 周表现出来。患者表现为持续的呕吐、脱水、低氯血症和代谢性碱中毒。上腹部可能触到卵圆形包块。现在大多用腹部超声代替上消化道检查来确诊。外科医生可能选择腹腔镜下或开腹修补幽门。

17. 幽门梗阻患者围术期管理要点。

- 术前应纠正电解质和容量失衡。
- 应放置胃管并持续吸引。患者 X 线片可显示增大的胃容积。
- 患者有误吸风险，所以应行快速顺序插管或改良快速顺序插管。这种情况下清醒插管可能伴有氧饱和度下降更多，插管时间更长。
- 选择麻醉药和肌松药应根据外科医生的手术速度（手术时间可能为 10～60 分钟）。
- 阿片类药物通常不是必需的，应在术中避免使用。
- 患者须在术后密切监护呼吸暂停的发生。

18. 新生儿特殊通气策略有何优点？

有证据强烈支持在处理新生儿呼吸窘迫综合征（respiratory distress syndrome，RDS）、胎粪吸入综合征或先天性膈疝时使用肺保护性通气（8 ml/kg）。由于肺总容积过小、胸壁顺应性高，特别是肺的不均匀膨胀可能导致肺过度牵张。在新生儿，由于胸壁顺应性和腹腔压力之间的差异，大潮气量和高气道压可导致更严重的局部过度牵张。高气道压已经被认为除了可导致气压伤、与肺泡重复性充气和塌陷相关的肺膨胀伤，还会对 RDS 高危患者存在潜在伤害。

19. 早产儿术后到达多少月龄才允许出院回家？

早产儿术后，即使是相对较小手术后，呼吸暂停风险增加。有报道早产儿即使已达到 60 周龄（postconceptual age，PCA）仍有可能发生术后呼吸暂停。Côté 等显示在胎龄 32 周出生的早产儿接受腹股沟疝修补术，术后直至 56 周 PCA 时，呼吸暂停的风险不小于 1%。贫血的适于胎龄儿和大于胎龄儿以及有持续呼吸暂停病史的术后呼吸暂停的风险增加。

要点：新生儿麻醉

1. 新生儿麻醉风险增加因为：
   - 可迅速出现脱水。
   - 容易呼吸道梗阻。
   - 心室顺应性差依赖足够的心率来维持心排血量。
   - 可迅速导致低体温。
   - 肾和肝功能不成熟影响药物的药理作用。
2. 常见新生儿手术包括：
   - 气管食管瘘

- 腹裂
- 先天性膈疝
- 动脉导管未闭
- 脐膨出
- 肠梗阻
- 幽门狭窄

3. 行新生儿麻醉时，应遵循以下程序：

- 给手术室加温，准备好加温灯、毯子、头巾和对流充气加温毯来维持体温。
- 准备好多种型号气管导管。
- 在术前估计液体维持量、缺失量、血容量和可接受失血量。
- 避免意外的过多输液，可将液体预装入 buretrol 输液装置以限制输入量。

20. 区域麻醉可否减少术后呼吸抑制？

不合并镇静的腰麻与全麻相比，呼吸抑制发生率低；也可选用骶麻。联合使用镇静药可能增加术后呼吸抑制的发生。

推荐阅读

Côté CJ, Zaslavsky A, Downes JJ, et al: Postoperative apnea in former preterm infants after inguinal herniorrhaphy: a combined analysis, Anesthesiology 82:809–822, 1995.

Feldman JM, Davis PJ: Do new anesthesia ventilators deliver small tidal volumes accurately during volume-controlled ventilation? Anesth Analg 106:1392–1400, 2008.

Gregory G, Andropoulos DA: Pediatric anesthesia, ed 5, Oxford, 2011, Wiley-Blackwell.

Schultz MJ, Haitsma JJ, Slutsky AS, et al: What tidal volumes should be used in patients without acute lung injury? Anesthesiology 106:1226–1231, 2007.

Vitali SH, Arnold JH: Bench-to-bedside review: ventilator strategies to reduce lung injury—lessons from pediatric and neonatal intensive care, Crit Care 9:177–183, 2005.

第53章 儿科麻醉

Rita Agarwal，MD，and Laurie Steward，MD

时文珠 译 米卫东 校

1. 成人及小儿气道有何不同？

见表 53-1。

2. 成人及小儿的呼吸系统是否有差别？

见表 53-2。

3. 小儿心血管系统的特点是什么？

- 新生儿仅能通过增加心率而非增强心肌收缩力来增加心排血量（cardiac output，CO）。
- 婴幼儿压力感受器反射尚未发育成熟，通过增加心率来代偿低血压的能力较弱，因此心脏对吸入麻醉药及大多数静脉麻醉药的抑制作

表 53-1 成人及小儿气道的差别	
婴儿气道	**重要性**
经鼻呼吸，鼻孔较窄	婴儿仅能经鼻呼吸，易被分泌物堵塞
舌体较大	舌体阻塞气道，使喉镜检查及插管困难
枕部较大	需通过肩下垫枕来摆"嗅花位"
声门位置：早产儿 C_3 水平，新生儿 $C_3 \sim C_4$ 水平，成人 C_5 水平	喉部更靠前，环状软骨压迫常更利于咽喉部视野
喉及气管为漏斗型	气管最窄的部位为声门，需保证气管内导管的漏气压 < 30 cm H_2O，以避免气管黏膜因压力高而受损
声门前倾	置入气管内导管难度增加

表 53-2 成人及小儿呼吸系统的差别	
小儿呼吸系统	**重要性**
肺功能降低，肺泡较小	出生至 6 岁肺泡数量增加 13 倍；6 岁至成年肺泡大小增大 3 倍
肺顺应性降低	气道更易萎陷
气道阻力增加，小气道易受损	呼吸做功增加，病变易侵袭小气道
肋骨平行，肋骨及软骨柔韧	胸廓机械活动无效
1 型高氧化型肌肉较少	幼儿易于疲劳
全肺容量降低，呼吸及代谢速度较快	缺氧更快
闭合容量较高	无效腔通气增加

用更敏感。

- 婴幼儿迷走张力高，易于心动过缓。导致心动过缓的三个主要原因为低氧血症（最常见）、迷走神经刺激（如喉镜刺激）及吸入麻醉药。心动过缓降低CO。

4. 小儿正常的生命体征是什么？

见表53-3。

5. 何时需给儿童患者应用术前用药？常用的药物有哪些？

儿童常在与父母分离及麻醉诱导时感觉恐惧及焦虑。2～6岁的小儿患者，若有既往手术史，没有进行术前宣教，或无法与医护人员正面接触，均需术前用药。在诱导时焦虑的患儿术后可能会产生行为学不良改变。术前应用咪达唑仑的患儿较未用药患儿相比，术后不良改变减少（表53-4）。通过图像游戏或卡通节目吸引患儿注意力，在一定程度上也可降低患儿围术期的焦虑。

6. 可否允许家长陪同患儿进入手术室（operation room，OR）？

幼儿因与父母分离常感觉焦虑及恐惧。对于一些患儿，若让父母陪同进入手术室有利于麻醉诱导。术前应对患儿及父母进行宣教，如了解可能

表53-3　儿童正常生命体征参数

年龄（岁）	HR	RR	SBP	DBP
＜1	120～160	30～60	60～95	35～69
1～3	90～140	24～40	95～105	50～65
3～5	75～110	18～30	95～110	50～65
8～12	75～100	18～30	90～110	57～71
12～16	60～90	12～16	112～130	60～80

DBP，舒张压；HR，心率；RR，呼吸频率；SBP，收缩压；计算正常血压的公式：80 mmHg＋2×年龄

表53-4　儿童术前用药的途径

药物	给药途径	优点	缺点
咪达唑仑	PO，PR，IN，IV，SL	起效快，副作用小	口服时口感差，灼伤鼻黏膜
氯胺酮	PO，PR，IN，IV，SL	起效快，镇痛作用好	减缓苏醒，口感差，灼伤鼻黏膜
芬太尼	OTFC	口感好，镇痛作用强，45 min后起效	可能致低氧血症，恶心
地西泮	PO，PR，IM	廉价，副作用小	起效时间长，延迟苏醒
右美托咪定	IN，IV，IM	不灼伤鼻黏膜	起效时间长，延迟苏醒，心动过缓

IM，肌内注射；IN，鼻内用药；IV，静脉用药；OTFC，口腔黏膜枸橼酸芬太尼；PO，经口；PR，经直肠；SL，舌下

会经历的状况，并在麻醉医生认为适当的时机遵嘱离开。但对于焦虑、顽固或歇斯底里的父母因慎重，若麻醉医生对患儿父母在场感觉不适则可不让其父母入手术室陪伴。虽然患儿父母在场的麻醉诱导对患儿父母有利，但对恐惧、不配合的患儿并没有多大益处。术前应用咪达唑仑与降低患儿焦虑相关，但父母陪同并辅助术前用药并没有体现出协同作用。

7. 什么药可用于术前用药？

见表 53-4。

8. 常用于小儿患者的诱导技术。

- 吸入诱导是 10 岁以内术前无静脉通路（intravenous，IV）患儿最常用的诱导方法。患儿吸入 70% 氧化亚氮（nitrous oxide，N_2O）及 30% 氧气约 1 分钟，然后再吸入七氟烷。七氟烷浓度可缓慢或快速增加。
- 对不合作的患儿应用快速吸入诱导。按住患儿，用面罩吸入 70% N_2O、30% O_2、8% 七氟烷（应尽量避免这种令人不快的诱导技术）。一旦患儿被麻醉就应降低七氟烷浓度。
- 对已入睡的患儿，可"偷偷"进行诱导，即在患儿脸部放置面罩逐渐增加七氟烷浓度实施吸入诱导，目的是为了在不唤醒患儿的前提下平稳麻醉患儿。
- 对术前有 IV 及 10 岁以上患儿可应用静脉诱导。常用的药物为丙泊酚 2 ～ 3 mg/kg，依托咪酯 0.2 ～ 0.3 mg/kg，氯胺酮 2 ～ 5 mg/kg，美索比妥 1 ～ 2 mg/kg。在进行静脉穿刺前 60 分钟涂抹易溶性局麻药混合乳膏（eutectic mixture of local anesthesia，EMLA）以尽量减少操作过程中的创伤。

9. 左向右分流如何影响吸入及静脉麻醉诱导？

心内左向右分流可使右心及肺循环容量过负荷，导致充血性心力衰竭，肺顺应性降低。吸入麻醉药的摄取及再分布受此影响甚微，但静脉麻醉药的起效时间轻微延长。

10. 右向左分流影响如何？

右向左分流导致低氧血症及左心室过负荷，患者常通过增加血容量及血细胞比容来代偿。维持较高的体循环阻力（systemic vascular resistance，SVR）对防止右向左分流增加至关重要。右向左分流可轻微延长吸入诱导，缩短静脉麻醉药的起效时间。

11. 对伴心脏疾病的患儿有哪些特殊注意事项？

- 需明确心脏病损部位的解剖及血流方向，维持适当的肺循环阻力（pulmonary vascular resistance，PVR）。若 PVR 增加，则右向左分流增加而影响氧合，而对于左向右分流的患者（如 Eisenmenger 综合征），血流方向可能会因此改变。若患者存在左向右分流，PVR 降低可增加肺血流量导致肺水肿。降低右向左分流患者的 PVR 可改善血流动力学，增加分流的各影响因素见表 53-5。

- 输液时应格外注意避免空气气泡。对于左右心有异常通道的患者（如室间隔缺损、房间隔缺损、卵圆孔未闭），静脉注入的空气可能会进入动脉系统，若空气阻碍了大脑或脊髓的血供，则可导致中枢神经系统症状（反常空气栓塞）。

- 需预防性应用抗生素以预防感染性心内膜炎。药物及剂量可参照美国心脏协会指南。

- 避免心动过缓。

- 识别并能治疗"tet spell"。法洛四联症的患儿有右室流出道梗阻（肺动脉狭窄或闭锁）、主动脉骑跨、室间隔缺损及右心室肥大。在静息时可伴/不伴发绀，但随着年龄增长可能发展为重度发绀，主要发生于右室流出道梗阻加重的情况下，如低血容量、心肌收缩力增加、因应激或受刺激时心动过速。患者常接受 β 受体阻滞剂治疗，围术期需继续服用。应避免低血容量、酸中毒、大哭、过分焦虑、气道压增加。维持适当的 SVR。若围术期出现重度发绀，治疗措施包括保障气道、输液、加深麻醉及减少手术刺激。去氧肾上腺素可增加 SVR，额外辅助 β 受体阻滞剂也有利，同时必须纠正酸中毒。

12. 如何选择适当的气管内导管型号？

需准备预估型号上下半号的气管导管，参见表 53-6。导管漏气压力需维持 < 30 cm H_2O，导管置入深度约为其内径的 3 倍。

13. 小儿患者可否应用带套囊的气管内导管？

常用教材上不建议对于 8 岁以下的小儿应用带套囊的气管内导管，理由为：

1. 避免损伤小儿气道最狭窄的部位——环状软骨。
2. 应用大一号不带套囊的导管可减少呼吸作功（work of breathing，

表 53-5 增加分流的影响因素

左向右分流	右向左分流
血细胞比容降低	SVR 降低
SVR 增加	PVR 增加
PVR 降低	低氧血症
过度通气	高碳酸血症
低温	酸中毒
异氟烷	氧化亚氮，氯胺酮

PVR，肺循环阻力；SVR，体循环阻力

表 53-6　气管内导管型号选择指南	
年龄	大小-内径（mm）
新生儿	3.0 ～ 3.5
新生儿 ～ 12 个月	3.5 ～ 4.0
12 ～ 18 个月	4.0
2 岁	4.5
> 2 岁	气管内导管大小 =（16 ＋年龄）/4

WOB）。既往对尸体研究显示，气道为圆锥形，尖端为环状软骨。近期一项研究对麻醉后未用肌肉松弛剂，保留自主呼吸的儿童进行磁共振成像检查，测量其喉及气管参数，发现虽然气管为圆锥形，但尖端及最窄部位在声门，此外还发现气道为椭圆形而非圆形。

许多气管插管的患者（在手术室或重症监护治疗病房）需机械通气，因此不必过多考虑 WOB 方面的问题。新型的麻醉机及呼吸环路在设计上也考虑了尽可能减少 WOB。

气管黏膜的炎症及损伤与以下几个因素有关：插管的时间，插管的次数。近期有几项研究发现应用带套囊的气管导管可减少插管次数，减少漏气（降低手术室污染，可应用低流量麻醉）并更好地保护气道防止误吸。

儿童及新生儿都可应用带套囊的气管导管，但套囊占据空间，影响了气管导管型号的选择，通常选用的带套囊气管导管比不带套囊的导管小半号。应用带套囊气管导管的优势为：避免反复喉镜检查，可应用低流量麻醉。

新型的小套囊气管导管应用微薄聚氨基甲酸酯材质，充气后压力仅为传统带套囊导管的一半。套囊短小，为圆锥形，在导管尖端。插管后套囊位于气管较低处。

喉罩（laryngeal mask airways，LMAs）同样适宜于儿童。单孔或插管型喉罩均可用于保障困难气道，且对困难面罩通气也有一定的帮助。现 LMA 已逐渐成为短小手术气道处理的常用方法，并被列为新生儿复苏气道处理的方法之一。

14. 如何选择合适的喉罩？

见表 53-7。

15. 常用麻醉药的药理学在小儿患者及成人患者中有何不同？

- 儿童吸入麻醉药最低肺泡有效浓度（minimal alveolar concentration，MAC）较成人高。1 ～ 6 个月的婴儿 MAC 最高，早产儿及新生儿 MAC 较低。
- 儿童在接受吸入全身麻醉时，对肾上腺素的节律失调作用耐受性较高。
- 通常儿童因其分布容量更大（体内脂肪水分更多），药物用量更大（mg/kg）。

表 53-7　儿童喉罩应用

儿童大小	喉罩大小
5 kg 以上新生儿	1
婴儿 5 ～ 10 kg	1½
儿童 10 ～ 20 kg	2
儿童 20 ～ 30 kg	2½
儿童 / 体型较小的成人 > 30 kg	3
儿童 / 成人 > 70 kg	4
儿童 / 成人 > 80 kg	5

- 1 岁以内的小儿慎用阿片类药物，因小儿对其呼吸抑制作用更敏感。

16. 儿童围术期如何进行液体管理？

- 液体维持量应用以下方法计算：
  - 婴儿 < 10 kg：4 ml/（kg·h）。
  - 10 ～ 20 kg：40 ml/h，10 kg 以上每增加 1 kg，再额外增加 2 ml/（kg·h）。
  - 儿童 > 20 kg：60 ml/h，20 kg 以上每增加 1 kg，再额外增加 1 ml/（kg·h）。
- 估计液体丢失量（estimated fluid deficit，EFD）需按以下方法计算及补充：
  - EFD ＝维持量 × 时间（自末次进食起算）。
  - 1/2 EFD ＋维持量，麻醉后第一个小时给入。
  - 1/4 EFD ＋维持量，麻醉后第二个小时给入。
  - 1/4 EFD ＋维持量，麻醉后第三个小时给入。
- 对于大手术，必须充分补充 EFD，对于小手术，补充 10 ～ 20 ml/kg 平衡盐液，辅加 / 不辅加葡萄糖即可。
- 对每位患儿均需计算估计血容量（estimated blood volume，EBV）及允许失血量（acceptable blood loss，ABL）。

17. 儿童患者常用的液体种类有哪些？为什么？

推荐应用平衡盐液，如含葡萄糖的乳酸林格液（D_5LR）及不含糖的乳酸林格液（LR）。健康儿童施行微创手术时低血糖很少见，而应用含 5% 糖的液体则可使大多数儿童产生高血糖症。术中以 5% 糖液维持容量虽仍被应用，但现推荐应用不含糖的平衡盐液补充第三间隙及失血量。对于大手术，需不断监测血糖水平以避免高血糖或低血糖。

18. 儿童估计血容量如何计算？

见表 53-8。

19. 如何计算允许失血量？

$$ABL ＝［EBV×（pt\ hct －最低允许\ hct）］/ 平均\ hct$$

表 53-8	儿童估计血容量指南
年龄	EBV（ml/kg）
新生儿	90
1 岁以内婴儿	80
1 岁以上	70

EBV，估计血容量

ABL 为允许失血量，EBV 为估计血容量，pt 为患者，hct 为血细胞比容。最低允许 hct 因临床状况而异，当 hct < 21% ～ 25% 时常考虑输血。若预计会有大出血，则应尽早输血。如 4 个月的患儿实施颅面部重建术，身体状况良好，术期 6 h 禁食，体重 6 kg，术前 hct 为 33%，最低允许 hct 为 25%。

- 维持＝体重 ×4 ml/h ＝ 24 ml/h
- EFD ＝维持量 ×6 h ＝ 144 ml
- EBV ＝体重 ×80 ml/kg ＝ 480 ml
- ABL ＝［EBV×（pt hct －最低允许 hct）］/ 平均 hct ＝［480×（33 － 25）］/29 ＝ 132 ml

20. 儿童低血容量的表现与成人相比有何不同？

健康儿童在血压波动前，可代偿 30% ～ 40% 的急性失血。儿童代偿性低血容量休克早期最可信的指标为持续心动过速，皮下血管收缩，脉压差减小。

21. 失血后全身反应是什么？

见表 53-9。

22. 儿童患者常用的区域麻醉方法是什么？常用哪种局麻药及其剂量如何？

常用的区域麻醉方法为骶麻，常用于已被麻醉的患儿，提供术中及术后镇痛，最常用于下肢、会阴及下腹部手术。

常用的局麻药为布比卡因（0.125% ～ 0.25%）或 0.2% 罗哌卡因。0.25%

表 53-9	儿童对失血的全身反应		
器官系统	失血量 < 25%	失血量 25% ～ 40%	失血量 > 45%
心脏	脉搏快且弱，细脉	心动过速	低血压，心动过速；心动过缓提示大量失血，循环即将衰竭
中枢神经系统	昏睡，迷糊	迟钝，对疼痛反应不敏感	昏迷
皮肤	湿冷	发绀，毛细血管再充盈降低，肢体寒冷	苍白，冰冷
肾	少尿	尿量极少	尿量极少

的布比卡因可保障术中完善的镇痛，减少吸入麻醉药的用量，但可能会影响运动。儿童布比卡因的中毒剂量为 2.5 mg/kg，新生儿为 1.5 mg/kg，常用剂量列于表 53-10。

23. 常见的术后并发症。

- **术后恶心呕吐（postoperative nausea and vomiting，PONV）**是最常见的延迟出院及再次入院的原因。PONV 的相关诱因为：年龄＞6 岁、手术时间＞20 分钟、既往 PONV 病史、眼科手术、内耳手术、晕动症、扁桃体 / 腺样体摘除术、术前恶心及焦虑、低血糖症、应用阿片类药物及氧化亚氮。PONV 最佳治疗方案为预防。对 PONV 高危患者需预防性应用止吐药，在控制疼痛（如应用骶麻）前提下避免阿片类药物的应用可减少 PONV 的发生。治疗措施包括静脉输液，减少经口摄食，应用地塞米松、甲氧氯普胺及昂丹司琼。
- 儿童患者**喉痉挛**及**喘鸣**较成人更为常见。喉痉挛的治疗方法包括：吸氧、正压通气、抬下颌、静脉注射琥珀胆碱、丙泊酚以及必要时再次插管。喘鸣常用治疗方法为湿化氧气，应用激素及外消旋肾上腺素。
- **术后躁动**，在应用速效吸入麻醉药（七氟烷及地氟烷）的患儿中发生率增加。疼痛可加重躁动，可应用止痛药改善。躁动也可发生于行无痛手术的患儿，应用芬太尼 1 μg/kg 可缓解躁动。

要点：儿科麻醉

1. 婴儿气管插管较困难，因其喉部靠前，舌体相对较大，会厌松软。喉部最狭窄的部位位于环状软骨处声门下方。
2. 较成人相比，儿童因代谢率增加，无效腔增大及胸廓无效活动，婴儿还有肺泡发育不成熟的等因素，使其易于快速去氧合。
3. 较安慰剂及父母陪伴的麻醉诱导相比，术前给予咪达唑仑是减少患儿焦虑的最佳方法。
4. 应用术前药较未用术前药的患儿相比，术后不良行为改变的发生率降低。

24. 咬肌强直的重要意义是什么？

在应用氟烷及琥珀胆碱的患儿中咬肌强直的发生率为 1%。咬肌强直

表 53-10　骶麻常用的局麻药剂量

剂量（ml/kg）	阻滞程度	手术部位
0.5	骶 / 腰段	阴茎，下肢
1	腰 / 胸段	下腹部
1.2	上胸段	上腹部

Data from Gunter JB，Dunn CM，Bennie JB，et al：Optimum concentration of bupivacaine for combined caudal-general anesthesia in pediatric patients. Anesthesiology 75（1）：57–61，1991.

（masseter muscle rigidity，MMR）是恶性高热（malignant hyperthermia，MH）的首要症状，但也可发生于非恶性高热的患者中。一旦出现 MMR，除非伴发其他 MH 症状或严重咬肌痉挛影响插管的状况需停止手术，否则更换可能诱发 MMR 的麻醉药后，可继续手术。

术后需观察患儿有无 MH 相关症状（心动过速、高碳酸血症、酸中毒、血压不稳定、肌肉僵直、高热、肌红蛋白尿）。高热通常为后期表现。若肌酸磷酸激酶（creatine phosphokinase，CPK）> 20 000，则考虑患者发生了 MH。若 CPK < 20 000，但仍有上升趋势，则需考虑应用 MH 相关治疗方案，包括肌肉活检。若 CPK 正常或仅轻微升高，则患儿发生 MH 的风险不大。

25. 伴上呼吸道感染的患儿能进行全身麻醉吗？

在上呼吸道感染后的 6 周内，发生呼吸系统不良反应的风险增加了 9 ～ 11 倍。上呼吸道感染对呼吸功能的影响包括：氧气弥散力降低、顺应性下降、气道阻力增加、闭合容量减少、分流增加（通气-灌注失调）、低氧血症、气道反应性增加（氧饱和度下降、支气管痉挛、喉痉挛）。能预测围术期气道并发症增加的相关因素有：气道内操作、高热、排痰性咳嗽、下呼吸道受干扰、打鼾史、被动吸烟、麻醉诱导药物、大量分泌物、鼻塞及抗胆碱能药物的应用。

对伴轻度上呼吸道感染患儿的建议为：

- 与外科团队及家长讨论风险增加的相关事宜。
- 尽量避免气管内插管（应用喉罩或面罩可使风险降低）。
- 应用抗胆碱能药 /β 受体激动剂，以减少分泌物，降低气道反应性。
- 湿化气道可降低气道干燥度，维持气道纤毛的清除功能。
- 对肺部有啰音、高热且未通过咳嗽清除分泌物的患儿、胸片异常、白细胞数增加、活动量受限、拟行择期手术的患儿，应适当延期手术。
- 不发热，无伴随症状，分泌物清亮的上呼吸道感染患儿，一般都能安全地耐受麻醉。

26. 儿童睡眠障碍性呼吸提示什么？

睡眠障碍性呼吸（sleep-disordered breathing，SDB）包括由正常呼吸氧合至慢性间断性缺氧及阻塞性睡眠呼吸暂停（obstructive sleep apnea，OSA）的一组呼吸模式。OSA 与 CO_2 反应性曲线降低、围术期呼吸并发症发生增高有关，如：缺氧、梗阻、呼吸暂停、阿片类药物敏感，应评估每位患者的严重程度及伴随症状。

SDB 可由上呼吸道梗阻所致，可继发于腺样体扁桃体肥大、肥胖、神经肌肉疾病及颅面部畸形。腺样体及扁桃体切除可彻底解决 85% ～ 90% 健康 OSA 患儿呼吸道梗阻问题，并显著改善其临床症状。最近的研究提出术前应用镇静药可增加该类患儿的副反应。

推荐阅读

Francis A, Eltaki K, Bash T, et al: The safety of preoperative sedation in children with sleep-disordered breathing, Int J Pediatr Otorhinolaryngol 70:1517–1521, 2006.

Goldstein NA, Pugazhendhi V, Rao SM, et al: Clinical assessment of pediatric obstructive sleep apnea, Pediatrics 114:33–43, 2004.

Gregory GA, Andropoulos DA: Pediatric anesthesia, ed 5, Oxford, 2011, Wiley-Blackwell.

Tait AR, Malviya S: Anesthesia for the child with an upper respiratory tract infection: still a dilemma? Anesth Analg 100:59–65, 2005.

第54章

先天性心脏病

Lawrence I.Schwartz，MD，and Robert H.Friesen，MD
时文珠 译 米卫东 校

1. 先天性心脏病（congenital heart disease，CHD）的发病率如何？

CHD 是最常见的出生缺陷类型，文献对其发病率说法不一，较可信的数据在出生活婴中占 1/250。室间隔缺损是最常见的一种 CHD，占所有心脏缺损疾病的 25%。

2. 新生儿心脏的特征？

新生儿出生时心肌未发育完全，其心脏特征使这类患儿的麻醉管理非常有挑战性。

- 新生儿心肌发育不成熟，心肌纤维肌节数量少，收缩力弱，使心脏张力降低。
- 钙循环和兴奋-收缩耦联发育不全，可导致细胞内钙依赖性。
- 交感神经不完善而副交感神经完善，使迷走张力高，易发生心动过缓。
- CHD 患儿对 β 肾上腺素能受体敏感性差，甚至被下调。
- 这些细胞内的差异使新生儿的心脏较发育成熟的心脏顺应性差、收缩力弱、对正性肌力支持反应弱。这也是 CHD 新生儿心脏修补术前后心功能衰竭的重要原因。心肌常在出生后 6 ～ 12 个月完全发育成熟。

3. CHD 的分类？

CHD 分类方法较多，如解剖学、生理学及分段分类法。麻醉医生通常采用生理学分类法。CHDs 可分为发绀型及非发绀型心脏病。非发绀型心脏缺损可进一步区分为伴 / 不伴左向右分流。而发绀型心脏病可分为"导管依赖型"肺循环血流，"导管依赖型"体循环血流及无"导管依赖型"血流的混合型病损（表 54-1）。

4. 如何计算分流？

应用心导管的数据，体循环及肺循环的循环流量可用 Fick 公式计算（血流与氧摄取成负相关）：

$$Qp/Qs = (SaO_2 - SvO_2) / (SpvO_2 - SpaO_2)$$

Qp，肺循环血流；Qs，体循环血流；SaO_2 体循环动脉血氧分压；SvO_2 体循环混合静脉血氧分压；$SpvO_2$，肺静脉血氧分压；$SpaO_2$，肺动脉血氧分压。

表 54-1　先天性心脏病分类

先天性心脏病（CHD）分类	举例
伴左向右分流的非发绀型 CHD	房间隔缺损，室间隔缺损，部分肺静脉回流异常
不伴左向右分流的非发绀型 CHD	主动脉缩窄，心肌病，主动脉瓣膜疾病
"导管依赖型"肺循环血流发绀型 CHD	Ebstein 畸形，法洛四联症＋肺动脉闭锁，三尖瓣闭锁
"导管依赖型"体循环血流发绀型 CHD	左心发育不全综合征，主动脉弓断离，重度主动脉狭窄
无"导管依赖型"血流的混合型病损	大动脉房室间隔移位，右室双流出道

5. 左向右分流患者麻醉时的注意事项？

左向右分流最终可使左、右心室容量超负荷，导致充血性心力衰竭。儿科患者表现为喂食困难、不发育、心动过速和灌注差等。过量的血液经分流口（房间隔缺损及室间隔缺损）流经正在发育的肺血管床，可使血管动脉化，进一步导致肺循环阻力增加、肺动脉高压。对这些患者的麻醉处理包括：

- 慎用氧，尤其对于充血性心力衰竭患者，不增加心脏左向右分流，不减少心排血量。
- 应用正性肌力药治疗充血性心力衰竭，如应用米力农、多巴胺及肾上腺素。
- 应用肺血管扩张剂如吸入 NO 治疗肺动脉高压。
- 处理心脏修复手术时发生的心律失常：完全性房室传导阻滞，交界性异位心动过速。

6. 什么是肺动脉高压危象？如何治疗？

伴有肺动脉高压的患者，肺脉管系统对各类刺激都表现为高反应性，使肺血管收缩。刺激因素包括低氧血症、酸中毒、高碳酸血症、低温、疼痛等。对以上刺激因素的高反应性可导致 PVR 突然升高，右心室压力等于或高于左心室压力，即出现了肺动脉高压危象。这是一个极其危险的状态，出现快速渐进性右心室衰竭、肺血流及心排血量减少、低氧血症，可导致患者死亡。表 54-2 列出了肺动脉高压的治疗方法。

7. 法洛四联症是什么？

法洛四联症的解剖描述为：室间隔缺损、主动脉骑跨、右室流出道（right ventricular outflow tract，RVOT）梗阻、左室肥厚。根据肺部血管梗阻的程度，患者可表现为低氧血症或氧合正常。该类患者行手术修补时，麻醉医生需特别关注患者急性重度发绀，即 "tet spell"。

8. 何为 "tet spell"，如何治疗？

法洛四联症患者的 RVOT 梗阻可产生动力影响。瓣膜下 RVOT 为肌性

表 54-2	肺动脉高压的治疗
目标	**方法**
增加 PO_2	增加 FiO_2，治疗肺不张，控制通气
碱中毒	过度通气，治疗代谢性酸中毒
控制压力反应	适当的麻醉深度
扩张肺血管	吸入 NO，静脉应用前列环素（PGI_2）

PO_2，氧分压；FiO_2，吸入氧气分数

结构，对正性肌力刺激如儿茶酚胺释放可产生收缩反应。一旦出现收缩或体循环阻力（systemic vascular resistance，SVR）显著下降时，流经肺动脉的血流减少，未经氧合的血经室间隔缺损由右向左分流至左心室，并进入体循环，随后因低氧血症及酸中毒增加 PVR，进一步加重右向左分流。这一急性的重度发绀可导致心肺衰竭。

"tet spell" 的治疗包括：重新平衡 SVR、PVR（逆转分流），解决RVOT 梗阻。治疗的目标为增加 SVR，降低 PVR，缓解高动力状态 RVOT，增加右心室射血量（表 54-3）。

9. 胎儿循环的 3 套分流系统是什么？

胎儿血液循环为 3 套并行的分流系统，为胎儿发育提供最佳的氧合血。循环途径为：来自胎盘的营养物质和氧含量较高的血液经脐静脉进入胎儿体内，经肝进入右心房。绝大部分的混合血经卵圆孔入左心房，再经左心室进入主动脉，供给胎儿的脑部及心脏营养。由于胎儿的肺不张，肺内充满羊水，所以仅有少量血液入肺，大部分血液经动脉导管进入降主动脉。降主动脉中的大部分血液经脐动脉返回胎盘再进行氧合。

10. "导管依赖型"病损指的是什么？

某些类型的 CHD 中肺循环及体循环完全梗阻。在胎儿循环中，通过动脉导管将右心室的血分流至降主动脉，最终使血液返回胎盘再进行氧合。在诸如肺动脉闭锁或左心发育不全综合征患者中，动脉导管是供应肺及体循环血流的唯一途径。但胎儿出生后在相对高氧的环境中动脉导管逐渐关闭。因此在行姑息性或修补手术前，输注前列环素 E_1 维持导管通畅，对保

表 54-3	重度发绀的治疗
目标	**方法**
使 RVOT 松弛	β 受体阻滞剂，加深麻醉（过深可能进一步降低 SVR）
增加 SVR	去氧肾上腺素 5～10 μg/kg（或剂量更大）
降低 PVR	增加 FiO_2，过度通气，碳酸氢钠
增加每搏量	静脉液体调控

FiO_2，吸入氧气分数；PVR，肺循环阻力；SVR，体循环阻力；ROVT，右室流出道

障生命安全至关重要。

11. 单心室的生理学是什么？

单心室患者仅依靠单一心室提供肺及体循环血流。若不进行手术治疗，可导致慢性发绀，容量过负荷充血性心力衰竭。各类 CHD 患者的单心室生理改变最终均需经 Fontan 术纠正。

12. 如何修补单心室先天性心脏缺损？

单心室修补术的最终目标是在无心内分流或梗阻的前提下提供儿条循环通路。常在患儿 2～3 岁时分期进行，一般通过 3 步手术达到目标。

Ⅰ阶段：常在新生儿阶段施行，以保障肺血流。常用的术式为改良的 Blalock-Taussing 分流。在右肺动脉至锁骨下动脉上缝制 Gore-Tex 移植物。对左心功能发育不全综合征患者，采用重建主动脉的方法，以稳定体循环血流，该手术方式称为 Norwood 式。

Ⅱ阶段：常在出生后几个月施行。腔静脉肺动脉吻合术即从右心房取上腔静脉与肺动脉分支吻合，这种式，常称为改良的双向 Glenn 手术，可减少单心室容量过负荷，术后，患者的肺血流依赖静脉血直接灌注肺部。

Ⅲ阶段：常在 2 岁左右施行，是较为完整的 Fontan 术并包括下腔静脉肺动脉吻合术。通过手术建立多种循环，单心室仅需满足体循环血流，所有体循环回流的静脉血"被动"流至肺部。

该类手术的麻醉处理非常复杂，需密切关注并平衡肺循环及体循环阻力及血流量，此外需治疗心功能不全及心律失常，给儿科心脏麻醉医生带来巨大的挑战。

13. CHD 手术的预后如何？

CHD 患者预后指标常以短期术后生存率来衡量。近 50 年，随着手术、麻醉及术后治疗技术的显著改善，在一些大的 CHD 中心，复杂 CHD 术后生存已达 90% 以上。但长期生存率仍与发病率死亡率相关。因出生缺陷死亡的新生儿及婴幼儿中，先天性心脏病患儿占 30%～50%。

14. 有伴 CHD 的成人吗？

随着对 CHD 治疗技术的进步，很多患儿可存活至成年。现今在美国，伴 CHD 的成年患者多于儿童患者。2000—2010 年，成人 CHD 增加了 50%。到 2010 年，成人先心病占所有先心患者群的 2/3。虽然现在 CHD 患者寿命有所延长，但许多患者伴发多种长期后遗症，需要终身接受医学监护及治疗。

15. CHD 的长期并发症是什么？

接受手术或姑息性治疗的 CHD 患者常伴有多种并发症，残留的分流、梗阻、心脏瓣膜异常、手术创伤、炎症反应、异物植入、心肌损伤均可导致长期的不良后果，包括心室衰竭、心律失常、需用起搏器干预的心脏阻滞、肺动脉高压、亚急性心内膜炎及慢性发绀。

16. CHD 患者发绀的原因是什么？

当动脉血中含有至少 5 g/dl 脱氧血红蛋白时，嘴唇、指甲床及黏膜均发蓝或发绀。以下先天性心脏病患者常伴发绀：右向左分流、肺血流减少的先天性心脏病患者（包括法洛四联症、肺动脉狭窄或闭锁伴间隔缺损、三尖瓣闭锁）；左右侧血流混合且肺血流未减少的心脏病损患者（共用动脉干、肺静脉异常反流、单心室、右室双流出道）；左右循环并行的患者（大动脉转位）。

17. 描述与发绀型 CHD 相关的临床问题。

作为对慢性缺氧的反应，患者渐发展为红细胞增多症。当血细胞比容超过 65% 时，血液黏滞度增加，导致血管内血栓形成、卒中、凝血病、微循环血流减少的风险增大。缺氧加之血流受阻将导致组织缺血及器官衰竭。心肌慢性缺血可导致心室功能障碍。因心室流出道梗阻，如肺动脉狭窄而致的心室肥厚可进一步加重心室功能不全。

在右向左分流的患者中，不慎注入静脉的空气可进入左心，进而进入体循环，可导致卒中或心肌缺血。

要点：发绀型心脏病的病理生理影响

1. 红细胞增多症
2. 血液黏滞度增高
3. 凝血病
4. 组织灌注降低
5. 末梢器官缺血

18. 什么是亚急性心内膜炎，如何预防？

先天性心脏缺陷患者心脏内紊乱或快速的血流可损伤心脏内膜及瓣膜。在有菌血症或败血症时，损伤的心脏内膜可成为感染的病灶。牙科或外科手术时发生的菌血症可发展为细菌性心内膜炎。在这些手术时预防性应用抗生素可防止心内膜炎的发生。但手术整体带来的风险是比较低的，美国心脏协会最新的建议仅对极高危患者预防性应用抗生素。牙科及口腔科感染的风险最大。框 54-1 列出了需预防性应用抗生素的各类心脏疾患，除此之外，其他 CHD 患者不推荐预防性应用抗生素。

若患者对青霉素过敏，则可选用阿莫西林、氨苄西林、头孢唑啉或克林霉素等。对一些有预防性应用抗生素指征的手术，在选择抗生素种类时，应尽可能考虑应用同时可预防亚急性心内膜炎的抗生素。

框54-1　心内膜炎可致严重不良反应、牙科手术前需预防性应用抗生素的心脏情况

1. 人工瓣膜或应用人工材料修补瓣膜
2. 既往心内膜感染
3. 先天性心脏病：
   未矫正的发绀型CHD，包括姑息性分流及导管成型术
   应用人工材料或设备行根治性CHD矫正术，经手术或导管内治疗，术后头6个月内
   在人工材料或设备处或附近进行CHD残留病损的修补
4. 心脏移植术后伴发心脏瓣膜病的患者

19. 儿科心脏手术麻醉医生需进行多少培训？

通常，儿科心脏麻醉医生需至少完成1年实习，3年麻醉住院医生，1年儿科麻醉专科，及后续儿科心脏麻醉的专科培训。一些麻醉医生还需接受额外的培训如儿科学及儿科危重病处理等。此外儿科心脏麻醉医生需接受终身的继续教育及知识更新培训。

推荐阅读

Arnon RG, Steinfeld L: Medical management of the cyanotic patient with congenital heart disease, Cardiovasc Rev Rep 6:145–156, 1985.

Fischer LG, Van Aken H, Bürkle H: Management of pulmonary hypertension: physiological and pharmacological considerations for anesthesiologists, Anesth Analg 96:1603–1616, 2003.

Garson A Jr, Bricker JT, Fisher DJ, et al: The science and practice of pediatric cardiology, ed 2, Baltimore, 1998, Lippincott, Williams & Wilkins.

Gilboa SM, Salemi JL, Nembhard WN, et al: Mortality resulting from congenital heart disease among children and adults in the United States, 1999 to 2006, Circulation 122:2254–2263, 2010.

Graham TP Jr: Ventricular performance in congenital heart disease, Circulation 84:2259–2274, 1991.

Hickey PR, Hansen DD, Cramolini GM, et al: Pulmonary and systemic hemodynamic responses to ketamine in infants with normal and elevated pulmonary vascular resistance, Anesthesiology 62:287–293, 1985.

Hickey PR, Hansen DO, Wessel DL, et al: Blunting of stress responses in the pulmonary circulation of infants by fentanyl, Anesth Analg 64:1137–1142, 1985.

Hoffman JI, Kaplan S, Liberthson RR: Prevalence of congenital heart disease, Am Heart J 147(3):425–439, 2004.

Laird TH, Stayer SA, Rivenes SM, et al: Pulmonary-to-systemic blood flow ratio effects of sevoflurane, isoflurane, halothane, and fentanyl/midazolam with 100% oxygen in children with congenital heart disease, Anesth Analg 95:1200–1206, 2002.

Laishley RS, Burrows FA, Lerman J, et al: Effect of anesthetic induction regimens on oxygen saturation in cyanotic congenital heart disease, Anesthesiology 65:673–677, 1986.

Lake CL: Pediatric cardiac anesthesia, ed 3, Stamford, CT, 1997, Appleton & Lange.

Laussen PC, Wessel DL: Anesthesia for congenital heart disease. In Gregory GA, editor: Pediatric anesthesia, ed 4, New York, 2002, Churchill Livingstone, pp 467–539.

Marelli AJ, Ionescu-Ittu R, Mackie AS, et al: Lifetime prevalence of congenital heart disease in the general population from 2000–2010, Circulation 130(9):749–756, 2014.

Marelli AJ, Mackie AS, Ionescu-Ittu R, et al: Congenital heart disease in the general population: changing prevalence and age distribution, Circulation 115:163–172, 2007.

Morray JP, Lynn AM, Mansfield PB: Effect of pH and PCO_2 on pulmonary and systemic hemodynamics after surgery in children with congenital heart disease and pulmonary hypertension, J Pediatr 113:474–479, 1988.

Nudel D, Berman N, Talner N: Effects of acutely increasing systemic vascular resistance on oxygen tension in tetralogy of Fallot, Pediatrics 58:248–251, 1976.

Nussbaum J, Zane EA, Thys DM: Esmolol for the treatment of hypercyanotic spells in infants with tetralogy of Fallot, J Cardiovasc Anesth 3:200–202, 1989.

Rabinovitch M, Haworth SG, Castaneda AR, et al: Lung biopsy in congenital heart disease: a morphometric approach to pulmonary vascular disease, Circulation 58:1107–1122, 1978.

Rivenes SM, Lewin MB, Stayer SA, et al: Cardiovascular effects of sevoflurane, isoflurane, halothane, and fentanyl-midazolam in children with congenital heart disease, Anesth Analg 94:223–229, 2001.

Rudolph AM, Yuan S: Response of the pulmonary vasculature to hypoxia and H+ ion concentration changes, J Clin Invest 45:399–411, 1966.

Tabbutt S, Ramamoorthy C, Montenegro LM, et al: Impact of inspired gas mixtures on preoperative infants with hypoplastic left heart syndrome during controlled ventilation, Circulation 104(12 Suppl 1):159–164, 2001.

Williams W: Surgical outcomes in congenital heart disease: expectations and realities, Eur J Cardiothorac Surg 27:937–944, 2005.

Wilson W: Prevention of infective endocarditis: guidelines from the American Heart Association, Circulation 116(15):1736–1754, 2007.

Wood P: The Eisenmenger syndrome or pulmonary hypertension with reversed central shunt, Br Med J 46:701–709, 1958.

产科麻醉基础

Ana M.Lobo、MD、MPH、and Mary DiMiceli、MD

时文珠 译 米卫东 校

第55章

1. 妊娠引起的心血管系统改变是什么?

　　孕期黄体酮水平升高可增加体内一氧化氮及前列环素水平。同时机体对儿茶酚胺及血管紧张素反应性降低,使外周血管扩张。体循环阻力(systemic vascular resistance,SVR)降低,表现为孕期的舒张压降低。此外,体内与组织弹性相关的松弛素水平增加,可导致动脉扩张,在结缔组织病患者中表现更明显。产妇血浆容量增加部分因素是由于肾素水平增高致水钠潴留所致。表55-1总结了主要的心血管系统变化。

2. 产妇何时心排血量(cardiac output, CO)增幅最大?

　　产后,因子宫收缩时自体输血使CO增幅最大(表55-1),这一生理改变对伴肺动脉高压及狭窄性瓣膜病变的产妇尤为重要,严重时导致患者死亡。在解剖学上,血容量增加可导致心脏肥大,可表现为胸片检查时心影增大,此外体检时常能闻及新的Ⅰ~Ⅱ级收缩期杂音。在孕中期,心脏听诊时常可闻及第三心音,在16%孕妇中可闻及第四心音。

3. 孕期血液系统有哪些变化?

　　表55-2总结了孕期血液系统变化的情况。妊娠后血浆容量从40 ml/kg增加至70 ml/kg,血容量增加1000~1500 ml。红细胞数量缓慢增加23%~30%,但受血浆容量增加的影响,最终导致稀释性贫血。孕妇因缺铁可致贫

表55-1　孕期心血管变化	
心排血量	增加50%(28周达峰值)
分娩时	额外增加30%~40%
分娩后即刻	较产前增加75%
分娩后48小时	恢复至产前或低于产前水平
分娩后2周	较孕前水平增加10%(产后12~14周恢复至正常状态)
每搏输出量	增加25%(5~8周)
心率	增加25%(在孕早期末增加15%)
平均动脉压	降低15 mmHg(至孕中期常正常)
体循环阻力	降低21%
肺循环阻力	降低34%
中心静脉压	无变化
子宫血流量	占母体心排血量10%(足月时600~700 ml/min)

表 55-2 孕期血液系统的变化

血浆容量	孕期增加 45% ～ 50%（孕早期末增加 15%）
红细胞容量	孕中期增加 55%
血容量	增加 45%
血红蛋白	妊娠中期降低 15%（≈ 11.6 g/dl）
血小板数量	无变化或降低
PT 及 PTT	降低
纤维蛋白原	增加
纤维蛋白溶解	增加
Ⅰ、Ⅶ、Ⅷ、Ⅸ、Ⅹ、Ⅻ因子	增加

PT，血浆凝血酶原时间；PTT，部分凝血活酶时间

血，尤其当血红蛋白低于 10 g 或血细胞比容＜ 30% 时。孕妇也可出现非感染性白细胞增多症伴发细胞介导的免疫力降低，从而使病毒感染的风险增加。

4. 孕期何种血液系统并发症发生风险增加？

因孕期凝血因子如Ⅰ、Ⅶ、Ⅷ、Ⅸ、Ⅹ、Ⅻ因子的活性增加，同时如 S 蛋白、获得性激活蛋白 C 等抗凝因子活性降低，孕妇常处于高凝状态，血栓形成的风险较高（如深静脉血栓、肺栓塞）。体内通过降低抗纤溶因子如Ⅺ、Ⅻ水平来增加纤溶作用，借以平衡高凝状态。此外，虽然血小板消耗增加，但血小板产生增加，因此血小板数量可保持正常，约 0.9% 的患者出现血小板减少症。一些病理情况也可引起血小板减少症，比较突出的为先兆子痫及以溶血、肝酶增高及低血小板症为表现的 HELLP 综合征。

5. 孕期肺及呼吸系统的变化？

孕期孕妇胸廓前后径增大，膈肌向头侧移位。这些解剖学改变降低了功能残气量（functional residual capacity，FRC），使补呼气量及残气量（residual volum，RV）减少，同时由于孕妇氧耗增加，因此在窒息时氧储备少，易快速缺氧。孕妇插管困难 / 失败的概率是非孕期妇女的 8 倍，在窒息时血氧饱和度急剧下降，因此在麻醉诱导前采用适当的斜坡位，充分有效的预给氧至关重要（图 55-1）。孕妇呼吸频率及潮气量增加，使分钟通气量显著增加，体内 CO_2、2，3-DPG 水平的增高使 P-50 从 27 mmHg 升至 30 mmHg，利于氧气向组织传送。此外，由于生理性分流量降低，PaO_2 也轻微上升（表 55-3）。血管外空间，包括呼吸道，因血管内容量增加毛细血管充血而使水肿加重，黏膜很脆弱，在操作或创伤时易于出血，除非特别紧急的状况，对孕妇一般不尝试经鼻插管。

6. 孕妇正常的血气结果是什么？

孕妇分钟通气量增加，易引起呼吸性碱中毒（表 55-4）。在分娩时过度

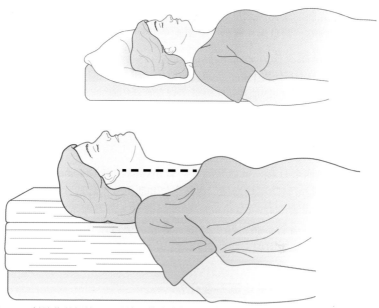

图 55-1 斜坡位的摆放：通过放置枕头或折叠的毯子调整孕妇体位，使外耳道与胸骨上切迹处于同一水平（*Illustration by M.DiMiceli，MD.*）

表 55-3 足月孕妇呼吸系统的变化	
分钟通气量	增加 50%（无医学干预的第一产程增加 140%，第二产程增加 200%）
肺泡通气量	增加 70%
潮气量	增加 40%
氧耗量	增加 20%
呼吸频率	增加 15%
无效腔	无变化
肺顺应性	无变化
残气量	降低 29%
肺活量	无变化
总肺容量	降低 5%
功能残气量	降低 15% ～ 20%
第一秒用力呼气量	无变化

表 55-4 孕妇及非孕妇正常动脉血气值				
	pH	PAO$_2$	PAO$_2$	HCO$_3^-$
孕妇	7.41 ～ 7.44	85 ～ 109 mmHg	27 ～ 33 mmHg	21 ～ 27 mmol/L
非孕妇	7.35 ～ 7.45	60 ～ 100 mmHg	35 ～ 45 mmHg	24 mmol/L

通气可加重先前的代谢性紊乱，这也是生产分娩时最重要的生理改变之一，可导致子宫收缩，胎盘灌注降低，低氧血症及胎儿窘迫。

7. 孕期消化系统发生什么变化？

孕期增大的子宫使胃上抬，导致胃食管括约肌下段关闭不全，同时也使胃内压增加。孕酮水平的增加进一步降低了胃食管括约肌的张力，以上变化使孕妇在诱导及苏醒时发生反流、误吸的风险非常高。一些患者在分娩时或胃肠外应用阿片类药物后，常引起胃排空延迟。所有孕妇均应按饱胃患者处理。

8. 孕妇泌尿系统的改变是什么？

妊娠后第四个月起，肾血浆流量、肾小球滤过率（glomerular filtration rate，GFR）、肌酐清除率均增加。血尿素氮和肌酐水平降低，孕期正常值分别为 6～9 mg/dl 及 0.4～0.6 mg/dl。孕期尿糖 10 g/dl 及尿蛋白 300 mg/dl 也是正常的。孕妇血管扩张，除了肾盏、盆腔、子宫血管扩张，肾血流量、GFR、肌酐清除率均增加，肾的自身调节功能保持不变。孕妇由于尿路闭塞，易致尿路感染。

9. 孕妇中枢神经系统发生哪些变化？

孕后期，血浆及脑脊液内孕酮水平增加了 10～20 倍。孕酮有镇静作用，可增强吸入麻醉药的作用。孕妇对局麻药也较敏感，临床用药时需减量 30%，已证实在孕 8～12 周终止妊娠的孕妇较非孕妇相比，最低肺泡有效浓度降低了 28%。增大的子宫压迫下腔静脉，使硬膜外静脉丛扩张，硬膜外血流量增加，在行神经阻滞麻醉前需充分考虑这一点，因硬膜外腔隙变小，压力增加，穿破硬脊膜及血管内置管的风险增加。

10. 妊娠时肝发生什么变化？

孕期肝大小、血流及形态并无变化，而乳酸脱氢酶、血清胆红素、丙氨酸氨基转移酶、门冬氨酸氨基转移酶、碱性磷酸酶水平（来自胎盘）均增加。孕酮水平增加抑制了胆囊收缩素的释放，使胆囊不能完全排空，加之胆汁酸形成的改变，孕妇胆石症风险增高。孕期由于血浆容量增高、体内总蛋白、血浆白蛋白水平及渗透压（下降约 5 mmHg）均降低，导致与蛋白结合药物的游离部分增加。血浆胆碱酯酶浓度在分娩前降低 25%，分娩后 3 天降低 33%，但临床表现可能不明显。

11. 妊娠时子宫血流如何？

孕前子宫血流量约为 50～190 ml/min，妊娠足月后约达母体心排血量的 10%（600～700 ml/min）。因此孕妇子宫破裂、子宫收缩乏力、前置胎盘及胎盘撕裂均可致围产期大出血的风险显著增大。

12. 分娩后孕期的生理改变能快速恢复正常吗？

● **心血管**：分娩后 2～4 周，心排血量回复至稍高于孕期状态。

- **呼吸**：FRC 及 RV 快速回复至正常状态。肺泡通气量在分娩后 4 周恢复至基础状态，母体 PCO_2 缓慢上升。
- **血液学**：因产后利尿，在产后 4 周稀释性贫血改善，血细胞比容恢复至正常状态。
- **肾**：产后 3 周内，血清尿素、GFR 和 BUN 回复至正常水平。
- **消化道**：妊娠子宫对消化道的机械作用在产后 2 ～ 3 天缓解。

13. 产程三阶段具体指什么？

- **第一产程**　子宫开始规律阵痛性宫缩，宫颈管扩张并消失，直至宫口完全开放（或达 10 cm）。潜伏期指宫颈缓慢扩张至消失，活跃期指宫口开到 4 ～ 5 cm 至宫口完全开全。
- **第二产程**　以娩出胎儿为界。
- **第三产程**　以娩出胎盘为界。

14. 分娩痛是怎么产生的？在第一、第二产程脊髓哪个节段传导分娩痛？

分娩时第一产程的疼痛主要由子宫收缩，宫颈扩张所致，通过交感纤维传入 T_{10} ～ L_1 脊髓背角。第二产程随着产程进展及胎头下降至盆腔，疼痛主要来自骨盆底、下阴道及会阴，经阴部神经传至脊髓 S_2 ～ S_4 节段。

15. 什么是动脉下腔静脉压迫综合征，如何治疗？

动脉及下腔静脉受妊娠子宫的压迫，导致心动过速及低血压，称为动脉下腔静脉压迫综合征。因动脉受压，子宫及胎盘血流减少，可表现为胎心不稳。通过改变子宫位置（侧卧位或在右臀垫楔形物）可防止动静脉受压，增加静脉回流。对有症状的孕妇可经摆子宫左倾位、静脉输液、吸氧、甚至应用血管加压素来治疗。

16. 描述胎盘及脐带的解剖？

胎盘的母体部分主要由底蜕膜组成，内有来自子宫动静脉分支的螺旋动脉。胎盘的胎儿部分由绒毛膜构成，由绒毛膜包裹绒毛组成。两层膜之间称为绒毛间隙。绒毛内富含两支脐动脉的血管分支，向胎盘输送血液，而绒毛内脐静脉分支可携带营养丰富的血至胎儿循环。

17. 什么因素影响子宫胎盘灌注？

动脉及下腔静脉因受妊娠子宫的压迫使子宫胎盘灌注降低。母体低血压（平均压下降 > 25 mmHg）时子宫血流量也减少。此外，子宫收缩、先兆子痫、胎盘撕裂、应用某些药物如氯胺酮及缩宫素均可显著增加子宫血管阻力，从而降低子宫血流量。最后，母体儿茶酚胺水平增加（如分娩时）、母体低氧血症、高碳酸血症及低碳酸血症均可降低子宫胎盘灌注。

18. 如何处理剖宫产及分娩患者因脊髓麻醉所致的低血压？

既往治疗脊髓麻醉下低血压是以维持子宫胎盘血流灌注为目标。麻黄碱是最理想的血管加压药，因其他药物均不同程度降低子宫胎盘血流量，而麻黄碱没有此作用。但近期的研究表明，大剂量麻黄碱对胎儿有害（剂量依赖性胎儿代谢性酸中毒、心动过速、异常的胎心波动），而输注或大剂量应用去氧肾上腺素不降低胎儿 pH 值。虽然 α-肾上腺素能受体激动剂去氧肾上腺素可致外周血管收缩，使子宫的血管阻力高于 SVR，但尚无临床证据证实它减少子宫胎盘血流量。应用麻黄碱带来的临床问题可能因其对胎儿代谢的直接 β 受体激动相关，而与继发于子宫胎盘灌注减少的关系不大。但必须提出的是所有这些研究是在健康足月行剖宫产的孕妇中进行，由此可推断，在顺产及高危孕妇中，麻黄碱可产生类似的代谢紊乱。文献系统综述不支持对脊髓麻醉下行剖宫产的患者预防性应用麻黄碱以防止母体低血压引起的不良反应。

19. 剖宫产患者区域麻醉前输液增加前负荷作用如何？

对区域阻滞前输液增加前负荷以预防低血压，尚存在争议。许多研究比较输注晶体液及胶体液，及不同输液时机对预后的影响。结果显示，预充或术中输液均可防止剖宫产神经阻滞时低血压的发生，但现今仍然没有确切的定论性结果。

20. 药物及其他物质如何通过胎盘传输？什么药物能通过胎盘？

胎盘传输主要通过简单扩散、主动转运、整体流动、易化扩散、及黏附在绒毛膜上。麻醉药主要通过简单扩散穿过胎盘。分子量低、空间结构小、低电离、脂溶性的复合物穿过胎盘的速度更快。大多数麻醉药是高脂溶性的，分子量 < 600，易于通过胎盘。易于通过胎盘的药物有：阿托品、东莨菪碱、β-肾上腺素能受体拮抗剂、硝酸甘油、地西泮、丙泊酚、异氟烷、氧化亚氮、局麻药、阿片类药、新斯的明及麻黄碱。值得一提的是低电离的物质较电离分子更易穿过胎盘，而体内 pH 值的改变会影响分子电离程度，在胎儿酸中毒情况下，神经阻滞时注入的低电离局麻药可穿过胎盘导致离子聚集，局麻药分子被大量电离，并进入胎儿循环。

21. 分娩时通过什么方法评估胎儿的健康状态？

分娩时需应用体内或体外监测仪，常规监测胎心数值及变化趋势，并结合监测及记录子宫活动度。基础胎心是在宫缩间期测得的，一般为 110～160/min，胎儿心动过速（> 160）常提示高热、低氧血症、应用 β-拟交感类药、母亲甲状腺功能亢进及胎儿容量过低等。胎儿心动过缓（< 110）可能因低氧血症、完全性心脏阻滞、β 受体阻滞剂、局部麻醉药、低温所致。每搏变异性代表胎儿神经通路完整，变异性增加多见于母体活动或子宫收缩时，变异性降低多见于中枢神经系统抑制、低氧血症、酸中毒、入睡、应用镇痛药、迷走神经阻滞及应用硫酸镁治疗先兆子痫。若缺乏每搏变异性，尤其在胎心减速或心动过缓时，需考虑胎儿酸中毒（表 55-5）。

表 55-5	胎心分类
分类	**特点**
1- 正常	基础心率 110 ～ 160 bpm 在基础值附近适度波动 后期或变异性减速：无 早期减速：有 / 无
2- 不确定型	描记的结果既不为 1 也不为 3，如： 　基础变异：最小或显著 　缺乏变异性，无反复减速 　减速延长 　胎儿受刺激后无诱导的加速
3- 异常	基础变异：缺乏、反复出现后期或变异性减速 心动过缓

Adapted from Macones GA，Hankins GD，Spong CY，et al：The 2008 National Institute of Child Health and Human Development workshop report on electronic fetal monitoring：update on definitions，interpretation and research guidelines. Obstet Gynecol 112：661-666，2008

22. 胎心减速的意义是什么？

- 早期减速：由胎头受压所致（迷走刺激）。通常其形态规则，在开始宫缩时出现，最低点位于宫缩高峰期，随后缓解（图 55-2）。
- 变异性减速：由脐带受压导致。形态常不规则，突然出现，持续时间不等（持续长于 15s，但短于 2 min）。虽然变异性减速并不能反映胎儿酸中毒，但若反复出现可导致胎儿低氧血症及酸中毒。
- 后期减速：由子宫胎盘功能不全所致。其形态规则，逐渐出现（常始于宫缩开始后）并回复至基础状态，最低点出现在宫缩高峰后的恢复期。与母体低血压、高血压、糖尿病、先兆子痫、宫内发育迟缓相关，也提示胎儿在血流量降低的情况下不能维持正常氧合和 pH 值。

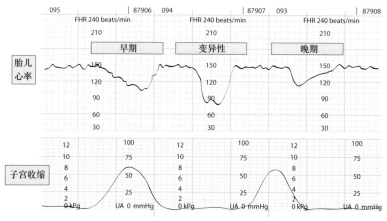

图 55-2 产程中早期、变异性、后期胎心率（FHR）

治疗这些让人担心的胎心变化措施有：孕妇吸氧、维持孕妇血压，将孕产妇置于子宫左倾位。

23. 什么是 Apgar 评分？

Virginia Apgar 博士是位麻醉医生，是哥伦比亚大学内外科医生中首位女性终身教授，她提出了一个简单易行可反复应用的方法来评估新生儿出生后 1 ～ 5 分钟的状况。这是现今最为广泛接受的新生儿评分系统，根据结果可决定新生儿是否需复苏，并预测其复苏成功率（表 55-6）。Apgar评分包括心率、呼吸、肌张力、肤色、对刺激的反射五项评分标准（分值 0 ～ 2），总分为 10 分。在复苏过程中如出生后 10 分钟、20 分钟，可反复应用 Apgar 评分进行评估。0 ～ 3 分提示新生儿抑制严重，而 7 ～ 10 分则考虑新生儿正常。

24. 描述孕妇行非产科手术的处理方法。

受孕后第 5 周胎儿器官形成，这是胎儿发育中最关键的时期，在此期应尽量避免非急诊手术。选择中期妊娠时手术最为安全，早产宫缩及自然流产发生率最低。常见的手术有阑尾炎、胆囊炎、胰腺炎、肠梗阻、卵巢扭转、卵巢囊肿破裂、出血及创伤。在一些紧急状态，若手术无法避免，则以保障母亲安全为首要目标。

现无证据表明在维持母体氧合及灌注的前提下，哪种麻醉技术或药物更有优势，也没有证据表明现常用的麻醉药物在标准推荐剂量内有致畸作用。但氧化亚氮与抑制脱氧核糖核苷酸生成有关，在孕早期尽可能避免使用。虽然麻醉方式并不影响预后，但建议尽可能选择区域麻醉。若需行孕期手术，尤其在胎儿能存活的前提下（24w），围术期需监测胎儿状况，以帮助决定一些紧急状况下是否需即刻娩出胎儿，术前术后均需监测胎心。手术时产科医生及儿科医生也需参与进来。

若选择全身麻醉，孕妇需应用雷尼替丁、枸橼酸钠、甲氧氯普胺，并实施快速序贯诱导插管辅以环状软骨压迫以预防误吸（环状软骨压迫有争议并有一定局限性）。维持母体及子宫胎盘的灌注及血流动力学状况至关重要，因此患者需摆放为子宫左倾位以避免主动脉腔静脉受压。低血压需应用血管加压素或静脉输液来纠正，避免母体低氧血症以防止胎儿缺氧及代谢性酸中毒。

表 55-6 Apgar 评分

评分	心率	呼吸	肌张力	对刺激的反射	肤色
0	无	窒息	松软	无反应	苍白或蓝色
1	< 100	不规律 浅或微弱的哭	四肢有一些张力	面部痛苦或微弱的哭	手足发绀
2	> 100	好，大哭	主动活动	喷嚏、咳嗽或哭	粉色

需谨记实施区域阻滞时，孕妇对局麻药的反应性降低，此外产程也可能被阿片类药物所掩盖。术后需监测有无早产征象，必要时可应用宫缩抑制剂。

要点：产科麻醉基础

1. 麻醉医生需了解的产科生理改变有：心排血量、心率、血浆容量、分钟通气量、氧耗增加，体循环阻力降低、稀释性贫血、功能残气量降低，及高凝状态。
2. 孕妇可能会面临气道处理问题：气道水肿、胸部变大使喉镜检查困难、饱胃使其易于误吸、功能残气量降低及氧耗增加并易快速去氧合。
3. 孕妇对吸入麻醉药及局麻药均较敏感。
4. 孕期应尽量避免非急诊手术，若必须手术尽可能安排在孕中期，术后监测患者以防早产。

网址

American Congress of Obstetricians and Gynecologists: http://www.acog.org
American Society of Anesthesiologists: http://www.asahq.org
Society for Obstetric Anesthesia and Perinatology: http://www.soap.org

推荐阅读

American College of Obstetricians and Gynecologists: Obstetric analgesia and anesthesia. ACOG Practice Bulletin No. 36, 2002.

American Society of Anesthesiologists Task Force on Obstetric Anesthesia: Practice guidelines for obstetric anesthesia: an updated report by the American Society of Anesthesiologists Task Force on Obstetric Anesthesia. www.asahq.org (last amended on October 20, 2010).

Cooper DW, Carpenter M, Mowbray P, et al: Fetal and maternal effects of phenylephrine and ephedrine during spinal anesthesia for cesarean delivery, Anesthesiology 97:1582–1590, 2002.

Cyna AM, Andrew M, Emmett RS, et al: Techniques for preventing hypotension during spinal anesthesia for caesarean section, Cochrane Database Syst Rev (4):CD002251, 2006.

Gaiser R: Physiologic changes in pregnancy. In Chestnut DH, editor: Obstetric anesthesia: principles and practice, ed 4, Philadelphia, 2009, Mosby.

Lee A, Ngan Kee WD, Gin T: Prophylactic ephedrine prevents hypotension during spinal anesthesia for cesarean delivery but does not improve neonatal outcome: a quantitative systematic review, Can J Anaesth 49:588–599, 2002.

Macones GA, Hankins GD, Spong CY, et al: The 2008 National Institute of Child Health and Human Development Workshop report on electronic fetal monitoring: update on definitions, interpretation and research guidelines, Obstet Gynecol 112:661–666, 2008.

Ngan Kee WD: Uteroplacental blood flow. In Chestnut DH, editor: Obstetric anesthesia: principles and practice, ed 4, Philadelphia, 2009, Mosby.

Ngan Kee WD, Khaw KS, Ng FF: Comparison of phenylephrine infusion regimens for maintaining maternal blood pressure during spinal anesthesia for caesarean section, Br J Anaesth 92:469–474, 2004.

第56章

产科麻醉与镇痛

Ana M.Lobo, MD, MPH, and Mary DiMiceli, MD

时文珠　译　米卫东　校

1. 产妇可使用什么镇痛方式？

根据产妇是否伴发并存病、产程时间、临床状况及个人选择，可选择胃肠外应用阿片类药物、吸入氧化亚氮、硬膜外麻醉、脊髓麻醉或脊髓–硬膜外联合镇痛方式。

2. 分娩镇痛最常用的胃肠外阿片类药物是什么？对产妇的副作用有哪些？

静脉用药虽可缓解产妇分娩痛的强度，提高产妇耐受性，但却不能完全镇痛，且可导致产妇镇静、恶心。胃肠外应用阿片类药物极易通过胎盘，降低胎心变异性。若在新生儿即将出生前应用阿片类药物，可致新生儿呼吸抑制。表 56-1 总结了常用的胃肠外阿片类药物及其副作用。值得注意的是，新的哌啶衍生物瑞芬太尼，渐渐被广泛应用，并被证实非常有效。

表 56-1　分娩时静脉用镇痛药

药物	常用剂量	起效	持续时间	PCA 剂量
哌替啶	25～50 mg	5～10 min	2～3 h	10～15 mg q 5～10 min
备注：去甲哌替啶为有活性的代谢产物，作用可持续 3 天；若新生儿在用药后 1～4 h 娩出，则可能受药物影响。新生儿哌替啶的半衰期为 18～23 h，去甲哌替啶为 60 h。				
芬太尼	1～2 μg/kg IV （1 μg/kg IM）	3～4 min	45 min	10～25 μg q 5～12 min
备注：起效快，代谢物无活性，对孕妇有潜在呼吸抑制作用，镇静及恶心反应小。随着输注时间延长，半衰期延长。				
瑞芬太尼	0.4～0.5 μg/kg IV	1 min	5～10 min	0.25～0.5 μg/kg IV q 2～3 min
备注：起效快，持续时间短，半衰期短且恒定（3～4 min），快速降解为无活性代谢物				
布托啡诺	1～2 mg IV	5 min	2～3 h	N/A
备注：使产妇镇静，呼吸抑制及镇痛均有封顶效应，阿片依赖患者中可出现烦躁反应或戒断症状。				
纳布啡	10 mg IV	5 min	2～3 h	N/A
备注：与布托啡诺特性类似。				

IM，肌内注射；IV，静脉用药；N/A，不适用；PCA，患者自控镇痛

3. 患者自控镇痛（patient-controlled analgesia，PCA）较传统的单次给药相比优势是什么？

应用 PCA，虽然使用的药物剂量较小，但可使患者满意度更高、产妇呼吸抑制风险低、较少应用止吐剂且镇痛完善。PCA 是一种静脉应用阿片类药物的给药模式，尤其适用于硬膜外麻醉禁忌或无硬膜外麻醉的孕产妇。应用最成熟的药物为哌替啶及芬太尼，详见表 56-1。一项比较瑞芬太尼及哌替啶 PCA 有效性的临床实验证实：应用瑞芬太尼镇痛更完善可靠，并提高了患者满意度评分。

4. 分娩过程中应用硬膜外镇痛的益处？

子宫收缩及分娩阵痛，可增加孕妇体内儿茶酚胺水平及自主活性。高水平儿茶酚胺如肾上腺素及去氧肾上腺素可通过增强 β 受体活性而降低子宫收缩性，从而延长产程，降低胎盘灌注，引起胎儿酸中毒。产妇因过度通气导致呼吸性碱中毒，使氧离曲线左移，减少胎儿氧传输，最终导致胎儿酸中毒。硬膜外镇痛是缓解大多数产妇疼痛的最有效方式，同时可减少产妇体内儿茶酚胺水平，改善子宫胎盘灌注。对有剖宫产指征的产妇，硬膜外镇痛可随时变为硬膜外麻醉，从而避免气管内插管的全身麻醉。

5. 分娩时硬膜外镇痛的适应证及禁忌证是什么？

硬膜外镇痛的适应证首先是患者要求，且通过增加局麻药浓度可转换为硬膜外麻醉。高血压患者也适宜行分娩镇痛，一些心脏疾病（如二尖瓣狭窄）的血流动力学也由此可得到改善（如前负荷增加、心动过速、体循环阻力增加、高血压及过度通气）。

硬膜外麻醉的绝对禁忌证为：

- 患者拒绝
- 凝血病
- 未控制的出血
- 颅内压增高（elevated intracranial pressure，ICP）
- 严重的狭窄性瓣膜疾病
- 对局麻药过敏
- 穿刺进针部位感染

相对禁忌证为：

- 产妇菌血症
- 脊柱内有金属固定物
- 某些神经疾病

6. 讨论硬膜外试验剂量、推荐试验剂量用药配方的重要性。何时用及为什么用该配方？

试验量的目的是防止硬膜外导管置入蛛网膜下腔及血管，从而避免全脊麻及局麻药中毒。

试验量常用 3 ml 1.5% 利多卡因（45 mg）加 1 : 200 000 肾上腺素（15 μg）。试验量局麻药注入蛛网膜下腔，3 ～ 5 分钟后即可出现运动及感觉阻滞；若注入静脉，则因肾上腺素的作用，45 秒内即出现心动过速。若操作者对硬膜外导管的确切位置有任何疑问，均应拔出导管，重新置管。

7. 用于产科理想的局麻药是什么？肾上腺素如何影响局麻药发挥作用？

用于产科的理想局麻药应起效快、毒性最小、感觉阻滞完善而运动阻滞最小、对子宫活性及胎盘灌注影响最小。布比卡因及罗哌卡因是产科硬膜外镇痛常用的局麻药，利多卡因及氯普鲁卡因是产科手术最常用的局麻药。辅以肾上腺素（1 : 200 000）可通过减少血管吸收局麻药，而加速药物起效并延长作用时间，但同时也增强了感觉及运动阻滞的强度（在产妇中运动阻滞应尽量避免）。局麻药中辅以肾上腺素并不影响子宫血流，且降低产妇局麻药中毒的风险。

8. 产科麻醉常用的四种局麻药的优缺点。

见表 56-2。

9. 硬膜外麻醉的并发症及其治疗方法。

硬膜外麻醉 / 镇痛最常见的并发症是低血压，表现为收缩压下降至基础值的 20% ～ 30%。可导致子宫胎盘灌注下降，胎儿缺氧及酸中毒，需尽量避免以降低胎儿窘迫的风险。交感神经阻滞、外周血管扩张、静脉回心血流量减少均可导致低血压。此外谨约 10% 的产妇可出现仰卧位低血压

表 56-2　产科麻醉与镇痛常用的局部麻醉药

药物	分类	优点	缺点
布比卡因 （0.125% ～ 0.5%）	酰胺类	胎盘转运少（蛋白结合高） 起效时间中等（15 ～ 20 min 达峰值） 镇痛作用持续 2 h 左右	中度运动阻滞 心血管毒性（使解离通道迟钝）
罗哌卡因 （0.1% ～ 0.2%）	酰胺类	起效、持续时间及感觉阻滞与布比卡因类似 运动阻滞作用弱 心脏毒性小	作用强度弱于布比卡因 价格更贵
利多卡因 （0.75% ～ 1.5%）	酰胺类	起效快（10 min）	易通过胎盘屏障，运动阻滞作用强，镇痛持续时间短（45 ～ 90 min）
2- 氯普鲁卡因（35）	酯类	起效迅速（6 ～ 12 min） 代谢快而半衰期短，对 PABA 过敏的患者安全性提高	起效迅速（6 ～ 12 min） 半衰期短

PABA，p-aminobenzoic acid，对氨基苯甲酸

综合征，神经阻滞麻醉后因交感神经被阻滞，发生率更高。治疗措施包括：扩容，将产妇置于完全侧卧位，若血压不能恢复正常，可静脉应用去氧肾上腺素（50～100 μg）或麻黄碱（5～10 mg）。

镇痛不全也很常见，每 8 个妇女中即可出现 1 个，5%～13% 的产妇因镇痛不全需采用替代镇痛法。其他常见的并发症或已知的不良反应包括：瘙痒、恶心/呕吐、寒战，均需用其他药物支持治疗，如分别用环丁甲羟氢吗啡或布托啡诺、昂丹司琼、哌替啶治疗。

硬膜外穿破的发生率为 0.19%～3.6%。若有脑脊液流出，则需拔出穿刺针，硬膜外导管可置于其他间隙，或直接置入蛛网膜下腔。将硬膜外导管置于其他间隙带来的风险为，局麻药可能经穿破的孔洞进入蛛网膜下腔，使阻滞程度及平面意外升高。有人提出将硬膜外导管留置于蛛网膜下腔 24 h 可减少头痛发生，但尚无确切的数据支持这一结论。

局麻药入血可导致头晕、烦躁不安、耳鸣、惊厥，甚至意识消失，中枢神经系统症状后可发生心血管衰竭。若将大剂量布比卡因注入血管，心血管毒性严重时可致命。治疗局麻药中毒的措施为：

- 给患者吸纯氧，必要时插管（充分给氧，过度通气，保护气道）。
- 应用巴比妥类或苯二氮䓬类药物控制惊厥。
- 维持血压（输液或应用血管加压素）。
- 必要时应用心肺复苏及后续心脏生命支持方案。
- 考虑输注脂肪乳剂，通过与局麻药结合，将其从母体循环中清除。
- 应用阿托品治疗心动过缓。
- 应用胺碘酮治疗室性心动过速。
- 应用血管加压素、肾上腺素及除颤治疗室颤。
- 若不能在 5 分钟内恢复产妇的有效心脏节律，则应尽快取出胎儿，以利于对产妇实施更有效的心肺复苏。

分娩时硬膜外麻醉阻滞平面过高或全脊髓麻醉的发生率约为 1/4500，经硬膜外导管给药时回抽、每次给药时给予试验量可降低此类风险。全脊髓麻醉的表现为：低血压、呼吸困难、无法表达、意识消失。治疗包括气管插管、给氧、通气、应用血管活性药维持产妇循环。

10. 硬膜外或蛛网膜下腔应用阿片类药物的作用机制，及其对痛觉、交感张力、感觉及运动的影响是什么？

蛛网膜下腔或硬膜外应用阿片类药物可提供满意的镇痛，而对交感张力、感觉、随意运动影响不大。通过与脊髓后角的突触前及突触后受体部位结合（Rexed 层 I、II、V），改变疼痛性刺激的传输而发挥作用。一些脂溶性阿片类药也可通过全身吸收发挥作用。

11. 分娩时用何种阿片类药进行蛛网膜下腔及硬膜外镇痛？其最常见的副作用是什么？单独使用阿片类药物能否提供完善的镇痛？

最常用的蛛网膜下腔及硬膜外阿片类药为芬太尼（$12.5 \sim 25 \ \mu g$）、舒芬太尼（$5 \ \mu g$）和吗啡（$0.1 \sim 0.25 \ mg$）。最常见的副作用为瘙痒、恶心及呕吐，延迟性呼吸抑制虽然少见但却是最严重的并发症。硬膜外或蛛网膜下腔单独应用阿片类药物可在产程早期提供满意的镇痛，但在产程活跃期却不能保证完善的镇痛，加大阿片类药物的用量后副作用发生的风险也随之加大。因此在宫颈扩张后期及分娩新生儿时必须加用局麻药。哌替啶（$10 \ mg$）也可用于蛛网膜下腔，通过 κ - 阿片受体激动及部分局麻药特性而发挥有效的镇痛并强化神经阻滞作用。最后，可乐定（虽不属麻醉性镇痛药），中枢 α_2 受体激动剂，可辅助用于蛛网膜下腔或硬膜外镇痛 / 麻醉，不仅可延长镇痛时间，且可加强感觉及运动阻滞的程度。

12. 硬膜外镇痛会延长产程并最终导致需经手术分娩吗？

否。关于这个问题一直存在争议，有报道称硬膜外镇痛可延长产程，使手术分娩率增加，但近期的研究并不支持这一结论。这可能与麻醉医生及产科医生强烈建议有手术指征的产妇实施神经阻滞镇痛有关（如病态肥胖、产程早期伴明显的分娩痛的产妇）。虽然硬膜外镇痛可使第 2 产程延长约 30 分钟，但对母体及胎儿并无伤害。美国妇产科协会（ACOG）建议对于实施硬膜外镇痛的产妇，产程推进过程可适当延长 1 小时。ACOG 声明：神经阻滞镇痛是治疗分娩痛最有效且对产程抑制最小的镇痛方式。近期研究也表明，硬膜外镇痛并不增加剖宫产的风险。在一项研究中，某机构发现硬膜外镇痛作为首要分娩镇痛方式前后的剖宫产率并无显著差异。

13. 指出剖宫产时应用蛛网膜下腔麻醉的优点及缺点，常用的麻醉药物有哪些？

脊髓麻醉神经阻滞完全、操作简单、起效快、无局麻药中毒的风险。使用小号空心的穿刺针使穿刺后头痛的发生率降至 1% 或更低。麻醉过程中低血压较常见，出现很快，需通过快速静脉输液，重新摆放体位避免动脉、腔静脉压迫，应用去氧肾上腺素（$50 \sim 100 \ \mu g$）或麻黄碱（$5 \sim 10 \ mg$ IV）来治疗。常用的药物列于表 56-3。

14. 剖宫产时应用硬膜外麻醉较脊髓麻醉相比，有什么优势及不足？

若在分娩时应用硬膜外镇痛，则剖宫产时通过增加局麻药浓度即可满足手术麻醉的需要。增加局麻药量并滴定式给药可获得满意的感觉阻滞平面。滴定式硬膜外给药可使交感阻滞平面更可控，低血压及子宫胎盘血流量减少的风险随之降低。硬膜外麻醉较脊髓麻醉相比，感觉及运动阻滞的程度均稍弱。

表 56-3	剖宫产脊髓麻醉时常用的药物	
药物	**剂量**	**持续时间（min）**
利多卡因	75 mg	45 ～ 75
布比卡因	11 mg	60 ～ 120
丁卡因	7 ～ 10 mg	90 ～ 120
辅助药		
肾上腺素	200 μg	
吗啡	0.1 ～ 0.3 mg	
芬太尼	10 ～ 25 μg	

　　硬膜外麻醉的不足包括起效慢，所需局麻药剂量大，偶有片状阻滞无法满足手术需要，硬膜外导管误入蛛网膜下腔或血管可致全脊髓麻醉或全身中毒。此外意外穿破硬膜的患者中有 50% ～ 85% 可遭遇头痛。

15. 如何实施脊髓硬膜外联合麻醉？优势是什么？

　　脊髓硬膜外联合麻醉技术可通过脊髓硬膜外联合穿刺针实施，也可通过分别行硬膜外及蛛网膜下腔穿刺来实现。应用脊髓硬膜外联合针时，首先使 Tuohy 针经阻力消失技术到达硬膜外腔，然后置入一长（120 mm）、细（24 ～ 27 G）、空心的脊髓麻醉针，穿破硬脊膜，直至看见清亮的脑脊液流出。随后向蛛网膜下腔注入脊髓麻醉剂量的局麻药（必要时辅助麻醉性镇痛药），将脊髓麻醉针拔出。最后置入硬膜外导管。这种复合技术的优点为起效快，麻醉效果确切，应用硬膜外导管可延长麻醉时间，并可用于术后镇痛。

16. 列举剖宫产全身麻醉的适应证。

- 胎儿极端窘迫（产妇无有效的硬膜外导管）
- 明显的凝血病
- 区域阻滞不全
- 产妇急性低血容量 / 出血
- 患者拒绝区域阻滞麻醉

17. 麻醉医生在实施剖宫产全身麻醉时需考虑什么？如何实施？

　　孕产妇困难插管、快速去氧合及误吸胃内容物发生的风险均增加。实施麻醉时的目标为使产妇风险及新生儿抑制的风险降至最低，具体实施为：监测产妇，产妇预给氧时，消毒腹部皮肤。当产科医生准备就绪，准备切皮时，麻醉医生实施快速序贯诱导并辅以环状软骨压迫，确保气管导管到位后开始切皮。常用的诱导药物包括硫喷妥钠、氯胺酮、丙泊酚及依托咪酯。肌松剂大多数患者选用琥珀胆碱（1 ～ 1.5 mg/kg）。为避免胎儿取出前产妇术中知晓，可吸入 50% 氧化亚氮及低浓度卤化吸入麻醉药（0.5 MAC）。高浓度吸入麻醉药可致子宫松弛，导致出血增多。

新生儿取出后，可增加氧化亚氮浓度，应用阿片类药物。苯二氮䓬类及肌松剂由麻醉医生斟酌使用。若子宫收缩无力，则需降低吸入麻醉药浓度，也可应用缩宫素帮助子宫收缩。手术结束后，充分吸引口腔及气道，确保患者恢复肌力及意识后再拔除气管导管。

要点：产科麻醉与镇痛

1. 产妇静脉应用的阿片类药物极易通过胎盘，使胎心变异性降低。此外静脉阿片类药可致新生儿呼吸抑制及神经行为改变。

2. 静脉患者自控镇痛应用小剂量药物能更好地缓解疼痛、使患者满意度增高、产妇呼吸抑制风险小、止吐药需求小。

3. 对于大多数产妇，硬膜外镇痛有效，可减少母体内儿茶酚胺水平，从而改善子宫胎盘灌注。产科医疗管理过程中，镇痛非常重要。

4. 硬膜外麻醉的禁忌证包括：患者拒绝、凝血病、未控制的出血、颅内压增高、穿刺部位感染。相对禁忌证为：产妇全身感染、后背部手术置入金属器械、某些神经系统疾病。

5. 布比卡因、罗哌卡因、利多卡因及氯普鲁卡因是产科麻醉常用的局麻药。

6. 剖宫产时应用脊髓麻醉可提供完全的感觉及运动阻滞，操作相对容易，起效快，没有局麻药中毒的顾虑。

网址

American Congress of Obstetricians and Gynecologists: http://www.acog.org

推荐阅读

American College of Obstetricians and Gynecologists Committee Opinion 339: Analgesia and cesarean delivery rates, Obstet Gynecol 107:1487–1488, 2006.

American College of Obstetricians and Gynecologists: Obstetric analgesia and anesthesia, 2002. ACOG Practice Bulletin No. 36.

American Society of Anesthesiologists Task Force on Obstetric Anesthesia: Practice guidelines for obstetric anesthesia: an updated report, Anesthesiology 106:843–863, 2007.

Cyna AM, Dodd J: Clinical update: obstetric anaesthesia, Lancet 370:640–642, 2007.

Evron S, Glezerman M, Sadan O, et al: Remifentanil: a novel systemic analgesic for labor pain, Anesth Analg 100:233–238, 2005.

Shen MK, Wu ZF, Zhu AB, et al: Remifentanil for labour analgesia: a double-blinded, randomized controlled trial of maternal and neonatal effects of patient-controlled analgesia versus continuous infusion, Anesthesia 68:236–244, 2013.

Simmons SW, Cyna AM, Dennis AT, et al: Combined spinal-epidural versus epidural analgesia in labour, Cochrane Database Syst Rev (3):CD003401, 2007.

Weinberg GL: Current concepts in resuscitation of patients with local anesthetic cardiac toxicity, Reg Anesth Pain Med 27:568–575, 2002.

高危产科

Ana M.Lobo，MD，MPH，and Mary DiMiceli，MD

徐志鹏　译　米卫东　校

第57章

1. 高危妊娠的定义。

　　高危妊娠是指在妊娠中包含来自母体或者胎儿能够增加二者死亡率或患病率的因素，大约占妊娠总数的 6%～8%（表 57-1）。毒品滥用和戒断也可能会使产妇在临产期成为高危妊娠人群，必须确保足够的镇痛和加强对毒品戒断的监测。

2. 描述妊娠期高血压。

　　全球妊娠期高血压的发病率为 6%～8%，是导致母体出现并发症和死亡的主要原因。慢性高血压通常在孕前就会确诊，但也可能在第一次产检时确诊。慢性高血压的特点是在妊娠的前 20 周平均动脉压进行性升高并持续到产后，也可能在产后恢复正常，但均不伴有蛋白尿。而先兆子痫除血压进行性升高外还伴有蛋白尿。先兆子痫分为轻度和重度，如不治疗可能发展为子痫和惊厥。表 57-2 总结了妊娠期的各类高血压病变。

3. 先兆子痫的特征及其相关危险因素。

　　先兆子痫是妊娠期高血压的一种，其相关改变包括高血压和蛋白尿（见表 57-2）。先兆子痫患者在临盆期可出现明显的黏膜及外周水肿（已不

表 57-1　妊娠期的高危情况	
高危情况	**发病率**
肥胖	6%～28%
早产	5%～10%
精神障碍	10%
高血压（慢性，妊娠，先兆子痫，子痫）	10%
糖尿病（包括妊娠糖尿病）	6%～8%
哮喘	3%～8%
药物滥用	4%～5%
甲状腺功能减退	2%～3%
绒毛膜羊膜炎	1%
心脏病	1%
肾病	1%
甲状腺功能亢进	0.2%～0.4%

表 57-2 妊娠期高血压			
类型	血压	起病	蛋白尿
慢性高血压	$\geq 140/90$ mmHg	孕周 20 周之前	产后无
妊娠期高血压	$\geq 140/90$ mmHg	孕周 20 周之后	无
先兆子痫			
轻度	$\geq 140/90$ mmHg	孕周 20 周之后	> 300 mg/24 h
重度	$\geq 160/110$ mmHg	孕周 20 周之后	> 5 g/24 h

From Report of the National High Blood Pressure Education Program Working Group on High Blood Pressure in Pregnancy. *Am J ObstetGynecol* 183：S1-S22，2000

作为诊断标准之一），但实际则往往存在容量不足。框 57-1 列出了部分已知的危险因素。需要关注的是，母亲的吸烟史可以降低女性发生先兆子痫的概率。尽管先兆子痫是典型的血管收缩性病理改变，但患者的血管通透性较高，因而发生肺水肿的风险增加。对此类患者应密切关注容量状态，防止容量超负荷导致的左心衰竭。在妊娠 34 周前和 34 周后诊断为先兆子痫的妇女，循环分别呈现为低排高阻和高排低阻。严重先兆子痫患者凝血障碍的风险增加，并最终发展为 HELLP 综合征（见问题 5）。这些患者主要的致死因素为脑血管意外——由于血管通透性增加损伤了脑血管自动调节和凝血障碍，大部分患者因此出现继发的脑出血。

4. 先兆子痫的病因是什么？

先兆子痫的病因不清，胎盘发育异常可能是致病因素之一。当螺旋动脉未长入滋养层时可发生胎盘发育异常，后者进而可造成螺旋动脉血管阻力增加，导致胎盘循环阻力增加。随着后续的缩血管物质释放减少，胎盘灌注降低，最终导致胚胎发育受限，增加了早产和并发症的风险（例如：呼吸窘迫综合征和脑室内出血）。第一阶段通常无临床表现，第二阶段则可出现为全身血管内皮功能障碍和炎症导致的血管收缩和血栓。

5. 什么是 HELLP 综合征？

HELLP（*h*emolysis 溶血，*e*levated *l*iver enzymes 肝酶升高，*l*ow *p*latelet count 血小板减少）综合征发生于部分重度先兆子痫患者。患者会发生微血管溶血性贫血、血小板减少以及肝酶升高，并出现头痛、恶心呕吐、右上腹疼痛等症状。约 12% 的患者血压可正常。妊娠 34 周后患 HELLP 综合征

框 57-1 先兆子痫的危险因素	
初产妇	慢性高血压
黑色人种	糖尿病
极端年龄	血栓性血管病
先兆子痫的个人史或家族史	辅助生殖技术
多胎妊娠	精液接触不足
母亲肥胖	

的患者，尤其是实验室检查提示出现 DIC 者，无论孕龄大小均应紧急终止妊娠。一些产妇在罹患 HELLP 期间会使用皮质激素来促进胎儿肺成熟，以此来到达预产期。

6. 先兆子痫如何处理？

对先兆子痫最主要处理措施是控制血压，包括一线抗高血压药物如拉贝洛尔和肼屈嗪。由于患者的脑血管自动调节功能已被破坏，因此无需将血压降至正常范围，维持其低于重症高限即可，以免发生心脑血管并发症。拉贝洛尔是 α、β 肾上腺素能受体的竞争性拮抗剂，2 ～ 5 分钟起效，其对 β 受体作用的活性是 α 受体的 7 倍，因此拉贝洛尔并非主要依靠降低全身血管阻力发挥降压效应。肼屈嗪是小动脉扩张剂，因此可显著降低全身血管阻力，但对心排血量影响不大。

与静脉输注拉贝洛尔相比，口服钙通道阻滞剂硝苯地平可在降低先兆子痫患者全身血管阻力的同时增加其心指数。出现高血压危象的患者也可用硝普钠降压，优点是可以确保子宫胎盘的灌注。但硝普钠有导致脑血管扩张和氰化物中毒的风险。

因为尚无有创血流动力学监测的数据证实其益处，目前只用于一些特殊患者，例如肺水肿、难治性高血压、对液体治疗无效的少尿患者，或者合并心、肺疾病者。

硫酸镁可预防惊厥发作，其机制不明。已证实镁可扩张血管床，减弱血管对内源性和外源性缩血管活性药物的反应。硫酸镁还有助于保护胎儿神经，可降低神经损伤的发生率。

7. 硫酸镁的潜在并发症？

硫酸镁的安全治疗范围是血药浓度 4 ～ 8 mEq/L。若血药浓度进一步增加，患者会出现 QRS 波群变宽，QT 间期延长等心电图变化。当血药浓度达到 10 mEq/L 时深部腱反射消失；达到 15 mEq/L 时可出现窦房传导阻滞、房室传导阻滞和呼吸肌麻痹；血药浓度达到 25 mEq/L 时，会发生心搏骤停。治疗剂量的硫酸镁会增加患者对肌松剂尤其是非去极化肌松剂的敏感性。因为硫酸镁液可以通过胎盘，母亲使用后新生儿可能出现肌张力下降、呼吸抑制和呼吸暂停。静脉注射钙剂可对抗解除镁毒性。

8. 先兆子痫患者的麻醉要点是什么？

必须进行完善的术前评估，包括复习病史、评估气道和凝血状态。由于先兆子痫患者可能存在多处黏膜水肿，尤其是口咽部，因此气道评估至关重要。因分娩会加重水肿，应在分娩过程中反复评估（Mallampati 评分）。在拟行插管和机械通气时这些患者往往属于困难气道。

由于先兆子痫可能伴有 HELLP 综合征的表现 / 症状，在行椎管内麻醉前需检测患者的凝血状态（凝血酶原时间和部分凝血致活酶时间）和血小板计数，以降低发生硬膜外血肿的风险。尽管血小板计数的推荐标准值为100 000，但仍然缺乏行蛛网膜下腔麻醉和硬膜外麻醉的安全血小板计数推荐标准，多数麻醉医生还是结合患者临床状况来判断是否有出血的倾向。

椎管内麻醉出现交感阻滞后，应密切监护患者是否出现急性低血压。尽管常会诱发急性低血压，但很多研究都证实椎管内麻醉下行剖宫产术是安全的。全身麻醉可能出现一些例如插管和通气困难等风险，置入喉镜时可使交神经感兴奋并加重妊娠高血压，进而导致中枢神经系统并发症如脑出血等，而后者是导致先兆子痫产妇死亡的最主要原因，因此，要谨防急性高血压反应。不仅如此，还要特别关注液体治疗，因为这类患者由于血管通透性增加易产生肺水肿。

9. 什么是惊厥？

惊厥通常由先兆子痫诱发，可导致围产期子痫和（或）昏迷，并非神经疾病所致。惊厥发作前，患者通常会出现头痛、视物模糊、上腹部疼痛等症状。产妇可能会发生脑水肿和局灶性脑出血、肝坏死和暴发性肝衰竭，还可能出现急性肾损伤、DIC、凝血障碍（同时出血和血栓）。

10. 如何处理惊厥发作？

产妇的气道管理和宫内复苏是首要任务。应将患者置于侧卧位，插管并行机械通气以减轻胎儿低氧。静脉抗惊厥药物包括硫喷妥钠（50～100 mg）、地西泮（2.5～5 mg）、咪达唑仑（1～2 mg）和镁剂（2～4 g）。可输注硫酸镁来预防惊厥发作并立即终止妊娠。

11. 如何处理早产？

早产（preterm labor）提前指妊娠37周前出现频繁的宫缩并伴有进展性的子宫颈外口扩张或宫颈管消失，通常会导致早产。早产与胎盘早剥、子宫异常、宫颈乏力、多次妊娠、胎膜早破以及尿道、全身和妇科感染有关（框57-2）。发生率仅为5%～10%的早产是造成新生儿疾病的主要原因，可导致新生儿肺发育不成熟和死亡。孕周≤25周的早产儿存活率约为50%，而孕周≥28周后的存活率会增加至90%。

尽管目前还没有针对早产的处理措施，但是包括钙通道阻滞剂、硫酸镁、环氧合酶抑制剂、子宫收缩抑制药和硝苯地平（表57-3）等药物仍可延长妊娠期。如果患者合并非甾体抗炎药（NSAIDs）相关的过敏性哮喘、活动性胃溃疡或凝血障碍，则应慎用非甾体抗炎药。硫酸镁是弱抗分娩药，但可改善胎儿的神经学预后。

12. 产前出血的原因与治疗。

前置胎盘、胎盘剥离、子宫破裂和血管前置是导致产前出血的主要原因。胎盘剥离是指胎盘从子宫分离，常伴有阴道流血、子宫压痛和子宫活跃性增加。子宫破裂是指发生在子宫壁上的缺损，会导致胎儿窘迫和（或）

框 57-2	早产的危险因素
黑色人种	羊水过多（子宫扩张）
早产史	创伤
烟草 / 药物滥用史	妊娠期腹部手术
急性或慢性全身性疾病	多胎妊娠
孕前低 BMI	社会经济地位低

表 57-3	常见抗分娩药和副作用		
分类	药物	母体的副作用	胎儿的副作用
环氧合酶抑制剂（非甾体抗炎药）	吲哚美辛	恶心 烧心	动脉导管未闭 肺动脉高压 肾功能障碍（可逆） 羊水过少 脑室内出血
硫酸镁	硫酸镁	潮红 嗜睡 肌肉无力 脱钙 低钙血症 肺水肿 心搏骤停	肌张力减退 呼吸抑制
β 受体激动剂	特布他林 利托君	心律失常 肺水肿 低血压 高血糖 低钾血症 恶心 / 呕吐 发热	心动过速 高血糖 巨大儿 （新生儿低钙血症，低血压）
钙通道阻滞剂	硝苯地平 尼卡地平	短暂性低血压 潮红 头痛 头晕	无

孕妇出血。血管前置对孕妇影响较小，但是脐带的帆状附着正好位于胎儿着床前方胎血管穿过胎膜的部位，一旦血管破裂则会导致胎儿大量失血。发生产前出血的患者也有较高的产后出血风险。因为可能出现大量失血，对此类患者仍首选全身麻醉而非局部麻醉。

13. 什么是前置胎盘？

　　前置胎盘是指胎盘位于子宫下段，位置低于胎儿先露部。可根据宫颈和胎盘的相对位置对其进行分级。前置胎盘的几个危险因素包括子宫损伤、多次生产、剖宫产史或子宫手术史、高龄产妇以及前置胎盘病史。除妊娠后 2 ～ 3 个月可能出现无痛性阴道流血外无其他表现。前置胎盘和胎盘早剥的区别在于前者没有腹部疼痛和子宫活动的改变。首次发生出血很少导致休克和胎儿并发症。

14. 什么是产后子宫收缩乏力？其处理措施？

子宫收缩乏力指子宫不能收缩导致的严重出血。子宫过度伸张会增加子宫收缩乏力的风险，原因包括多次妊娠、巨大胎儿和羊水过多。其他导致子宫收缩乏力的原因包括多次分娩、产程延长、绒毛膜羊膜炎、急性产程、增强的产程和应用宫缩抑制剂。

产科处理包括双手按压、按摩子宫和宫缩剂。缩宫素是一种与加压素结构类似的合成激素，静脉给药（20～50 单位 /1000 ml 晶体液）起效迅速，是处理子宫收缩乏力的一线治疗药物。如果病情严重，首次可用 1～2 个单位静脉注射，总剂量可以达 5～10 个单位。应注意缩宫素可使血管扩张导致低血压。甲麦角新碱是一种麦角生物碱衍生物，通常 0.2 mg 肌内注射。因为可导致高血压，因此该药禁用于合并有高血压、周围血管病、缺血性心脏病的患者。甲基前列腺素 $F_2\alpha$（欣母沛）250 μg 可直接注射于子宫平滑肌或骨骼肌，用于治疗难治性子宫收缩乏力。其副作用包括支气管痉挛、通气 / 血流比值变化、肺内分流、低氧血症，哮喘患者禁用。处理措施还包括可用 Bakri 球囊填塞出血部位来压迫出血，根据子宫收缩乏力和出血程度调节球囊压力。对所有药物治疗无效的子宫收缩乏力可考虑结扎、栓塞子宫动脉或子宫切除术。

15. 妊娠期糖尿病的麻醉要点。

妊娠糖尿病患者存在自发性流产、死产、先兆子痫、羊水过多、巨大儿、胎儿畸形和剖宫产的风险。孕前糖尿病与产期提前和早产有关。控制血糖、使用不含糖晶体液、用麻黄碱或去氧肾上腺素治疗低血压等措施均有助于在椎管内麻醉下的分娩过程中维持胎儿的酸碱状态稳定。高血糖会使合并胎盘功能不全的患者情况进一步恶化。任何降低胎盘灌注的情况均可显著影响胎儿的氧合和酸碱平衡并增加胎儿宫内发育迟缓的风险。因为这些患者行剖宫产或产钳分娩的概率较高，应首选椎管内麻醉，但技术上具有一定难度，因为许多患者肥胖且解剖标志不清。超声引导下穿刺可提高硬膜外或腰穿的成功率。这些患者发生插管困难的风险较高，麻醉医师应该做好充分准备。

16. 产科患者发生弥散性血管内凝血（DIC）的原因。

DIC 是异常激活的凝血级联反应，其反应包括形成大量的凝血酶、耗尽凝血因子、激活纤溶系统和出血。产科发生 DIC 最常见的原因包括先兆子痫、败血症、胎儿死亡、胎盘早剥、脓毒血症和羊水栓塞。

17. 孕期最常见的心脏合并症是什么？

先天性心脏病是美国孕妇最常见的心脏疾病，约占孕妇心脏病的 60%～80%。

18. 妊娠期先天性心脏病的处理。

多数先天性心脏病患者不需要肺动脉插管。当患者难以耐受 SVR 降低和静脉回流减少时，可通过鞘内注射阿片类药物进行分娩镇痛。硬膜外麻醉并非此类患者的禁忌证，其麻醉诱导平稳，血流动力学变化较小，可用于各种先天性心脏病患者，但是先天性心脏病是实施蛛网膜下腔麻醉的禁忌证。椎管内麻醉/镇痛可抑制分娩疼痛引起的交感反应，有利于先心病患者更好地耐受分娩过程中的血流动力学波动和产后心血管负荷的变化，降低其发生围生期心肌病和心力衰竭的风险。

要点：高危产科

1. 影响妊娠期高血压产妇的发病率和（或）死亡率最常见的因素是脑血管和心血管并发症。

2. 先兆子痫患者进行有创血流动力学监测的适应证包括：①难治性高血压，②肺水肿，③液体治疗无效的难治性少尿，④严重的心肺疾病。

3. 子宫收缩乏力是产后出血最常见的原因，往往会导致大量失血。

4. 肥胖和糖尿病可增加产妇发生先兆子痫的风险，易导致早产、分娩疼痛增加、形成巨大胎儿并影响分娩手术的进程，早期实施硬膜外麻醉可增加安全分娩的成功率并避免潜在的麻醉风险。

5. 随着患有先天性心脏病或曾有心脏手术史的育龄妇女数量增加，产科麻醉医师必须熟练掌握此类患者妊娠期的生理变化和身体情况，以安全实施麻醉。

网址

Society for Obstetric Anesthesia and Perinatology: http://www.soap.org

推荐阅读

American Society of Anesthesiologists Task Force on Obstetric Anesthesia: Practice guidelines for obstetric anesthesia: an updated report, Anesthesiology 106:843–863, 2007.

American Society of Anesthesiologists Task Force on Pulmonary Artery Catheterization: Practice guidelines for pulmonary artery catheterization: an updated report, Anesthesiology 99:988–1014, 2003.

Beilin Y, Reid RW: Renal disease. In Chestnut DH, Polley LS, Tsen LC, et al, editors: Obstetric anesthesia: principles and practice, ed 4, Philadelphia, 2009, Mosby, pp 1095–1107.

Harnett M, Tsen LC: Cardiovascular disease. In Chestnut DH, Polley LS, Tsen LC, et al, editors: Obstetric anesthesia principles and practice, ed 4, Philadelphia, 2009, Mosby, pp 881–912.

Mayer DC, Smith KA: Antepartum and postpartum hemorrhage. In Chestnut DH, Polley LS, Tsen LC, et al, editors: Obstetric anesthesia principles and practice, ed 4, Philadelphia, 2009, Mosby, pp 811–836.

Polley LS: Hypertensive disorders. In Chestnut DH, Polley LS, Tsen LC, et al, editors: Obstetric anesthesia principles and practice, ed 4, Philadelphia, 2009, Mosby, pp 975–1007.

Sibai BM: Hypertension. In Gabbe SG, Niebyl JR, Simpson JL, editors: Obstetrics: normal and problem pregnancies, ed 5, Philadelphia, 2007, Churchill Livingstone, pp 864–912.

Visalyaputra S, Rodanant O, Somboonviboon W, et al: Spinal versus epidural anesthesia for cesarean delivery in severe preeclampsia: a prospective randomized, multicenter study, Anesth Analg 101:862–868, 2005.

老年麻醉

Gurdev S.Rai，MD

徐志鹏　译　米卫东　校

1. 什么是老年麻醉？为什么老年麻醉如此重要？

- 老年麻醉的定义是：为 65 岁以上的患者实施的麻醉管理。
- 美国老年人口超过 3500 万人，占总人口的 12%。在美国老年人接受的手术占所有手术的 33%。
- 老年患者消耗约 50% 的美国联邦医疗预算。
- 预计老年人口将在 2050 年翻番。

2. 老年麻醉中与年龄相关生理变化最重要的特征是什么？

在老化过程中，大多数器官系统本身的基本功能不变，但应对生理应激的功能储备和反应能力降低。鉴于老年群体的多样性和个体化，难以预测某老年患者与年龄相关的生理变化和功能储备下降的程度。

3. 与年龄相关的心血管系统变化。

- 老年化导致的血管壁增厚、弹性大动脉硬化使血管顺应性降低，导致心脏后负荷增加。动脉粥样硬化或高血压也可以导致以上变化，是增加死亡率的独立风险因素。
- 后负荷增加（如高血压）造成心室肥厚，室壁应力增加，进而导致心肌氧耗增加和心肌缺血的风险上升。
- 心室重构能力降低造成舒张功能障碍，导致每搏量对血容量变化的反应能力下降。
- 每搏量更加依赖于舒张末期容积来维持适当的心房前负荷。
- 心室重构形成的流出道受损导致心房扩张，因此老年人更易发生房颤。心肌脂肪浸润和纤维化可表现为传导异常和心率变异性降低。
- β- 肾上腺素能受体下调导致心脏在急性应激状态下的最大心排血量下降

4. 与年龄相关的呼吸系统变化。

- 胸壁顺应性下降导致限制性肺功能改变，表现为呼吸作功增加和最大分钟通气量减少。
- 65 岁后闭合容量将大于功能残气量，肺不张的发生率上升。
- 咳嗽反射减弱，纤毛清除能力下降和吞咽功能受损增加了围术期误吸和肺炎的风险。

- 低氧和高碳酸血症情况下，中枢介导的通气反应减少。
- 环境恶化的长期影响、遗传及社会因素使肺部疾病的患病率增加，并加剧了呼吸系统的老年化。

5. 与年龄相关的神经系统变化。

- 全脑萎缩、神经连接复杂度降低、神经递质合成减少、外周交感神经细胞纤维化增加、心血管反射受损。
- 骨骼肌神经支配减少（萎缩）导致肌肉强度下降和精细运动调控减弱。
- 对麻醉药物的敏感性增加。

6. 老年人的基础肾功能在哪种情况下可能受损？

肾小球滤过率（GFR）逐渐减少，肾血流量和肾小管集合功能下降，影响了钠平衡和对酸负荷的反应能力。一般而言，除了亚临床低钠血症外这些变化并无临床意义。然而在手术应激时，如果机体未能及时适应急性的血容量变化，就会导致血流动力学不稳。因此，应格外注意术中对老年患者体液和电解质的管理。

7. 老年人的血清肌酐有何变化？

老年人的肌容量下降，因此尽管 GFR 进行性下降，但血清肌酐可保持正常水平甚至有所下降。

8. 肾功能的改变如何影响麻醉管理？

肾小球滤过率下降和肾血流量减少可造成术中水和电解质紊乱，导致发生急性肾衰竭的风险增加。应当维持适当的血容量并保证尿量在 0.5 ml/（kg·h）以上。此外，术中诸多经肾清除的药物及其代谢产物，其清除半衰期和作用时间延长。例如吗啡及其代谢物，如果不考虑肾功能变化调整其用量，可能会导致长期呼吸抑制。

9. 肝功能随年龄增长如何变化？对麻醉的影响是什么？

- 肝重量下降，肝血流和肝功能储备减少。
- 老龄化导致的内质网减少使蛋白质合成降低，如白蛋白水平下降，因此与蛋白结合的药物血清浓度将增加。
- 肝的储备功能强大，只有在酗酒或合并肝炎等病理情况下才会发生药物代谢能力的下降。

10. 人体的组织结构如何随年龄变化？

- 基础代谢率下降会导致身体脂肪比例增加。
- 肌肉含量逐渐下降，缺乏运动使这种情况更差。
- 随着年龄的增长人体总水量减少约 20%～30%，导致总血容量减少。

11. 机体变化如何影响麻醉管理？

- 脂肪含量增加使脂溶性药物的分布容积增加。因此老年患者会发生药物清除时间延长和清除效率下降。

- 骨骼肌减少使静息耗氧量和最大耗氧量降低，而静息心排血量略有降低，同时体温降低（易患低体温）。肌肉含量和神经肌肉接头处的受体减少导致老年患者对肌松药较不敏感。
- 机体总水量减少导致水溶性药物的分布容积减小、血浆浓度增加。
- 老年患者对药物的反应往往高于预期，表现为对药物的敏感性增加。

12. 老年患者为何更容易出现低体温？

老年患者基础代谢率低，产热少，能够防止热量流失的皮肤血管收缩反射减弱，从而容易导致低体温。老年患者 β- 肾上腺素能受体数量的减少也使其容易体温失调。

13. 老龄化对麻醉药物需求量有何影响？

40 岁后，挥发性麻醉药的最小肺泡浓度每十年减少 4% ~ 5%。因为循环时间缩短，挥发性麻醉药的肺泡浓度增加更为迅速。静脉药物的半数有效剂量（ED_{50}）有所减小。

14. 年龄如何影响椎管内麻醉的药代学和药效学？

老年患者蛛网膜下腔的血流量减少，药物吸收变慢。与年轻患者相比，老年患者的脑脊液容量小、比重高。因此相同剂量的药物在老年人体内可导致较高的药物浓度，并可能影响麻醉药物的扩散。老年患者明显的腰椎前凸和胸椎后凸可导致蛛网膜下腔内的药易向头侧扩散并在胸段积聚，从而出现麻醉平面较高、药物起效快和作用时间延长等现象。与年轻患者相比，老年患者硬膜穿破后的头痛发生率较低。

15. 硬膜外阻滞麻醉随年龄的动态变化。

与年轻患者相比，老年患者使用较少的局部麻醉药物便可达到相同的麻醉平面，这可能是椎间隙变窄导致的。

16. 所有老年患者都需要进行全面的术前检查吗？

术前检查应根据拟行手术的风险、合并症及患者的临床表现来确定。如果患者最近频发胸痛或有心肌缺血表现，预计术中发生心脏并发症的风险为中、高危等级，或拟接受中、高风险的手术，均建议进行心电图检查。此外，应根据患者的既往病史、用药史和手术需要来确定恰当的实验室检查。

17. 区域麻醉和全身麻醉是否会对老年患者的预后产生影响？

目前对这一问题研究的结果因为对患者预后的检测手段和手术类型不同而改变。研究证明，区域麻醉显著降低髋关节骨折手术中深静脉血栓形成和致命性肺栓塞的发生率，以及术后 1 个月的死亡率。然而，另外一项外周血管手术的大样本研究，未能证实硬膜外麻醉和全身麻醉对老年患者的预后产生不同的影响。理论上讲，硬膜外麻醉有利于改善移植器官的灌注，但在临床试验中并未得到证实。

18. 老年患者最常见的术后并发症是什么？

药物不良反应、术后认知功能障碍（postoperative cognitive dysfunction，POCD）和谵妄是老年患者最常见的术后并发症，其中老年患者 POCD 的发病率是年轻患者的三倍。

要点：老年麻醉

1. 随着年龄的增长，机体的变化对麻醉管理的影响巨大，几乎涉及了围术期管理的方方面面。
2. 大多数器官组织的基础功能比较稳定，但功能储备和生理应激的代偿能力明显下降。
3. 并非所有老年人都需要全面的术前检查；应根据其基础疾病和手术的风险程度进行选择。
4. 老年患者麻醉药物的需求量减少。
5. 老年人术后并发症的发生率增加，而 POCD 是老年患者最常见的并发症。

---

19. 什么是 POCD？其危险因素是什么？

POCD 是一种认知障碍，包括学习记忆、语言理解、视觉空间记忆和注意力等的障碍。危险因素包括高龄、受教育程度较低、饮酒史、既往卒中史及老年痴呆症。住院期间的复杂的联合用药和谵妄也易导致 POCD。

检测手段过于复杂和缺乏诊断标准限制了人们对 POCD 的深入理解。

20. POCD 对患者死亡率影响如何？

POCD 可增加术后一年内的死亡率。在早期发生急性认知功能下降后认知功能持续下降（大于 3 个月）者死亡率会有所增加。这与 POCD 可能诱发或加重患者潜在疾患、术后依从性下降、抑郁发生率较高有关。

21. 麻醉医生如何降低高危患者 POCD 的发生率？

目前尚无权威研究提出可有效降低 POCD 发生率的麻醉管理意见。众所周知，POCD 与麻醉方式无关，较深的麻醉还可能具有保护作用。有证据表明，患者了解围术期过程对其有益，而且老年病学专家参与患者的术前评估可降低 POCD 的发生率。目前最明确的麻醉管理措施是限制使用已证实与老年人谵妄有关的药物，包括长效阿片类药物、苯二氮䓬类药物和抗胆碱能药物。麻醉医生应反复评估老年患者的用药史，避免使用不必要的药物并降低不良的协同效应。

22. 年龄是老年人围术期死亡率的一个风险因素吗？

现有研究提出年龄是老年人围术期死亡率的弱预测指标，更多的风险因素包括：

- 急诊普通外科或胸外科手术。
- 术前白蛋白水平较低（反映整体营养状况）。
- 合并症的数量和严重程度。
- POCD。
- 运动耐量不足和严重虚弱。

推荐阅读

Bryson GL, Wyand A: Evidence-based clinical update: general anesthesia and the risk of delirium and postoperative cognitive dysfunction, Can J Anaesth 53:669–677, 2006.

Chow WB, Rosenthal RA, Merkow RP, et al: Optimal preoperative assessment of the geriatric surgical patient: a best practices guideline from the American College of Surgeons National Surgical Quality Improvement Program and the American Geriatrics Society, J Am Coll Surg 215:453–466, 2012.

Farag E, Chelune GJ: Is depth of anesthesia, as assessed by the bispectral index, related to postoperative cognitive dysfunction and recovery?, Anesth Analg 103:633–640, 2006.

Monk TG, Weldon BC, Garvan CW, et al: Predictors of cognitive dysfunction after major noncardiac surgery, Anesthesiology 108:18–30, 2008.

Silverstein JH, Rooke GA, Reves JG, et al, editors: Geriatric anesthesiology, ed 2, New York, 2008, Springer.

Wijeysundera DN, Duncan D, Nkonde-Price C, et al: Perioperative beta blockade in noncardiac surgery: A systematic review for the 2014 ACC/AHA guideline on perioperative cardiovascular evaluation and management of patients undergoing noncardiac surgery, J Am Coll Cardiol 2014. doi: 10.1016/j.jacc.2014.07.939.

手术室外的麻醉与镇静

Mark H.Chandler, MD, and James C.Duke, MD, MBA

徐志鹏 译 米卫东 校

第 59 章

1. 何种手术室外操作需要镇静或全身麻醉?

- 对难以配合的患者进行放射学检查或治疗时,包括 CT、磁共振成像(MRI)、介入放射治疗等,特别是儿童需要有麻醉的帮助才能进行。
- 心导管置入、植入式心律转复除颤器植入、冠状动脉造影术、射频消融和电复律操作。
- 门诊手术和其他手术室外刺激较强的手术。
- 体外冲击波碎石术、膀胱镜检查。
- 内镜检查。
- 放射治疗。
- 电休克治疗。
- 对儿童进行的任何手术操作。

2. 手术室外麻醉时,何种设备和标准是保证安全所必需的?

在手术室外进行麻醉和镇静时,可以用简单的一句话概括所有要求,即——MAO IS SAME PEST:

- 可靠的氧源和备用气源,换成空气也可以。
- 喉镜、气管内插管、口咽通气道等,呼吸球囊也是必要的。
- 吸引器、电插座、电力故障时的照明设备。
- 有时也会用到麻醉机和静脉输液泵。
- 气道设备。
- 监护仪。
- 配备除颤器和急救药物的急救车。

    M = Machine,机器(带清除剂)

    A = Ambu bag,急救气囊

    O = Oxygen,氧气(有备用供应)

    I = Illumination,照明设备

    S = Suction,吸引器

    S = Space,空间

    A = Anesthetic drugs and equipment,麻醉药品和设备

    M = Monitors,监护仪

E = Electricity，电力

P = Postanesthesia care unit，麻醉后监护室

E = Emergency cart，急救车

S = Staff，人员

T = Telephone，电话

3. 无论是在手术室内还是在手术室外，麻醉时必需的监测是什么？

无论在何处进行麻醉，美国麻醉医师协会（ASA）对麻醉的基本要求为：

1）必须有具备资质的麻醉专业人员在场时才能使用全麻药、局麻药和麻醉监控。

2）对任何接受麻醉的患者，应持续对其氧合、通气、循环和体温进行监测。ASA还特别强调以下几点：

● **氧合**：麻醉时应使用脉搏血氧饱和度等措施定量评价氧合。使用麻醉机时设置低氧浓度报警。

● **通气**：患者麻醉时应注意通气的临床指征监测，如观察胸廓活动、呼吸囊的运动或听诊呼吸音。当插入气管导管或喉罩后，必须通过二氧化碳监测仪监测呼末二氧化碳并确定气管导管或喉罩位置。

● **循环**：在整个麻醉过程中对所有患者均需连续监测心电图，至少每5分钟测一次血压和心率。此外，接受全身麻醉的患者应该通过例如脉搏触诊、心音听诊、动脉压力监测、脉搏血氧饱和度等方法持续监测循环功能。

● **体温**：当预计或怀疑患者体温有显著变化时必须进行体温监测。

4. 手术室外镇静安全吗？

对患者进行手术室外镇静时曾出现过包括呼吸不全、血氧饱和度下降、失去对气道的控制等不良事件。老年患者和病情较重的患者（有较高的ASA分级）在接受手术室外镇静时更容易出现不良事件。

5. 麻醉医师在制定手术室外麻醉安全标准中的作用。

由于对安全问题的关注度高、掌握相关知识和技术专长，麻醉医师在制定安全操作标准中发挥着重要作用。联合委员会曾与麻醉医师合作制定了非麻醉医生操作的安全标准。

6. 清醒镇静与相关的麻醉深度。

美国ASA镇静镇痛工作组规定由非麻醉医生实施的镇静镇痛范围包括：最小程度的镇静到全身麻醉。对人员预先进行培训培训是确保患者安全和提供高质量镇静的关键（表59-1）。

7. 比较中度和深度镇静的差异。

深度镇静也被称为中度麻醉监护（moderate anesthesia care）或MAC。

表 59-1　全身麻醉和镇静 / 镇痛分级的定义

	轻度镇静（抗焦虑）	中度镇静 / 镇痛（清醒镇静）	深度镇静 /MAC	全身麻醉
反应	对语言刺激反应正常	有目的的回应口头或触觉刺激	有目的的回应重复或疼痛刺激	疼痛刺激都没有反应
气道	未受影响	不需干预	可能需要干预	通常需要干预
自主呼吸	未受影响	充分	可能不充分	通常不充分
心血管功能	未受影响	通常可以维持	通常可以维持	可能受损

Adapted from American Society of Anesthesiologists, Task Force on Sedation and Analgesia by Nonanesthesiologists: Practice guidelines for sedation and analgesia by nonanesthesiologists. Anesthesiology 96: 1004-1017, 2002.

按照手术室外操作的原则和标准，麻醉医师或麻醉护士也可以在在手术室内实施 MAC。麻醉时通常通过分次给药方式给药，但也可以通过持续静脉输注达到所需的镇静深度。

非麻醉医生也可实施 MAC，比如急诊科、口腔颌面外科、重症监护科医生等，但他们均应在模拟人身上进行气道开放技术的训练。

8. 与磁共振成像（MRI）相关的特殊问题是什么？

核磁共振机可产生强大的磁场。只能使用不含铁的设备和器材，含铁物体在磁振成像环境中会成为弹射物。除了必须远距离实施 MAC 和全身麻醉外，麻醉医生还必须熟练使用在这种特殊环境中安全运行的无铁设备、麻醉机和监护仪。

要点：手术室外的麻醉与镇静

1. 麻醉医生和非麻醉医生都越来越多地在非传统环境里提供镇静和麻醉。无论在何处使用麻醉药，需要实施同样的监护、器材和人员标准来确保安全。
2. 麻醉医生已经并将继续在制定患者镇静的安全标准中处于领导地位。
3. MRI 扫描给患者的麻醉管理带来了特殊挑战。任何含铁物体都可以成为一个子弹，所有的设备必须是非铁质金属，包括气瓶。

网址

American Society of Anesthesiologists: Guidelines for nonoperating room anesthetizing locations: http://www.asahq.org
Joint Commission on Accreditation of Healthcare Organizations: Comprehensive accreditation manual for hospitals: www.jointcommission.org

推荐阅读

Kotob F, Twersky RS: Anesthesia outside the operating room: general overview and monitoring standards, Int Anesthesiol Clin 41:1–15, 2003.
Metzner J, Posner KL, Domino KB: The risk and safety of anesthesia at remote locations: the US closed claims analysis, Curr Opin Anaesthesiol 22:502–508, 2009.

第60章

起搏器和植入式心律转复除颤器

Christopher M.Lowery, MD, and James C.Duke, MD, MBA

徐志鹏　译　米卫东　张玉宵　校

1. 北美心脏起搏与电生理学会（NASPE）/英国心脏起搏与电生理学组（BPEG）通用（NBG）编码系统中心定义了心脏起搏器编码每个字母的含义。

前三个字母分别是指起搏心腔、感知心腔和起搏方式，第四个字母代表可程控性和频率响应功能，第五个字母很少使用（表60-1）。

2. AOO、VOO 和 DOO 模式是什么意思？

AOO 指仅起搏心房，VOO 指仅起搏心室，DOO 指同时起搏心房和心室，但无感知和频率响应，这种起搏器（译者注：更好的译法是"这种起搏模式"）在设定频率较低的状态下仅有起搏功能，没有感知功能。这种工作模式（以 OO 结尾的）被称为非同步起搏模式，适合在手术室应用，因为它没有感知功能，可以在不间断起搏的同时避免电刀干扰。

3. 什么是 VVI 起搏模式？

这种模式是指心室起搏和心室感知，被感知的信号会抑制起搏脉冲发放。此工作模式时，起搏器将连续发放起搏刺激，除非它感知到自身心跳。如果起搏器感知到自身心律，它会做出抑制起搏的反应，允许心脏自身节律出现。

4. 什么是 DDI 起搏模式？

DDI 是指心房和心室起搏与感知，被感知的信号会抑制起搏脉冲发放。起搏器按照设定的频率起搏心房，除非感知到比起搏频率快的心房自身节

表60-1　心脏起搏器编码系统

Ⅰ起搏心腔	Ⅱ感知心腔	Ⅲ反应方式	Ⅳ程控功能	Ⅴ抗快速心律失常
O＝无	O＝无	O＝无	O＝无	O＝无
A＝心房	A＝心房	T＝触发式	P＝单程式	P＝起搏
V＝心室	V＝心室	I＝抑制式	M＝多程式	S＝电击
D＝双腔（心房＋心室）	D＝双腔（心房+心室）	D＝双重（触发+抑制）	R＝频率调节	D＝双重（起搏+电击）

律，被感知的自身节律将抑制心房起搏，这种模式有利于心房和心室活动保持同步。然而，这种反应只是抑制起搏，即起搏器感知到心房自身节律后不起搏心室，即跟踪或触发响应。因此，竞争性心房起搏和变化的房室（AV）间期可能同时出现。当房性心律失常导致快速心室跟踪频率时，这种工作模式是一种默认的有益模式。

5. 什么是 DDD 起搏模式？

DDD 起搏模式是在心房和心室起搏，在心房和心室感知，对感知信号具有触发和抑制双重反应，这是最常用的起搏模式。当起搏器感知到比起搏频率快的心房自身节律时，被感知的自身节律将抑制心房起搏；如果没有感知到心房自身心律，起搏器将发放起搏刺激起搏心房。心室起搏前，起搏器能识别心房的触发和感知事件，如果这段时间内起搏器感知到心室自身激动，就抑制心室刺激发放，并保持房室自身传导；如果房室传导时间超过设定的起搏器 AV 间期，心室将在前一次心房起搏或心房自身激动的触发下发放起搏刺激激动心室，即心室跟踪。如果起搏器感知不到自身心律，它将按照程控的最低频率顺序起搏心房和心室。

6. 单极和双极起搏器的区别。

两种起搏器都是在两个电极之间检测电信号的。单极起搏器的阴极（即端电极）在起搏导线和心内膜组织交界的位置，阳极是起搏器的脉冲发生器机壳（阳极），两个电极都感知电信号。因此，机壳（阳极）可能感知到心外电信号，如肌电、外部噪声和干扰。而双极起搏器的两个电极都位于心腔内并且距离很近，因此，主要感知心内电信号，出现过度感知体外干扰信号的可能性很小。

7. 植入式心律转复除颤器（implantable cardioverter defibrillator，ICD）是什么？

ICD 很像心脏起搏器，在心动过缓时可以起搏和维持心率。但是，ICD 的电极导线上带有除颤线圈，通常是一个或两个线圈，ICD 心腔内放电通过线圈除颤治疗快速性心律失常（有可能因此挽救生命）。ICD 的工作程序也很复杂，可以通过无痛方式快速起搏来终止节律规整的快速性心律失常。ICD 工作程序中的算法使它能将众多严重的室性心律失常和室上性心律失常区分开来。植入 ICD 是为了治疗危及生命的心律失常和预防猝死。

8. 永久性起搏的常见指征是什么？

- 通常情况下，任何有症状的不可逆的心动过缓是需要永久起搏的。
- 房室传导阻滞部位位于房室结以下的患者需要永久起搏。这些患者存在各种逸搏心律，但是这些逸搏的起搏点是不可靠的，可引起心脏停搏或死亡。
- 患者存在心动过缓诱发的心律失常，例如对起搏有反应的尖端扭转型

　　室性心动过速，需要永久性起搏。
- 颈动脉窦高敏性晕厥的患者需要永久起搏。

9. ICD 植入术常见的适应证是什么？

- 不可逆原因导致的心脏骤停或心室颤动。
- 与结构性心脏病有关的持续性室性心动过速。
- 任何病因所致的左室射血分数低于 35% 的患者。
- 原发性心脏电活动异常，例如 Brugada 综合征或长 QT 综合征。

10. 在起搏器的脉冲发生器上放置磁铁的作用是什么？

　　这取决于起搏器的类型及其工作程序。一般情况下，把磁铁放在脉冲发生器上会阻止其感知。因为不能感知心脏自身心跳，起搏器只根据程控前设定的频率进行非同步起搏。如果是 ICD，由于感知功能被阻止，因此不能监测和治疗心律失常。在脉冲发生器上放置磁铁的操作，只有在起搏器工作故障、ICD 不恰当放电或将外部噪声（例如电刀）感知为快速性心律失常的时候才紧急使用。可以肯定的是，把磁铁放在 ICD 脉冲发生器上的时候，ICD 不能正常放电，也就不能发挥其救命的作用了！当必须进行急诊外科手术而 ICD 治疗功能又不能及时关掉的时候，这时磁铁的应用价值就体现出来了。

11. 患者不能使用微波炉或其他医用电子设备吗？

　　一般情况下，现代起搏器能屏蔽普通的电磁干扰（electromagnetic interference，EMI），但是不足以屏蔽射频电流（术中射频电灼）或经皮神经电刺激的干扰。这些干扰可导致起搏器对外部电信号的误感知，造成不恰当的起搏抑制或 ICD 不恰当放电。其他形式的强磁场，如弧焊和一些短波收音机，可能会导致起搏器重置或其他故障。一般情况下，使用手机是不会有问题的，除非手机在衣服口袋里正好放在脉冲发生器上，植入起搏器的患者应该用对侧手接打电话。

12. 起搏器对电磁干扰是否还有其他的反应？

　　有些起搏器具有频率响应功能，在这种工作模式下，起搏器会根据患者代谢需要做出增加或降低心率的调整。起搏器的传感器靠内置可变形的晶体而起作用，比如胸部阻抗变化则增加起搏频率，或动量变化也会增加起搏频率。使用这种传感器的起搏器，在碎石术、某些电磁检查设备或仅仅是胸部运动的时候，可能会引发不恰当的快速起搏。因此，手术前应该程控起搏器，把频率响应功能关掉。

13. 起搏导线能拆卸掉吗？

　　一般在约 6 周后，心肌就在起搏导线头端周围形成了瘢痕，这有助于固定起搏导线。但是，为了改善心衰症状，新型的同时具有双心室起搏和除颤功能的起搏器，有一根特殊的起搏导线是放在左心房和左心室后面的静脉里面的，这种起搏导线是通过导线与静脉之间的摩擦力来起固定作用的，植入若干年后仍有很容易就脱位的可能，因此血管内监测导管的植入和退出操作应该非常小心，必要时需要在透视下操作。

14. 血管内穿刺时会损伤起搏导线吗？

通常，起搏导线外面包绕的是硅胶，可以被穿刺针划伤或损坏。一般情况下，应避免从起搏导线所在的静脉进行穿刺。

15. 普通麻醉和术中给的药物影响 ICD 的除颤功能吗？

在转复室性心律失常时，芬太尼可减少除颤所需的能量（除颤阈值），除了恩氟烷和戊巴比妥钠可能增加除颤阈值以外，多数吸入性麻醉药不影响除颤阈值。

16. 患者的病情变化是否影响起搏器的功能？

危重患者、严重酸中毒、高钾血症和（或）心肌缺血可能导致起搏阈值异常增高，出现明显的起搏器工作失灵。

17. 给患者程控不同的工作模式会导致血流动力学改变吗？

当程控的工作模式引起房室不同步的时候，某些患者可能会出现低血压、出汗、恶心或气短的症状，比如给窦房结功能正常的患者程控为 VVI 模式。如果房室传导时间延长，可能导致心房收缩和心室收缩几乎同时发生，也会出现上述症状，这就是众所周知的起搏器综合征，但不常见。

18. 植入起搏器或除颤器的患者是否需要进行围术期评估？

是的，目的是确保起搏器工作正常，并且电池有电。医生还应该清楚患者是否为起搏器依赖，如果起搏器依赖，这意味着起搏器不能正常工作时，患者是没有自身心律的。如果是这种情况或术中使用电刀，应该将起搏器程控为非同步模式，以避免电磁干扰。植入 ICD 的患者，术前应该将心律失常治疗功能关掉，同时备好体外除颤器，当心律失常发生时用来除颤。手术后，应该对 ICD 和起搏器进行访问并程控，以确保没有因为电磁干扰造成程序错误。

19. 有什么措施可以降低电刀对起搏器的影响？

有的。负极板应尽可能靠近切割部位，而离起搏器尽可能远。应尽量采取短时间短促电灼操作，以免对起搏器产生长时间的抑制。电刀头和负极板的连线方向不要和起搏导线的走行方向平行，二者方向最好垂直以避免电流穿过起搏导线。起搏器接近耗竭的电池有可能会被电刀永久性抑制。

20. 如果在起搏频率迅速下降的时候没有自身心律出现，这是否意味着患者是起搏器依赖？

不是的。许多患者的自身心律是被起搏器抑制的，但是，经过一段时间的适应和耐受，其自身心律也能维持血流动力学平稳。为了评价患者的自身心律情况，起搏频率应缓慢降低，等待患者自身节律恢复。如果起搏频率减慢后，仍然没有＞ 30 ～ 40 次 / 分的自身心律出现，可以判断患者可能是起搏器依赖。

21. 植入起搏器的患者，如果心电监护仪上没有监测到起搏信号，这是否意味着起搏器工作不正常？

不一定。有可能是患者自身心率高于起搏器设置的最低起搏频率，起搏被抑制所致。但是，必须注意，双极起搏的起搏脉冲信号非常小，监护仪可能检测不到。事实上，当检测到与起搏频率一致的脉冲信号时，绝大多数的数字记录系统会将这一信号波形加到系统内的电活动波形条带中，所以，有时会在没有植入起搏器患者的心电监护仪上看到起搏脉冲样波形！

22. 起搏刺激信号不能夺获心房或心室是否一定意味着起搏器出现故障？

有很多原因可导致起搏刺激信号不能使心肌组织除极化。首先应该明确是心房还是心室刺激（图 60-1）。当心肌组织正处于前一次兴奋如室性期前收缩的不应期内的时候，心肌对任何刺激都不会产生反应，这也可以称为功能性失夺获。在单导联的心电监护中，因为起搏心律的电轴与监测导联的电轴垂直，有时就不出现起搏融合波，这种情况下，有些导联可以看到起搏器工作正常的波形，但是在某些导联就看不到起搏融合波。但是，如果多个导联监测均未看到起搏夺获，或患者出现异常情况，应紧急（通过程控）评价一下起搏器工作是否正常。

23. 如果一个起搏刺激信号叠加在自身心跳波形上，一定是起搏器工作失灵了吗？

不是的。对这种情况有许多解释，最常见的情况是，起搏器在感知到自

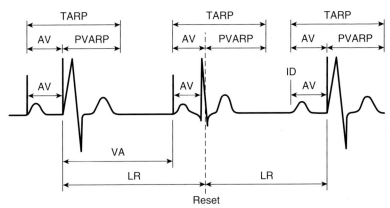

图 60-1 正常房室节律（顺序起搏）。AV，房室（起搏）间期；ID，内源去极化；LR，低节律（起搏）；PVARP，心室后心房不应期；TARP，全心房不应期（From Zaidan JR：Pacemakers. In Barash PG, editor：*Refresher courses in anesthesiology*（vol. 21），Philadelphia，1993，Lippincott，with permission.）

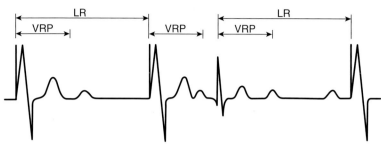

图 60-2 正常 VVI 起搏。LR，低节律（起搏）；VRP，心室不应期.（From Zaidan JR: Pacemakers. In Barash PG, editor: *Refresher courses in anesthesiology*（vol. 21），Philadelphia, 1993, Lippincott, with permission.）

身心律前按时发放了一个起搏刺激脉冲，而自身心律的电活动可能已经被体表电极所记录，但没有被起搏器感知到，导致起搏刺激信号和自身电活动波形融合，这在 VVI 起搏模式的患者中较常见（图 60-2）。其他程控方式也可以解释这一现象，当然必须要先排除感知不良的问题。

要点：起搏器和植入式心律转复除颤器（ICD）

1. 在强磁场环境中，为了避免起搏器功能受到抑制，起搏器将在设定的起搏频率下非同步起搏；但对于 ICD，强磁场可导致其感知功能障碍，从而影响其除颤功能。

2. 在起搏器代码系统中，第一个字母是指起搏心腔，第二个字母是指感知心腔，第三个字母是对感知心律的响应方式。第四个字母是指频率响应。

3. 双极和单极是指起搏导线上的电极个数，一个电极的为单极，两个电极的为双极，它们的作用是感知和起搏。

4. 单极起搏是利用起搏导线头端的电极和集成在起搏器脉冲发生器机壳的电极形成回路来进行感知和起搏的。感受器可感知在较远距离的任何信号，包括心外的干扰信号，脉冲发生器发出的起搏信号会在监护仪上显示为很清楚的尖峰波。

5. 双极起搏的两个电极都在起搏导线的末端，通常两个电极之间有一个 3 cm 左右的间隔。电极之间距离很短，可以减少感知额外信号或外部干扰，在监护仪上可能看不到起搏信号。

建议阅读

American Society of Anesthesiologists Committee on Standards and Practice Parameters: Practice advisory for the perioperative management of patients with cardiac implantable electronic devices, Anesthesiology 114(2):247–261, 2011.

Ellenbogen KA, Kay GN, Lau CP, et al: Clinical cardiac pacing, defibrillation, and resynchronization therapy, ed 3, Philadelphia, 2007, Saunders.

Hayes DL, Friedman PA: Cardiac pacing, defibrillation, and resynchronization: a clinical approach, ed 2, New York, 2008, Blackwell.

Kaszala K, Huizar JF, Ellenbogen KA: Contemporary pacemakers: what the primary care physician needs to know, Mayo Clin Proc 83:1170–1186, 2008.

第八部分　区域麻醉

第
61
章

蛛网膜下腔麻醉

James C.Duke，MD，MBA

徐志鹏　译　米卫东　校

1. 与全身麻醉相比蛛网膜下腔麻醉有哪些优点？

- 蛛网膜下腔阻滞（subarachnoid block，SAB）减轻麻醉和手术的代谢应激。
- 尤其是在择期髋关节手术，可减少 20% ～ 30% 的失血量。
- SAB 使静脉血栓栓塞的发生率下降约 50%。
- 很少影响肺功能。
- 避免气管内插管。
- 实时监测精神状态。

2. 蛛网膜下腔麻醉常用局部麻醉药的剂量和作用时间？

见表 61-1。

3. 蛛网膜下腔麻醉时局部麻醉药的主要作用部位？

主要的作用部位是脊神经根和脊髓。有趣的是神经根可能有不同的解剖结构（干和根）；神经根的筋膜分隔也有不同，尤其是背侧和腹侧神经根；可用于解释出现感觉和运动阻滞差异的原因。

4. 决定阻滞作用消失的因素有哪些？

药物从脑脊液（cerebrospinal fluid，CSF）吸收进入体循环所需时间决定了麻醉时长。加入缩血管药延缓吸收，从而延长作用时间。局部麻醉药

表 61-1　局麻药蛛网膜下腔麻醉剂量（译者注：原文排版错误）

常见浓度		建议剂量（mg）			作用时间（min）	
		下肢及会阴	下腹部	上腹部	不加肾上腺素	加肾上腺素
利多卡因	5% 溶于葡萄糖	30 ～ 50	75 ～ 100		60 ～ 75	75 ～ 90
布比卡因	0.75% 溶于葡萄糖	5 ～ 10	12 ～ 17		90 ～ 120	100 ～ 150
罗哌卡因	0.25% ～ 1%	8 ～ 12	16 ～ 18		90 ～ 120	90 ～ 120
丁卡因	1% 溶于葡萄糖	4 ～ 8	10 ～ 16		90 ～ 120	120 ～ 240
罗哌卡因	0.5% 溶于葡萄糖	12 ～ 18	18 ～ 25		80 ～ 110	—
左布比卡因	8 ～ 10	12 ～ 20		90 ～ 120	100 ～ 150	

中加入缩血管药，效能降低而作用时间延长。

5. 描述影响阻滞范围（和程度）的因素。

- 患者本身的特征包括身高、体位、腹内压力、椎管的解剖结构与妊娠。腰骶部脑脊液容量存在很大的个体差异，磁共振成像显示其范围为 28 ～ 81 ml 不等。椎管内脑脊液容量与身高和阻滞的减退有关。除了体重与椎管内脑脊液量成反比关系，其他身体数据都不能可靠估计腰段 CSF。妊娠减少脑脊液量。
- 注射麻醉药物时，针尖的方向和穿刺部位影响阻滞范围和程度。
- 注入的局麻药总量影响阻滞范围和程度，而体积和浓度影响不大。
- 局麻药的比重影响阻滞范围和程度。比重的定义是指局麻药溶液与脑脊液的比值。比值大于 1 的溶液是重比重液，在脑脊液中下沉；比值为 1 的是等比重液，注射后易于保持在注射部位周围；比值小于 1 的为低比重液，注射后在脑脊液中上浮。

6. 实施蛛网膜下腔麻醉应选择腰椎的哪个节段？穿刺时会经过哪些结构？

成人应选择低于 L_1 水平，而在儿童应选择低于 L_3 水平，以避免穿刺针造成脊髓损伤。通过解剖标志定位，$L_3 \sim L_4$ 间隙位于髂嵴连线和脊柱相交处，无论是正中或旁正中入路均可。穿刺针通过的解剖层次包括皮肤、皮下组织、棘上韧带、棘间韧带、黄韧带、硬脑膜和蛛网膜。

7. 蛛网膜下腔麻醉常见的并发症有哪些？

常见并发症包括低血压、心动过缓、镇静药物敏感性增加、恶心、呕吐（可能继发于低血压）、硬膜穿刺后头痛（post-dural puncture headache，PDPH），以及术后背部疼痛和感觉异常（通常与利多卡因的使用有关）。罕见而严重的并发症包括神经损伤、马尾神经综合征、脑膜炎、全脊髓麻醉和血肿、脓肿。下文讨论与这些并发症相关的问题。

8. 与 SAB 低血压有关的生理变化和危险因素有哪些？

低血压的发生是由于阻断了交感神经的支配，导致血管外周阻力下降。心率、每搏量和心排血量的轻微降低都会导致动脉压和中心静脉压下降。低血容量、年龄大于 40 岁、感觉消失平面高于 T_5、基础收缩压低于 120 mmHg 和运动消失平面高于 $L_3 \sim L_4$，都会增加低血压的发生。低血压（可能减少脑血流量）可能是蛛网膜下腔麻醉中出现恶心呕吐的原因。患者应在蛛网膜下腔麻醉前输注胶体或晶体 250 ～ 1000 ml。输注胶体虽昂贵，但由于分布模式与晶体不同，扩容效果更佳。发生低血压时扩容和静注拟交感药物通常会有效。头低仰卧位可使麻醉平面升高，应谨慎使用。在心脏功能储备不足的患者，输液量也需要控制；当阻滞平面消退，血管张力增高、中心血容量增加，可能会导致此类患者心功能衰竭。实施单侧阻滞也可以减少蛛网膜下腔麻醉中的低血压。一度认为平面高于 T_4 会导致通气不足，但现在认为这种情况下过度通气更常见。目前不再认为低通气与心搏骤停有关。

9. 蛛网膜下腔麻醉相关心动过缓的病因及危险因素有哪些？

心动过缓可能继发于高位交感神经和心加速神经（$T_1 \sim T_4$）阻滞以及 Bezold-Jarisch 反射（继发于静脉回流减少的心率减慢）导致的迷走神经张力增加。术前迷走神经张力增高的患者（儿童和成人静息心率 < 60 次 /min），发生心动过缓的风险增加。心动过缓可用抗胆碱能药物（阿托品）或 β - 肾上腺素能受体激动剂如麻黄碱来处理。

10. 为什么接受蛛网膜下腔麻醉的患者对镇静药物特别敏感？什么是传入神经阻滞？

在 Caplan 及其同事的一篇重要综述（1988）中，行择期手术接受蛛网膜下腔麻醉的健康患者，经历了类似自然睡眠无自主活动的状态，之后呼吸、心搏停止。尽管呼吸、心搏停止时有医生在场，但是难以复苏；要么死亡，要么出现严重的神经功能损害。随后经确定，接受蛛网膜下腔麻醉的患者对镇静药物异常敏感。出现这种情况的原因可能是外周刺激不能正常传递到网状激活系统（reticular activating system，RAS）。网状激活系统位于脑干，负责维持大脑的觉醒状态。由此看来，运动神经纤维和感觉神经传入 RAS 有助于维持清醒，蛛网膜下腔麻醉可以减少信号的传入，使患者容易产生镇静过度。蛛网膜下腔麻醉（还有硬膜外麻醉）增加了咪达唑仑、异氟烷、七氟烷和硫喷妥钠的麻醉镇静催眠效能。

11. 全脊麻的临床特征。

全脊麻是局麻药对颈部脊髓和脑干产生了抑制。症状和体征包括发声困难、呼吸困难、上肢无力、意识丧失、瞳孔散大、低血压、心动过缓、心肺骤停。早期识别是处理全脊麻的关键。治疗措施包括：保持呼吸道通畅、机械通气、输液、循环支持。患者一旦接受通气且血流动力学稳定应立即实施镇静。全脊麻的影响通常在手术结束时消失；除非有禁忌，患者可以正常拔管。

12. 如果患者在蛛网膜下腔麻醉时心搏骤停，其抢救与标准的高级生命支持有何不同？

蛛网膜下腔麻醉时心搏骤停非常罕见，其总体发病率估计为 0.07%。然而在这种情况下，只采取用于心脏复苏指南的标准高级生命支持（advanced cardiovascular life support，ACLS）是不够的。由于这些患者的交感神经张力降低，周围血管阻力下降，直接迅速应用肾上腺素，对于增加外周阻力和冠状动脉灌注很有必要。后续的肾上腺素剂量为前次量的双倍（例如，1 mg，然后 2 mg，再后 4mg，以此类推），直到有效为止。

13. 硬脊膜穿破后头痛（PDPH）的临床特点是什么，如何治疗？

硬脊膜穿破后可产生严重的头痛。可能是由于硬脑膜破孔产生的脑脊液漏，导致脑膜和脑神经受到牵拉引起的。头痛通常发生在穿刺后不久，其特点是疼痛剧烈，往往局限于枕区和颈部，直立时加重，也可能会发生复视或视物模糊。新型圆锥状针头降低了 PDPH 的发生率，目前大约为 1%。女性、年轻患者、产妇和肥胖患者 PDPH 的发病率往往较高，硬膜外穿刺比蛛网膜下腔麻醉穿刺更容易产生 PDPH。输液、镇痛药和咖啡因可暂时缓解头痛；硬膜外血液填充（约 20 ml）可以缓解超过 75% 患者的头痛。注意，必须在排除严重高血压或中枢神经系统疾病导致的头痛后，才能确定患者发生了 PDPH。

14. 蛛网膜下腔麻醉后造成神经损伤的风险因素有哪些？

腰穿针可能造成神经纤维的直接损伤，穿刺时如果发生感觉异常通常提示发生神经损伤，这种情况下应改变腰穿针方向重新穿刺。硬膜外静脉出血形成血肿（由于穿刺针直接损伤或凝血障碍）或脓肿，会造成持续的神经功能障碍或严重的背部疼痛。早期识别和处理很重要，可以避免永久的神经系统后遗症。在接受抗凝治疗的患者中，要区分持续性的神经损伤与局麻药的残留作用。曾有粘连性蛛网膜炎的报道，可能是刺激性物质注入蛛网膜下腔引起的。

15. 蛛网膜下腔麻醉对体温调节有哪些影响？

蛛网膜下腔麻醉后，由于患者血管扩张，再加上体温降低患者不能通过寒战产热，有发生低体温的风险。因为血管扩张导致四肢温暖，患者可能并没有感觉到冷。此外，在区域性阻滞患者中没有广泛进行体温监测，临床医生可能觉察不到低体温，蛛网膜下腔麻醉的患者应在能反映人体核心温度的部位如鼓膜监测体温。接受区域阻滞患者也应该使用暖风机保温。

16. 蛛网膜下腔麻醉的禁忌证是什么？

蛛网膜下腔麻醉的绝对禁忌证包括穿刺点局部感染、菌血症、严重的低血容量、凝血功能障碍、严重狭窄的心脏瓣膜病、手术部位感染和颅内高压。相对禁忌证包括退行性（神经脱髓鞘）神经系统疾病（如多发性硬化症）、腰痛与脓毒症。

17. 回顾对使用抗凝药物患者实施区域麻醉的建议。

美国区域麻醉与疼痛医学协会已确定在抗凝患者实施区域麻醉的风险，要点包括：

- 除了极特殊情况，对接受溶栓 / 纤溶治疗的患者不应实施区域麻醉。

在抗凝治疗前进行区域麻醉的患者应接受连续的神经功能检查。

- 择期手术前口服抗凝剂应停止应用 4～5 天，并且凝血酶原时间 / 国际标准化比值应正常。低分子肝素（LMWH）可作为口服抗凝药的替代治疗。

- 目前应用的抗凝药物通过不同的机制（例如，抗血小板药物，阿司匹林，肝素）影响凝血功能，导致实施区域麻醉复杂化，因此，临床决策必须个体化。只服用非甾体类抗炎药的患者可以安全接受单次或置管的区域麻醉。

- 血小板减少和凝血过程异常是区域麻醉的禁忌。

18. 使用普通肝素时是否可进行蛛网膜下腔麻醉或硬膜外麻醉？

- 如果应用肝素且合并血小板减少、抗血小板药物、口服抗凝药、出血和其他疾病，应避免实施区域麻醉。

- 低剂量的普通肝素皮下注射不是实施区域阻滞的禁忌证，但最好在肝素效能降到最小时实施操作。同样，如果在操作之后不久计划应用肝素，剂量应减少。

- 血管疾病患者会接受大剂量的肝素，如果还存在其他凝血障碍应避免实施区域麻醉，椎管内麻醉后至少延迟 1 h 应用肝素；应在肝素的效能减弱时拔除导管（下次应用肝素前 1 h 或最后一次给药后 2～4 h）。如出现椎管内出血，目前尚无有效的处理方案。

- 长时间抗凝治疗可能会增加脊髓血肿的风险，在其他凝血异常并存的情况下风险进一步增加。

19. 使用低分子肝素（LMWH）时是否可实施蛛网膜下腔麻醉（或硬膜外麻醉）？

- 患者接受 LMWH 应认为存在凝血功能改变，单次注射是最安全的。同应用普通肝素一样，应用低分子肝素时合并其他可能导致出血的因素会增加脊髓血肿的风险。

- 椎管内操作的时机选择和 LMWH 的剂量非常重要。应用低分子肝素，至少 10～12 h 后才能进行椎管内穿刺。当患者接受大剂量 LMWH 时，比如依诺肝素 1 mg/kg，q12 h；依诺肝素 1.5 mg/（kg·d）；达肝素 120 U/kg，q12 h；达肝素 200 U/（kg·d）；或亭扎肝素 175 U/kg，椎管内麻醉要推迟 24 h。

- 椎管内出血时不必取消手术但要推迟 24 h 应用 LMWH。

- 如果留置硬膜外导管用于患者术后镇痛，同时术后应用 LMWH，每日两次用药比每日一次用药形成脊髓血肿的风险更高，所以必须在患者接受每日两次 LMWH 和硬膜外留置导管镇痛之间权衡利弊再做决定。某些单位可能比较激进，但是安全的做法通常是手术后至少推迟

24 h 应用 LMWH，至少在最后应用 LWMH10～12 h 后才能拔除导管。

20. 鞘内注射阿片类药物的作用部位、优点和副作用是什么？

阿片类药物产生强烈的内脏镇痛效果，能延长感觉阻滞时间，但不影响运动或交感神经功能。主要作用在脊髓背角胶质区第二和第三层的阿片受体。亲脂性药物如芬太尼和舒芬太尼比亲水性药物如吗啡的作用部位更局限。芬太尼和舒芬太尼起效快，持续时间大于 6 h，吗啡可持续 6～24 h。其副作用包括呼吸抑制（亲水性药物可能出现较晚）、恶心、呕吐、瘙痒、尿潴留。阿片受体拮抗剂或激动/拮抗剂可以减轻副作用，但如果应用剂量过大，将减弱镇痛效果。

21. 什么是短暂性神经综合征（transient neurologic syndrome，TNS）？病因是什么？

1993 年第一次提出 TNS，常见的表现包括：臀部放射至大腿和小腿背外侧的疼痛或感觉异常。疼痛性质为尖锐的刺痛或钝性疼痛、痉挛性疼痛或烧灼痛。通常活动能够减轻症状，夜晚症状加重；非甾体类抗炎药治疗有效。中、重度疼痛约占 70%，并且随着时间的推移症状减弱，约 90% 的患者在 1 周左右自愈；持续 2 周以上的疼痛不常见。需要注意，这些患者体检常没有实质性神经损伤。

大多数情况下 TNS 与椎管内应用利多卡因有关，其发病率约 15%，但是各研究结果并不一致。布比卡因、丙胺卡因、普鲁卡因和甲哌卡因导致 TNS 的发生更为罕见。高浓度利多卡因不是出现 TNS 的危险因素（使用 5% 的高渗和 2% 的等渗利多卡因都观察到 TNS）。并且与应用葡萄糖、阿片类药物、肾上腺素以及药液的比重或渗透压之间也没有关系。此外，无论性别、体重、年龄、针型、穿刺困难与否或穿刺时是否出现异感，都不是危险因素；但是截石位手术可能是危险因素。布比卡因与 TNS 发生没有关系。有趣的是，妊娠可保护患者免受利多卡因导致的 TNS。

要点：蛛网膜下腔麻醉

1. 传入神经阻滞导致传入的感觉和运动刺激缺失，使患者对镇静药物敏感。同样，椎管内麻醉也会降低吸入麻醉药的最低肺泡有效浓度（MAC）。
2. 迷走神经张力高的患者在椎管内麻醉时可能出现心搏骤停。
3. 区域麻醉患者出现交感神经阻滞症状，需要积极的复苏，心脏停搏后也许会使用超过平常剂量的升压药以恢复心肌灌注。
4. 接受利多卡因蛛网膜下腔麻醉的患者，麻醉后主诉臀部和下肢疼痛，提示其可能出现短暂性神经综合征（TNS）。这种综合征没有实质性神经系统损伤。

22. 鉴于利多卡因与 TNS 有关，门诊手术如何选择恰当的局麻药？

给予布比卡因 5 ~ 7.5 mg，感觉阻滞平面可达到中胸段，感觉阻滞时间约 2 h，运动阻滞时间约 1 h，出院时间不会明显晚于利多卡因。布比卡因剂量大于 10 mg 将导致排尿延迟。如果患者没有排尿困难史或者不在骨盆部位进行手术操作，这一剂量下也不必延迟出院。膀胱超声检查有助于确定是否需要导尿。因为容易导致 TNS，不再使用利多卡因实施蛛网膜下腔麻醉。

23. 能进行连续的蛛网膜下腔麻醉吗？

连续蛛网膜下腔麻醉是一种重获青睐的技术。在 20 世纪 90 年代初，脊髓微导管给药剂量不当导致出现多例马尾综合征。其可能与通过微导管注药时速度较低未出现湍流有关，使局麻药积聚在腰椎前凸以下，导致局麻药反复注射后剂量过大。

使用 18 ~ 22 G 硬膜外穿刺针和导管（改进的专用套组）实施连续蛛网膜下腔麻醉是安全、有效的，需要使用升压药的低血压发生率低。此时可间断追加局麻药，已成功地用于老年患者、主动脉瓣狭窄和创伤患者。尽管硬膜外穿刺针较粗，但老年人往往不会发生 PDPH，这对他们来说很具优势。

网址

American Society of Regional Anesthesia and Pain Management: http://www.asra.com

推荐阅读

Caplan RA, Ward RJ, Posner K, et al: Unexpected cardiac arrest during spinal anesthesia: a closed claims analysis of predisposing factors, Anesthesiology 68:5–11, 1988.

Hocking G, Wildsmith JA: Intrathecal drug spread, Br J Anaesth 93:568–578, 2004.

Kopp SL, Horlocker TT, Warner ME, et al: Cardiac arrest during neuraxial anesthesia, Anesth Analg 100:855–865, 2005.

Moen V, Dahlgren N, Irestedt L: Severe neurological complications after central neuraxial blockades in Sweden 1990–1999, Anesthesiology 101:950–959, 2004.

Pollard JB: Cardiac arrest during spinal anesthesia: common mechanisms and strategies for prevention, Anesth Analg 92:252–256, 2001.

Zaric D, Christiansen C, Pace NL, et al: Transient neurologic symptoms after spinal anesthesia with lidocaine versus other local anesthetics: a systematic review of randomized, controlled trials, Anesth Analg 100:1811–1816, 2005.

硬膜外麻醉

Rachel M.Kacmar，MD，and Andrea J.Fuller，MD

徐志鹏　译　米卫东　校

第62章

1. 与硬膜外腔相关的解剖。

硬膜外腔位于硬膜囊外周，硬膜囊内包含脊髓和脑脊液（CSF）。当硬膜外穿刺针通过正中入路穿刺时，它通过以下层次：

- 皮肤
- 皮下脂肪
- 棘上韧带
- 棘间韧带
- 黄韧带
- 硬膜外腔

再穿过硬膜外腔就是蛛网膜和脑脊液。硬膜外腔最宽处位于 L2 水平（5 mm）。硬膜外腔中有神经根穿过，还包含脂肪、淋巴管和大量的静脉丛（Batson 丛）。硬膜外腔 360 度包绕硬脊膜，此间隙向上延伸至枕骨大孔，并在此与颅底融合。硬膜外腔尾部止于骶管裂孔。硬膜外腔前方为后纵韧带。可在颈椎、胸椎、腰椎或骶椎区域实施硬膜外麻醉。小儿患者则常用骶管麻醉（骶尾部硬膜外麻醉）（见问题 3）。

2. 蛛网膜下腔麻醉和硬膜外麻醉的区别。

蛛网膜下腔麻醉是穿刺针穿透硬脊膜并将少量局麻药直接注入脑脊液，可产生快速、深度的神经阻滞。硬膜外麻醉需要增加十倍局麻药剂量以充满硬膜外间隙并渗透神经被膜，神经阻滞起效较慢，阻滞程度低于脊髓麻醉，并且阻滞是有一定范围的（阻滞区域从注射部位向头尾两端延伸）。产生麻醉平面的脊神经节段范围主要取决于局麻药的容积，例如，5 ml 可能只阻滞 3 ~ 5 个脊神经节段，而 20 ml 可以产生从胸至骶段的阻滞麻醉。硬膜外麻醉的针更粗，往往通过置入导管实施连续麻醉，并根据相应指标来判断是否进入硬膜外间隙。硬膜外间隙的定位是根据穿刺针穿过黄韧带后阻力消失，而蛛网膜下腔是根据脑脊液从穿刺针流出而确定的。

3. 骶管麻醉与硬膜外麻醉有何关系？何时使用？

骶管麻醉是硬膜外麻醉的一种，通过骶管裂孔（S_5）注射局麻药。硬膜囊通常结束于 S_2，因此骶管麻醉不容易意外注入蛛网膜下腔。虽然骶管阻滞可以提供集中在骶和下腰椎水平的麻醉，但是以下几个问题限制了其使用：

- 成人骶管解剖变异度很大
- 成人骶韧带钙化 / 骨化
- 存在注射到静脉丛的风险
- 在置入导管时难以保证无菌

骶管麻醉主要用于小儿（其解剖结构较为可控）疝修补术或会阴手术后的镇痛。如果需要的话，可以置入导管长时间使用。

4. 硬膜外麻醉相对于蛛网膜下腔麻醉的优点是什么？

- 硬膜外麻醉可将阻滞范围控制在手术或疼痛区域的节段（例如在分娩或胸科手术）。
- 控制阻滞的深度更加灵活；如果不需要运动阻滞（如分娩镇痛或术后镇痛），可以采用较低浓度的局麻药。
- 交感神经阻滞逐渐起效，允许麻醉医生有时间来处理相关的低血压。
- 通过留置硬膜外导管持续输注或者单次追加局麻药可延长麻醉时间。
- 理论上，硬膜没有缺损就不会有头痛；然而，用较粗的硬膜外穿刺针进行硬膜外穿刺时，意外穿透硬膜的概率是 0.5% ～ 4%，约 50%的患者需要治疗穿刺后头痛。而新型脊髓麻醉穿刺针降低了麻醉穿刺后头痛的发生率，需要治疗的不到 1%，这种优势较硬膜外麻醉可能更明显。

5. 硬膜外麻醉相对于脊髓麻醉的缺点是什么？

- 硬膜外麻醉的穿刺操作更复杂，诱导过程较慢，必须逐步增加局麻药的剂量，麻醉起效慢。
- 由于需使用较大容量的局麻药，如果针或导管误入静脉有局麻药中毒的风险（图 62-1）。
- 硬膜外麻醉效果的可靠性稍差，阻滞程度可能不一致，可能出现片状或单侧阻滞，并且没有明确的指标（同穿刺针内抽出脑脊液相比）来确定穿刺位置。

6. 什么是腰–硬联合麻醉？为什么要联合使用？

腰–硬联合麻醉时，硬膜外穿刺针先穿刺到硬膜外间隙，腰穿针再通过硬膜外穿刺针穿透硬脑膜进入蛛网膜下腔。从腰穿针抽出脑脊液后可向蛛网膜下腔注入一定剂量的局麻药，随后拔除腰穿针。之后将硬膜外导管置入硬膜外腔，最后将硬膜外穿刺针拔除。这种技术将脊髓麻醉和硬膜外麻醉的优势组合在一起：快速起效的脊髓麻醉可以使手术快速开始，硬膜外导管可以持续延长阻滞时间，便于长时间的手术或术后疼痛管理。

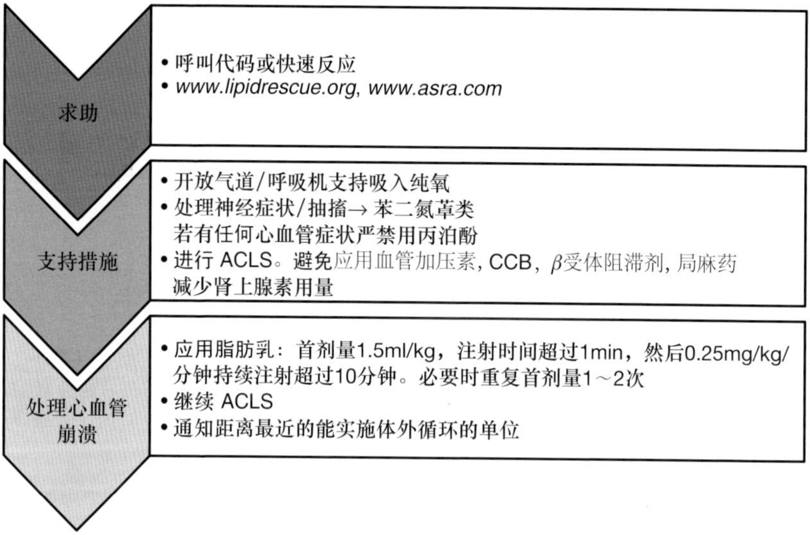

图 62-1　局麻药全身毒性（LAST）的处理。*ACLS*，Advanced cardiovascular life support，高级心血管生命支持；*CCB*，calcium channel blockers，钙通道阻滞剂

7. 椎管内麻醉（硬膜外麻醉或蛛网膜下腔麻醉）相对于全身麻醉有什么优点？

- 避免开放气道；可用于哮喘患者、已知的困难气道和饱胃患者。
- 降低应激反应；高血压、心动过速和皮质醇释放较少。
- 减少血栓形成和随后的血栓栓塞；已证明在骨科髋关节和膝关节手术中优势明显。
- 改善肠蠕动减少腹胀；交感神经被阻滞使得副交感神经活性占上风。
- 在手术过程中，患者可以是清醒的，对剖宫产和某些关节镜手术更加理想。
- 术后恶心和镇静较少。
- 更好的术后镇痛，特别是胸部、上腹部和骨科手术。
- 由于更好的镇痛和没有气道操作，肺功能障碍较少。
- 手术结束后，不需要苏醒，周转率更高。

8. 椎管内麻醉与全身麻醉相比的缺点是什么？

- 麻醉起效慢。
- 可靠性稍差，失败率高。
- 以下情况可能会需要紧急的插管或喉罩置入：阻滞失败或无法满足手术、意外的颈髓阻滞、突发大出血或血流动力学不稳定或其他术中并发症。在困难气道或饱胃患者应做好开放气道的准备。
- 有禁忌证，如凝血功能障碍、血流动力学不稳定、脊柱内有固定物或患者拒绝。
- 长时间的操作或要求保持特殊体位可能导致患者不适。

9. 硬膜外麻醉前麻醉医师在术前评估中应注意什么？需要进行特殊的实验室检查吗？

除了术前对患者进行术前评估外，还应在硬膜外麻醉前评估以下项目：

- **病史**
  - 背部外伤或手术史。
  - 神经系统症状或神经系统疾病病史（例如，糖尿病神经病变，多发性硬化症）。
  - 出血倾向或与凝血功能障碍相关的疾病（如先兆子痫）。
  - 抗凝药物应用史（目前或最近，包括阿司匹林）。
  - 区域麻醉史和发生的任何相关并发症。
- **体格检查**
  - 对肌力和感觉进行简要的神经检查。
  - 对背部解剖标志、潜在的解剖异常（脊柱侧弯）或病变（穿刺部位感染）进行检查。
- **外科手术**
  - 预计手术持续时间和失血量。
  - 手术体位。
  - 所需要的肌肉松弛程度。
  - 外科医生的偏好（他/她更喜欢多少比例的患者接受区域麻醉？）
- **一般信息**
  - 对操作方式、麻醉风险、患者获益和备选方案（包括阻滞失败后改为全身麻醉）应给予患者详细的解释。
  - 和患者沟通是否需要术中镇静。
- **实验室测试**
  - 除了基于病史和体格检查所需的实验室检查外，没有额外必需的检查。

10. 腰部硬膜外麻醉的技术要点。

- 抢救设备必须准备到位：氧气、正压通气和插管设备、治疗低血压的升压药。
- 至少有脉搏氧饱和度和无创血压对患者进行监测。
- 通畅的静脉通路，并考虑适当的液体治疗，以防止交感神经阻滞后的低血压。
- 患者可采取坐位或侧卧位。棘突应在同一垂直或水平面，脊柱应达到最大弯曲度。可视情况给予适当的镇静。

- 腰椎硬膜外穿刺，用髂嵴间线以定位 L_4 棘突。触诊 $L_2 \sim L_3$、$L_3 \sim L_4$ 和 $L_4 \sim L_5$ 间隙，选择最宽的间隙或最接近所需麻醉平面的间隙。对于腹部或胸部手术，应知晓导管放置的适当平面。
- 皮肤消毒和操作区铺单后，在穿刺点做皮肤局麻。麻醉医生必须戴帽子、口罩和无菌手套，患者应该戴帽子。任何在场的工作人员或家属都应该戴上帽子和口罩。
- 硬膜外穿刺针在后正中线通过局麻穿刺点进入，感觉到韧带阻力增加停止进针。取出针芯，将带有 3 ~ 4 ml 空气或生理盐水的注射器连上，针的尖端在韧带内时，推动注射器应该能感到有阻力，针栓向后弹。
- 穿刺针每次推进几毫米，并间断推动注射器。通过经验来判断各种穿刺针穿过韧带的感觉。黄韧带常被描述为橡皮感、坚韧或阻力显著增加，这是进入硬膜外腔前的最后一层。
- 当针穿过黄韧带进入硬膜外腔，常有突破感，注射器内的阻力消失，因此空气或液体容易注入。
- 取下注射器，非优势手抓针并进行支撑，优势手置入硬膜外导管约 5 cm（从硬膜外穿刺针尖端算起置入 5 cm）。
- 小心拔出硬膜外穿刺针以免把导管带出。将导管与硬膜外导管接头相连，回抽测试是否有血液或脑脊液；如果没有，可给予试验剂量局麻药。然后将导管固定。

11. 旁路硬膜外穿刺如何操作？什么情况下最有用？
- 旁路硬膜外穿刺首先确定所需麻醉平面的棘突间隙，在定点处旁开 1 ~ 2 指，皮肤局麻。
- 硬膜外针垂直患者的皮肤通过局麻穿刺点入，遇到脊椎横突停止进针。
- 沿横突改变硬膜外针方向，向上向内（大约 $15° \sim 30°$，角度不跨越中线）进针，针碰到黄韧带后停止进针。
- 连接预充空气或生理盐水的低阻力注射器，直到阻力消失。
- 这种方法在高位阻滞是有最有用的（大约 T_9、T_{10} 以上），因为此处棘突是锐角，使正中入路穿刺困难。在棘突间空间很小或紧的情况下这种方法也有优势。

12. 硬膜外麻醉有什么禁忌？
　　绝对禁忌证
- 患者拒绝。更充分彻底的解释可减轻患者的恐惧。患者常见的问题包括：
  - 害怕看到手术场景或因术中意识清醒而造成恐惧。
  - 担心穿刺针损伤脊髓和（或）导致瘫痪。

- 疼痛（急性或慢性）。
- 告知患者手术铺单会遮挡手术视野，并给予适当的镇静，消除患者疑虑。对于腰椎硬膜外穿刺，向患者说明成年人脊髓末端约在 L_1 水平，穿刺点在此水平以下，不会损伤脊髓。与患者沟通解释时以静脉穿刺进行比较，告知患者使用 16 G 或 18 G 针，并说明穿刺前会先进行皮肤局麻以减轻疼痛。向患者充分解释硬膜外穿刺不引起慢性背部疼痛，而术后常见的穿刺点不适和疼痛与手臂肌内注射"流感疫苗"后的感觉是相似的。
- 脓毒症伴血流动力学不稳定。交感神经阻滞进一步降低全身血管阻力（SVR）。如果菌血症患者未经抗生素治疗的血液进入硬膜外腔，还有发生硬膜外脓肿的远期风险。
- 未纠正的低血容量、持续的出血在硬膜外麻醉后所致的 SVR 下降情况下会产生严重的顽固性低血压。
- 凝血功能障碍。如果硬膜外间隙的血管受损伤，会形成硬膜外血肿，引起脊髓压迫。

相对禁忌证

- 颅内压增高。
- 既往发生过导致神经系统损伤的背部外伤。
- 进展性神经系统疾病，如多发性硬化等。
- 慢性背部疼痛。
- 穿刺部位感染。

13. 硬膜外麻醉后的生理改变？

- **血压降低**：阻滞平面以下的交感神经被阻滞并导致血管扩张。如果可以维持正常的前负荷和心率，后负荷降低对高血压或充血性心力衰竭的患者有好处。
- **心率变化**：为使心排血量增加以弥补 SVR 的下降，可能发生心动过速。如果阻滞平面高于 T_4，会阻滞心脏交感神经纤维而发生心动过缓。
- **呼吸变化**：正常患者只要膈肌功能正常（膈神经：$C_3 \sim C_5$），就可以保持正常通气，但患者可能无法感受到肋间肌的肌力状态，而自认为出现了呼吸困难。依赖于辅助呼吸肌进行通气的患者，在麻醉平面较低的情况下就可能出现呼吸困难。即使有足够的通气，咳嗽反射和气道保护性反应的能力也可能缺失。上肢肌力异常或语音变化是阻滞平面过高的标志，也预示可能会发生呼吸抑制。
- **膀胱扩张**：交感神经阻滞和感觉缺失可能导致尿潴留，需要导尿。
- **肠蠕动增强**：交感神经被阻滞，副交感神经相对优势导致肠蠕动增强。
- **体温变化**：如果没有对患者进行覆盖，周围血管扩张可以降低体核温度。硬膜外麻醉时患者寒战较为常见，会增加氧耗。

- **神经内分泌改变**：T_8 平面以上的神经阻滞，阻断肾上腺髓质的交感神经传入，抑制了应激反应中的神经反应成分，使得血糖水平容易维持稳定。

14. 硬膜外麻醉可发生什么并发症？能够预防吗？

- 交感神经阻滞引起的低血压，可以通过加快输液和改变患者体位来预防，但必须准备好升压药如去氧肾上腺素或麻黄碱。

- 椎管内注入阿片类药物可引起瘙痒，严重的给予小剂量纳洛酮或纳布啡进行处理。

- 大量局麻药注入蛛网膜下腔（"全脊麻"）。预防措施包括：导管回抽查看是否有脑脊液，初次给予小剂量局麻药。药物进入蛛网膜下腔起效迅速，小剂量局麻药即可发生感觉阻滞（硬膜外麻醉起效慢）。如果发生全脊麻，用升压药治疗低血压，面罩或气管插管正压通气来支持呼吸。

- 血管内注入局麻药。预防措施包括：导管回抽查看是否有血液，加入标记药物如肾上腺素，如果注入血管会引起心动过速，分次注射药物（每次不超过 5 ml）（请参阅下列问题 15 和图 62-1）。

- 硬膜刺穿后头痛（PDPH）。常见的是较粗的硬膜外穿刺针意外刺穿硬脊膜引起的，较细的脊髓麻醉针穿刺后也可以发生。虽然不能完全预防，但是根据患者和麻醉医生的偏好可用多种不同的方法进行治疗。常见的治疗方法包括止痛药、咖啡因或硬膜外血液填充。制订治疗方案时应考虑头痛的严重程度以及患者对疗效的预期。取患者无菌血 20 ml 并注入硬膜外腔后可形成一个血栓性补片，可以封闭硬膜破孔、防止脑脊液漏、提高脑脊液压力，但是预防性应用硬膜外血液填充并没有临床意义。PDPH 通常是自限性的，即使没有干预 7 ~ 10 天也会自愈。

- 硬膜外血肿非常少见，通常发生在手术室外的其他手术环境，与手术室内的椎管内操作无关。如果硬膜外血肿与麻醉操作有关，几乎都有凝血障碍的存在。硬膜外血肿表现为腰痛和下肢无力，必须通过计算机断层扫描（CT）或磁共振成像（MRI）快速诊断。如果发生血肿 6 ~ 8 个小时内不进行手术减压，神经功能极难恢复。

- 硬膜外脓肿或脑膜炎。严格无菌技术和常用的预防措施使二者发生率都比较罕见。有报道发现呼吸道细菌进入椎管内发生感染，可能与麻醉医生进行硬膜外穿刺时没有戴口罩有关。

- 神经根损伤。虽然硬膜外置管出现异感并不少见，但是很少有神经损伤出现。如果患者诉感觉异常，可重新穿刺。如果患者在注药过程中感到疼痛，千万不要注射药物。

15. 如何处理局麻药全身毒性（局麻药中毒）？

- 局麻药中毒是因为大剂量局麻药注入血管，或是从阻滞部位吸收，导致严重的钠通道阻滞发生。
- 以下按照局麻药吸收速度快慢列出了几种常见的阻滞方式：肋间＞骶管＞硬膜外＞臂丛神经＞坐骨神经。
- 体征、症状和治疗：根据局麻药物不同，可能会出现逐步发展的或突发性、暴发性的心血管衰竭。
  - 患者可能主诉口腔金属味、口周发麻或头晕。
  - 可能出现神经系统症状如强直性惊厥。可用全麻诱导药或速效抗惊厥药物（苯二氮䓬类）进行抗惊厥治疗。必要时气管插管呼吸机进行呼吸支持。
  - 可能会出现心脏衰竭。首要的支持治疗包括升压、强心和高级心血管生命支持。脂肪乳剂（20% 脂肪乳剂）冲击治疗（1.5 ml/kg，注射时间超过 1 min），之后 0.25 ml/（kg·min）持续输注。负荷量可以重复 1～2 次。不能应用丙泊酚（脂质浓度 10%），因为有可能会加重心脏的负担（参见图 62-1）。
- 脂肪乳剂的作用机制可能是多方面的。最被接受的观点是，脂肪乳剂作为吸收局麻药的"脂质库"，可以降低循环系统内局麻药浓度。其他理论包括：增加线粒体摄取脂肪酸，直接干扰局麻药与钠离子通道的结合，发挥细胞保护作用和调控钙通道以增加心肌收缩力。
- 在所有进行椎管内麻醉的场所都应常备脂肪乳以备不时之需。

16. 如何选择局麻药？

局麻药的选择通常是根据起效时间、安全性以及患者的特征和手术的特点来决定（表 62-1）。

17. 肾上腺素为什么有时会与局麻药合用？所有患者都应该用肾上腺素吗？

肾上腺素经常添加在局麻药中，浓度为 5 μg/ml（1∶200 000）或更少。这样做有几个好处：

- 产生 α_1 受体介导的局部血管收缩，可以减少局麻药吸收入血使局麻药代谢延迟。
- 提高阻滞的质量和可靠性，可以减少局麻药吸收，增加有效阻滞浓度，或通过中枢 α_2- 肾上腺素能受体增强麻醉效果。
- 减少局麻药的血管吸收，降低血液的局麻药峰值浓度和毒性风险。
- 在试验剂量中作为标记，有助于判断局麻药是否注入血管，如果将含有肾上腺素的药液注入血管，通常会导致心动过速。

表 62-1 硬膜外麻醉所用的局麻药

局麻药	分类	浓度（%）	起效	作用时间	加用肾上腺素时的最大剂量	备注
氯普鲁卡因	酯类	3	迅速	45 分钟	15 mg/kg	代谢迅速，毒性小，强烈的感觉与运动阻滞
利多卡因	酰胺类	2	中等	60～90 分钟	7 mg/kg	强烈的感觉与运动阻滞
布比卡因	酰胺类	0.75*，0.5，0.25†	慢	2～3 小时	3 mg/kg	心脏毒性最强，运动阻滞小于感觉阻滞
罗哌卡因	酰胺类	0.75	慢	2～3 小时	3 mg/kg	比布比卡因心脏毒性小，价格最贵

* 不能用于分娩麻醉。
† 可能达不到合适的麻醉深度

　　肾上腺素添加到局麻药液中几乎适用于所有患者，但是，对可能导致末端动脉（肢端、阴茎）收缩的情况，或是心动过速以及高血压的患者（冠状动脉疾病，先兆子痫）可能是有害的。

18. 什么情况下硬膜外中可加入阿片类药物？

　　阿片类药物可与局麻药一起合用，无论是单独注射或与低浓度局麻药配在一起，都可以提高术中阻滞的质量，更好的处理术后疼痛。硬膜外注射的剂量是：芬太尼 50～100 μg、舒芬太尼 20～30 μg、吗啡 2～5 mg。阿片类药物作用在脊髓胶质层的 μ 受体。亲脂性强的阿片类药物，如芬太尼和舒芬太尼，起效迅速（5 分钟），作用时间短（2～4 小时），副作用的发生率较低。吗啡是亲水性的，不易与受体结合，起效慢（1 小时），持续时间长（长达 24 小时），副作用如瘙痒和恶心的发生率高。呼吸抑制是最严重的问题，虽然较为罕见，但是仍然需要在药物作用持续时间内加强监测。

要点：硬膜外镇痛和麻醉

1. 硬膜外麻醉是节段性的（即有上、下阻滞平面）。越接近导管置入部位，阻滞效果越明显，并随着距置入导管部位的距离增大而衰减。
2. 优点包括：可以避免气道操作、降低应激反应、减少血栓形成、改善肠道蠕动、患者可以保持清醒、减少术后恶心和镇静、更好的术后镇痛和更快的周转。
3. 缺点包括：相对于全麻来说麻醉起效比较慢，可靠性稍差，失败率高。
4. 禁忌证包括：凝血功能障碍、血流动力学不稳定、患者脊柱的解剖变异和患者拒绝。
5. 并发症包括：交感神经阻滞引起的低血压、局麻药注入血管、大量的局麻药注入蛛网膜下腔（全脊麻）、硬膜刺穿后头痛和神经损伤。

---

19. 为什么有的患者硬膜外阻滞后可以活动甚至走路，而有的人却发生显著的运动阻滞？

　　保留运动功能对术后患者和产妇非常重要。降低局麻药的浓度可以降低运动阻滞的程度，选择合适的局麻药浓度可以实现良好的感觉运动分离。随着局麻药浓度的降低，阻滞的强度降低，运动神经受到的影响较少。如果需要增强感觉阻滞，可以在硬膜外加用阿片类药物。也可以根据手术部位调整推注的速度，在提供镇痛的同时避免下肢的运动阻滞。布比卡因和罗哌卡因在感觉阻滞程度相同的情况下，运动阻滞相对较少（所谓的感觉运动分离）。这一特性在产科麻醉中很受欢迎，例如，对于术后镇痛或分娩镇痛常给予硬膜外输注 0.1% 布比卡因与 2～5 μg/ml 芬太尼。

20. 什么时候硬膜外镇痛较硬膜外麻醉更好？

　　对实施外科手术来说，麻醉后加强感觉和运动阻滞是非常必要的。通常尽可能选用最高浓度局麻药（例如，2% 利多卡因或 3% 氯普鲁卡因）来达到目的。镇痛通常只需要进行感觉阻滞，常用于术后镇痛或分娩镇痛，可通过硬膜外应用稀释的局麻药或阿片类药物或两者的组合来实现。

21. 如何确定不同类型手术所需要的麻醉平面？什么是节段性阻滞？什么时候应用？

为使硬膜外麻醉为手术提供充分的麻醉效果，必须了解手术所涉及区域的神经支配。例如，经尿道前列腺电切除术阻滞平面需要达到 T_8 水平，其原因是自胚胎期开始膀胱由 T_8 神经支配。开腹手术如剖宫产需要组织平面达到 T_4 水平以阻滞支配腹膜的神经。

硬膜外阻滞具有节段性特征（即有上、下阻滞平面）。越接近导管置入部位，阻滞效果越明显，并随着与置管部位的距离增大而衰减。穿刺和导管置入应尽可能选择接近手术部位的支配神经（如胸段阻滞用于胸部手术，而腰段阻滞用于髋关节手术）。在分娩中，可以保持麻醉平面高于骶神经根上段直至第二产程结束，以维持盆底张力和会阴反射。

22. 如何确定用于不同手术的局麻药用量？影响药物在硬膜外腔扩散的因素是什么？

硬膜外阻滞的范围主要是由局麻药容量决定，局麻药容量越大阻滞范围越广。如果从腰段置管，阻滞平面要达到 T_4 水平，则需要 $20 \sim 30$ ml 的局麻药。影响硬膜外间隙药物扩散的其他因素包括：

- 年龄：老年患者需要较少的局麻药。
- 孕妇：局麻药大约减少 30%。
- 肥胖：所需的剂量难以预测，无法确定是否需要增减药量。
- 身高：较高的患者可能需要更多的局麻药。
- 脊柱解剖学改变（脊柱侧弯、驼背）：可能出现片状阻滞；是否需要增减药量无法确定。

23. 什么是硬膜外联合全身麻醉？为什么要给患者两种麻醉方法？

在一些外科手术中，机械通气可能对患者来说更安全或更舒适，对手术也是必要的，例如胸部或上腹部手术。因为这些手术往往导致中到重度的术后疼痛，采用硬膜外麻醉可以提供术后镇痛，有助于术后活动以预防肺栓塞。在全麻诱导前先实施硬膜外麻醉。经硬膜外导管在术中应用少量的局麻药，可保持血流动力学更稳定和更快的苏醒。同时，全麻可以保护患者的气道，控制通气，催眠和遗忘都可以实现。两种麻醉方法合用可以改善预后，以慢性阻塞性肺疾病的患者为例，硬膜外镇痛有助于更早撤离呼吸机和减少制动，可降低术后肺部并发症。新近的证据也表明在乳腺癌、卵巢癌和结肠癌手术中复合硬膜外麻醉可提高患者生存率。

24. 硬膜外麻醉后麻醉医生术后随访患者应注意哪些问题?

- **患者对麻醉的满意度**: 患者认为有什么处理不妥之处吗? 评估患者的满意度, 并纠正任何误解。

- **感觉和运动阻滞的恢复**: 是否有残留的阻滞作用? 患者能走动吗? 患者是否有大便或小便方面的障碍? 是否有需要完善的神经系统检查才能进一步处理的问题? 有部分主诉是由于手术过程中残留麻醉作用或神经压迫而引起 (通常会随时间而逐渐消失), 但在某些情况下还需要进一步评估。根据神经功能障碍的类型和程度, 可能需要邀请神经内科会诊, 行肌电图检查、CT 检查等以排除硬膜外腔可能存在的病理情况 (如血肿)。

- **背部疼痛**: 检查瘀伤或红肿的部位。

- **头痛的问题**: 如果意外刺穿硬脊膜, 患者头痛应会持续几天, 有的头痛甚至可以在 1 周后出现。

- **术后疼痛是否充分缓解**: 是否有任何需要治疗的硬膜外应用阿片类药物后的副作用 (瘙痒、恶心)? 在静息和运动时的镇痛可以接受吗?

网址

American Society of Regional Anesthesia and Pain Medicine: http://www.asra.com
LipidRescue™ Resuscitation: www.lipidrescue.org
New York Society of Regional Anesthesia: http://www.nysora.com

推荐阅读

Apfel CC, Saxena A, Cakmakkaya OS, et al: Prevention of postdural puncture headache after accidental dural puncture: a quantitative systematic review, Br J Anaesth 105:255–263, 2010.
Berde CB, Strichartz GR: Local anesthetics. In Miller RD, editor: Miller's anesthesia, ed 7, Philadelphia, 2009, Churchill Livingstone, pp 932–934.
Bernards CM, Hostetter LS: Epidural and spinal anesthesia. In Barash PG, Cullen BF, Stoelting RK, et al. editor: Clinical anesthesia, ed 7, Philadelphia, 2013, Lippincott Williams & Wilkins, pp 905–933.
Brown DL: Spinal, epidural and caudal anesthesia. In Miller RD, editor: Miller's anesthesia, ed 7, Philadelphia, 2009, Churchill Livingstone, pp 1611–1638.
Horlocker TT, Wedel DJ, Rowlingson JC, et al: Regional anesthesia in the patient receiving antithrombotic or thrombolytic therapy: American Society of Regional Anesthesia and Pain Medicine evidence-based guidelines, Reg Anesth Pain Med 35:64–101, 2010.
Weinberg G: Lipid infusion resuscitation for local anesthetic toxicity, Anesthesiology 105:7–8, 2006.
Weinberg G: Lipid emulsion infusion: resuscitation for local anesthetic and drug overdose, Anesthesiology 117:180–187, 2012.

周围神经阻滞

Ronald Valdivieso，MD
李皓 译 米卫东 校

第 63 章

1. 周围神经阻滞（peripheral nerve blocks，PBNs）有哪些优势？

　　PNBs 与椎管内麻醉 / 镇痛技术（蛛网膜下腔麻醉与镇痛以及硬膜外腔麻醉与镇痛）相比有许多优点。首先，无需进行气道准备，此特性使 PNBs 适用于困难气道或肺功能较差的患者。其次，在急诊 PNBs 可以减少住院时间，恶心呕吐、剧烈疼痛的发生率也较低。再次，PNBs 可预防或减轻急性损伤后中枢神经系统疼痛敏化所造成的慢性疼痛的发生发展。最后，PNBs 可降低患者术后阿片类药物的用量。

2. 确保 PBN 安全和成功的基本原则有哪些？

　　告知患者 PNB 的潜在风险和优势后允许患者选择麻醉方式。并非所有患者都适合周围神经阻滞。例如，下肢创伤患者行 PBN 可能因掩盖筋膜室综合征的临床表现而导致误诊。适度镇静，因为 PNB 操作过程中需要患者和医生交流并反馈信息，以便调整神经阻滞针的穿刺位置和角度，还有助于局部麻醉药（局麻药）中毒的早期预警。

　　临床医生必须掌握相关的解剖学知识、技术和设备才能进行准确舒适的外周神经阻滞麻醉。此外还需掌握无菌技术、正确的设备（B-bevel 针、神经刺激器、超声仪器）使用方法和基本的生命体征监护技术。PBN 操作区还需要备有抢救设备和药物。

3. PBN 的风险和并发症有哪些？

- 进针时意外损伤机体的组织结构。比如，局部麻醉药物注入神经造成的神经或脊髓损伤、神经撕裂伤、血管损伤导致血肿形成以及气胸。
- 局麻药导致的意外反应。局麻药过敏相对少见。酯类局麻药是 ρ - 氨基苯酸的衍生品，ρ - 氨基苯酸是已知的过敏原，比酰胺类局麻药物更容易引起过敏。任何局麻药入血均有潜在的毒副反应，包括抽搐和心血管衰竭。

4. 如何降低 PNB 的风险？

　　首先应确保正确的进针位置。掌握目标区域以及周围组织的解剖结构。掌握局部麻醉药物的药理学知识。不建议进行不熟悉的外周神经阻滞。

5. 进针以及注射局麻药物的操作要点。

　　进针时需保持负压，当回抽有血或脑脊液时应调整进针方向或者重新穿刺，同时须注意患者的反应和感觉描述。当患者出现异感时说明穿刺针已接近神经。传统的神经阻滞技术便是以异感作为引导穿刺的客观指标的。

穿刺到达靶点后可给予 1 ml 试验剂量，若注射时出现剧烈疼痛则提示穿刺针可能位于神经内。

研究表明，注射压力监测可有效防止神经内注射。给予试验剂量，观察无异常之后，再缓慢地给予局麻药。这是确保安全操作的关键步骤，可提前发现局麻药中毒迹象而避免其导致的心血管衰竭等严重不良事件。

6. 周围神经阻滞如何定位？

超声引导定位已迅速成为周围神经阻滞的首选辅助方式。超声可分辨血管、筋膜及其与周围神经的关系，从而便于引导周围神经阻滞的精确定位。根据神经体表投影的解剖标志进行定位的传统方法已逐渐被超声引导所取代。经穿刺点进针后，神经可由超声显像、神经刺激以及寻找感觉异常等方法或几种方法联合来准确定位。在神经刺激引导下，临床医生可用 0.5 mA 的电流电刺激引发对应的肌肉运动，还可减小刺激电流以精确定位穿刺针针尖的位置。

7. 哪种神经定位方法更好更安全？

过去的几年里，超声设备的发展使超声引导下神经阻滞得到了更为广泛的应用。虽然尚无明确的科学依据，但不可否认超声确实可以提高 PNB 安全性。对于技术熟练的医生而言，无论是用神经刺激仪辅助，还是借用超声引导或根据体表标志定位，其神经阻滞的成功率和并发症发生率并没有显著差异，但超声技术的应用重新引起了大家对区域阻滞的兴趣。

8. 超声引导下平面内进针和平面外进针的区别是什么？

平面内进针指在进针时穿刺针的针身和穿刺轨道可见（图 63-1）。平面内技术使操作者可以观察穿刺过程中针尖所经过的各层解剖结构。平面外技术则有赖于操作者熟练掌握穿刺部位的解剖关系以及谨慎的穿刺操作，需根据经验判断针尖的位置是否恰当。在平面外技术中，短轴（横切面）下针头是可见的。

9. 如何延长神经阻滞的作用时间？

在局麻药中加入肾上腺素或可乐定可延长神经阻滞的作用时间，但是效果短暂且并不稳定。如果需长时间阻滞某神经，可以选择周围神经置管。周围神经置管作用时间可持续数日，甚至可应用于门诊患者。另外，局部麻醉药物的脂质体制剂也可延长神经阻滞的作用时间。

10. 上肢神经阻滞的适应证、禁忌证和并发症。

见表 63-1。成人局部麻醉药物的用量为 20 ～ 30 ml。

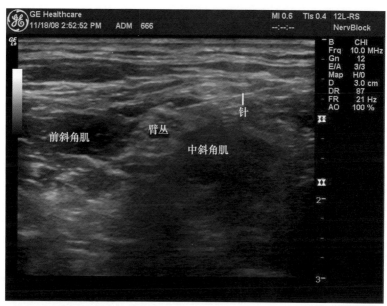

图 63-1　平面内进针示意图。注意针轴和前斜角肌（ASM）以及中斜角肌（MSM）之间的臂丛

表 63-1	上肢神经阻滞			
	肌间沟入路	**锁骨上入路**	**锁骨下入路**	**腋路**
适应证	肩部手术（如肩袖损伤、全肩置换术）	整个上肢的手术；肱骨到手指的手术	肘部以下的手术；外周神经阻滞置管	肘部以下的手术
局限性	尺神经阻滞不全；仅可用于肩关节手术	无超声引导很难实施	深部神经阻滞需深度镇静；肌皮神经阻滞不全	需单独阻滞肌皮神经；不能配合举手的患者无法实施
并发症	全脊麻、误入椎动脉、同侧膈神经麻痹	无超声引导下，气胸发生率为 3%～6%	锁骨下血管损伤	腋部血管损伤

11. 什么是 Bier 阻滞，如何操作？

　　Bier 阻滞也被称为局部静脉麻醉。它主要用于手腕和手部的局部麻醉，通常应用于非骨性组织如腕管松解、扳机指松解以及腱鞘囊肿的切除。Bier 阻滞的原理是局部麻醉药由血管内扩散至相邻的神经纤维并发挥阻滞作用。Bier 阻滞的持续时间是 90 分钟，舒适且缩短了患者的住院时间。

　　实施 Bier 阻滞的第一步需在手术侧上肢建立静脉通道（患者对侧肢体也需建立静脉通道便于输液和给药）。小号静脉穿刺针即可，但应尽量选择靠近肢体远端的静脉例如手背静脉建立通道。在术侧上臂放置双止血带，抬高患肢后裹紧弹力绷（Esmarch）带将上肢驱血至远端。肢体远端以及近端上止血带，压力为 250 mmHg。移除 Esmarch 弹力绷带，远端松止血带，给予 40 ～ 50 ml 0.5% 利多卡因静脉注射。几分钟后麻醉起效，手术即可开始。

12. Bier 阻滞时如何防止局麻药中毒？

局部麻醉药物进入体循环后会迅速导致局麻药中毒反应，常见于有意或无意地放松止血带之后。麻醉医师在进行 Bier 阻滞时应密切注意止血带、连接管和施压装置的连接和使用。应确保管道连接紧密避免其意外断开。

如果手术时间小于 30 分钟，止血带可以反复缓慢地充气放气。短暂的放气会使部分局部麻醉药进入体循环。需密切关注并及时询问患者是否出现如口角麻木、口内金属味、耳鸣等局麻药中毒症状。一旦出现以上症状则需警惕若更多的局麻药物进入循环会引起严重的中毒反应，如抽搐和心血管衰竭，必须充分重视并预防其发生。其他一些轻微的症状包括因去皮质作用而导致的烦躁和（或）哭泣。

要点：周围神经阻滞

1. 周围神经阻滞有多种定位方法，包括神经刺激仪引导定位、超声引导定位、寻找异感定位以及以动脉或者筋膜为标志的解剖定位。
2. 目前尚无科学依据证明某种周围神经阻滞的定位方法在提高阻滞成功率和降低并发症发生率上较其他方法有明显优势。
3. 正确应用周围神经阻滞可减少围术期疼痛、恶心呕吐的发生率以及阿片类药物的副作用，并可减少阿片类药物的用量。

---

13. 下肢手术可以采用哪些神经阻滞的方法？

下肢手术选用何种神经阻滞麻醉取决于下肢神经的分配区域以及外科手术的需求。腰丛（$L_1 ～ L_4$）发出神经根组成髂腹股沟神经、生殖股神经、闭孔神经、股神经以及股外侧皮神经，主要支配腹股沟区域以及大腿前侧的感觉与运动。下肢的其他区域则受骶丛的支配，包括大腿后侧以及大腿远端至膝的感觉与运动，但是小腿以及膝关节内侧感觉受股神经的分支隐神经支配。坐骨神经是骶丛的主要神经分支，坐骨神经由胫神经和腓总神经组成，这两支神经在腘窝以上的部位分叉。表 63-2 描述了下肢神经阻滞麻醉最常见的适应证、禁忌证和并发症。

14. 胸壁镇痛应采用哪种神经阻滞？

胸椎椎旁阻滞可为乳房手术例如乳房肿瘤切除术或乳房切除术提供良好的术后镇痛。椎旁阻滞也可用于胸科手术和多发肋骨骨折患者的术后镇痛，并可替代胸椎硬膜外置管进行术后镇痛。

	腰丛阻滞	股神经阻滞	坐骨神经阻滞	踝部阻滞
适应证	髋关节手术如 THA、髋部骨折；结合近端坐骨神经阻滞可提供整个下肢的麻醉镇痛	大腿的手术，包括 TKA、ACL 重建和股骨骨折镇痛	膝以下的手术，如脚和脚踝手术、BKA、近端和中段胫骨骨折手术	足部手术，如截趾和锤状指矫形
局限性	不易操作，深部阻滞需患者侧卧位配合	当试图实施三合一神经阻滞时（股外侧皮神经、股神经以及闭孔神经），闭孔神经常阻滞不全	小腿内侧（隐神经——股神经的分支）阻滞不全	至少需要三个阻滞点
并发症	有应用 LMWH 患者发生腹膜后血肿的报道；误入硬膜外腔或蛛网膜下腔；肾或输尿管损伤	股部血管损伤	深部血肿形成	极小

表 63-2　下肢神经阻滞

ACL，前交叉韧带；BKA，膝下截肢；LMWH，低分子肝素钠；THA，全髋置换术；TKA，全膝置换术

15. 腹壁镇痛应采用哪种神经阻滞？

下腹部以及腹股沟区域的麻醉或镇痛可采用肋间神经阻滞，也可进行生殖股神经和髂腹股沟神经阻滞。最近研究表明腹横筋膜阻滞（TAP）可实现对整个腹前壁的镇痛和麻醉，可在硬膜外镇痛效果不佳时使用。腹横筋膜阻滞需利用超声引导以保证穿刺针的正确位置。

网址

New York Society of Regional Anesthesia: http://www.nysora.com

推荐阅读

Brull R, McCartney CJ, Chan VW, et al: Neurological complications after regional anesthesia: contemporary estimates of risk, Anesth Analg 104:965–974, 2007.

De Tran QH, Clemente A, Doan J, et al: Brachial plexus blocks: a review of approaches and techniques, Can J Anaesth 54:662–674, 2007.

Ilfeld BM, Malhotra N, Furnish TJ, et al: Liposomal bupivacaine as a single-injection peripheral nerve block: a dose-response study, Anesth Analg 117:1248–1256, 2013.

Koscielniak-Nielsen ZJ: Ultrasound-guided peripheral nerve blocks: what are the benefits? Acta Anaesthesiol Scand 52:727–737, 2008.

McDonnell JG, O'Donnell B, Curley G, et al: The analgesic efficacy of transversus abdominis plane block after abdominal surgery: a prospective randomized controlled trial, Anesth Analg 104:193–197, 2007.

Tran D, Clemente A, Finlayson RJ: A review of approaches and techniques for lower extremity nerve blocks, Can J Anaesth 54:992–1034, 2007.

Tsai TP, Vuckovic I, Dilberovic F, et al: Intensity of the stimulating current may not be a reliable indicator of intraneural needle placement, Reg Anesth Pain Med 33:207–210, 2008.

第
64
章

心脏移植手术麻醉的处理原则

Tamas Seres，MD
李皓　译　米卫东　校

1. 哪些患者符合心脏移植的手术指征?

根据 2005 年 1 月至 2010 年 6 月的最新数据统计，缺血性心肌病以及非缺血性心肌病是心力衰竭两大主要致病因素。非缺血性心肌病占 53%，缺血性心肌病占 38%，其余致病因素心脏瓣膜病占 3%，再次心脏移植占 3%，成人先天性心脏病占 3% 以及其他混杂因素占 0.8%。这些原因所导致的心力衰竭均符合心脏移植的手术指征。

2. 心力衰竭患者心脏移植术前的过渡治疗有哪些?

2002 年至 2010 年之间接受心脏移植手术的患者之中，45% 成人患者接受过静脉给予的强心药物，31% 接受过机械性支持治疗。这与 1992 年至 2001 年间的数据完全不同，其应用强心药物以及机械性支持治疗的百分比分别为 55% 和 9%。2002 年至 2010 年间，患者入院后立即接受心脏移植手术的百分比下降表明，强心药物以及左心室辅助装置可应用于心力衰竭（心衰）患者心脏移植术前的过渡治疗。

3. 心脏移植手术的适应证以及禁忌证有哪些?

绝对适应证

- 心衰所致的血流动力学受损:
  - 难治性心源性休克。
  - 持续依赖强心药物维持重要器官的灌注。
  - 最大摄氧量（VO_2）< 10 ml/（kg·min）。
- 严重的缺血性心脏病影响日常正常活动且无法行冠状动脉旁路移植手术以及介入治疗。

相对适应证

- 最大摄氧量（VO_2）在 11 ～ 14 ml/（kg·min）或者日常需氧量的 55% 以下。
- 反复发作的心肌缺血且无法行其他治疗。
- 反复发作的循环不稳以及肾功能障碍，且药物治疗无效。

弱适应证

- 左室射血分数下降。
- NYHA Ⅲ～Ⅳ级心功能衰竭。
- 最大摄氧量（VO_2）＞ 15 m/（kg·min）或者日常需氧量的 55% 以上。

绝对禁忌证

- 肺血管阻力的不可逆升高。
- 恶性肿瘤。
- 感染（肝炎以及 HIV 感染仍存在争议）。

相对禁忌证

- 年龄。
- 糖尿病。
- 阻塞性或限制性肺疾病。
- 近期肺栓塞后。
- 肝硬化。
- 肾功能受损。

4. 心脏移植手术受者的优先入选标准有哪些？

为了保证心脏供体的合理分配，美国联合器官分配网络（the United Network for Organ Sharing，UNOS）建立了器官分配制度。尽管很多患者符合心脏移植的条件，但是其是否获得心脏供体仍然取决于 UNOS 的优先原则、ABO 血型配比、体型配比以及供受体的距离等因素。UNOS 的优先原则取决于患者心功能衰竭的严重程度以及治疗情况。

优先情况 1A：住院患者符合以下至少一种情况：

- 急性呼吸衰竭需辅助机械通气支持治疗。
- 辅助性机械人工循环支持治疗＞ 30 天并产生严重并发症。
- 机械通气。
- 持续大剂量或者复合多种强心药物支持治疗。
- 若不进行心脏移植其生存期＜ 7 天。

优先情况 1B：普通患者符合以下至少一种情况：

- 辅助性机械人工循环支持治疗＞ 30 天。
- 持续性强心药物支持治疗。

优先情况 2：等待移植患者并不符合 1A、1B 其中某一种情况。

优先情况 3：等待移植患者目前并不适合接受胸腔脏器移植。

心脏供体分配的地理学位置分布：心脏供体首先被集中收集，再依据 UNOS 分配政策分配至各大区。

UNOS 的分配政策明显降低了在等待接受心脏供体名单上患者的死亡率。

5. 最大摄氧量（VO₂）峰值的临床意义是什么？

一般而言，最大摄氧量（VO_2）峰值可以作为心衰患者功能性储备的客观评价标准之一。最大运动储备可评价心血管系统向运动时的骨骼肌肉系统输送氧供以及运动时骨骼肌肉系统从血液系统中摄取氧供的能力。从而，运动耐量由以下三个因素所决定：肺部的气体交换、心功能以及骨骼肌肉的代谢。临床上运动储备可以通过最大摄氧量、二氧化碳产生量以及分钟通气量进行评估。最大摄氧量 VO_2 可随运动量的增加而增加并达到峰值。在峰值达到以后，VO_2 峰值可与心排血量以及骨骼肌系统血流量成正比。心排血量可以通过氧耗量以及 Fick 定理修正偏倚来测量。

$$心排血量＝氧摄取量＋动静脉氧差$$

6. 最大摄氧量（VO₂）峰值在心脏移植手术决策过程中的作用是什么？

运动耐量显著降低的患者且< 10 ml/（kg·min），心脏移植手术可以显著延长其生存周期，因此此类患者在等待接受心脏供体的名单上排名则相对靠前。尽管经过理想的药物以及机械性辅助支持治疗可使此类患者一年生存率显著提升，但是如果最大摄氧量（VO_2）峰值持续< 10 ml/（kg·min），仍建议接受心脏移植手术治疗。

7. 哪些是心脏移植手术的绝对禁忌证？

恶性肿瘤患者、活动性感染患者、血清学检测 HIV 阳性患者、有不可逆且严重的肝、肾、肺功能障碍的患者、酗酒以及吸毒的患者是心脏移植手术的绝对禁忌证。严重不可逆的肺血管阻力增大> 6 Wood units/m^2，以及跨肺压（平均肺动脉压－肺毛细血管楔压）> 15 mmHg 同样也不适合接受心脏移植手术。

8. 心脏供体的入选标准有哪些？

捐赠器官需经脑死亡以及器官活力的确定。推荐超声心动图评估心功能以及 45 岁男性以及 50 岁以上女性需行冠状动脉造影评估心脏供血。尽管心脏受者术前都经过了人类白细胞抗原（human leucocyte antigens，HLA）抗体的检测筛选，供者与受者在 HLA 抗体大于 20% 时需行 ABO 配对以及体重指数配对。

9. 器官摘取的麻醉是如何实施？

供体器官移植手术的麻醉是围术期的管理，包括容量监测、动脉压监测以及中心静脉压力监测。吸入氧浓度为 100% 是保证心脏器官活力的理想状态，除非肺也需被摘除成为供体。为了减轻供体肺摘除过程中的氧中毒，最低允许氧浓度也必须保证氧分压大于 100 mmHg。脊髓反射可以引起高血压、心动过速或是肌肉运动，但是这些并非大脑对于痛知觉的反应，非去极化肌松药的应用可以避免脊髓反射对伤害性刺激所引发的肌肉运动。

10. 供体心脏如何摘除以及移植前如何进行保存？

经过解剖分离后，供者被充分肝素化。对于缺血较为敏感的器官如肝、肾，在心脏摘除之前进行摘除。正中开胸后，心脏在给予心脏停跳液后摘除。摘除的心脏在装有冰生理盐水的塑料袋中保存并存放于保冷器中进行运输。供体心脏缺血小于 4 个小时可以保证最佳心功能状态的保持。

11. 心衰患者在等待心脏移植术前该如何进行治疗支持？

心衰患者在等待心脏移植前应通过以下几种方法进行治疗：

- 心衰患者通过口服药物，包括血管紧张素酶抑制剂（angiotensin-converting enzyme inhibitors，ACEI）、β 受体阻滞剂、利尿剂、血管舒张剂、地高辛以及华法林，可以控制症状以及心衰的进程。此类患者在等待移植的名单上排名相对靠后。
- 通过静脉给予强心药物合用或者不合用血管舒张剂的心衰患者，最常用的强心药物包括多巴胺、米力农或者合用硝普钠。这些药物不能长期使用，原因是会导致生存周期减短。故建议应用机械性支持治疗或者择期行心脏移植手术。
- 应用机械性支持治疗的心衰患者。主动脉内球囊泵（intraaortic balloon pump，IBP）以及心室辅助装置（ventricular assist devices）可以替代左右心室的正常功能。此类患者亟需进行心脏移植手术。
- 心脏移植手术失败患者需再次进行心脏移植。

12. 心脏移植受者心脏血流动力学特点有哪些？

心脏移植受者的血流动力学特点是运动功能受损，扩张且僵硬的心室对于心肌前负荷、后负荷和收缩性的改变适应能力均减弱。

13. 心衰患者该如何进行麻醉诱导？

麻醉诱导血流动力学的目标是维持心率和心肌收缩力，避免急性前负荷和后负荷的剧烈变化。麻醉诱导和整个心肺转流术（cardiopulmonary bypass，CPB）前期经常需要给予增加心肌收缩力药物。一般而言，麻醉药物均具有负性肌力作用。而交感神经系统兴奋可维持血流动力学地稳定，因此即使依托咪酯或氯胺酮也可能导致循环的严重抑制。

心衰患者推荐快速顺序诱导，应注意饱胃患者的处理。除此以外，面罩给氧较之正常患者并不能有效提高耐缺氧能力，而增高的二氧化碳水平还可能增加肺动脉阻力，从而减少心排血量。

依托咪酯复合芬太尼或者舒芬太尼可以用于心衰患者的麻醉诱导，同时小剂量的咪达唑仑、氯胺酮以及东莨菪碱可以保证患者的镇静遗忘。琥珀酰胆碱可以用于诱导插管但是饱胃患者不适用。由于心衰患者的麻醉药物起效时间延长故应合理适时地使用心血管活性药物。肾上腺素、去氧肾上腺素、阿托品以及格隆溴铵等药物可稳定心衰患者的心率、血压以保证供体器官的有效灌注。

14. 心脏移植手术的麻醉维持如何进行？

当患者的血流动力学相对稳定或者有机械性支持治疗时，可耐受相对大剂量的静脉麻醉药物或者麻醉气体复合静脉麻醉药物。但是低心排血量综合征的患者不能耐受麻醉气体，在此种情况下，可选择静脉麻醉药物滴定法。肌肉松弛药物，例如维库溴铵、罗库溴铵或者顺阿曲库铵对血流动力学影响微弱，可安全地用于心脏移植手术的麻醉维持。泮库溴铵由于其具有抑制迷走神经作用以及微弱的拟交感作用，可用于拮抗大剂量麻醉药物所导致的心动过缓。

15. 心脏移植手术中该如何进行监测？

无创监测应包括一个标准的五导联心电图、无创血压测量、脉搏血氧监测、二氧化碳监测以及鼻咽温度监测。有创监测应包括有创动脉、中心静脉压和肺动脉（PA）压力测量。PA 导管有助于 CPB 后期测量心排血量和心室充盈压以及计算外周以及肺血管阻力。这些指标是评估和治疗 CPB 后肺动脉高压和右心室功能障碍。术中经食管超声心动图（transesophageal echocardiography，TEE）是测量移植心脏的含气量以及监测左心室和右心室功能的重要工具。

16. 在 CPB 前要做哪些特殊的准备工作？

部分接受心脏移植手术的患者有心脏手术史，故而增加了再次开胸手术时大血管以及既有的冠状动脉移植旁路意外损伤的概率。

- 患者再次开胸术诱导前，需准备体外除颤仪以及交叉配型好的红细胞血制品。
- 患者再次开胸的时间可能会延长，麻醉诱导时间可适当提前，以配合心脏供体的到达时间。
- 股部或者腋部建立的导管可以作为围术期出血的急救通路。
- 适当的低体温（28～30℃）普遍应用于 CPB 具有心肌保护作用。
- 心脏移植手术患者 CPB 的同时往往需进行血滤，原因是充血性心力衰竭的患者经常伴发血容量增加以及肾功能受损。
- 大剂量静脉注射糖皮质激素例如甲泼尼龙等，再灌注前给予可以减少新心脏移植后超急性排斥的可能性。

17. 心脏移植手术时出现凝血异常的原因有哪些？

心脏移植手术时出现凝血异常的潜在病因包括继发于慢性肝静脉充血

的肝功能障碍，术前抗凝，CPB 所导致的血小板功能障碍，体温过低以及凝血因子的血液稀释。评估凝血酶原时间、部分促凝血酶原时间、血小板数量和（或）血栓弹力图参数可以评估凝血功能和为临床血液制品的选择提供依据。

18. 哪些抗纤溶药物可以用于心脏移植手术中以减少出血？

抗纤溶药物如氨甲环酸和 ε 氨基己酸通常用于麻醉诱导后或肝素化后以减少术后出血。抑肽酶、多肽蛋白酶抑制剂具有血小板保护作用，已经被证明可以减少再次开胸手术患者围术期的失血，然而，由于其对长期生存的不良影响和对肾功能的影响，此类药物已退出医药市场。

19. CPB 停止之前需哪些准备？

CPB 停止之前患者应复温，纠正电解质以及酸碱异常。在主动脉夹移除之前应排尽心内的空气，因为腔内的空气可能进入冠状动脉而导致严重的心室功能障碍，或进入脑动脉造成认知功能障碍以及脑卒中。TEE 对于评估心脏排气特别有效。正性肌力药物在 CPB 终止之前推荐使用。CPB 后需保证心率 100 ～ 120 次 / 分，平均动脉血压大于 65 mmHg，保证心室充盈，中心静脉压力（CVP）约 12 ～ 16 mmHg，肺毛细血管楔压（PCWP）14 ～ 18 mmHg。

20. 移植心脏去神经支配的含义是什么？

原位心脏移植时心脏自主神经丛是断掉的，移植心脏并无自主神经支配。新移植且去神经支配的心脏对自主神经系统的直接刺激或作用于自主神经系统的药物（如阿托品）并无反应。相反，去神经的移植心脏只对直接作用于心肌的儿茶酚胺等药物有反应。因为短暂缓慢的结性心律常见于主动脉夹松开后，CPB 结束后推荐给予 β 肾上腺素能受体激动剂和（或）心外膜起搏器可维持心率 100 ～ 120 次 / 分。给予多巴胺、多巴酚丁胺、米力农或肾上腺素维持心肌的有效收缩。

21. CPB 后左心室（LV）功能障碍的原因是什么？

CPB 后 LV 功能障碍可能由于供体心脏长时间缺血、心肌灌注不足、心腔内空气所导致的冠状动脉内气栓以及手术操作的损伤。若供体心脏在捐赠前需长期大剂量心肌收缩药物以维持心脏功能，则 CPB 后 LV 功能障碍的发生率较高。

22. CPB 后右心室（RV）功能障碍的原因是什么

右心室（RV）功能障碍是心脏移植术后早期死亡的主要原因，占心脏移植术后早期死亡人数的 20%。因此，RV 功能障碍的预防、诊断和治疗显得尤为重要。心脏移植术后的急性右室衰竭可能归咎于受者的肺动脉高压、短暂的肺血管痉挛、继发于 RV 扩张的三尖瓣和肺动脉瓣的关闭不全以及供体与受体心脏大小的不匹配。可能导致术后 RV 功能障碍的其他原因还包括供体心脏长时间缺血、心肌保护措施不足以及手术操作损伤。

23. 术中 RV 功能如何被评估？

RV 扩张以及运动功能减退可以通过术中 TEE 或直接观察手术区域以诊断。除此以外，伴随肺动脉压下降的中心静脉压升高也提示 RV 功能障碍。平均肺动脉压与中心静脉压之间的差值是评估 RV 功能的有效参数。差值减少或差值 < 5 mmHg 表明 RV 可能存在功能障碍。

24. RV 功能障碍的治疗方案有哪些？

增加 FiO_2、纠正酸碱平衡紊乱和适当过度通气（控制 $PaCO_2$ 在 25 ～ 30 mmHg 之间）降低 PVR 均可改善右心室功能障碍。此外强心药物以及肺血管舒张药物（多巴酚丁胺、米力农等）也可改善 RV 功能。肺血管舒张常用药物包括硝酸盐、环前列腺素（前列腺素 I_2，PGI_2）、前列腺素 E_1（PGE_1）、磷酸二酯酶Ⅲ抑制剂和一氧化氮（NO）。

25. 心脏移植术中应用一氧化氮（NO）的优势是什么？

与非选择性血管舒张药物硝酸甘油、硝普酸钠等相比，吸入 NO（20 ～ 40 ppm）不易产生全身性低血压，NO 高选择性降低 PVR，改善通气血流（ventilation-perfusion，VQ）比值。NO 因其不易与血红蛋白结合以及其 5 ～ 10 秒的短暂半衰期，NO 具有全身系统影响小的特点。

26. NO 的副作用有哪些？

NO 的代谢产物包括二氧化氮和高铁血红蛋白，需监控这些有毒代谢产物的水平。严重的 LV 功能障碍以及 NO 高选择性地扩张肺血管可能导致 PCWP 升高以及肺水肿。因此，具有肺血管和体循环血管舒张作用的药物如静脉或吸入 PGI_2，在此种情况下推荐使用。

27. 心脏移植术后患者行非心脏手术麻醉需注意哪些问题？

移植心脏的去神经支配是不可避免的，神经功能恢复也是缺失或不完全的。即便移植心脏的基本功能正常，但增加心排血量的心脏反应性也发生了改变。心率只能通过锻炼逐渐增加，这一效应是由循环中的儿茶酚胺介导的。运动时心排血量的增加大多是通过增加每搏量而实现的。因此，维持足够的心脏前负荷在这些患者至关重要的。缺乏副交感神经支配后，心率逐步降低。间接作用于心脏的药物，如作用于交感神经（麻黄碱）或副交感神经（阿托品、泮库溴铵），通常是无效的。

要点：心脏移植手术麻醉的处理原则

1. 心力衰竭的治疗方法包括药物治疗、心室辅助装置以及心脏移植。
2. 越来越多的心力衰竭患者心脏移植之前给予心室辅助装置支持治疗。
3. 对心力衰竭患者实施麻醉需评估血流动力学指标，需建立有创血流动力学监测以及注意麻醉药物的选择和滴定。
4. 因为麻醉药物的负性肌力作用，患者在麻醉诱导以及维持期间具有极高发生心力衰竭的风险。
5. 在体外循环之前，需监测左心室以及右心室功能、心脏节律以及出血量，并在必要时给予治疗。
6. 在心脏移植后，右心室功能决定了能否成功脱离CPB。

网址

Heart transplantation: www.uptodate.com
United Network for Organ Sharing: Organ Procurement and Transplantation Network: www.unos.org

推荐阅读

DiNardo JA: Anesthesia for heart, heart-lung, and lung transplantation. In DiNardo JA, editor: Anesthesia for cardiac surgery, ed 2, Stamford, CT, 1998, Appleton & Lange, pp 201–239.
Hunt SA, Abraham WT, Chin MH, et al: ACC/AHA 2005 Guideline Update for the Diagnosis and Management of Chronic Heart Failure in the Adult: a report of the American College of Cardiology/American Heart Association Task Force on Practice Guidelines, Circulation 112:e154–e235, 2005.
Jerome LF, Ileana LP, Gary JB, et al: Assessment of functional capacity in clinical and research applications, Circulation 102:1591–1597, 2000.
Quinlan JJ, Murray AW, Casta A: Anesthesia for heart, lung and heart-lung transplantation. In Kaplan JA, Reich DL, Lake CL, et al, editors: Kaplan's cardiac anesthesia, ed 5, Philadelphia, 2006, Saunders, pp 845–851.
Stehlik J, Edwards LB, Kucheryavaya AY, et al: The Registry of the International Society for Heart and Lung Transplantation: Twenty-eighth Adult Heart Transplant Report—2011, J Heart Lung Transplant 30:1078–1094, 2011.
Taylor DO, Edwards LB, Aurora P, et al: The Registry of the International Society for Heart and Lung Transplantation: Twenty-fifth Official Adult Heart Transplant Report—2008, J Heart Lung Transplant 27:943–956, 2008.
Zacharian T, Rother AL, Collard CD: Anesthetic management for cardiac transplantation. In Hensley FA, Martin DE, Gravlee GP, editors: A practical approach to cardiac anesthesia, ed 4, Philadelphia, 2008, Lippincott Williams & Wilkins, pp 439–463.

心肺转流术

Barbara Wilkey，MD，and Nathaen Weitzel，MD

李皓 译 米卫东 校

1. 心肺转流术（cardiopulmonary bypass，CPB）的主要作用是什么？

　　CPB 是一系列人工装置，可临时替代机体心血管系统以及呼吸系统功能。CPB 在实施心内直视手术时保证重要器官的灌注，保证输氧并携带代谢产生的二氧化碳。心肺系统与机体相隔离，心脏停跳以及心腔内无血为心脏手术以及大血管手术提供了良好的手术视野。

2. CPB 回路主要有哪些组成部分？

　　CPB 回路通过静脉引流管将血液从中心静脉一般通过重力或者真空负压引至体外储血槽，然后经过氧合器并将二氧化碳清除后再输注回患者的动脉循环。将血液泵回至动脉的压力主要来自于滚头（roller head）或者离心泵，虽然有一部分滚头可以传递脉动性的动脉血流，但是一般而言回输的血流是没有搏动的。设备中还包含有输注心脏停跳液的滚头泵，一个用于术中排空心脏的心室插管，以及一个可以从术野吸血的吸引器泵。同时，设备还有用于过滤微血栓或者微气栓的滤器，因为这两者如果回输入动脉的话会引起严重的中枢神经系统损伤。设备中有热交换器用于在心肺转流时降温以及在转流即将结束时复温。必须要保证储血槽在心肺转流时不能流空，因为那样的话将导致致命性的空气栓塞。

3. 低体温的程度分级以及低体温的并发症有哪些？

- 浅低温：32 ~ 35℃
- 中低温：26 ~ 31℃
- 深低温：20 ~ 25℃
- 极深低温：14 ~ 19℃。此种程度低体温下，机体循环停止。
- 经典的 CPB 低温范围从 28 ~ 34℃，体温过低的副作用包括血小板功能障碍、柠檬酸活性增强所致血清离子钙浓度降低、凝血障碍、心律失常、感染的风险增加、红细胞携氧能力下降、神经肌肉阻滞增强以及心脏收缩障碍。

4. 为什么低温用于体外循环？

　　机体温度每降低一摄氏度则机体需氧量减少 9%。低体温可以在降低心脏泵血量同时也保证了足够的氧气供应至重要的器官。CPB 主要着重于心肌和中枢神经系统以及肝肾功能的保护。

5. CPB 转机期间发生肾功能不全的危险因素有哪些?

危险因素包括高龄、女性、术前肾功能不全、射血分数小于 40%、糖尿病、CPB 时血液稀释、使用主动脉内球囊泵 (IBP)、长时间体外循环运行以及瓣膜置换或冠状动脉旁路移植术。

6. 降低肾功能不全发生率的措施有哪些?

并无经考验证明有效的预防措施,但是维持心排血量和肾灌注压力以及避免肾毒素均可保护肾脏功能。

7. 讨论经典的建立体外循环的插管部位。

静脉血经右心房插入双极管同时从上下腔静脉吸引而来。对于心内直视手术而言,直接插两根引流管分别从上下腔静脉吸引静脉血也是一种选择。动脉血经升主动脉上最接近无名动脉的位置输注回动脉循环。股动脉及股静脉也是可以选择的替代插管位置。但是其缺点包括股动脉插管部位远心侧的下肢缺血,不充分的静脉引流,由于动脉插管较细而引发的全身灌注不足,以及由于动脉粥样硬化斑块导致的插管困难。二次开胸手术时可以使用腋动脉插管,其往往是在必要的情况下在胸骨劈开之前建立,以保证劈开胸骨时已经建立有效的心肺转流。头肱动脉插管可以在发生心搏骤停的情况下使用。

8. 微创瓣膜手术的心肺转流术插管与常规开胸手术有何区别?

静脉血通过股静脉插入单极管至右心房或者上腔静脉引流。导管上的引流孔需要一直保持在右心房内。静脉血回流可以通过心肺转流机上的负压吸引装置来增强。如果需要的话,可以在颈内静脉增加一个静脉引流插管。而如果手术操作部位为左心房的话,肺静脉插管引流可以替代颈内静脉插管。动脉插管可以通过外周动脉(一般为股动脉)或者直接插管(通过胸骨劈开)。心脏停跳液顺灌系统主要有三种:在主动脉根部放置球囊封闭动脉然后灌注停跳液;在胸骨劈开后直接横跨夹闭主动脉然后在主动脉根部直接开口灌注;或者在行主动脉瓣置换手术时可以在主动脉根部切开后直接向冠状动脉内灌注停跳液。逆行灌注停跳液则可以通过开胸后直接于冠状静脉窦插管或者通过经皮穿刺插管技术进行。

9. 心肺转流术患者的麻醉技术有哪些?

麻醉的选择需要考虑患者心脏收缩功能不全的程度,冠脉疾病的程度,瓣膜病变的程度,整体的运动耐量。心肺转流已明确为术中知晓发生的高危因素,从而大剂量的阿片类药物的应用极为常见。同时,镇静遗忘药物例如咪达唑仑常规由灌注师在心肺转流术中和吸入性药物一起使用。神经肌肉松弛剂可以预防患者的体动和肌颤。体动和肌颤可能增加心肺转流时的全身需氧量,这与术中发生膈肌收缩的效果一样。外科医师可以行胸骨旁神经阻滞以改善术后疼痛。根据手术以及患者的合并症(例如肾疾病)

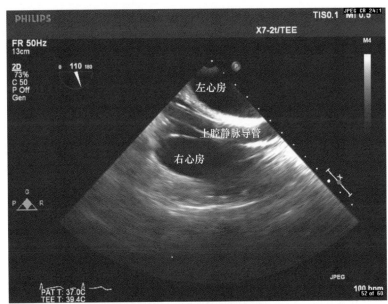

图 65-1 上腔静脉的引流插管

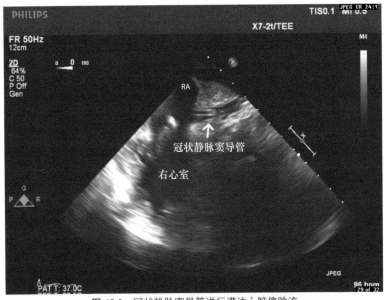

图 65-2 冠状静脉窦导管逆行灌注心脏停跳液

情况，可以考虑静注酮咯酸和（或）对乙酰氨基酚（Tylenol）。

10. 在传统建立体外循环插管时，麻醉医生应怎样做?

在行胸骨切开术时，呼吸应停止，高血压应患者应控制血压在收缩压 110 mmHg 或以下，将发生主动脉夹层的风险降到最低。在静脉插管时，应使用小潮气量通气，使肺部远离手术区域便于外科手术的顺利进行避免意外损伤。经食管超声心动图（transesophageal echocardiography，TEE）通常可用于指导冠状动脉窦导管放置。一般来说，麻醉医生应该从胸骨切开开始，时刻注意体外循环插管的进展，以免发生误伤造成大量失血和血流动力学剧烈变化。

11. 对于微创手术以及机器人手术有什么额外的麻醉注意事项吗?

微创和机器人手术需要单肺通气。此外，由于微创手术与机器人手术不利于体内除颤仪的使用，必须准备体外除颤设备。如果患者在单肺通气时发生室颤，在给予电复律前需重新进行双肺通气，以便于除颤电流可穿过组织发挥作用。若外科手术以胸廓切开为手术入路，肋间神经阻滞可用于术后止痛。此外，术前椎旁神经阻滞以及甚至胸硬膜外置管可以用于术中术后止痛。

12. 何时以及如何实施深低温停循环?

深低温停循环这一手段常用于某些条件（解剖因素或手术所需）不允许通过心肺转流实现血液循环时。常见例子的是主动脉弓手术。通常在主动脉弓手术时，患者建立体外循环直至（1）他或她冷却到所需的温度和（2）外科医生准备好主动脉移植物。此时，可通过停止心肺转流使机体处于停循环状态。低体温可用来减少身体代谢需求，但体温降低的程度由每个不同的外科医生临床操作所决定。循环停止可伴随着独立的脑灌注。这种灌注可能是顺行的或是逆行的：顺行的即通过颈动脉导管输送血流，而逆行是通过上腔静脉导管输送血流。

13. 与循环停止相关的其他麻醉注意事项是什么?

患者在接受深低温停循环时，发生凝血障碍、神经系统后遗症、肾衰竭和肺功能障碍的风险增加。CPB 期间除了标准生命体征监测以外，还需行神经功能监测，如脑电图（EFG）或双频谱指数（BIS）。从理论上讲，在循环停止之前获得等电位的 EEG，在进一步血液减少或无灌注的情况下，脑氧需求量会进一步降低。给予冰帽以及使用注射利多卡因和类固醇类药物也可以产生神经保护的作用。在循环停止期间 α-Stat pH 值变化被记录下来。应用镁可对心脏产生保护作用。

14. 氧合器的两种基本类型。

泡沫氧合器：通过泡沫氧气（O_2）与患者的血液进行气体交换，再通过血液去泡沫以减少空气微栓子。

膜氧合器：利用半透膜使 O_2 和 CO_2 得以扩散。膜氧合器不易产生气体微栓子且对血液成分损伤小，是用于临床的标准配备。

15. 预充是什么意思？心肺转流初期常见的血流动力学反应是什么？

预充液（晶体液、胶体液或者血液）被用来充填心肺转流机的管道。在心肺转流初期，管道内必须有液体灌注回动脉循环，直到患者血液被从静脉吸引出来后充满管道回路。以往的预充量一般为 1.5～2 L，然而最新的心肺转流机仅用低至 650～800 ml 的预充液即可满足一个开路循环的需求，而对于所谓的闭路循环或者称之为微型循环甚至可以使用得更少。减少预充量可以减少炎性反应的发生并且可以减少输血量。人体循环血液中由于注入了预充液所引起的急性血液稀释可以导致患者的平均动脉压以及血红蛋白浓度降低。如果患者的血流动力学以及初始血红蛋白浓度允许的话，预充液可以一部分使用逆行自体预充（RAP）。RAP 是一种允许患者的血液逆向预入心肺转流管道的技术，可以有效地减少预充量同时降低血液稀释的程度。血流动力学的稳定支持有助于 RAP 技术的应用。去氧肾上腺素单次使用剂量一般足以维持灌注的压力。

16. 为何必须全身抗凝？

当非肝素化的血液接触到心肺转流机的人造管道表面的时候，凝血系统的接触激活就发生了，导致广泛的血栓形成，氧合器失效，进而导致患者死亡。在心肺转流开始之前最少剂量为 300 U/kg 的肝素必须注入中心血管。在心肺转流结束之后，需使用鱼精蛋白中和肝素以消除其抗凝作用。

17. 存在肝素诱导性血小板减少症（heparin-induced thrombocytopenia，HIT）抗体的患者如果需要紧急行心肺转流的心脏手术时该如何选择？

对存在 HIT 抗体的患者可以使用除了肝素之外的其他抗凝药物，但这些药物在心肺转流过程中是不安全的。达那肝素和黄达肝素的半衰期太长并且不可被中和。阿加曲班和水蛭素曾被使用过，但是它们会伴发血栓形成并且抗凝效果不可逆。阿加曲班也会伴发血栓形成。比伐卢定可能是最安全的，它的半衰期为 25 分钟并且可以被血滤移除。但是在使用比伐卢定的过程中也存在问题，因为在美国蝰蛇毒凝血时间（ECT）是无法测量的，而活化凝血酶原时间（ACT）在高剂量的情况下有可能是不准的。使用比伐卢定的关键问题是在血液停滞时，它将凝固，因此静脉储血池内的血液必须是持续循环的。使用心脏切开术中吸引的血液可能导致术后低血压以及凝血功能障碍的发生，因此必须使用血液回收机。也有在存在 HIT 抗体的患者行心肺转流之前或者过程中使用血浆置换的个案报道和系列报道。这些患者成功地使用了普通肝素进行心肺转流术。

18. 在心肺转流前及心肺转流中如何评估抗凝是否合适?

在使用肝素后 3 ～ 4 分钟需测量 ACT，并且在心肺转流时每 30 分钟需测量一次。ACT 时间大于等于 400 秒是可以接受的。肝素浓度需经常测量，但只有 ACT 时间是抗凝活性的评估指标。这在肝素抵抗（可以通过术前注射肝素检测）的患者以及抗凝血酶 Ⅲ 缺乏的患者中特别重要。

19. 患者行心肺转流术之前必须要确认的事项有哪些?
- 合适的含氧血流所产生的动脉灌注压。
- 足够的静脉回流血量。
- ACT 至少达到 400 秒以上。
- 如果采用心脏停跳液逆行灌注时需选择合适插管位置。
- 平均动脉压监测。
- 中心温度监测。
- 足够的麻醉深度。

20. 为何要使用左心室引流?

在心肺转流过程中主动脉瓣反流或者来自支气管静脉和心最小静脉的血流可能导致左心室膨胀。左心室膨胀会导致心室壁的张力增加，从而导致心脏停跳液无法在心内膜下充分灌注并且增加了心肌的耗氧量，进而引起严重的心肌缺血。通过右上肺静脉行左心室引流可以减轻左心系统的压力，并将这部分血回流至心肺转流机中。

21. 心脏停跳液的特点是什么?

有数种不同的心脏停跳液，本文不对其做充分讨论。在美国最常用的停跳液为包含有各种代谢能量基质的冷血高钾停跳液。将停跳液灌注入冠脉系统后引发心脏舒张的电机械分离。心肌的耗氧量及能量消耗量减少至仅够维持细胞活性。心脏停跳液既可以通过主动脉根部的冠脉开口顺行灌注也可以通过右心房的冠状静脉窦逆行灌注。

22. 讨论心肺转流时的心肌保护。应该注意哪些要素以达到最佳的心肌保护?

心肺转流过程中必须维持细胞完整性以确保术后的心脏功能。预防细胞损伤的关键因素是术中的心肌保护。保持心肌耗氧量和供给量的平衡是必需的，以下几点为保持平衡的关键因素:
- 合适的心脏停跳液。
- 降温，将心肌温度降至 12 ～ 15℃ 以下。
- 使用生理盐水冰泥行心脏局部降温。
- 左心室引流以预防左心室膨胀。
- 在心脏的背面垫隔热垫以防止纵隔血管内血流传递热量。

- 尽量减少支气管旁血管的血流（其同样可以向停跳的心脏传递热量）。
- 如果心肌保护不佳的话在心肺转流术后会表现为心排血量减少，心电图缺血性表现，TEE 显示室壁运动异常，心律失常，以及需使用强心剂药物。

23. 主动脉阻断的作用是什么？

阻断近心端主动脉以与心脏和冠脉循环隔绝。动脉血流灌注入阻断钳的远心端。心脏停跳液注入主动脉瓣与阻断钳中间的部位，从而进入冠脉循环。将心脏与体循环隔绝是为了延长心脏停跳液的活性，使心脏舒张，并达到有效的心肌降温。

24. 总结 CPB 时的生理学改变。

- 应激激素包括儿茶酚胺、皮质醇、血管紧张素和加压素升高，原因是由于这些物质的代谢降低。
- 血液进入体外循环后导致补体激活，凝血级联反应启动以及血小板激活。系统性炎症反应是也被激活。
- 体外循环可能导致血小板功能障碍，与 CPB 后出血有关。
- CPB 开始时，血液即被稀释致使大多数药物的血清浓度降低，但肝和肾灌注在 CPB 时也会降低，从而最终也会连续输注而血清药物浓度增加。

25. 血气分析的 pH-stat 法和 α-stat 法是什么？

因为气体的溶解度随体温降低发生改变，CPB 期间的血气分析是否该由温度进行校正尚存在争议。所有血气分析的血液在均设定在 37℃。pH-stat 法分析所得数值经列线图校正，且报告数值参考了低温时气体分压的改变。CO_2 然后加入到系统中校正酸碱状态。然而更常见的 α-stat 法血气分析并未有温度的校正。研究比较两种方法血气分析结果往往出现矛盾，主要原因是大脑血管张力的改变由 CO_2 压力决定。在成人中，α-stat 法血气分析更有利于改善神经系统预后故而通常使用。而对于新生儿来说，似乎 pH-stat 法更利于神经功能改善。因此 pH-stat 法和 α-stat 法适用于不同人群的血气分析。

26. 终止体外循环的合适条件。

- 检查酸碱平衡，保持中性的 pH 值，碱剩余、PCO_2、血红蛋白或血细胞比容和电解质基本都在正常范围内。
- 确定足够的系统性复温，通常 37℃。
- 调整所有压力传感器零点。
- 确保足够的心率和节律（可能需要起搏器）——在理想情况下房室同步。

- 重新检查心电图，节律是否正常和是否存在缺血。
- TEE 评估是否存在缺血区域室壁运动异常的迹象，同时评估瓣膜，特别是在更换或修复瓣膜之后。
- 去除心脏内或主动脉内的空气，评估是否主动脉或心脏腔室存在开放（TEE 的应用对于此评估非常有用）。
- 双肺通气。

27. 如何逆转肝素的效果呢？潜在的并发症是什么？

鱼精蛋白是带正电荷的蛋白质分子，可与带负电荷的肝素结合，复合物经网状内皮系统清除。虽然有不同的方法来确定鱼精蛋白用量，但是最为简单易行的方法就是基于肝素使用量的鱼精蛋白估算（大约 1 mg 鱼精蛋白 /100 单位肝素）。肝素是否有效清除应测量 ACT 进行评估或者用血栓弹力图进行评估。鱼精蛋白可引起组胺释放或过敏反应导致低血压，也可因为过敏反应和血栓素释放导致的难治性肺动脉高压。危险因素包括先前存在的肺动脉高压、糖尿病患者使用中效胰岛素、快速推注鱼精蛋白以及中心静脉给予鱼精蛋白。

28. 为什么体外循环后常用起搏器起搏心脏？

由于体外循环的缺血性损伤、心脏停跳液的残余作用以及体温过低均可影响心脏的传导功能心肌室壁运动能力。应用心脏起搏器，控制心率每分钟 80 ～ 100 次，可以明显地改善心排血量。

29. 如果患者不能停止 CPB 转机，有什么因素需要考虑？

从手术的角度来看，应该重新考虑手术操作是否成功（无论是冠状动脉旁路移植、瓣膜置换或其他）。TEE 可以评估是否存在室壁运动异常与瓣膜问题。充盈压力应该通过 TEE 或有创监测评估。血流动力学参数（心指数、混合静脉氧浓度、肺动脉压力、肺动脉闭塞压、全身血管阻力）监测可以帮助分析原因。

30. 心脏功能受损患者以及不能停止 CPB 转机患者有哪些治疗方法？

停止 CPB 脱机过程中经常遇到血管阻力减小（即所谓血管麻痹），这通常需要血管加压素的支持治疗。心脏本身的收缩性问题需给予正性肌力药物或主动脉内球囊泵以协助患者停止体外循环转机。右心功能障碍和（或）肺动脉高压也可能导致不能停止体外循环转机。一氧化氮或针对肺血管的血管舒张药治疗在这种情况下很有用。TEE 在指导治疗决策以及引导肺动脉导管方面都十分重要。正性肌力药物和血管舒张药的应用在别的章节也会涉及。

31. CPB 的中枢神经系统并发症。

CPB 后约有 1% ～ 3% 新发的中枢神经系统事件，包括卒中（包括视力丧失）、短暂性脑缺血发作或昏迷。还有约 3% 发生智力功能退化、记忆缺陷或癫痫发作。进一步的神经认知测试揭示术后 1 个月到 6 个月内，认知功能障碍的发生率更高（20% ～ 60%）。大多数的认知功能障碍在数月后自动恢复。脑部微栓塞，尤其是血小板微栓塞被认为是重要因素之一。

32. 哪些措施可以减少此类并发症的发生率？

- 可逆因素需在心脏手术前包括 CPB 前得以确认。例如，患者有明显的颈动脉狭窄，术前应解决这一问题（可能在同一手术中）。严重的主动脉动脉粥样硬化是一个独立的卒中的危险因素。因此避免主动脉钳夹是重要的，可以采用非体外循环的手术策略。或者使用主动脉上探针寻找没有主动脉动脉粥样硬化斑块区域进行钳夹。
- 起初认为非体外循环的冠状动脉旁路移植术（coronary artery bypass grafting，CABG）的患者术后神经系统并发症与患者接受 CPB 下 CABG 相比，发生率较低。虽然研究结果不尽相同，但现在多数的研究数据并不支持非体外循环的 CABG 患者神经认知较 CPB 下 CABG 患者得以改善。
- 通过体温降低减少脑耗氧量。维持灌注压力和混合静脉氧含量可能优化大脑氧气的供给和需求。
- TEE 可能确定卵圆孔未闭、明显的主动脉动脉粥样硬化、左心房血栓、心脏内的空气，所有这些发现结果均可改变后续的麻醉管理。
- 避免低血糖，高血糖可能是有益的。
- 未来，一些药物干预可能会降低神经系统并发症的发病率。

要点：心肺转流术

1. 心肺转流术（CPB）的麻醉相对复杂。心脏储备能力取决于心脏疾病（瓣膜或缺血性）的严重程度，同时也决定了麻醉方式的选择，心脏抑制药物应该谨慎使用。
2. 患者在 CPB 前必须完全肝素化，否则患者将有大血管内血栓形成的风险。
3. HIT 抗体阳性患者可以接受紧急 CPB。
4. CPB 期间，CPB 储血器决不允许空转，会造成巨大的空气栓塞的严重后果。
5. CPB 期间参与心肌保护主要因素有心肌停跳液、心肌低温、心室排空。心肌保护不足的后果是严重的，心排血量减少、心肌缺血、心律失常的发生导致不能停止体外循环脱离 CPB。
6. 当患者不能脱离体外循环时应考虑手术的原因（移植物的扭转以及瓣膜的功能障碍）。
7. 神经系统并发症特别是认知功能障碍在 CPB 后很常见。
8. 在 CPB 开始之前和结束之后**都需**进行神经功能的检查。

推荐阅读

Dorrotta I, Kimball-Jones P, Applegate R II: Deep hypothermia and circulatory arrest in adults, Semin Cardiothorac Vasc Anesth 11:66–76, 2007.

Gravlee G: Cardiopulmonary bypass; principles and practice, ed 3, Philadelphia, 2008, Lippincott Williams & Wilkins.

Hindman BJ, Lillehaug SL, Tinker JH: Cardiopulmonary bypass and the anesthesiologist. In Kaplan JA, editor: Cardiac anesthesia, ed 4, Philadelphia, 1999, Saunders.

Hogue CW Jr, Palin CA, Arrowsmith JE: Cardiopulmonary bypass management and neurologic outcomes: an evidence-based appraisal of current practices, Anesth Analg 103:2–37, 2006.

Kumar A, Suneja M: Cardiopulmonary bypass-associated acute kidney injury, Anesthesiology 114:964–970, 2011.

McMeniman WJ, Chard RB, Norrie J, et al: Cardiac surgery and heparin induced thrombocytopenia (HIT): a case report and short review, Heart Lung Circ 21:295–299, 2012.

Murphy GJ, Angelini GD: Side effects of cardiopulmonary bypass: what is the reality? J Card Surg 19:481–488, 2004.

Uyasl S, Reich D: Neurocognitive outcomes of cardiac surgery, J Cardiothorac Vasc Anesth 27:958–971, 2013.

Vernick W, Woo J: Anesthetic considerations during noninvasive mitral valve surgery, Semin Cardiothorac Vasc Anesth 16(1):11–24, 2012.

Welsby IJ, Um J, Milano CA, et al: Plasmapheresis and heparin reexposure as a management strategy in cardiac surgical patients with heparin-induced thrombocytopenia, Anesth Analg 110:30–35, 2010.

肺隔离技术

Mark D.Twite，MB，BChir，FRCP，and Lawrence I.Schwartz，MD

李皓 译 米卫东 校

1. 肺隔离技术的适应证是什么?

有 5 种情况可能需要肺隔离技术:

1. 胸外科手术

肺手术:胸腔镜手术、肺叶切除、全肺切除术、肺移植、肺减容术

支气管手术:管腔内的肿瘤切除术、支气管胸膜瘘闭合术

胸膜手术:胸膜切除术、胸膜固定术、胸膜剥脱术

2. 大血管、心脏、心包手术

心:胸廓开胸术(与胸骨切开术不同)的术式

胸主动脉:降主动脉瘤、动脉导管未闭、主动脉狭窄、血管环手术

肺动脉:破裂、取栓术

心包:心包切除术、心包开窗术

3. 食管手术

4. 非胸科手术:前胸脊柱融合术

5. 非手术操作:肺灌洗、单肺通气、咯血以及肺部感染的肺隔离

2. 肺隔离技术的方法有哪些?

有三种基本肺隔离技术方法:

1. 向左或向右的双腔气管导管(double-lumen endotracheal tube,DLT)

2. 单腔气管导管配合支气管封堵器使用

3. 单腔气管导管放置于一侧支气管

3. 描述双腔气管导管(DLT)。

DLT 是由两个长度不相等的气管导管压模而成,且配有高容低压的套囊。DLT 分为主气管导管和支气管导管,其中每支导管都可单独使用,根据手术要求或者病理生理情况进行选择性单肺通气,而使对侧肺放气萎陷。两支通气导管标明不同的颜色:白色为主气管导管和蓝色为支气管导管,且各管的接口、套囊以及指示气囊皆与其配套。主气管导管套囊位于双腔支气管导管主管的尖端,应被放置于气管隆嵴之上,较小的蓝色套囊为支气管套囊,位于支气管导管尖端,应放于支气管内。左侧双腔管与右侧双腔管分别根据左右支气管的走行以及解剖特点设计,导管的长度以及形状

都与同侧支气管相贴合。

4. 描述支气管封堵器。

　　支气管封堵器可放置于一侧支气管以实现对侧肺的隔离以及同侧肺的肺不张。支气管封堵器也可以根据外科手术的要求用于选择性肺叶封堵。支气管封堵器可以通过气管导管放置入支气管，也可以在气管导管旁放置入支气管。支气管封堵器包括以下几种：

- Arndt 钢丝导引支气管封堵器（Cook Medical）
- Cohen 尖端转向支气管封堵器（Cook Medical）
- Fuji Univent™（单腔气管导管自带支气管封堵器）和 Fuji Uniblocker™（支气管封堵器）（Fuji Systems Corporation）
- Rüsch EZ-Blocker™（Teleflex）

　　支气管封堵器具有高容低压的套囊以及中空的中心通道，可用于应用持续气道正压通气（CPAP）或吸引辅助肺萎陷。纤维支气管镜（FOB）可用于辅助放置支气管封堵器。

5. 单腔气管导管如何被用来实现肺隔离？

　　一个标准的单腔气管导管可以选择性地放置在非手术侧支气管内。术侧肺将萎陷膨胀不全。这是一个简单和快速的过程，可用于婴幼儿。但是小儿的小套囊气管导管并不适用于选择性右肺通气，原因是它缺少"墨菲式孔"，故而会造成右上肺叶的通气不足。用有墨菲式孔的无套囊气管导管就可避免这个问题。

6. 肺隔离和单肺通气技术方法的优缺点是什么？

　　见表 66-1。

7. 如何选择合适的双腔气管导管型号？

　　双腔气管导管有左侧和右侧的区别是因为左、右主支气管存在解剖差异，且左侧双腔气管导管更常用。为特定患者选择最合适的导管型号：即能无损伤地穿过声门顺利进入气管，且尽可能贴合支气管，套囊不打气也只有少量气体漏出。使用尽可能大型号的导管可以降低气道阻力并确保在给予套囊少量空气时支气管密封良好。若双腔气管导管的支气管套囊需要大体积空气才能密封支气管时，这可能会导致套囊在气管隆嵴形成疝。一般情况下麻醉医师分别为身高较高和较矮的男性分别选择 41-Fr 和 39-Fr 的双腔气管导管，为较高和较矮的女性分别选择 39-Fr 和 35～37-Fr 的双腔气管导管。左侧主支气管直径有相当大的变异，与性别和身高相关性不大。

8. 右主支气管与左侧有何不同，如何影响右侧双腔气管导管设计？

　　成人气管始于环状软骨至胸骨角水平分叉，长度是 11～13 厘米。左

表 66-1 肺隔离技术三种方法的比较与优缺点总结		
技术方法	优点	缺点
单腔气管导管插至非手术肺侧支气管内	简单 快速 不需要特殊设备 对小孩有用	术侧肺无法吸痰 术侧肺无法 CPAP 插入右主支气管右上肺无法通气 左侧单肺通气比较困难
球囊支气管封堵器（Arndt，Cohen，Fuji，Rüsch）	型号齐全 易与常规 ETT 合用 在防止封堵器过程中可以持续通气 易于术后双肺通气 术侧肺可行 CPAP 选择性肺叶隔离 可用于困难气道患者	调整封堵器位置需时间 常需重复定位 需支气管镜确认位置 吸痰孔道狭小 易于移位且容易漏气
双腔气管导管	定位迅速 不需支气管镜即可定位（尽管推荐使用） 双肺均可吸痰 术侧肺可行 CPAP 不易重新定位 完全性肺隔离的最佳设备 双肺转单肺通气简单易行	型号选择困难 喉镜定位困难 插管过程中易损伤导管气囊 较大的气管损伤 不易于术后通气

CPAP，持续气道正压通气；ETT，气管导管

右主支气管间的主要区别包括以下几点：

- 右支气管短粗且陡直，与气管中轴延长线夹角约 25 度角，而左支气管与气管中轴延长线夹角约为 45 度角。
- 右支气管有右上肺、中叶、下叶的支气管分支，而左肺只有左上肺、下肺的支气管分支。
- 右上肺叶的支气管开口距离气管隆嵴距离为女性 15 mm，男性 20 mm，而左肺上叶支气管开口距离气管隆嵴 50 mm。
- 因此右侧双腔气管导管须有右上肺开口供右上肺通气。右侧双腔气管导管的定位相对于左侧管更难，原因是右上肺叶的支气管开口存在个体差异以及解剖变异，导致右上肺开口距离气管隆嵴的距离不固定从而影响右上肺叶的通气。（图 66-1）。

9. 描述双腔气管导管的放置和定位。

利用喉镜暴露声门，将双腔管尖端通过声门后将双腔管旋转 90 度，使双腔管尖端对准需行支气管插管的肺叶进行双腔管的气管插管。对于双腔管的定位有两种方法：听诊定位或纤维支气管镜定位。听诊法是将 DLT 盲插至感觉阻力增大，气管导管可能进入支气管腔。将主套囊和支气管套囊充气，分别夹闭主气管导管和支气管导管通气，用听诊器在胸壁上听诊以

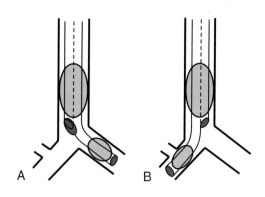

图 66-1　**A**. 左侧双腔气管导管位于左侧主支气管内，位置正确。**B**. 右侧双腔气管导管位于右侧主支气管内，但是支气管套囊将右上肺开口堵住，导致右上肺通气不良

确定双腔管的位置。然而，仅凭听诊确定 DLT 位置往往是不可靠的。使用 FOB 定位更为可靠，DLT 进入气管后将 FOB 放置入支气管腔直至看见气管隆嵴以及双侧支气管开口。FOB 然后进到适当的支气管，FOB 作为导丝将 DLT 滑入支气管直至支气管腔进入你的视线超过 FOB 的尖端后停止插管。定位右侧 DLT 时，必须确保支气管导管套囊不堵塞右肺上叶。最后 FOB 通过 DLT 主管腔检查隆嵴以及支气管开口的位置，确保支气管套囊没有堵塞对侧的主支气管开口。

10. 双腔气管插管的并发症有哪些？

- **错位**：通常发生在患者仰卧位转换成侧卧位时发生。通常 DLT 向头侧移动约 1 cm。可以垫头保持头部位于中轴线的位置而避免 DLT 发生位移，当需重新定位时，可用 FOB 确定双腔管的位置是否合适。

- **气道损伤**：支气管套囊的过度充气可导致套囊的压力增高和支气管损伤。套囊的充气量取决于 DLT 的型号。双腔管插管的患者术后声音嘶哑和声带损伤的发生率比使用支气管封堵器实现肺隔离的患者要高。然而，两组之间在支气管损伤的发生率没有区别。

- **其他并发症**：包括肺切除术时将 DLT 缝于气管壁上（这是左全肺切除术时是否行右侧双腔气管插管争议的原因）以及右侧双腔气管插管时右上肺叶不张。

11. 如何对支气管封堵器进行定位？

支气管封堵器可通过标准气管导管或者伴行气管导管来放置，也可以通过鼻插管以及气管造口管来放置。每种类型的支气管封堵器都有独特的机制来协助定位，但都需要 FOB 的引导：

1. Arndt blocker ™：尖端有尼龙线圈，FOB 直接穿过它后引导封堵器定位。

2. Univent tube ™：单腔气管导管以及嵌入式的支气管封堵器，封堵器具有可塑性，在 FOB 的引导下放置于支气管。另外 Univent tube 的封堵器也可单独使用。

3. Cohen blocker ™：封堵器尖端在近端旋钮的控制下可进行转向，在 FOB 引导下进行定位。

4. Rüsch EZ-Blocker ™：这个支气管封堵器可单独使用，顶端为"Y"形，可固定于气管隆嵴，每个支气管分支均有套囊以实现肺隔离。它适用于双侧开胸手术胸且无须重新定位。

这四种支气管封堵器与 DLT 相比，可以提供相同效果的手术视野暴露，但却在手术开始之前以及术中需要更长时间进行定位以及重新定位。

12. 描述肺隔离技术如何应用于困难气道患者。

困难气道患者需行单肺通气（one-lung ventilation，OLV），最安全的方法是患者清醒状态下在 FOB 辅助下给予单腔气管导管插管。肺隔离可通过使用支气管封堵器得以实现。另一种方法应用气管插管换管器将 DLT 气道导管交换至气管中。气管造口术患者，需准备支气管封堵器或较短的专用于气管造口的 DLT。

13. 描述 OLV 的生理学变化。

正常通气情况下，通气与灌注血流在解剖学上得以配比，血流较多的肺部（重力的作用）有较大的通气量（肺顺应性的重力效应）。当开始单肺通气时，OLV 停止一侧肺的所有通气将导致 50% 的右向左分流，若灌注血流没有变化时则会出现缺氧。然而，实际的分流通常约 25% 左右，有以下原因：

- 萎陷肺侧的手术操作阻碍了血流回流至非通气侧肺。
- 患者的侧卧位体位，重力作用致使通气侧肺的血流灌注增加。
- 缺氧性肺血管收缩（hypoxic pulmonary vasoconstriction，HPV）调节缺氧肺部的血流供应。

14. 儿童侧卧位有什么不同？

儿童拥有较柔弱、顺应性强、易压缩的胸廓，使其对肺的支撑作用较弱。使得功能残气量（FRC）接近潮气量，导致潮气量呼吸后气道和肺泡关闭。这样就使健侧肺与患侧肺之间的静水压力梯度减小；故与成年人相比，健侧肺的灌注相对较少。儿童的 FRC 较小但耗氧高，所有这些因素导致儿童侧卧位时氧供易出现不足。

15. 解释缺氧性肺血管收缩（HPV）。

OLV 时，HPV 可以减少非通气侧肺的 50% 灌注血流以减轻血氧不足的程度。肺泡缺氧引起肺血管收缩，使血流从非通气侧肺流向通气的肺段，从而改善通气血流比（ventilation-perfusion，V/Q）。HPV 有两个时相：初始快速反应时相（几分钟内）和延迟时相（数小时内）。HPV 作用结束可能需要几个小时，因此在双侧肺叶连续进行手术操作时需考虑 HPV 的作用，在切除肺转移瘤而行双肺楔形切除术的过程中，在第二次 OLV 期间，血氧会更低。

16. 什么因素影响 HPV？

见表 66-2。

17. 麻醉药物如何影响 HPV 吗？

所有挥发性麻醉药物均可抑制 HPV 且呈剂量依赖性。经典的药物抑制作用更强。新的吸入麻醉药在吸入浓度小于 1 个 MAC 时，对 HPV 以及氧合几乎没有影响。全凭静脉麻醉还没有被证明比吸入麻醉有任何临床优势。

18. 描述 OLV 策略。

推荐小潮气量 6 ml/kg 通气，避免肺过度扩张、气道压过高以及肺损伤。应用 4 ～ 6 cm H_2O 呼气末正压（positive end-expiratory pressure，PEEP）将有助于维持依赖肺的 FRC，以及保持肺血管阻力降到最低，从而最大限度地增大 V/Q。谨慎选择吸呼比延长，以避免自主 PEEP 和肺部过度扩张。增加分钟通气量（增快呼吸速率）也可以保证 OLV 期间适当的气体交换。压力控制通气可避免 OLV 时肺顺应性的突然改变所造成的肺损伤。容许性高碳酸血症可有利于在 OLV 时，高碳酸引发 HPV，致使血红蛋白氧合解离曲线右移，提高组织供氧。

19. 如何处理 OLV 期间的供氧不足？

OLV 期间 PaO_2 的变化通常是大于 $PaCO_2$ 变化，因为 CO_2 的弥散性更好。当患者 OLV 时血氧过低，可采取以下措施：

- 增加 FiO_2 到 1.0。
- 优化潮气量和吸气压力峰值。
- FOB 检查 DLT 或支气管封堵器的位置。
- 气道吸痰。
- 优化心排血量。

表 66-2　HPV 的影响因素	
HPV 增加（分流更少、改善氧合）	**HPV 减少（分流增多、氧合变差）**
代谢性酸中毒	代谢性碱中毒
呼吸性酸中毒	呼吸性碱中毒
高碳酸血症	低碳酸血症
混合静脉氧合减少（降低 CO）	左心室压力增加
体温过高	低体温
	吸入的麻醉药物浓度＞ 1 MAC
	血液稀释

CO，心排血量；HPV，缺氧性肺血管收缩；MAC，最低肺泡有效浓度

- 调节通气肺侧呼吸参数或加用 5 cm H_2O 的 PEEP。
- 非通气侧肺可给予 5 ～ 10 cm H_2O 的 CPAP，可以供给非通气肺侧的肺泡灌注血流的氧合，减少分流。
- 如果继续严重低氧血症，提醒外科医生，可以切断或夹闭非通气肺侧的肺动脉，从而消除分流。
- 双肺通气。

20. OLV 患者术后需行双肺通气应做何准备?

当患者术后需机械辅助通气，DLT 的缺点就暴露出来，它通常需要更换成标准的单腔气管导管。这在胸科手术后出血、分泌物增加、气道水肿的情况下增加了操作的难度。如果仍使用 DLT，操作人员需了解 DLT 的设计和功能以及各管的套囊的作用以防造成完全性气道阻塞。

要点

1. 单肺通气（OLV）可以通过双腔气管导管（DLT）、支气管封堵器和标准的单腔气管导管以实现。
2. 患者重新摆体位后，需应用纤维支气管镜（FOB）重新评估气管插管或者封堵器的位置。
3. 气管插管或者封堵器的位置不佳均可导致气道压升高以及氧合的下降。
4. 如果患者术后仍需机械性通气辅助呼吸，一般情况下应将 DLT 交换为单腔气管导管。
5. 对于困难气道患者，考虑清醒插管，然后使用支气管封堵器以实现 OLV。
6. 麻醉方式的选择（吸入麻醉或是全凭静脉麻醉，是否复合硬膜外麻醉）在 OLV 期间对氧合的影响无明显临床差异。
7. OLV 期间，保护性肺通气策略包括：小潮气量通气（6 ml/kg）、PEEP（5 cm H2O）、限制气道压峰压、容许性高碳酸血症。
8. 改善 OLV 期间氧合的方法包括包括：增加 FiO_2，检查 DLT 和支气管封堵器的位置，通气侧肺应用 PEEP 而非通气侧肺应用 CPAP，切断或夹闭非通气肺侧的肺动脉从而消除非通气侧的分流，双肺通气。

网址

Cook Medical: www.cookmedical.com. Information on Arndt and Cohen bronchial blockers.
Fuji Systems Corporation: www.fujisys.co.jp. Information on Fuji Univent and Uniblocker.
Teleflex: www.teleflex.com. Information on Rüsch EZ-Blocker.
Thoracic Anesthesia: www.thoracic-anesthesia.com. Excellent site with many articles and an online bronchoscopy simulator.

推荐阅读

Brodsky JB: Lung separation and the difficult airway, Br J Anaesth 103:i66–i75, 2009.
Campos JH: Lung isolation techniques for patients with difficult airway, Curr Opin Anaesthesiol 23:12–17, 2010.
Campos JH: Which device should be considered the best for lung isolation: double-lumen endotracheal tube versus bronchial blockers, Curr Opin Anaesthesiol 20:27–31, 2007.

Hammer GB: Single-lung ventilation in infants and children, Pediatr Anesth 14:98–102, 2004.

Ishikawa S, Lohser J: One-lung ventilation and arterial oxygenation, Curr Opin Anesthesiol 24:24–31, 2011.

Karzai W, Schwarzkopf K: Hypoxemia during one-lung ventilation: prediction, prevention, and treatment, Anesthesiol 110:1402–1411, 2009.

Knoll H, Ziegeler S, Schreiber J, et al: Airway injuries after one-lung ventilation: a comparison between double-lumen tube and endobronchial blocker, Anesthesiol 105:471–477, 2006.

Módolo N, Módolo M, Marton M, et al: Intravenous versus inhalational anaesthesia for one-lung ventilation, Cochrane Database Syst Rev (7):CD006313, 2013.

Narayanaswamy M, McRae K, Slinger P, et al: Choosing a lung isolation device for thoracic surgery: a randomized trial of three bronchial blockers versus double-lumen tubes, Anesth Analg 108:1097–1101, 2009.

Pedoto A: How to choose the double-lumen tube size and side: the eternal debate, Anesthesiol Clin 30:671–681, 2012.

体感诱发电位以及脊柱手术

Daniel J.Janik，MD Colonel（Retired），USAF，MC

李皓 译 米卫东 校

1. 体感诱发电位（somatosensory-evoked potentials，SSEPs）是什么？

SSEPs 是中枢神经系统对外周神经刺激的电生理学的反应。它反映了特异的神经传导通路将电信号从外周神经传导至大脑皮质的能力。

2. SSEPs 是如何产生的？

将盘状电极置于皮肤表面或针状电极置于皮下位置，主要位于外周运动和感觉混合神经（如正中神经）周围，给予频率 1 ~ 2 Hz，强度 0.2 ~ 2 ms 的方波电流刺激。电刺激强度调整至可以产生最小的肌肉收缩（通常为 10 ~ 60 mA）。周围神经到大脑皮质通路上产生的神经电位将被记录下来。

3. 哪些周围神经常用于体感诱发电位监测？

上肢最常用的外周神经为腕部的正中神经和尺神经。下肢最常用的外周神经为腘窝处的腓总神经以及踝部的胫神经。另外，舌、三叉神经以及阴部神经也可用于体感诱发电位监测。

4. 从周围神经到大脑皮质的感觉神经传导通路。

周围感觉神经的轴突通过脊髓背根进入脊髓，这些第一级神经元在同侧脊髓后索继续上行至颈髓延髓结合部与第二级神经元建立突触联系。第二级神经元立刻交叉传导至对侧脑干，经内侧丘脑系穿过中脑上行，在丘脑形成突触。第三级神经元经内囊投射至躯体感觉中枢——中央后回。

5. 在感觉神经传导通路，记录 SSEPs 最常见位点有哪些？

在上肢给予电刺激后，神经电位变化记录点分别位于臂丛（Erb 点：胸锁乳突肌锁骨头 2 cm 以上），颈髓延髓结合部（第二颈椎后中线）以及对侧躯体感觉皮质区。

在下肢给予电刺激后，神经电位变化记录点分别位于腘窝、腰部和颈部的脊髓、躯体感觉皮质区。记录神经以及皮质下神经电位变化可验证电刺激是否适当，还可以确认麻醉效果。

6. 描述 SSEP 波形的特征。

SSEP 是以时间为轴绘制电压的波形。它的特点是：

- 波幅（A），从基线到峰值和峰间电压变化，以毫伏计。
- 潜伏期（L），即从开始刺激到峰值起始处或峰值之间的时间，以毫秒计。
- 波形，整个刺激波的面积，基线以下为正（P）或基线以上为负（N）。

以波形描述基线以上或者以下的面积变化以及以数字描述潜伏期（如：N20）（图 67-1）。

7. 列举 SSEPs 特征峰以及对 SSEPs 评估的意义。

见表 67-1 和表 67-2。

8. 中枢躯体感觉传导时间是什么？

中枢躯体感觉传导时间是脊髓后索核（N14）和躯体感觉中枢（N20）峰值之间的潜伏期，反映了在脑干和大脑皮质中的神经传导时间。

9. 术中使用 SSEP 监测的适应证有哪些？

SSEP 监测是为了避免手术操作对周围神经、椎管内脊髓、脑干以及大脑皮质的机械性或血管损伤。SSEP 监测用于以下情况：

- 骨科手术
  - 纠正脊柱侧凸以及内固定手术
  - 急性脊髓损伤后椎管减压以及内固定手术
  - 脊柱融合术

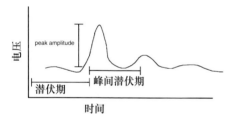

图 67-1　SSEP 波形的特征

表 67-1　正中神经刺激的特征峰值	
特征峰	刺激部位
N9	臂丛（Erb 点）
N11	脊髓后根入髓区（颈椎）
N13、14	脊髓后柱（楔束核）
P14	内侧丘系
N20	躯体感觉皮质

表 67-2　胫神经刺激的特征峰值	
特征峰	刺激部位
N20	脊髓后根入髓区（腰椎）
N40	躯体感觉皮质

- 臂丛的探查
- 神经外科手术
  - 切除脊髓肿瘤或血管病变手术
  - 脊髓栓系松解术
  - 切除感觉皮质病变（如动脉瘤或丘脑肿瘤）
  - 颈动脉内膜剥脱手术
- 血管手术
  - 胸或腹主动脉瘤修复术

10. SSEP 变化的意义是什么?

SSEP 下降幅度大于 50% 或潜伏期延长 10% 表示感觉神经通路受损。脊髓可耐受缺血 20 分钟直至 SSEP 消失。

11. 总结麻醉药物对 SSEP 波幅和潜伏期的影响。

见表 67-3。一般来说，阿片类药物对 SSEP 波幅和潜伏期无显著影响。

12. 麻醉药物对 SSEPs 影响的实际意义是什么?

- 所有的卤族吸入麻醉药物均可导致剂量依赖性降低 SSEP 波幅以

表 67-3　麻醉药物对 SSEP 波幅以及传导时间的影响		
药物	**波幅**	**潜伏期**
术前用药		
咪达唑仑（0.3 mg/kg）	↓	0
地西泮（0.1 mg/kg）	↓	↑
诱导用药		
硫喷妥钠（5 mg/kg）	↑ /0	↑
依托咪酯（0.4 mg/kg）	↑ ↑ ↑	↑
丙泊酚（0.5 mg/kg）	0	↑
氯胺酮（1 mg/kg）	↑	*
阿片类药物		
芬太尼	↓	↑
舒芬太尼	↓	↑
吗啡	↓	↑
哌替啶	↑ / ↓	↑
吸入麻醉药		
一氧化氮	↓	↑
异氟烷	↓	↑
氟烷	↓	↑
恩氟烷	↓	↑
地氟烷	↓	↑
七氟烷	↓	↑
其他		
氟哌利多	↓	↑
肌肉松弛药物	0	0

↑，增加；↓，下降；0，无变化；*，未知

及延长潜伏期，若合用 60% 的 NO 则变化更为明显。故最好应将挥发性麻醉药物以及 NO 的吸入浓度控制在 1 个最低肺泡有效浓度（MAC）以下，且尽量避免二者合用。

- 尽量避免静脉推注麻醉药物，特别是在手术的关键阶段，尽量选择持续静脉泵注麻醉药物。

13. 还有哪些生理改变可以影响 SSEPs？

- **体温**：体温降低会延长潜伏期，而 SSEP 波幅会稍下降或不变。每减少 $1\,^{\circ}\!C$，潜伏期延长 1 ms。体温升高（$4\,^{\circ}\!C$），SSEP 波幅将下降为正常体温的 15%。
- **低血压**：降低平均动脉血压（MAP < 40 mmHg），SSEP 波幅将明显降低。脑自我调节范围内的快速血压下降也可见到同样的变化。
- **缺氧**：缺氧可导致 SSEP 波幅降低。
- **低碳酸血症**：呼气末 CO_2 < 25 mmHg 时 SSEPs 潜伏期延长。
- **血液稀释**：血细胞比容 < 15%，SSEPs 潜伏期延长，血细胞比容 < 7% 时，SSEP 波幅减小。这种效应可能是组织缺氧造成的。

要点：体感诱发电位以及脊柱手术

1. 体感诱发电位（SSEPs）可用于预防脊髓或脑实质在手术中缺血损伤的发生。
2. 挥发性麻醉药对 SSEPs 波形的影响较大。
3. 最大限度地减少挥发性麻醉药物对体感诱发电位的影响，控制吸入麻醉药物吸入浓度（< 1 MAC）且与阿片类药物合用或者选用全凭静脉麻醉。
4. 在脊柱侧弯手术中，进行脊髓分离时（或其他关键操作）应操作轻柔，避免血压剧烈变化，减少降低平均动脉血压或加深麻醉对 SSEP 波形的干扰。

---

14. 若 SSEPs 发生明显改变，麻醉医生和外科医生能做什么以减少监测神经的损伤？

- 麻醉师可以：
  - 增加平均动脉血压，特别是低血压存在的情况下。
  - 纠正贫血。
  - 纠正血容量减少。
  - 改善氧合。
  - 纠正体温过低。
- 外科医生可以：
  - 减少过度牵张。

- 减少受影响区域的外科解剖。
- 松解哈式棒固定系统。
- 检查监测位置相关的仪器（如：螺丝、钩子）。

如果以上措施仍然不能改善 SSEPs 的变化，则可行唤醒试验以验证 SSEP 的变化结果。减浅患者麻醉后可对其神经功能进行临床评估。

15. SSEPs 正常，患者苏醒后有发现神经功能受损的可能吗？

尽管 SSEP 监测是预防脊柱手术发生神经损伤的有效工具，但是这绝不是万无一失的。因为运动神经传导没有被监测，故而患者有可能苏醒后感觉功能正常而运动功能受损。然而，大样本（> 50 000）的临床调查发现这种假阴性的发生率在 0.06%（1/1500）左右。在监测 SSEPs 同时给予运动诱发电位的监测可为神经通路的完整性评估提供更多证据。

16. 失明可能是脊柱手术的并发症么？

视力受损〔术后视力丧失（postoperative visual loss，POVL）〕可以在脊柱手术后发生，可合并或无合并明显眼部创伤。视力受损的严重程度可从视物模糊到完全失明不等。四种类型的视力受损原因较为常见：视网膜动脉阻塞、视网膜中央静脉阻塞、皮质盲和缺血性视神经病变（ischemic optic neuropathy，ION）。视网膜中央动脉或静脉的阻塞通常与眼部的直接创伤有关（直接作用于眼球的压力），而栓塞较为少见。摆体位时应注意患者的眼睛的位置，避免直接的眼球压迫。虽然缺血性视神经病变（ION）也可发生于其他手术后，但是 INO 通常见于脊柱手术后，脊柱手术后 ION 的发生率为 0.01% ～ 0.2%。

17. 视力受损的原因是什么？

眼睛脉管系统的闭塞主要由于眼外伤引发。皮质盲是由于大脑的视觉皮质或视觉神经的缺血性损伤。缺血性视神经病变（ION）的原因未明确，但视神经在眼眶内的血液供应存在风险，血管在通过筛状板后穿透厚巩膜。视神经受损时，视神经供血血管的灌注压力降低，低于自动调整的阈值，缺血的严重程度和持续时间影响视力损伤的严重程度。

18. 如何避免这种破坏性的并发症？

近期对 80 例脊柱手术后并在美国麻醉医师协会（ASA）登记的术后视力丧失（ASA POVL）的患者进行独立风险因素分析。危险因素包括：手术时间延长、男性、患者体位用威尔逊脊柱架固定、肥胖以及低比例的胶体 / 晶体液体治疗。男性有更高风险表明雌激素具有保护作用。贫血、术中低血压、慢性高血压、动脉粥样硬化、吸烟或糖尿病并未发现增加 ION 的风险。这表明术中生理变化对于 ION 的发生影响更大且静脉充血在这些生理改变中具有明显的诱发作用。目前 ION 并无治疗方法。ASA 对于脊柱手术后 POVL 的建议如下：

1）发生 ION 术前患者并无征象进行预测，但是风险可能随着手术时间的延长以及大量失血而增加，或两者兼而有之。

2）术前告知患者，术后发生 POVL 的风险，虽罕见但不可预知。

3）大量的失血时，在使用胶体时必须合用晶体以维持血管内容量。

4）没有研究证明 ION 相关的血红蛋白的下限，因此也无法建立降低 POVL 风险的输血阈值之间的关系。

5）应该避免眼睛的直接压力，以防止视网膜中央动脉阻塞。

6）高危患者应保持头与心脏在同一水平且位于中轴位置。

7）高危患者应考虑分期手术。

要点：术后视力丧失

1. 脊柱手术术后发生缺血性视神经病变（ION）是由于术中某种易损体位导致视神经血流灌注不足造成的。

2. ION 独立风险因素包括男性、手术时间延长、威尔逊脊柱架的使用、肥胖和低比例的胶体晶体进行液体治疗。

3. 贫血、术中血压和先前存在的疾病不影响力 ION 的发病率。

4. 患者摆体位时，避免直接压力作用于眼睛和保持头部位于心脏水平以上。

推荐阅读

American Society of Anesthesiologists: Practice advisory for perioperative visual loss associated with spine surgery, Anesthesiology 116:274–285, 2012.

Holy SE, Tsai JH, McAllister RK, et al: Perioperative ischemic optic neuropathy: a case control analysis of 126,666 surgical procedures at a single institution, Anesthesiology 110:246–253, 2009.

Jameson LC, Janik DJ, Sloan TB: Electrophysiologic monitoring in neurosurgery, Anesthesiol Clin 25:605–630, 2007.

Postoperative Visual Loss Study Group: Risk factors associated with ischemic optic neuropathy after spinal fusion surgery, Anesthesiology 116:15–24, 2012.

Seubert CN, Mahla ME: Neurologic monitoring. In Miller RD, Eriksson LI, Fleischer LA, et al, editors: Miller's anesthesia, ed 7, Philadelphia, 2013, Churchill Livingstone, pp 1477–1514.

Shen Y, Drum M, Roth S: The prevalence of perioperative visual loss in the United States: a 10-year study from 1996 to 2005 of spinal, orthopedic, cardiac, and general surgery, Anesth Analg 109:1534–1545, 2009.

Sloan TB, Jameson LC, Janik DJ: Evoked potentials. In Cottrell JE, Young WL, editors: Cottrell and Young's neuroanesthesia, ed 5, Philadelphia, 2010, Mosby, pp 115–130.

Williams EL: Postoperative blindness, Anesthesiol Clin North America 20(3):367–384, 2002.

<table>
<tr><td>第
68
章</td><td># 开颅手术的麻醉
Daniel J.Janik，*MD Colonel（Retired）*，*USAF*，*MC*
杨静 译 米卫东 校</td></tr>
</table>

1. 与颅内手术相关的麻醉学专业问题有哪些？

占位性颅内病变会导致邻近脑组织自主调节功能的紊乱；血管畸形和动脉瘤会伴有血管反应性的异常［特别是蛛网膜下腔出血（subarachnoid hemorrhage，SAH）时］；创伤患者则多会需要采用与整体复苏相矛盾的手段以最大程度地减轻脑水肿。术中关注点包括控制脑血流量和脑容积、预估手术损伤、管理颅内压（intracranial pressure，ICP）动力学以及维持脑组织的灌注。此外，还应避免患者出现手术中知晓，减轻其对术中事件的交感反应，并使术野清晰便于术者操作。

2. 大脑及其相关结构对麻醉药物的需求有何差异？

开颅手术的麻醉过程中，伤害性刺激程度的变化较大。喉镜置入和气管插管时，需要深麻醉来阻断心率、血压和脑代谢的有害性增高，这些有害性增高可导致脑血流增加和脑水肿。此后，除了固定头部时在颅骨上放置头钉外，摆放患者体位和进行手术准备等较长时间内并无疼痛刺激。而在切皮、开颅以及产生脑膜反射等较强的手术刺激之后，切除病变或脑组织的操作几乎不会诱发伤害性神经纤维的任何活动。此外，特别是在手术操作区域发生SAH的少数情况下，脑血管会在术中发生肾上腺素能增高的交感反应。

3. 开颅手术中应当对患者实施哪些监护措施？

常规的无创监护适用于所有患者，包括脉搏氧饱和度、听诊器、无创血压、体温、心电图、终末潮气和吸入气体监测、外周神经刺激仪。持续动脉血压监测可作为常规使用，便于血流动力学变化和血容量监测。当发生静脉气栓的风险较高或术中需要静脉输液时可放置中心静脉导管。其他外科可能使用的监护包括脑电图（EEG）；躯体感觉、运动和脑干听觉诱发电位；硬膜下、脑室内或脑脊液压力监测。可监测全脑氧供和代谢的颈静脉球氧饱和度以及经颅血氧饱和度尚未成为术中常规的监测手段。

4. 开颅手术的液体管理。

禁食所致的液体损耗以及麻醉药物造成的液体再分布会导致相对的血容量不足。在打开硬脑膜之前，血管内血容量突然增加可能造成有害性的ICP上升，特别是存在颅内占位、挫伤以及脑实质内、硬膜下或硬膜外血肿时。因此，在输注液体避免血容量不足和低血压的同时，应当避免过多的快速补液。

建议使用等渗液。除非发生了低血糖症，应当尽量避免使用含糖溶液。临床和实验室研究均已证实在脑损伤后的液体复苏中使用糖类疗效不佳。若其渗透压接近或高于血清渗透压时，生理盐水和平衡液适用于开颅手术。在输红细胞前，诸如 5% 白蛋白或 3% NaCl 是进行急性容量置换的等效措施。在无需输血但需要维持血压时，可选用 25% 的白蛋白。羟乙基淀粉需要谨慎使用，因为其所含的大分子物质在体内可能导致凝血功能受损。

5. 何时需要采取脑保护措施？

脑保护指麻醉医生为维持物质输送及脑代谢平衡，在发生脑缺血后预防继发性局部脑组织损伤采取的措施。在发生头颅外伤或脑组织挫伤以及急性颅内微动脉瘤或动静脉畸形等开颅术中应当采用脑保护措施。其主要目的是维持理想的血氧饱和度以及脑血流量，以此保证氧和能量物质的足量输送。

6. 如何进行脑保护？

以前长效的巴比妥类药物常被用于难治性颅内高血压，目的是通过降低代谢减少大脑活动，表现为脑电图较为低平。

在开颅手术中术者为了处理动脉瘤往往需要夹闭某条主要动脉，此时便需要降低脑代谢，相应的脑电图呈现为"爆发性抑制"。可以通过快速输注硫喷妥钠、丙泊酚或依托咪酯来实现。深度低温可减少脑代谢。轻中度的低温（32.5～34℃）不能产生术中脑保护作用。低温产生的全脑代谢抑制抑制了神经元的电活动，降低了维持细胞内环境和细胞膜完整性的能量需求。低温还可以抑制缺血组织再灌注时释放兴奋性神经递质。

如何抑制脑缺血后再灌注时神经兴奋性的增高已经引起广泛关注。钙内流入胶质细胞、利用钙通道阻滞抑制血管平滑肌、用甘露醇清除自由基以及避免高血糖等均可防止细胞内血糖增高。

7. 如何选择麻醉药物？

对麻醉药物的选择基于对镇静药、吸入麻醉药、阿片类药物和肌肉松弛药等药物性质的掌握和理解，最终目的是追求利弊平衡，在避免其潜在副作用的基础上最大获益。无论选择何种药物，目标都是确保患者术后清醒、能够进行神经功能评估并且血流动力学稳定。

- **镇静药物**：硫喷妥钠可以有效阻断意识觉醒，减少大脑的功能性活动并降低颅内压、脑血流量和脑代谢。丙泊酚具有类似功效且起效更快。依托咪酯和咪达唑仑除了抑制脑代谢的作用略弱外，与前两者作用相似。
- **吸入麻醉药**：异氟烷、地氟烷和七氟烷抑制脑代谢和脑血流的作用差别不大，均可在保留甚至增加脑血流的同时抑制脑代谢。在选用时可综合考虑其性价比和代谢速度。已有研究显示一氧化氮可增加颅内压和脑血流，联合使用其他镇静药、镇痛药和麻醉药可矫正该作用。

- **阿片类药物**：所有的阿片类药物都有轻微的减少脑血流和降低脑代谢的作用。它们可阻断增加脑活动的肾上腺素能刺激。吗啡和氢吗啡酮代谢较慢，可引起术后的呼吸抑制。而高碳酸血症由于可造成脑血流量增加以及继发的颅内压上升，在开颅手术中是必须避免的。合成的短效阿片类药物在长时间输注后可能造成药物蓄积性呼吸抑制。

- **肌肉松弛剂**：除非出现紧急情况，去极化肌松药很少用于开颅手术。选择非去极化肌松剂时需综合考虑需要维持肌松的时间、代谢途径和性价比。

8. 开颅手术中患者的体位应注意什么？

由于手术时间较长，保护脆弱的外周神经和受压-俯卧区域免受损伤非常重要。摆放患者体位时必须考虑避免消毒液流入患者的眼睛。开颅手术通常利用在颅骨上放置头钉固定头部，因为头颅被固定，患者的任何自主动作都会对其颈椎造成压力。在头部摆放固定期间内必须保持肌肉的松弛。

在所有开颅手术中，必须警惕并防止形成静脉内气栓。只要头部高于胸部中央 10 cm（头部抬起大于 20 度），头部经静脉窦和中心静脉系统之间便可能形成负压。中心静脉系统中的空气聚集于右心并影响前负荷和肺血流。空气可能越过房间隔，如果患者有卵圆孔未闭（20% 患者），便可能形成反常的气栓进入体循环。在坐位的开颅手术中此种风险系数更高。呼气末二氧化碳、呼气末氮气、经食管超声心动图和心前区多普勒检查都是对静脉空气比较敏感的检查手段。在高危情况下，需要放置多孔右心房导管来去除气体。

9. 为什么一些患者在开颅手术后会发生苏醒延迟？

作为平衡麻醉必需的组成部分，阿片类药物的持续输注可能导致其再分布并产生持续的镇静效果。残留的吸入麻醉药或巴比妥类药物也可导致苏醒延迟。不过，适时等待和呼吸支持可以克服所有残留麻醉药物的作用。使用短效药物无疑是有益的。残留麻醉药物所导致的苏醒延迟很少超过两小时。患者如果在开颅手术后数小时后仍无反应，便需要评估是否存在颅内压增高、血栓形成、脑干缺血或颅内占位等。评估需要神经外科医生与麻醉医生协同进行。未来的麻醉技术应当向快速起效、快速苏醒发展，便于尽早进行神经功能评分。

10. 与颅内血管手术相关的特殊麻醉问题有哪些？

- **SAH**：SAH 多见于颅内动脉瘤。SAH 后的神经功能损伤导致头痛、颈僵（Hunt-Hess Ⅰ 级）及深昏迷（Hunt-Hess Ⅴ 级）等多种表现。早期复苏措施包括观察、精细血压调控和容量支持（血容量过多型、高渗型和血压正常型）。利用外科手段关闭动脉瘤的最佳时机在脑出血后最早的数天内。发生 SAH 的 5 ～ 7 天后，再出血的风险较高，而且由于陈旧性出血的干扰与破坏，动脉瘤的滋养血管发生痉挛的概率也明显增高。有必要建立有创动脉血压和中心静脉压力监测，以便于维持稳定的血流动力学状态和指导液体输注。脑保护至少要维持脑组织获得正常氧供。暂时夹闭血管使产生的脑电爆发性抑制虽然可以降低脑代谢，但也可能因为伴随的低血压导致不良后果。

- **再次出血**：如果不予治疗，大约有 30% 曾破裂的颅内动脉瘤会再次出血。在最初的几天，收缩压对动脉瘤血管壁形成的压力被其张力所拮抗。较大的动脉瘤在瘤体表面的血管壁张力较小。在打开硬膜之前的动脉瘤再次出血会带来灾难性后果，要求术者在无显微镜辅助下处理出血的血管，可能需要暂时夹闭主要的滋养血管。如果发生再次出血，虽然开放硬膜时维持低血压貌似合理，但是低血压也会影响局部灌注并诱发血管痉挛。

- **血管痉挛**：无论患者临床症状如何，任何 SAH 之后都可能发生血管痉挛。持续血管痉挛可导致动脉瘤分布区域发生缺血性卒中，造成永久性神经功能损伤。脑电图或超声多普勒检查可予以诊断。术中应当积极补充血容量，通过充足的血容量维持正常的血压是预防血管痉挛的首选措施。脑间质中出现血红蛋白时会发生血管痉挛，同时伴有钙内流进入血管平滑肌细胞。钙通道阻滞剂已被建议使用，但疗效并不明朗。促凝血酶原激酶激动剂可改善局部动脉瘤血管分布区域的灌注，目前已进入实验阶段。

11. 与脑肿瘤相关的特殊麻醉问题是什么？

脑的占位性病变可能因为其大小和部位为麻醉医生带来挑战。额部肿瘤可在不引起临床症状的情况下长为巨大肿瘤或有颅内压增高。在运动或感觉皮层存有幕上肿瘤的患者可出现癫痫，伴有神经病变体征以及颅内压增高。成人的颅后窝占位可影响步态、平衡、本体感觉，侵犯颅神经。在颅内肿瘤的周围都有半病变带，多为丧失自主调节功能的毗连脑组织。因此在诱导期，这些区域的局部脑血流会因为积极的液体输注或收缩压增高而有所增加。肿瘤切除后，这些半病变区会因为再灌注而水肿。最终结果可能是切开前或手术后颅内压的增高。颅后窝的肿瘤比较特殊。这类肿瘤一般瘤体较小，但周围结构复杂，常常被复杂的基底、后交通支以及小脑动脉的血管网所包绕。如果神经根受到牵拉，单纯脑干肿瘤的切除也会引起心率、心律和血压的紊乱。后颅窝手术的体位比较复杂多变，包括坐位、侧卧位、俯卧位和侧俯卧位（即公园长凳位）。这些体位需要时刻关注气管内导管的位置，避免导管的脱出。实施麻醉时必须能够进行术中听觉诱发电位、感觉诱发电位和运动诱发电位的监测。

12. 颅骨切开术中麻醉管理需要注意什么问题？

经蝶骨的手术虽然从严格意义上讲并非开颅手术，但需要调控机械通气增加 $PaCO_2$ 和 ICP 以便使垂体前叶位于最佳的可视位置。

闭合性颅脑损伤后患者如果出现神经功能状态迅速恶化，常常需要紧急气管内插管、神经影像学检查和急诊开颅手术。ICP 增加导致临床表现恶化，并可能发展为脑干压迫。ICP 的体征表现是高血压和心动过缓（库欣反射），应当针对高血压本身来降低 ICP。通常情况下，一旦硬膜被打开，脑干压力减小，血压便会下降，如果已经针对血压上升采取了激进措施，血压下降的程度可能更为明显。

儿童的颅骨切开术比较少见。儿童最常见的病变是后颅窝肿瘤，特别是小脑星形细胞瘤。手术体位、脑神经根刺激和静脉气栓都是儿童后颅窝肿瘤切除术中应当考虑的问题。

要点：颅骨切开术的麻醉

1. 维持至少 50 mmHg、最好 70 mmHg 或更高的脑灌注压。
2. 如果颅内压较高，避免使用吸入麻醉药，而采用全静脉麻醉技术。
3. 如果患者的意识状态波动剧烈变化明显，麻醉诱导前只需少量或不给予镇静药物。
4. 插管前必须保证足够的麻醉深度以避免脑血流突然增加。
5. 巨大颅内占位的患者在麻醉诱导期如果对其颅内高血压进行激进处理，则可能因血管内容量减少导致血流动力学不稳定。
6. 麻醉的快速苏醒有益于神经功能的早期评估。

颅骨切开术的特殊问题

- 使用等渗溶液或胶体进行谨慎正确的液体输注可减轻脑水肿并降低颅内压增加的幅度。
- 在放置动脉夹前避免血压的突然上升。
- 术中低血压可加重已有的血管痉挛。
- 如果患者处于 > 30 度的头高位，发生静脉气栓的风险增加，可考虑使用右心房空气抽取导管。

推荐阅读

Avitsian R, Schubert A: Anesthetic considerations for intraoperative management of cerebrovascular disease in neurovascular surgical procedures, Anesthesiol Clin 25:441–463, 2007.

Drumond JC, Patel PM: Neurosurgical anesthesia. In Miller RD, Eriksson LI, Fleischer LA, et al, editors: Miller's anesthesia, ed 7, Philadelphia, 2013, Churchill Livingstone, pp 2045–2087.

Pasternack JJ, Lanier WL: Diseases affecting the brain. In Hines RL, Marschall KE, editors: Stoelting's anesthesia and coexisting diseases, ed 5, Philadelphia, 2008, Churchill Livingstone, pp 218–254.

Rozet I, Vavilala MS: Risks and benefits of patient positioning during neurosurgical care, Anesthesiol Clin 25:631–653, 2007.

微创手术

Prairie N.Robinson, MD, and James C.Duke, MD, MBA

杨静 译 米卫东 校

第 69 章

1. 微创手术有何益处？

腔镜技术的发展使很多手术得以在小切口下进行，有利于患者术后快速恢复，减轻术后疼痛并减少术后镇痛药物的用量，有助于改善肺功能恢复，而且小切口术后感染概率低，降低发生术后肠梗阻的风险，缩短住院时间，使患者更快地恢复日常生活。

2. 目前常见的微创手术有哪些？

- **普外科手术**：胃肠道、肝、胆囊和胆管、脾、胰腺和肾上腺的腹腔镜手术。此外，疝气修补术、诊断性腹腔镜手术、胃旁路术、胃囊带术、Nissen 胃底折叠术和营养管放置术也可以在腔镜下进行。

- **妇产科手术**：慢性盆腔痛的诊断性手术、子宫切除术、输卵管结扎术、盆腔淋巴结切除术、宫腔镜检查、子宫肌瘤切除术、卵巢切除术和子宫内膜异位症的射频消融术。

- **胸腔镜手术／影像辅助下胸科手术**：肺叶切除术、肺切除术、肺楔形切除术、胸腔积液引流术和胸膜固定术、肺创伤探查术、孤立性肺结节切除术、肺肿瘤分期、食管穿孔修补术、胸膜活检术、纵隔肿瘤切除术、交感神经切除术、心包穿刺术和心包切除术。

- **心外科手术**：冠状动脉分流术和瓣膜修补术。

- **骨科手术**：各种关节手术。

- **泌尿外科手术**：腹腔镜下肾切除术、肾盂成形术、睾丸固定术、膀胱镜检查／输尿管镜检查术和前列腺切除术。

- **神经外科手术**：脑室镜检查、内镜下椎间盘切除术、脊柱融合术、肿瘤／占位的影像导航技术。

因为腹部的腔镜手术是麻醉医生的关注重点，因此本章主要针对腹腔镜手术的病理生理问题进行论述。

3. 腹腔镜手术有禁忌证吗？

腹腔镜手术的禁忌证包括颅内压较高者、行脑室腹腔或腹腔颈静脉分流的患者、血容量过多、充血性心衰、有严重心肺疾病或凝血疾病者。

4. 为什么腹腔镜手术要选择二氧化碳（CO_2）作为注入气体？

理想气体应为无色、阻燃、可经肺排除的惰性气体（表 69-1）。选择充

表 69-1	注入气体的比较	
	优点	**缺点**
CO_2	无色 无味 便宜 由于其高血溶性发生气栓风 险低于其他气体	高碳酸血症 呼吸性酸中毒 心律失常，偶尔会导致死亡 术后因膈肌受刺激导致的颈肩部疼痛发生率较 其他气体高
N_2O	腹膜刺激较小 发生心律失常风险较低（与 CO_2 相比）	可燃烧，如果有氢气和甲烷可发生腹部内爆炸 血压和心指数下降较明显（与 CO_2 相比）
空气		可燃烧 发生气栓风险较大（与 CO_2 相比）
O_2		高度易燃
氦气	惰性气体 在腹内无吸收	发生气栓的风险最大

气气体需要考虑其血液溶解度、组织通透性、易燃性、成本和潜在副作用。之所以选用 CO_2 是因为它提供了最佳利弊比。

5. CO_2 对二氧化碳分压（$PaCO_2$）有何影响？

二氧化碳气腹可增加 $PaCO_2$。$PaCO_2$ 的上升幅度取决于腹内压（intraabdominal pressure，IAP）、患者的年龄、现有合并症、手术体位和机械通气模式。健康患者 $PaCO_2$ 增加的主要机制是通过腹膜对 CO_2 的吸收。腹内压过高可也可造成膈肌功能异常和肺泡无效腔增加，导致通气受损和继发性 $PaCO_2$ 增高。$PaCO_2$ 一般在 CO_2 气腹 5～10 分钟后开始上升，20～25 分钟后到达平台。在气腹期间 $PaCO_2$ 和呼末 CO_2 的关联性没有明显变化，但患有严重心肺疾病的患者会有较大差异。

6. IAP 的安全范围是多少？

目前推荐的 IAP 是小于 15 mmHg，大多数的腹腔镜手术都将 IAP 维持在 12～15 mmHg 的范围内。一般来说小于 10 mmHg 的 IAP 对机体的影响很小。大于 16 mmHg 的充气压会导致不良生理变化（如全身血管阻力增加和肺及胸壁的顺应性下降）。当充气压大于 20 mmHg 时，肾血流（renal blood flow，RBF）、肾小球滤过率和尿量都会下降。30～40 mmHg 的充气压可严重影响血流动力学，应当禁用。很多充气仪在 15 mmHg 水平设置了警报。如果在术者并没有使用较高充气压时机器便开始报警，麻醉医生应当考虑腹壁肌肉松弛度不够可能是造成报警的原因。低压气腹和无气体气腹已被推荐用以减轻气腹对血流动力学的干扰。

7. 描述与气腹相关的肺和心血管系统变化。气腹对内脏器官的影响有哪些？

CO_2 气腹和继发的 IAP 上升，使膈肌向头侧移位，导致功能残气量

（FRC）减少和顺应性下降。头低脚高位（Trendelenburg 位）会加重这些变化。当 FRC 下降到接近患者的闭合容量，肺不张和肺内分流便可导致低氧血症。气腹时 10 mmHg 的呼气末正压可降低心排血量和心脏前负荷。低氧血症在健康患者并不常见，但对肥胖或有心肺疾病的患者会有一定的风险，因为对于这些缺乏抵抗力的患者很难在有气腹的情况下实施足够的正压通气（表 69-2 和表 69-3）。

12 ～ 14 mmHg 的 IAP 可降低 RBF、肾小球滤过率和尿量。RBF 减少的程度与心排血量的减少和肾静脉所受的压力相关。肝门的动静脉血流通常随着 IAP 的上升而下降，在长时间的腹腔镜手术后曾出现过肝酶的增高。内脏的微循环也是有所下降的。

要点：微创手术的麻醉

1. 用等渗液或胶体进行合理的液体输注可减轻脑水肿和 ICP 上升。
2. 在夹闭动脉瘤之前避免全身血压的剧烈波动。
3. 术中全身性低血压可加重原已存在的脑血管痉挛。
4. 如果患者处于头高 > 30 度的体位，可利用右心房空气抽取导管应对静脉气栓带来的风险。

表 69-2　腹腔镜手术期间的血流动力学变化		
上升	**下降**	**无变化**
SVR	心排血量（初始；而后上升）	心率（由于高碳酸血症或儿茶酚胺的释放也可能升高）
MAP	静脉回心血量（IAP > 10 时）	
CVP		
PAOP		
左心室壁压力		
静脉回心血量（IAP < 10 时）		

CVP，中心静脉压；IAP，腹内压；MAP，平均动脉压；PAOP，肺动脉阻塞压；SVR，全身血管阻力

表 69-3　腹腔镜手术相关的肺部变化		
上升	**下降**	**无变化**
最大吸气压	肺活量	PaO_2（健康人群）
胸内压	功能残气量	
呼吸阻力	呼吸顺应性 pH	
$PaCO_2$		

$PaCO_2$，二氧化碳分压；PaO_2，氧分压

8. 腹腔镜手术可否使用吸入氧化亚氮（N_2O）作为辅助麻醉药物？

在临床应用中，N_2O/O_2 混合气和空气 $/O_2$ 混合气导致肠胀气和术后恶心呕吐发生率没有明显差异，也没有明确的证据显示 N_2O 不能用于腹腔镜手术。

9. 用于微创手术的麻醉技术。

辅以静脉麻醉的局部麻醉、区域神经阻滞和全麻均可获得良好的麻醉效果。选择麻醉方案的时候应当考虑到从腹腔镜手术被迫转为开腹手术的可能。气管内插管的全身麻醉是腹腔镜手术最常用的麻醉方式。其优势包括理想的肌肉松弛度、遗忘、根据手术需要摆放患者体位、对机械通气的调控、避免反流性误吸和安静的手术环境。应当放置尿管并行胃肠道减压来降低损伤内脏的风险，提高术野可视效果。

10. 儿童和孕妇能进行腹腔镜手术吗？

目前腹腔镜手术已经广泛用于儿科患者。儿童接受腹腔镜手术时的病理生理变化和受益与成人相似。婴幼儿对 CO_2 的吸收比成人更快更多，因为前者的腹膜面积和体重比更大。

孕妇原本被列为腹腔镜手术的禁忌，因为腹腔镜手术存在造成肾小管血流下降、子宫内压力增加以及可能因此导致的胎儿缺氧和酸中毒等风险。但是多个研究已报道腹腔镜手术可安全用于孕妇而且不会造成胎儿的患病率和死亡率增加。如果可能，应当在妊娠 6 个月后进行手术。摆放体位时应当避免患者的下腔静脉受压。腹内充气压应尽可能保持在最低水平。

11. 腹腔镜手术和二氧化碳气腹相关的并发症是什么？

并发症多数都发生在通过腹壁放置腹腔镜套管和进行 CO_2 充气时。

- **术中并发症**：存在发生大血管损伤、出血、器官穿孔、膀胱和输尿管损伤、烧伤、心律失常（房室分离、结性心律、心动过缓和心搏骤停）、高碳酸血症、低氧血症、二氧化碳皮下气肿、气胸、气栓、气管导管误入支气管、颅内压上升和误吸等风险。
- **术后并发症**：术后恶心和呕吐、疼痛、继发于膈肌刺激的颈肩部疼痛、深静脉血栓、迟发型出血、腹膜炎、感染、肺功能障碍、切口疝等均有报道。
- 作为一项日渐成熟的操作技术，腹腔镜手术越来越复杂，患者年龄越来越大，体质也越来越差。尽管如此，多数腹腔镜手术的并发症和死亡率还是越来越低了。

网址

Society of Gastrointestinal and Endoscopic Surgeons: http://www.sages.org
Society of Laparoendoscopic Surgeons: http://www.sls.org

推荐阅读

Ahmad S, Nagle A, McCarthy RJ, et al: Postoperative hypoxemia in morbidly obese patients with and without obstructive sleep apnea undergoing laparoscopic bariatric surgery, Anesth Analg 107:138–143, 2008.

Antonetti M, Kirton O, Bui P, et al: The effects of preoperative rofecoxib, metoclopramide, dexamethasone and ondansetron on postoperative pain and nausea in patients undergoing elective laparoscopic cholecystectomy, Surg Endosc 21:1855–1861, 2007.

O'Rourke N, Kodali BS: Laparoscopic surgery during pregnancy, Curr Opin Anaesthesiol 19:254–259, 2006.

Salihoglu Z, Demiroluk S, Demirkiran O, et al: The effects of pneumothorax on the respiratory mechanics during laparoscopic surgery, J Laparoendosc Adv Surg Tech A 18(3):423–427, 2008.

Sammour T, Kahokehr A, Hill AG: Meta-analysis of the effect of warm humidified insufflation on pain after laparoscopy, Br J Surg 95:950–956, 2008.

Tzovaras G, Fafoulakis F, Pratsas K, et al: Spinal vs general anesthesia for laparoscopic cholecystectomy: interim analysis of a controlled randomized trial, Arch Surg 143:497–501, 2008.

电休克疗法

Philip R.Levin、MD、and Alma N.Juels、MD

杨静 译 米卫东 校

1. 电休克疗法（electroconvulsive therapy，ECT）主要的应用领域。

在美国，ECT 主要用于重度抑郁症患者的治疗，一般为二线治疗措施，当多种精神类药物无效时予以实施。当临床表现提示有明显疗效时 ECT 也可以作为一线措施。比起美国，很多国家更为普遍地利用 ECT 治疗精神分裂症。一些研究显示，ECT 治疗精神病亚型的抑郁症比单独使用抗抑郁类药物有效。

2. 抗抑郁的精神类药物的缺点是什么？

尽管抗抑郁药对于很多患者都有效，但首次药物治疗后的有效率低于50%。老年人可能因为无法耐受众多药物相关的副作用而无法服用抗抑郁药。此外，老年人一些特定的神经学变化也降低了药物疗效。

3. ECT 可能的效应机制是什么？

尽管 ECT 发挥作用的机制还不清楚，但其主要的四个理论是单胺类神经递质理论、神经内分泌理论、抗惊厥药物理论和神经营养理论。单胺类神经递质理论认为 ECT 通过提高多巴胺、5- 羟色胺、肾上腺素的水平或增加 GABA 或谷氨酸性神经传递。神经内分泌理论提出 ECT 诱发了包括催乳素、促甲状腺激素、促肾上腺皮质素和内啡肽类等下丘脑或脑垂体激素的释放。这些激素的释放产生了抗抑郁效应。抗惊厥药物理论认为 ECT 凭借其自身的抗惊厥性发挥作用。其依据是在一个疗程的 ECT 治疗后出现了惊厥阈值的上升和抽搐持续时间的缩短。神经营养理论提出 ECT 通过促进大脑神经再生和神经营养信号通路的传递产生效应。

4. ECT 是治疗抑郁症的有效措施吗？

ECT 于 1930 年首次用于治疗精神疾病。但是骨折和认知损伤等并发症让人们开始对这种治疗进行深刻反思。这种治疗方式虽然并不危险（使用胰岛素诱发低血糖性惊厥比较危险），但是比较粗暴（并未使用麻醉药和肌肉松弛药）。当出现抗抑郁药后 ECT 的使用率曾出现下降。近年来，深入的研究和技术进步使 ECT 重新进入了人们的视野。

5. ECT 安全吗？

ECT 每年大约用于 100 000 例患者。有趣的是 ECT 导致的致残率和致死率低于很多抗抑郁药。鉴于这种安全性上的优势，ECT 被推荐用于有严重合并症的患者。

6. ECT 引起的生理反应是什么？

ECT 对血压和心率的影响非常大。从刺激到开始痉挛，由于迷走张力增高，心动过缓、房早或室早、无收缩可能会持续出现长达 5 秒钟。在痉挛之后，会因儿茶酚胺的大量释放而出现心动过速和高血压。EEG 监测提示心动过缓持续的时间与发作持续的长短有关，而高血压经常出现且往往需要处理。在发作期间，脑血流会有急剧的上升，颅内压（ICP）也会随即增加。此外，促肾上腺皮质激素、皮质醇、肾上腺素、加压素和生长激素也可能增加。眼内压和胃内压也可能上升。

7. 哪些患者 ECT 后出现并发症的风险较高？

ECT 没有绝对的禁忌证。如果它对脑血流、颅内压、心率和血压的作用会因患者的合并症对其导致不良影响，那么 ECT 应当谨慎使用。有颅内占位或者脑血管疾病的患者使用该技术的风险增加。但是在近期的一些病例报道中，神经功能检查无异常的颅内病变以及神经影像学提示极小或无水肿无占位效应的颅内病患患者可以安全使用 ECT。对于有颅内占位或血管病变的患者，强烈建议在使用 ECT 的问题上请神经内外科医生会诊。同样，有不稳定型心脏病，包括失代偿的充血性心力衰竭、严重血管疾病、瓣膜病、近期心肌梗死和控制不佳的高血压患者发生并发症的风险都较高。嗜铬细胞瘤患者不应使用 ECT，因为大量的肾上腺素和去甲肾上腺素会释放入血。近期发生脑梗死的患者应当将 ECT 推迟到至少发病后一个月进行。ECT 曾安全地在心脏起搏器或除颤器植入的患者以及孕妇中使用。

8. ECT 治疗前需要进行哪些术前评估？

必须进行规范的麻醉前病史采集，包括药物史、过敏史和曾有的麻醉相关不良事件。患者很可能接受过一个疗程的抗抑郁药物治疗且疗效不佳。必须明确有无问题 7 中提到的严重并存疾病，并对疾病的稳定性进行评估。患者以前对 ECT 的反应（从症状改善角度和生理变化角度）很有价值。体格检查也非常重要。评估患者的牙齿和口腔状况，因为 ECT 刺激可能造成短暂强烈的咬肌收缩。没有必须要做的实验室检查，应依照患者合并症状态、药物史等进行相应的检查。孕龄女性应做妊娠试验。根据 2007 年由美国心脏病学会和美国心脏协会（ACC-AHA）制定的非心脏手术患者的术前评估标准，ECT 相当于低风险手术（麻醉持续时间短，没有明显的液体转移，严重的心血管并发症发生率相对较低）。对于无活动性心脏疾病的患者（如失代偿性充血性心衰、不稳定型心绞痛、严重心律失常和瓣膜疾病），无需进行非介入性心脏检查，专科医生进行风险评估即可。对于有活动性心脏疾病的患者，若状态稳定则可以接受完整疗程的 ECT 治疗。理想的 ECT 术前准备的目的是减小术中和术后风险，尽管患者的精神状态可能并不允许进行这样的术前准备。一般而言，患者的药物治疗应当持续进行。

9. 简述 ECT 技术的监测和麻醉用药。

一般由一名精神科医生、麻醉医生和护士共同执行 ECT。建立静脉通道并进行心电图、无创血压和脉搏氧饱和度的常规监测。在特殊情况下，如果预计患者可能发生某些并发症，则需要置入动脉导管进行持续血压监测。精神科医生放置 EEG 电极来监测皮质的脑电变化。还有一个血压带放置在患者的一侧下肢上。在给予肌肉松弛剂之前将此血压带充气，从而将该下肢肌肉的循环阻断，ECT 刺激后可测量运动发作的持续时间。麻醉诱导之前，患者吸氧数分钟使氧饱和度达到 100%。

可给予抗胆碱能类药物以减少最初副交感神经放电产生的效应。此外还可减少唾液分泌。最常用的药物是格隆溴铵（胃长宁），0.2 ～ 0.4 mg 静脉输注。

美索比妥是最常用的麻醉诱导药物，其优势包括起效迅速、持续时间短、心血管毒性低，最重要的是其抗惊厥作用最小。其常用剂量是 0.75 ～ 1 mg/kg。依托咪酯是左心衰患者的最佳诱导药物，因其对心肌收缩和心排血量的影响很小。对于曾接受过 ECT 但其发作持续时间不足以取得疗效的患者，可用依托咪酯延长发作持续时间。其副作用包括注射痛、恶心、呕吐和意识功能恢复延迟。其常用剂量是 0.15 ～ 0.3 mg/kg。

丙泊酚起效快，作用时间短，且意识功能恢复迅速。尽管使用丙泊酚可能与发作持续时间短有关，但是近期研究提出与美索比妥相比，两者的疗效没有明显差异。其常用剂量是 0.75 ～ 1 mg/kg。

尽管氯胺酮也曾用于 ECT 的麻醉，但其 EEG 的惊厥时间较美索比妥麻醉短；氯胺酮还有升高 ICP 和增加心肌氧耗的副作用。目前它并非推荐用药。

短效的阿片类药物瑞芬太尼可减少麻醉用药量，可在不影响发作持续时间的情况下在血压和心率发生波动时用于 ECT 的麻醉。与静脉麻醉药相比，吸入麻醉药没有太多优势可言，除了在妊娠晚期当 ECT 可能诱发孕妇强烈的子宫收缩时。

麻醉诱导后，将患者下肢的压力带充气。利用人工呼吸气囊使患者过度通气以降低发作阈值。一般选用短效肌松剂琥珀酰胆碱（0.5 ～ 1.5 mg/kg）。在给予电休克刺激前，使用可压缩的口腔保护器保护患者的唇齿和舌头，避免在强烈的咬肌痉挛时受伤。在特殊情况下才给患者进行气管内插管。在惊厥发作期间，给予患者 100% 氧的正压通气，直至患者的自主呼吸恢复并苏醒。患者稳定后进入麻醉恢复室进行持续监护，直到患者恢复良好且达到出院标准。患者经常头脑混乱或者诉头痛；可给予苯二氮䓬类药物或阿片类药物缓解症状。但 ECT 治疗前不可给予苯二氮䓬类药物，因其可增加惊厥阈值。

最后，在一个疗程治疗后调整药物用量是比较常见的；通常都需要增加药物用量。进行药量调整时必须阅读用药记录，并明确患者是否在治疗期间发生过惊厥。

10. 处理高血压和心动过缓的其他药物有哪些？

可单次注射或连续输注具有心脏选择性的 β 肾上腺素能阻滞剂艾司洛尔来控制 ECT 引起的交感反应。需要注意的是 β 受体阻滞剂可减少惊厥持续时间。硝酸甘油（3 μg/kg）降压和扩张冠脉效果更佳，一般在 ECT 前 2 分钟静脉输注，或在 ECT 前 45 分钟给予 2% 的硝酸甘油外用膏。

对于持续性高血压，可选用 α 和 β 的受体阻滞剂拉贝洛尔或肼屈嗪。

11. 何为最佳惊厥持续时间？

ECT 诱发的惊厥发作在持续 25 ~ 50 秒时可达最佳效应。研究发现最初惊厥发作时间短于 15 秒或大于 180 秒的患者对 ECT 的反应不佳。

12. 如何延长持续过短或中断持续过长的惊厥发作？

依托咪酯可用于惊厥持续时间不足的患者的麻醉诱导。惊厥药前体咖啡因（500 mg）常用于上次电惊厥治疗诱发惊厥持续时间不理想的患者。

氨茶碱也可用于调整不理想的惊厥持续时间。可用苯二氮䓬类药物或 40 ~ 80 mg 的丙泊酚终止 ECT 诱发的过长的惊厥。

13. 通常需要多少次 ECT 治疗？

ECT 通常按疗程进行治疗。所需要的治疗次数因患者精神障碍的恢复情况有较大的个体差异。抑郁症一般需要 6 ~ 12 次治疗。成功的案例通常在 3 ~ 5 次治疗后便会有明显的临床好转征象。在美国，ECT 通常每周进行 3 次。在其他国家，每周两次的治疗计划比较常见。近期研究显示这两种治疗方案的疗效类似，一周 3 次的方案起效较快，但其导致的认知功能损害也较明显。

14. ECT 的副作用有哪些？

比较常见的副作用包括头痛（包括丛集性头痛和偏头痛）、肌肉骨骼痛、下颌关节痛、颞下颌关节及其周围组织痛、恶心、疲乏以及口腔保护器放置不当可能导致的牙齿和舌头损伤等。偶发但严重的并发症包括突发的谵妄，以坐卧不安的激动或焦虑、无目的的重复动作、抓握物体凝视或不停地挪动监护仪器或静脉管道为主要表现。这种急性的谵妄一般持续至 ECT 后 10 ~ 45 分钟或更久，苯二氮䓬类药物处理有效。发作持续时间大于 2 或 3 分钟的 ECT 诱发惊厥可导致认知功能不全。ECT 后 5 分钟仍未恢复自主呼吸被定义为延迟性呼吸暂停，可能与拟胆碱酯酶不足导致琥珀胆碱作用时间延长有关。

ECT 之后可能会立即出现顺行性遗忘，但是常能在 1 小时内恢复。逆行性遗忘是 ECT 后最常见的持续存在的副作用。这种情况在老年患者以及之前存在认知功能受损的患者中更为常见。患者可能发生对过去数月或数年事件的记忆缺失。存在逆行性遗忘的患者通常会在 ECT 之后最初的几个月改善，但是通常患者不能完全恢复正常。

15. ECT 疗效如何？

ECT 对于抑郁症大发作的短期治疗效果非常显著。但远期疗效并不明显。间期性的持续 ECT 治疗（每周或每月治疗一次）联合抗抑郁药物可降低抑郁症的发作频率，但对于情绪障碍性疾病的防治还需要研究更有效的治疗措施。

要点：电休克疗法

1. 电休克疗法（ECT）适用于有严重抑郁障碍、抑郁症的精神疾病亚型、精神分裂症或抗拒抗抑郁药物或无法耐受其副作用的患者。
2. ECT 诱发的典型生理反应包括短暂性副交感神经活跃导致的心动过缓，以及随后出现的交感神经兴奋造成的高血压和心动过速、脑血流和颅内压上升。
3. 美索比妥是进行 ECT 时最常用的麻醉诱导药物，因为其抗惊厥性小、快速起效、作用持续时间短，而且心脏毒性小。
4. 琥珀胆碱因为作用时间短成为实施 ECT 时最常用的肌肉松弛药。

推荐阅读

American Psychiatric Association Work Group on Major Depressive Disorder: Practice guideline for the treatment of patients with major depressive disorder, third edition. http://psychiatryonline.org/guidelines.aspx. 2010.

Dawkins K: Refinement in ECT techniques. Psychiatric Times. http://www.psychiatrictimes.com/electroconvulsive-therapy/refinements-ect-techniques. Apr 29, 2013.

Goodman WK: Electroconvulsive therapy in the spotlight, N Engl J Med 364(19):1785–1787, 2011.

Keller CH, Greenberg RM, Murrough JW, et al: ECT in treatment-resistant depression, Am J Psychiatry 169:1238–1244, 2012.

Narayan VB, Kumar JM: Review of anaesthetic management for electroconvulsive therapy, Anaesth Clin Pharmacol 24:259–276, 2008.

Tess AV, Smetana GW: Medical evaluation of patients undergoing electroconvulsive therapy, N Engl J Med 360(14):1437–1444, 2009.

急性疼痛治疗

Robin Slover，MD，Jennifer A.Zieg，MD，and Rachel G.Clopton，MD

杨静　译　米卫东　校

第71章

1. 急性疼痛的定义。

疼痛被定义为"组织损伤或潜在组织损伤所引起的不愉快感觉和情感体验"。目前疼痛被认为是第五大生命体征。急性疼痛指小于 3 个月的短期疼痛，通常与手术、创伤或急性病有关。与慢性疼痛不同，急性疼痛通常是暂时且可以治愈的。

2. 急性疼痛为什么得不到及时治疗？

医生们在医学院学习及住院医生培训期间很少获得针对疼痛治疗的培训。很多医师高估了阿片类药物诸如呼吸抑制或成瘾等风险。医学界在近年来才认识到对术后疼痛控制不佳可导致慢性疼痛，而这些知识并没有在医学教育和培训中普及。

3. 如何进行疼痛评估？

疼痛是一种主观感受，即使用最尖端的医学仪器也无法进行测量。例如血压、心率等生命体征的变化是评估疼痛的指标之一，但是不联合其他的疼痛测量方法，它们和疼痛程度的相关性很差。

疼痛程度和治疗效果可通过多种途径进行监测。从 0（无痛）到 10（最痛）的数字评估最常用于口头评估。从开心到痛哭包括 10 种表情的脸谱评估常用于幼儿的疼痛评估（图 71-1）。儿童可以指出与自己感受相似的表情脸谱。机体功能也是疼痛评估的有效方法。运动疼痛评分可能是对镇痛效果更为敏感的评估指标，因为静止本身比运动更容易控制疼痛。

4. 治疗急性疼痛的有效药物有哪些？

治疗急性疼痛的药物和治疗其他疼痛的类似。世界卫生组织发布的癌痛治疗阶梯指南也为急性疼痛的治疗提供了有效方案（图 71-2）。对于轻度疼痛可使用非阿片类药物例如非甾体消炎药（NSAIDs）（如布洛芬或对乙酰氨基酚）。此类药物有封顶效应；达到一定剂量后，镇痛效应并不随药量增加而提高。对于中度疼痛，可使用含有对乙酰氨基酚或阿司匹林成分的某种阿片类药物。但此类药物 24 小时内的用量是有限制的，因为所含的对乙酰氨基酚会发生毒性的蓄积。这种程度的疼痛还可使用曲马多进行

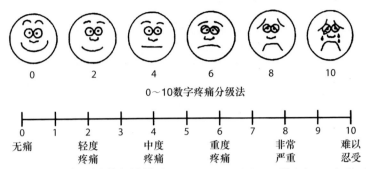

图 71-1　适用于儿童和成人的疼痛评分（*From Wong D，Whaley L*：Clinical manual of pediatric nursing，*St. Louis*，*1990*，*Mosby.*）

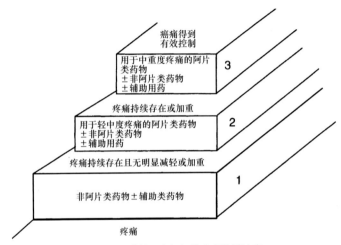

图 71-2　世界卫生组织的疼痛阶梯治疗

处理。对于重度疼痛，吗啡或氢吗啡酮等阿片类药物是更好的选择，这类阿片类药物是没有封顶效应的。与效应缓和的药物相比，阿片类药物对大多数术后或创伤患者的镇痛效应更为明显。静脉输注比口服药物起效更快。表 71-1 列出了常用阿片类药物静脉或口服的等效剂量。待患者可以进食或准备出院时，含对乙酰氨基酚的阿片类药物或 NSAIDs 药物一般都可以提供良好的镇痛疗效。

5. 不同类型的疼痛对含阿片类药物的反应相同吗？

　　不同类型的疼痛对同种药物的反应并不相同。阿片类药物均可有效减轻躯体痛（定位明确）或内脏痛（定位模糊），并可部分缓解骨痛。NSAIDs、双磷酸盐类和甾类药物对骨痛的作用非常明显。常被描述为烧灼样、痛觉过敏式的神经病理性疼痛对包括抗抑郁药、抗惊厥药、肌肉松弛剂（巴氯芬）、静脉输注的利多卡因或氯胺酮、α 肾上腺素受体激动剂（可

表 71-1 等效剂量

镇痛药物	等效剂量		
	非肠道用药剂量（mg）	口服（mg）	用药间隔（小时）
阿片受体激动剂			
吗啡	10	30～60	3～6
缓慢释放吗啡	—	30～60	8～12
二氢吗啡酮（盐酸二氢吗啡酮）	1.5	7.5	3～5
芬太尼（Sublimaze，依诺伐）	0.1	—	0.5～1
芬太尼透皮贴（多瑞吉）	12μg透皮贴	—	72
美沙酮（Dolophine）	10	20	4～6
羟吗啡酮（奥帕纳）	1	10	3～6
羟吗啡酮缓释片（奥帕纳ER）		10	12
羟考酮		30	3～6
可待因	130	200	3～6
氢可酮		30	3～4
激动剂-抑制剂			
纳布啡（Nubain）	10	—	3～6
丁丙诺啡（Butrans）	5～10μg透皮贴		
与阿司匹林（650mg）基本等效的口服药物			
可待因	50 mg	普洛帕吩	65 mg
氢可酮	5 mg	对乙酰氨基酚	650 mg
哌替啶	50 mg	布洛芬	200 mg
羟考酮	5 mg	萘普生	275 mg

乐定）等一系列药物反应良好。通过不同机制镇痛的药物联合使用时会发生协同反应（例如 NSAIDs 和阿片类药物）。另一种针对轻中度疼痛的常用药物类型是含有利多卡因（Lidoderm）或双氯芬酸（Flector）的贴剂。此外，还可以选用凝胶或药膏，包括 2%～5% 利多卡因凝胶，1.3% 双氯芬酸凝胶或各种含有氯胺酮的混合软膏。

6. 阿片类药物成瘾的风险如何？

成瘾（或精神依赖）有别于躯体依赖。躯体依赖是机体对某种阿片类药物的生理适应，所有患者在持续使用阿片类药物数周后都会发生。如果没有逐渐减量突然停药，患者便可能会出现撤药反应。症状包括出汗、恶心、呕吐、腹泻、流涕、瘙痒和心动过速。药物耐受是指需要更高剂量的阿片类药物维持相同的药物效应。躯体依赖和药物耐受都不是成瘾。成瘾所表现的精神依赖的特点是包括因非医用目的（精神作用）而非镇痛索要阿片类药物的强迫行为。发生医源性成瘾的风险很低，多个研究显示其发生率小于0.1%。一些患者会出现索药倾向，因为他们不停地索要阿片类药物并且非常关注下一次服药的时间。这种伪成瘾虽然与成瘾行为很相似，但其实是因镇痛不足引起的。近期研究提示有其他药物滥用史的患者发生阿片类药物的成瘾风险更高。约有4%的创伤患者有阿片类药物的使用问题，但表现出对其他药物的成瘾行为。

7. 如何使用阿片类药物？某些阿片类药物更有优势吗？

口服用药最经济方便。片剂应当定时（如氨酚羟考酮每4小时服药）而非按需（PRN）给药。很多研究显示，尽管患者反复索取，但按需给药通常仅提供了每日阿片类最大用量的25%。如果患者无法口服，可通过肌内注射、静脉输注〔包括患者自控镇痛（patient-controlled analgesia，PCA）泵〕、皮下注射、经直肠、经皮、硬膜外、鞘内、等离子渗透和含服经黏膜给药。PCA泵因安全有效常被用于无法口服药物的患者。PCA每日用量可转换为相应的每日口服用药量（表71-1）。

吗啡的活性代谢产物（吗啡-6-葡糖苷酸）不但有镇痛作用而且其半衰期长于吗啡。对于肾功能不佳的患者，该活性代谢产物的蓄积可导致发生包括呼吸抑制等副作用的风险增加。吗啡可导致焦虑。芬太尼起效比吗啡和氢吗啡酮快，效应较吗啡强一百倍，可让人产生欣快感且没有活性产物。芬太尼对于有肝肾功能问题的患者是更为安全的选择。氢吗啡酮也可产生欣快感，作用是吗啡的五倍，也没有活性代谢产物。美沙酮可经静脉给药，与其他阿片类药物不同（经静脉给药效应更强），其静脉给药剂量与口服相当。美沙酮作用强于吗啡，但其效应并不稳定，是吗啡作用的2倍至10倍不等，取决于患者的阿片类药物服用史。尽管美沙酮的血药浓度在24 h内都比较稳定，但需每6～12 h给药一次才能保持其镇痛效果。羟吗啡酮是一种新的阿片类药物，作用强度是吗啡的10倍，可产生欣快感且无活性代谢产物。他喷他多是适用于中重度急性疼痛的新型口服阿片类药物，作用强度是吗啡的一半。他喷他多是阿片受体激动剂与去甲肾上腺素再摄取抑制剂的结合物。可待因并非一种好的镇痛药物，其代谢因基因不同变化很大，可待因对至少10%的患者完全没有镇痛作用。

对于住院患者，需要在术后或伤后第1、2天定时给予镇痛药物，此后可根据需要给药。通过疼痛和功能评分对患者进行连续评估以确定恰当的镇痛药物剂量。

8. 治疗慢性疼痛患者的急性疼痛时，在镇痛药物选择上有何不同？

慢性疼痛患者的阿片类基础药量在急性损伤或手术后第1、2天应增加3倍（损伤后）。研究显示在慢性疼痛患者的术前准备期，单次给予加巴喷丁（900～1200 mg）或普瑞巴林（75～100 mg）联合单次NSAID或对乙酰氨基酚可提高镇痛效应。度洛西汀也有辅助镇痛效应。术后，gabanoids、度洛西汀和 NSAIDs（如果可以）可继续作为常规口服镇痛药物，还可加用其他辅助类药物，如氯胺酮、可乐定和筛类药物。局部神经阻滞可在任何可能和需要的时候实施并且应当至少持续至术后 24 h。镇痛泵可在术后回家的患者中应用，在术后 2 ～ 3 天内给予固定剂量的局麻药。

9. 如何设定 PCA 泵？

吗啡、氢吗啡酮和芬太尼是常用的阿片类药物。首先，如果使用的是硬膜外镇痛泵，即 PCEA，可联合使用局部麻醉药和阿片类药物。其次，确定设定持续（背景）剂量还是只设定患者自控的增加剂量。最后，确定镇痛泵给药的间隔时间（锁定时间）。如果慢性疼痛患者需要使用 PCA，则应按其常规服用的阿片类药物剂量来设置镇痛泵的背景剂量。

10. 阿片类药物的常见副作用有哪些？如何处理？

阿片类药物最常见的副作用是镇静、瘙痒、便秘、恶心呕吐、尿潴留和呼吸抑制。曾服用过阿片类药物的患者，发生呼吸抑制和镇静的风险较小。可通过在瘙痒区涂抹药膏、口服或静脉给予苯海拉明（25 ～ 50 mg）治疗瘙痒，严重者可用阿片拮抗剂（纳洛酮）或激动剂-拮抗剂（如纳布啡，每 6 小时 5 mg）。可用甲基纳曲酮治疗便秘。尿潴留可通过留置尿管或纳布啡处理。可通过减少阿片类药物用量、纳布啡、可乐定和昂丹司琼（4 mg 静脉）来治疗恶心呕吐。呼吸抑制可通过暂时停用阿片类药物和使用纳洛酮或激动剂-抑制剂来处理。

11. 阿片类药物在硬膜外腔及鞘内如何发挥作用？

阿片受体位于脊髓背角灰质的第 I 、II 层。静脉或硬膜外给予的阿片类药物都会作用于这些受体。口服 300 mg 吗啡等同于静脉给予 100 mg 吗啡、硬膜外腔给予 10 mg 吗啡和鞘内给予 10 mg 吗啡。

在硬膜外腔及鞘内的吗啡是亲水性的，通过脑脊液扩散，持续约 12 ～ 24 小时，可能引起迟发性呼吸抑制。氢吗啡酮有部分亲脂性，可扩散约 8 ～ 10 个皮节并持续 8 ～ 10 小时。芬太尼亲脂性很强，可扩散约 5 个皮节并持续 2 ～ 3 小时。

12. 激动剂-抑制剂与吗啡等阿片类药物有何不同？

μ-、δ- 和 κ- 阿片受体均存在于中枢神经系统。大多数的阿片类药物都是 μ 受体激动剂，有部分 δ 受体和 κ 受体激动作用。激动剂-抑制剂是 μ 受体抑制剂和 κ 受体激动剂。因为 κ 受体仅发挥较弱的镇痛作用，激动剂-抑制剂足以治疗轻度到中度疼痛，而 μ 受体激动剂则能够治疗重度疼痛。舒倍生（Suboxon）是新型口服药，为丁丙诺啡和纳洛酮合剂。使用该药的患者在同时服用作用于 μ 受体的阿片类药物时需要大大增加药量。

13. 能通过静脉给药治疗急性疼痛吗？

氯胺酮是 N- 甲基–甲基–天冬氨酸（NMDA）受体激动剂，可以在不抑制呼吸的情况下改变疼痛传导。术后可静脉输注，常用剂量为 100～300 $\mu g/$（$kg \cdot h$）。有些患者需要每天给予苯二氮䓬类药物（0.25～0.5 mg 氯硝西泮）来防止谵妄。使用此剂量对血流动力学的影响较小。剂量增加至 300～500 $\mu g/$（$kg \cdot h$）时可发挥其抗抑郁作用。氯胺酮可减少阿片类药物的用量并减轻急性疼痛，对于术前有急性疼痛的患者较为适用。氯胺酮也可用于术中镇痛。

利多卡因也可用于静脉输注：1～1.5 mg/kg 单次注射后按照 2 mg/min 的速度进行持续输注。输注利多卡因可减少阿片类药物用量及其相关副作用。这点对于腹部术后患者较为重要。静脉输注利多卡因的镇痛效果没有用其进行椎管内阻滞强。尽管有潜在的神经毒性，但所使用的药物剂量小，至今尚无报道过严重的并发症。

14. 儿童患者急性疼痛的管理与成人急性疼痛管理有何不同？

与成人相比，对婴幼儿或儿童的疼痛评估更为困难。除了视觉和图像评分，监护人员可以通过解读患儿行为评估其疼痛程度。功能评分用于幼小患儿。生命体征、活动水平和饮食可以帮助医护人员判断疼痛的控制情况。很多应用于成人的药物也用于儿童，但是须根据体重确定给药剂量。早期可用多模式镇痛减少药物副作用；只要有可能均可进行区域阻滞。当患儿有药物需求但无法自行使用 PCA 按键时可实施护士控制镇痛（NCA）或监护人控制镇痛（CCA）。多数 PCA 镇痛均设定 75% 为每日计划药量而25% 为治疗爆发痛药量。还应重视使用一些非药物治疗，例如分散注意力、玩耍治疗、疼痛心理治疗和冥想等方法。

15. 什么是慢性术后疼痛综合征？

慢性术后疼痛（chronic postsurgical pain，CPSP）综合征指患者在手术后至少 2 个月仍有持续性疼痛。研究显示 10%～50% 的行开胸术、腹股沟疝修补术、乳腺手术、胆囊切除术和截肢的患者发生慢性术后疼痛综合征的风险较高。近期研究显示，多模式或预先镇痛可降低高风险手术患者CPSP 的发生率。发生 CPSP 最主要的风险因素是在手术后 4 天内始终有持续的中重度疼痛。其余危险因素包括术前疼痛、多次手术、术中神经损伤和精神因素。

16. 什么是超前镇痛或多模式镇痛？

超前镇痛指在术前即利用区域阻滞或硬膜外阻滞联合协同作用的药物进行镇痛，并尽可能长时间地将镇痛持续至术后，以此控制术后疼痛并预防 CPSP 的发生。Gabanoids、非甾类药物、阿片类药物、NMDA 受体激动剂（氯胺酮）、可乐定、抗抑郁药NSAIDs和其他抗惊厥药物都曾用于超前镇痛。各类药物的常用剂量见71-2。常用的药物配伍是Gabanoids和其他一些抗惊厥类药物、NSAIDs（若能用）、阿片类药物、氯胺酮和区域阻滞（若可行）。仅用某种Gabanoids和NSAIDs便能有效减少发生CPSP的风险。

17. 还有治疗急性疼痛的其他技术吗？

除了多模式镇痛和区域阻滞，心理学方法对急性疼痛也有一定作用。关于疼痛应对技巧的研究显示，例如呼吸调整、冥想，催眠、生物反馈和认知-行为治疗都有一定镇痛效果。针灸可减轻头痛，缓解焦虑。处理焦虑和抑郁等常见的疼痛伴随症状往往效果良好。

18. 有效的控制急性疼痛对预后有何影响？

疼痛是一种应激，会导致应激激素以及儿茶酚胺的增加。良好的疼痛治疗可缩短住院日，降低死亡率（特别是生理储备较差的患者），提高免疫功能，减轻代谢和内分泌紊乱，降低血栓性并发症的发生率。此外，对于接受特殊手术的患者还有特殊疗效。用局麻药进行区域阻滞可降低截肢患者幻肢痛的发生率。放置人工血管的患者血栓发生率较低。实施硬膜外镇痛的连枷胸患者死亡率也较低。

近期研究证实了超前镇痛在一些外科手术中的疗效。在手术前阻断疼痛传导通路可减轻患者的术后疼痛。全麻下行腹股沟疝修补术时，在切开之前沿皮肤切口进行麻醉药的局部浸润对患者有益。经静脉和硬膜外给予阿片类药物对开胸术和子宫切除术患者也有超前镇痛的作用。蛛网膜或硬膜外给予局麻药并未产生超前镇痛的效应。NSAIDs也未呈现该作用。未来的研究需要在大样本患者中证实超前镇痛的作用。如上所述，关于超前（多模式）镇痛和CPSP的研究证实了抑制疼痛传递的价值和作用。

及时有效的疼痛管理不仅能够提高患者的舒适度，而且可以降低发病率和死亡率，从而改善医疗资源的使用。

表71-2	多模式剂量		
		等效剂量	
药物	起始用量	每日用量	理想的术后使用时间
加巴喷丁	900，1200 mg	900，1200 mg	8～10天
普瑞巴林	75，50 mg bid	75，50 mg bid	5天
度乐西汀	60 mg	60 mg	1天
酮咯酸	30 mg	15，30 mg	3天
西乐葆	200 mg	100 mg	2～4天
氯胺酮	0.2～0.5 mg/kg	100～300 μg/（kg·h）	1～5天
可乐定	0.1 mg	0.1 mg	
地塞米松	0.11～0.21 mg/kg		

要点：急性疼痛治疗

1. 急性疼痛会发展成为慢性疼痛，特别是慢性术后疼痛综合征。
2. 多模式（超前）镇痛可降低术后并发症和 CPSP。
3. 多模式镇痛可使用 gabanoids、NSAIDs、氯胺酮、可乐定、阿片类药物、其他膜稳定剂、类固醇（激素）、抗抑郁药和区域阻滞技术。
4. 心理干预（疼痛应对技巧）可协助镇痛。
5. 慢性疼痛患者出现急性疼痛时至少需要给予其 3 倍基础阿片用药量进行术后镇痛。

推荐阅读

American Society of Anesthesiologists Task Force on Acute Pain Management: Practice guidelines for acute pain management in the peri-operative setting: an updated report by the American Society of Anesthesiologists Task Force on Acute Pain Management, Anesthesiology 100:1573–1581, 2004.

Benzon HT, Raja SN, Lui SS, et al, editors: Essentials of pain medicine, ed 3, Philadelphia, 2011, Saunders.

Clarke H, Bonin RP, Orser BA, et al: The prevention of chronic postsurgical pain using gabapentin and pregabalin: a combined systematic review and meta-analysis, Anesth Analg 115:428–442, 2012.

Vollmer TL, Robinson MJ, Risser RC, et al: A randomized, double-blind, placebo-controlled trial of duloxetine for the treatment of pain in patients with multiple sclerosis, Pain Pract 2013. [E-pub ahead of print].

慢性疼痛治疗

Ronald Valdivieso，MD，and Jason P.Krutsch，MD

杨静 译 米卫东 校

第72章

1. 疼痛的定义。

国际疼痛协会将疼痛定义为"组织损伤或潜在组织损伤所引起的不愉快感觉和情感体验"。目前疼痛被认为是第五大生命体征。急性疼痛通常有明确病因（例如手术、创伤或急性疾病），并是可治愈的。慢性疼痛的定义较为困难。当疼痛持续时间超过了1个月（急性疼痛通常平均持续1个月以内）便成为了慢性疼痛。但是，一些研究者不认为持续时间是鉴定慢性疼痛的特质之一，而认知-行为表现才是诊断慢性疼痛的核心标准。

2. 正常的疼痛感知是如何发生的？

伤害性感受器位于轴突末端，在伤害性热刺激、机械刺激或化学刺激下可发生去极化。多数 A-δ 和 C 纤维的末端都是伤害性感受器。这些轴突可以将伤害性信息传递至背根神经节和三叉神经节，并使其通过脊髓背角进入脊髓。有髓鞘的 A-δ 纤维负责快速传递尖锐、针刺感和定位明确的疼痛。无髓鞘的 C 纤维可传递钝性的、酸痛的、定位模糊的疼痛。在脊髓中，这些传入纤维的突触上主要是 Rexed Ⅰ层和Ⅴ层的细胞，但也有Ⅱ层和Ⅹ层的细胞。上文提及的神经元的轴突到达脊髓对侧并最终形成脊髓丘脑束、脊髓网状束和脊髓中脑束。进入脊髓后索的轴突形成突触后脊柱束。这些上行的伤害性神经束最终和例如水管周灰质、下丘脑和丘脑等上级结构形成突触连接。丘脑的腹后外侧核、腹后中间核和腹后内侧核随后发出投射到达躯体感觉皮层和扣带回皮质。

3. 根据神经生理学发生机制，疼痛是如何分类的？

根据其神经生理学的发生机制，疼痛可分为如下几种：

- **伤害性疼痛：** 当伤害性受体受到伤害性刺激时发生的疼痛。可分为躯体痛和内脏痛。躯体痛源于创伤、烧伤和缺血，是最常见的疼痛，通过躯体感觉神经传导。内脏痛，顾名思义源于内脏组织，主要通过交感神经纤维传递，一般起因于中空脏器的膨胀、缺血和痉挛。

- **神经病理性疼痛：** 由于神经系统的结构或功能变化导致的疼痛。神经病理性可分为外周型和中枢型。外周型神经病理性疼痛包括复杂区域疼痛综合征（complex regional pain syndrome，CRPS）Ⅱ型（灼性神经痛）、带状疱疹后遗神经痛、糖尿病性神经病理性疼痛和机械压迫造成的神经根性痛。中枢型神经病理性疼痛包括卒中后疼痛、截瘫后疼痛以及多发性硬化导致的疼痛综合征。

- **心因性疼痛**：颇有争议且难以定义的疼痛。比较认可的定义是用客观生理机制难以解释但从心理角度分析则可以理解的疼痛。

4. 慢性疼痛治疗最常用的药物。

见表 72-1。

5. 如何利用神经阻滞有效治疗慢性疼痛？

- **诊断（诊断性治疗）**：神经阻滞可以辅助判断与症状有关的责任神

表 72-1 常用于慢性疼痛治疗的药物

药物	代表药物	作用方式	潜在的副作用
TCAs	阿米替林 去甲替林	去甲肾上腺素和 5- 羟色胺摄取抑制剂 激活下行抑制通路	抗胆碱能作用 降低惊厥阈值 心律失常 增重
NSAIDs	布洛芬 罗非考昔	抑制前列腺素生成	胃肠道出血 血小板功能障碍 支气管痉挛 冠状动脉血栓形成
SSRIs	氟西汀 帕罗西汀 舍曲林	抑制 5- 羟色胺再摄取	焦虑 恶心 体重减轻 TCAs 药物用量增加
抗惊厥药	卡巴咪嗪 丙戊酸 加巴喷丁 普瑞巴林	减少 Na、K 电导 增加 GABA 活性	血质不调 肝功能障碍 胃肠道症状 镇静 共济失调
神经松驰剂	氟奋乃静 氟哌啶醇	改变对疼痛的感知	锥体外系症状 体位性低血压
苯二氮平类药物	地西泮 劳拉西泮	减轻焦虑	镇静 有成瘾可能
阿片类药物	吗啡 哌替啶 羟考酮 美沙酮	μ 受体激动剂	镇静 便秘 成瘾
肌肉松弛剂	巴氯芬 环苯扎林	可作用于 GABA 受体	镇静 抗胆碱能作用 体位性低血压 传导阻滞
其他	美西律 β 受体阻滞剂	Na 通道阻滞剂 β 受体阻滞剂	支气管痉挛 充血性心衰

GABA，γ 氨基丁酸；NSAIDs，非甾体抗炎药；SSRIs，选择性 5 羟色胺再摄取抑制剂；TCAs，三环类抗抑郁药

经部位。

- **治疗**：神经阻滞可暂时缓解疼痛，使物理治疗得以实施。根据患者对诊断性神经阻滞的反应，确定神经射频消融术是否适用于该患者的特定情况。

6. 心理因素对于疼痛的诊断和治疗重要吗?

疼痛疾病会表现出相应的心理和精神症状。这些症状包括轻度抑郁、明显的药物滥用，甚至自杀倾向。因此有必要处理患者的心理问题改善其预后。

7. 如何诊治源于恶性疾病的疼痛?

源于恶性疾病的疼痛需要积极地联合使用多种镇痛措施。首先需要使用短效和长效的阿片类药物以及一些辅助用药。应根据患者的症状和药物的副作用选择适宜的辅助药物。例如非甾体消炎药（NSAIDs）和类固醇激素对于原发性和转移性疾病导致的骨痛非常有效；抗惊厥药和三环类抗抑郁药（TCAs）对于压迫或化疗/放疗所导致的神经病理性疼痛有明显疗效。

诊断性的神经阻滞后可行化学或射频消融治疗。对于腹部的恶性肿瘤可考虑进行腹腔神经丛的化学消融；上腹下神经丛阻滞适用于骨盆恶性肿瘤；会阴痛则应用奇神经节消融术。随着精细的鞘内输注系统的引进，硬膜外消融技术虽然逐渐被替代但仍然非常有效。如前所述，鞘内输注系统和长期硬膜外置管可给予阿片类药物、局麻药以及其他可能适用于椎管内的药物，从而减轻患者疼痛症状并减少药物的副作用。最后，放疗和化疗可以通过控制原发病减轻疼痛。

8. CRPS Ⅰ型和Ⅱ型的定义。何种神经阻滞适用于治疗该疾病?

CRPS 即**复杂区域疼痛综合征**。它通常是以某个肢体为主发展出的不同程度的交感功能障碍。CRPS 一般为自发性疼痛、痛觉过敏和异常的触痛，并不局限于某单根神经的支配区域。交感功能障碍表现为可引发血栓和发绀的局部血流变化。在疾病进展过程中还可出现受累区域局部的出汗以及皮肤和指甲的营养变化。CRPS Ⅰ型（曾被称为反射性交感神经营养障碍；reflex sympathetic dystrophy，RSD）可继发于非常轻微的创伤、静脉穿刺或腕管综合征手术，有时甚至找不到原因。CRPS Ⅱ型（曾被称为灼性神经痛）继发于外周神经损伤。交感神经阻滞非常有效，可以帮助实施物理治疗并且恢复受累肢体的部分功能。可通过星状神经节阻滞达到上肢的去交感化；腰交感神经阻滞术可用于进行下肢的交感神经阻滞。

9. 如何治疗神经病理性疼痛?

抗惊厥类药物和 TCAs 均可改善症状。美沙酮，一种 NMDA 受体拮抗剂，可能是治疗神经病理性疼痛最有效的阿片类药物。其他药物例如可乐定和美西律也都曾有成功应用的报道。局部注射局麻药和激素可用于独立的外周型神经病理性疼痛。目前，对于非常复杂的症候群如椎板切除后疼痛综合征以及 CRPS Ⅰ型和Ⅱ型可用周围和脊髓电刺激进行治疗。

10. 肌筋膜疼痛综合征的定义。

肌筋膜疼痛综合征是一组肌肉异常的症候群，其特点是存在称为"扳机点"的涉及一组或多组肌群的高敏区。当对扳机点施以机械性刺激时会产生疼痛，疼痛沿所谓的"投影区"分布。投影区与脊神经支配阶段或外周神经支配区并不吻合。

11. 纤维肌痛的定义。

纤维肌痛是以广泛肌肉骨骼痛、酸痛、肌肉僵硬、软组织压痛、疲劳和睡眠障碍等为特点的慢性疼痛。最常见的疼痛部位包括颈部、背部、肩部、骨盆带和手部，但所有肢体部位都可能受到累及。纤维肌痛患者的一系列症状会像月盈月亏般强弱起伏、反复发作。

12. 如何治疗纤维肌痛？

最新研究显示纤维肌痛很可能有中枢神经系统参与。这种理论可以给患者广泛存在的症状以及伴发的睡眠障碍以合理解释。普瑞巴林是美国食品药品监督管理局许可的唯一可用于治疗纤维肌痛的药物。在一随机、双盲、安慰剂对照的研究中，单独使用普瑞巴林可明显降低纤维肌痛患者的平均疼痛评分并提高其临床总体印象（PGIC）评分。有氧运动和调整其抑郁状态对纤维肌痛患者的治疗也很重要。

13. 列举下腰痛的可能病因。

下腰痛可能源于腰背部的多种解剖结构。如下所列：

- 椎旁肌肉或腰方肌的肌肉劳损。
- 脊柱后部结构损伤，例如小关节和韧带组织。
- 脊柱前部结构损伤，例如椎体的压缩性骨折或椎间盘的纤维环损伤。
- 椎管和椎间孔狭窄，可分别引起脊髓病变和神经根性病变。
- 骶髂关节功能紊乱。

14. 硬膜外腔内激素注射治疗椎间盘损伤所致神经根性症状的原理是什么？

神经根性疾病的疼痛源于对神经根机械性或化学性（通常两者均有）的刺激可导致受累神经的疼痛和水肿。最常发生病变的部位是神经根孔。在该部位周围局部注射激素可缩短患者从急性坐骨神经痛恢复的时间，机制包括以下4条：

- 利用激素的抗炎特性减轻神经根的炎症反应。
- 稀释破裂的椎间盘产生的化学性侵扰。
- 有利于神经根的膜稳定。

- 抑制磷脂酶 A_2 的作用。

15. 解释疼痛的闸门理论。

1965 年 Melzack 和 Wall 提出脊髓的胶状质是传递伤害性和非伤害性刺激到达中枢神经系统的初级大门。当慢传导的无髓鞘 C 纤维传递信息时疼痛闸门开放，当快传导的有髓鞘 A-β 纤维传递信息时疼痛闸门关闭。而疼痛是有慢传导的 A-δ 和 C 纤维传递的，他们认为，通过激活传递本体感受的快传导纤维，疼痛的闸门将被关闭，疼痛症状得到缓解。该理论实际应用的例子就是利用经皮神经电刺激和脊髓以及外周神经电刺激刺激进行疼痛治疗。

16. 脊髓电刺激的适应证。

在美国最常见的脊髓电刺激适应证是椎板切除后疼痛综合征。而欧洲最常见的适应证是外周血管性疾病。其他的适应证包括 CRPS Ⅰ 型和Ⅱ型、蛛网膜炎以及难治性心绞痛。

17. 鞘内植入输注系统最常用的药物是什么？

鞘内植入输注系统最常用的是阿片类药物，特别是吗啡和氢吗啡酮。局麻药通常与阿片类药物联合用于治疗恶性疾病源性的疼痛。巴氯芬可用于治疗肌肉强直和肌肉痛性收缩。神经病理性疼痛可选用可乐定。近期的研究提出还可使用氯胺酮、新斯的明和钙通道阻滞剂。

要点：慢性疼痛的治疗

1. 慢性疼痛应使用多种方法联合的治疗方式。包括物理治疗、心理支持、药物治疗，以及合理使用神经阻滞以及植入输注系统等介入性治疗。
2. 癌痛患者常表现出包括多种形式的伤害性疼痛和神经病理性疼痛的复杂症状。
3. 如果对症状改善病情减轻有益，应当关注并处理慢性疼痛患者的心理／精神问题。
4. 神经病理性疼痛对阿片类药物的反应较伤害性疼痛差。

网址

International Association for the Study of Pain: http://www.iasp-pain.org

推荐阅读

Cameron T: Safety and efficacy of spinal cord stimulation for the treatment of chronic pain: a 20-year literature review, J Neurosurg 100(3 Suppl):254–267, 2004.

Mease PJ, Russell IJ, Arnold LM, et al: A randomized, double-blind, placebo-controlled, phase III trial of pregabalin in the treatment of patients with fibromyalgia, J Rheumatol 35:502–514, 2008.

Melzack R, Wall P: Pain mechanism: a new theory, Science 150:971, 1965.

Vranken JH, van der Vegt MH, Kal JE, et al: Treatment of neuropathic cancer pain with continuous intrathecal administration of S+ ketamine, Acta Anesthesiol Scand 48:249–252, 2004.